胡塗醫　著

問道中醫

古傳中醫闡微

美商EHGBooks微出版公司

www.EHGBooks.com

EHG Books 公司出版

Amazon.com 总经销

2014 年版权美国登记属胡涂医所有

未经作者授权不许翻印全文或部分

及翻译为其他语言或文字

2014 年 EHGBooks 第一版

ISBN-13: 978-1-62503-121-1

PREFACE I

While I have heard about the merits of Traditional Chinese Medicine (TCM) before I met Mr.Hu, I never paid much attention to it. However, when Mr. Hu explained some of the basics of real TCM to me, it made quite sense and his demonstrations were fairly surprising.

Mr. Hu was trained in and became an expert in TCM in his early years, and wrote this book while actively and successfully pursuing a totally different profession. Also, he has lived in Europe, where TCM seems to generate increasing attention in the population. As one of my executive students at the Swiss Federal Institute of Technology Zurich (ETH Zurich), I realized from day one that he is interested in matters outside his finance profession and his studies he was pursuing. Now, after having learnt about his TCM endeavors, his curiosity in his classmates' and peers' lives is very logical. His politeness, thoughtfulness, and patience nicely match with TCM beliefs.

I hope that the readers of Mr. Hu's book will greatly benefit from his elaborate explanations on diagnostics and healing with TCM and wish that Mr. Hu successfully continues his professional career as well as passion about TCM.

Zurich, July 3, 2013

Stephan M. Wagner, PhD

Professor and Chair of Logistics Management

Eidgenössische Technische Hochschule, Zürich

序一

我在认识胡先生之前就已经对中医略有耳闻，不过我从没有怎么关注过这个领域。当胡先生三言两语把中医的道理给我解释一番之后，尤其当他给我展示了一番颇为神奇的看病能力之后，我开始觉得中医也颇有道理。

胡先生在他早年的生涯里便获得中医明师的指点并在医道上颇具造诣，他在写这本书的时候，却不是一位中医从业人员，而是一位在另一个完全不同的领域取得成功的职场人士。胡先生旅居欧洲，在这里，中医似乎正在获得人们越来越多的关注。

胡先生是我在苏黎世瑞士联邦理工大学(ETH)的一名学生，从他入学的第一天，我就发现他对其在金融行业以及ETH学业以外的其他领域也有广泛的兴趣。最近我才发现，原来他还是中医领域里的明白人。这也让我明白了为何他总是对他的同学和朋友充满热情和好奇。他的礼貌、细心和耐心等品质原来正与中医的理念相吻合。

我希望本书的读者能够从胡先生对中医诊治疾病的理法所进行的深入浅出的解释中获益，同时也祝愿胡先生继续在他职业生涯上获得成功的同时依然保持对医道的赤子之心。

斯蒂芬·瓦格纳 博士

2013年7月3日于苏黎世

Dr. Stefan Wanger，瓦格纳博士，苏黎世瑞士联邦理工大学知名教授，兼任该校科技、工业和供应链条管理学院院长

PREFACE II

As a researcher and teacher in a Western medical school, I read Dr. Hu's blog and book on real traditional Chinese medicine (TCM) with the greatest interest. I was trained in a multi-disciplinary field called biomedical engineering, or bioengineering, which aims to resolve problems in biology and medicine using engineering methods. Despite working in a field that largely champions a traditional Western approach to science and medicine, I have had a long-standing interest in TCM. My understanding about TCM, however, was limited primarily to Chinese herb and acupuncture, until Dr. Hu's insightful discussion on the *real* TCM opened my eyes to this lost knowledge from ancient China. Furthermore, through personal communication with Dr. Hu, I began to appreciate that the *Unity of Nature and Humanity* is not only an ancient Chinese philosophy but is also something that can be *experienced* technically. To achieve the harmony between the universe macrocosm and the human microcosm is the core principle of real TCM, which provides the essential vital force for leading a healthy life and treating diseases.

There is no doubt that, thanks to quintessential advances in engineering and biology, Western medicine has made significant progresses for decades, especially on the molecular level. However, it seems to hit a bottleneck in many situations because one of the fundamental premises it's based on involves treating the immediate problem and not considering it in context of the entire system (in relation to the rest of the body and also the outside environment). The human body, as an integral system, interacts with the environment constantly with much variability among individuals. The best treatment is to 'treat' the disease before it starts by keeping balance of the body function. These are in fact among the intrinsic elements of real TCM. Certain fields in Western medicine, including holistic, personalized/precision and preventative medicine, have begun to adopt this style of thinking, and have drawn much attention these days. There are also increasing efforts in combining Western medicine and Chinese medicine (Eastern medicine in general). The most common experiments so far include either treating diseases with Chinese medicine and evaluating/quantifying treatment responses using modern Western medicine techniques, or treating diseases with Western medicine and reducing side effects/symptoms using Chinese medicine. Such 'combination', unfortunately, is just scratching the surface (admittedly better than doing nothing), and the true complementary treatment, if possible at all, has to lie in profound understanding of the similarities as well as differences between these two methodologies.

I was quite intrigued by the thoughtful discussion in Dr. Hu's book on connecting the mysteries in real TCM with modern physics. It shed new light on the exploration of parallels between Western scientific knowledge and Eastern mystic wisdom. The explanation of numbers and models in the *Book of Changes* (I Ching or Yijing) and *Yellow Emperor's Inner Canon* (Huangdi Neijing) suggested that the Eastern mysticism is not necessarily containing only mysteries. Rather, it is wisdom based on meticulous observations (to the universe and inside oneself) and *experience*, as well as *abstraction* from these observations. "Eastern mysticism provides a consistent and beautiful philosophical and theoretical framework which can accommodate our most advanced theories of the physical world" (by Dr. Fritjof Capra). "When scientists reach the summit after all efforts, Buddha sages have already waited over there for a long time" (by Dr. Zhu, Qingshi). Hopefully, one day, the *science* and *mysticism* may finally merge into one with advancement in human scientific capability.

As such, it is my hope that the readers, as myself, will find on the one hand, this book provides precious theory and practical guidance of real TCM for a healthier life; and on the other hand, this book inspires further exploration of the relationship between Western science and Eastern wisdom, and between substances and spirituality, which would ultimately advance our understanding of humanity, life and the universe.

May 18, 2014, San Francisco

Xiaojuan Li, PhD

Associate Professor, Department of Radiology and Biomedical Imaging
School of Medicine, University of California, San Francisco (UCSF)
Graduate Program in Bioengineering, University of California, Berkeley and UCSF

序二

作为一名在西方医学院工作的科研教育者，我怀着极大的兴趣拜读了胡先生关于古传中医的文章。我就读于生物医学工程，一个旨在用工程的方法解决生物和医学问题的交叉学科。虽然在西方科学医学领域内工作，我一直对中医有着强烈的兴趣。但我对于中医的理解却基本限于中药和针灸。胡先生关于古传中医的精彩论述让我大开眼界并且了解到作为上古绝学一部分的古传中医远远不止如此。而和胡先生进一步的深入交流，更让我渐渐理解到"天人合一"不仅仅是中国上古哲学，也是一种可以实现的体验。达到自然大宇宙和人体小宇宙的和谐，"因天之序，合道而行"，是古传中医的基本法则，是健康养生和治疗疾病的不二法门。

毫无疑问，借助现代生物科学技术，西医在过去的几十年里取得了长足发展，尤其在分子生物的层面上。然而，在病发后单独地治疗某个器官而不考虑其与整体系统（人体及环境）的作用，"头痛治头，脚痛医脚"，似乎在很多情况下显得束手无策。人，作为一个有机的整体，时时刻刻和周围环境相互作用并具极大个体差异，而治病的最好方法就是预防"治未病"。这些认识是几千年来中医的基本理念。近年来，西医中一些领域，包括整体医学，个人医学／精确医学，预防医学，开始接受实施这些理念，并得到越来越多的重视。中西医结合也越来越成为一个热门话题。迄今为止的尝试包括中医治疗西医检测，或者西医治疗中医减少副作用不适症状。这些尝试固然有益，却还停留在很浅的层面。真正互补的结合治疗方法必须建立在对中西医区别与相通的深入理解之上。

胡先生书中关于古传中医和现代物理学的讨论也让人叹为观止。这些讨论为寻求西方科学和东方玄学的关系提供了很多新的思考。书中关于《易经》及《黄帝内经》中数理模型的解读让人了解到所谓东方玄学并非只是"神秘"。相反，它是建立在上古先贤对宇宙及人体的精微观察、体证之上，以及从观察中抽象出来的智慧结晶。"它可以为最现代的物理学提供一个一致完美的哲学及理论框架"（Fritjof Capra博士）"科学家千辛万苦爬到山顶时，佛学大师已经在此等候多时了"（朱清时院士）。希望终有一天，随着科学的不断进步，科学与玄学终能完美统一。

由此，希望本书的读者如我一样，一方面从书中学到古传中医的理论以及实修方法养生治病；另一方面能够更多地思考西方科学与东方智慧，物质与精神的关系，而最终推进对人体、生命、自然的了解与认识。

李晓娟 博士
2014年5月18日于旧金山
伯克利加州大学博士
旧金山加州大学，伯克利加州大学副教授

自序

嗟呼，医道之不传亦久矣！先贤常言："真传一句话，假传万卷书。"时下庸医均热衷著书立说，真才实学者多不屑吹嘘，以致网上网下，邪说充斥，四海内外，狐禅遍野。此医道之悲也。

吾幼体弱，研医家之秘传宝典，修明师之医道妙法，薄有所得。每感正统医道，医中有道，道中有医，实可感而遂通，无有可言说者。人人皆可自成良医，何须他人饶舌？故有亲朋问医求药，常缄言不懂药理，无法予药。盖因万物皆可疾，万物皆可医，应病予药，恰如以手指月，挂一漏万，医道学人所弗为也。

有同事傅小姐者，台湾人氏，银行界之名家也。尝告吾台湾有书曰《一药治一病》，吾未读该书，不敢妄评。但按医理，药有君臣佐使，物有五行生克，一药治一病，多半为取宠而哗众。况是药三分毒，若无君臣搭配，或无五行制约，恐极不妥。傅氏劝吾另著新说，吾决无此能耐，既然"真传一句话"，何来一卷书？

近日与傅重聚，再及此事，吾本胡涂医，只懂治糊涂病，遂承诺开此博客，以"胡涂医治糊涂病"名之。愿以医道末学一家之说，抛砖引玉，请教于医道高士。若有对正统中医毫无认识一塌糊涂者，希冀略有所得，治得糊涂病，学得胡涂医，法于阴阳，不妄作劳，尽终天年，则吾愿足矣。

是为序。

胡涂醫

2010年元月

目录

第四编　至道之宗，奉生之始——《黄帝内经》点滴

第五编　因天之序，合道而行——古传中医养生

附赠《问道中医——古传中医答疑》一册，内容包括：古传中医养生方法索引、古传中医答疑、人体经络图示

第一编　提挈天地，把握阴阳——古传中医扫盲

余闻上古有真人者，
提挈天地，把握阴阳，呼吸精气，
独立守神，肌肉若一，
故能寿敝天地，无有终时，此其道生。

——《黄帝内经·素问·上古天真论》

你也可掌握些医道

写下这个标题，我知道很多学院派的中医专家学者会诘难：中医学院有的是专家学者，他们也不一定能教出一名良医。一个不上中医学院的普通人，怎么可能掌握些医道呢？

是的，任何一个普通人，只要得真传，人人皆有机会！

那么，什么样的东西是"真传"呢？回答这个问题之前，我们以诊法为例，先来看看所谓的"真传"学什么，顺便谈谈中医的学法。

古代的"诊法"，指的是望、闻、问、切。其基本原理是建立在天人合一的整体观念的基础上，是阴阳五行、藏象经络、病因病机等中医理论的具体运用。医家教徒弟，有两种教法。第一种，也就是普通拜师学医的，学的就是这些基本原理，原理贯通以后，方法就很简单了，一般把把脉、看看舌，基本就可下诊断结论。这要学多长时间？一般需要一年至三年的时间，这一至三年，还不是从早到晚学，而是白天帮师父家干点杂活，洗药拖地，端茶倒水，晚上帮忙泡泡药甚至倒洗脚水，如果师父开心，就讲一两句，不开心就啥也别想得到。师父为什么这么"坏"？除了家里多个免费"工人"的经济因素，就是古代师道尊严的原因，而且，上古没有"中医"的观念，医道不分家，传医就是传道，宁可失传也不误传，师父必须对徒弟进行所谓"磨性"的训练，把你的心性磨平了，真东西才能教给你。让你干粗活甚至无故责骂你，就是为了磨平你的心性，学了出去，才不至于辱没师门。古代的学字怎么写？"學"，上半部分是两只手，捧着一个"爻"，爻是什么？《易经·系辞》说"道有变动，故曰爻"，说的是手中要掌握变动之道，下半部分就是屋子底下一个"子"，你首先得处于低位，在家里好好做人子弟，师父的大道之理才能从上往下灌给你！磨你、用你是为了"灌"给你。等到一段时间的磨炼、考察，觉得你适合做自己衣钵传人的，用的就是第二种教学方法：不谈理论，直接就在身体上训练出望、闻、问、切的本事来。这要花多长时间？

3

一般一个晚上就可全会！——是的，一个晚上的教学，便可教会你古传"诊法"。只是这一个晚上能做到的事儿，明师们往往要磨炼你N个晚上。

很多人会说，这怎么可能？简直是天方夜谭，太过玄妙，不可能！

圣人说，"大道至简"，越是真理应该越简单明了，越是高深的医道应该越简单。所以古人才常常说"真传一句话，假传万卷书"。好的东西历来都不"多"。

中医这一行，本来就是很玄妙的。你看中医的"医"字，在殷商甲骨文里写作"毉"，其部首为"矢"为"殳"，《说文解字》说"矢，弓弩矢也"，而"殳"也是古代的兵器，《考工记·庐人》贾公彦疏："殳长丈二而无刃，可以击打人。"两个都是可致命的利器，表示破坏力大，遇到"巫"了，就得"医"，有的救了。那么"巫"是什么？《说文解字》说："巫，祝也。女能事无形，以舞降神者也。"后世很多学者都因此而认为"巫"就是装神弄鬼的人，其实，历史上乃至现在农村社会里确有不少装神弄鬼的"巫"，那是假"巫"，真"巫"是"能事无形"，即通达无形之事理的人，以简单的"舞"技练习就能让你安下心神的人。在民智未开的时代，这类人容易被神化，而拥有崇高的社会地位，因此假巫跑出来滥竽充数混饭吃也就不奇怪了。以至于后来的医学名家，不得不痛斥"巫"。最早出来骂巫的中医界大佬是神医扁鹊，《史记·扁鹊仓公列传》里就有他"信巫不信医，六不治也"的怒吼。这也就解释了为什么"毉"字后来演变成了"醫"，不用"巫"，用"酉"（即药酒）了。现今简体字的"医"则干脆啥意义也没有了，中国古文字已经被我们折磨得奄奄一息了。

中医的玄妙之处，正是它的"巫"的方面鲜为人知！事实上，中医最神奇的精髓，全在这上面。

"巫"的方面是什么？就是古人探索天地、自然、生命三大领域的方法论。方法论解决了，"理通法自明"，治病方法就可以自己回家编去！"道有变动"才是"学"，回家去给人治病是"习"。孔夫子说"学而时习之，不亦说乎"，孔夫子的本意是学了就要会变通并且经常实践它，这样才会使学问、技术不断提高而自己也因此而快乐，而不是说学习了以后经常复习就很快乐了。

所以在古代，学中医，其实就是学"道"学方法，先从自个儿身上开始，把自己的身体折腾通了,就能一通百通。所以我才说,您也可以成为名中医。只要方法得当,智商正常,不需要多长时间,人人皆可以自学掌握一定程度的医道,慧根、悟性好的,保不定还能成良医! 如果您还不信,就请想一想历史上那些光辉灿烂的名字——鬼谷子、华佗、张仲景、孙思邈、李时珍……他们谁也没有上过什么中医学院。

那么究竟怎么样,才能让你进入医道之门呢? 它的训练方法、必学内容、需要时间,作为一个普通人该从何入手,我们以后的文章再谈。

Q&A

土豆丝:"巫"与方法论。做"巫"之人,都是精通方法论的吗? 有一朋友拜访过一位农村"巫",她能说出发生在朋友身上过去的事,并帮朋友化解,这样的"巫"算是真的吗?

胡涂医:现在做"巫"之人,基本都不通方法论! 您所说的农村的这种人事颇多,他们不是真"巫",但他们的本事是真的——只不过多数不是自己的本事。

大象:那他们的本事是从哪里来的呢? 是人体本身天生所带有的,还是后天有人传授的? 为什么农村每个地方都会出现这些人呢?

胡涂医:您找柯云路先生的《人类神秘现象破译》来看看就明白。

行者:胡先生,您写了中医本质探微、中医养生等极品系列,可是开博之作中医蠡测系列至今只有一篇,这句"那么究竟怎么样,才能让你进入医道之门呢? 它的训练方法、必学内容、需要时间,作为一个普通人该从何入手,我们以后的文章再谈",让我日夜盼望,只为了家人朋友有恙时不至于为庸医所误,能为当今社会奉献微薄之力。

念心经:试答"行者",我的理解这是开篇的文章,后面写的都是进门方法、必学内容,都写了啊,只是不见得是"书面答案",得自己"合成",乱说一气,众博友勿怪。

胡涂医:正解!

liuxfch:看了这帖,我开始怀疑所谓的大医。据说孙思邈、张仲景等大医都是心系天下苍生,所以传下《伤寒》、《千金》,却不想他们根本就是在假传,真传不留,怪不得中医衰败啊。

胡涂医:他们福泽苍生,功德无量。只是有些东西可以显传,有些东西必须秘传。但他们绝对不会是在假传! 年轻人不要信口开河!

王莽:胡老先生能否解释下"道有变动才是学"呢?

胡涂医:这相当于要我解释为什么妈妈是女人。

电热饼:末学仅是感慨我们中医、武术、道术等以往的教学方式。很多师父都不愿将秘诀全部说出,甚至有些老师父还怕徒弟全学成了,不图思恩,总要留一手防他。这样徒弟没法学全。如果每个师父都这么留一手,总共108招,传到108个就没的传了!当然,末学丝毫没对胡前辈有任何不敬之心!胡前辈在这里传播中医文化知识,末学十分钦佩!只是想我们大家若都像胡前辈这样胸怀宽广,乐施善教,何愁诸事不兴!

胡涂医:您这是外行人说外行话!就算核物理学、基因工程、金融工程等等现代学问,也只能是人群中的少数人"能"学。中国很多传统文化的东西,其"尖端"程度,恐怕不比这类现代科学差,所以能学的(可以被传授的)人也不会太多,这一点其实也不难理解。

要求师父"将秘诀全部说出",这个愿望也不错,可是师父要真说出了,缺心眼、少悟性的人也照样听不进去。您说,给您说一堆金融工程的"秘诀",您能懂多少呢?——传统文化的很多东西,是要实证的,你不到某个程度,学了无益。再说,你得问问自己何德何能,为何人家非得"将秘诀全部"说给你听?

至于您比方说"如果每个师父都这么留一手,总共108招,传到108个就没的传了",这也是外行话!有招有式的东西,留不留都没啥意义,真正高明的"学问",哪有啥招式!

若有心学习,希望诸事能兴,最该做的,恐怕是丢掉幻想,躬身践行,不埋怨、不挑剔,多用心、多用功。毕竟,中华文明的复兴,不能靠那些好吃懒做、空谈道理、不思实修实证的假冒伪劣卫道者!

不弦:1.首先感谢老胡先生的祝福。"内外明净"给我很大启示,以前觉得对自己为人处世要求很高的,现在反省下来,似乎是存了"功利心"的,是节制而不是发自内心的,内心还是太多"自我",所以内外不能统一。谢先生提示。

2.近来重看《西游记》,发现孙悟空学艺就是在师父家挑水打柴六年后师父半夜里传了一个口诀就学了一身本事,不由得想起老胡说的正统的医家教徒弟"一个晚上全会",原来不只是神话啊。孙悟空可是我打小的偶像啊。有意思。

胡涂医:1.内外明净,出自药师如来的十二大愿("第二大愿。愿我来世得菩提时,身如琉璃,内外清净,无复瑕垢……"),愿大家过得身心健康,内外明净。

2.医家秘传的许多东西,真的可以是"一个晚上全会"的。但是这一个晚上,要在考察、磨炼N个晚上之后才会有。——事实上,明师们哪怕有能力让门人弟子们"速成",也不愿意轻易那样做,因为他们深知"速成"并非好事!没有经过养深积厚、韬光养晦,一下子有了这些神奇的中医能力,除了能增加傲慢心,对人对事没有多大帮助。耐得住寂寞、有恒心的人,才有望往圣继绝学。古德有言:"饭未煮熟,不能强自一开;蛋未孵熟,不要妄自一啄。"这些道理,我们现代人因为没有"内外明净",已经没有耐心去践行了……

阴虚 VS 阳虚

网友 Q 告诉我,他看了不少中医,有的说他是阴虚,有的说他是阳虚,所以给他开的药也五花八门莫衷一是,问我他究竟是阴虚还是阳虚。这个文章就解决这个问题。

按照"糊涂医治糊涂病"的观点,阴虚与阳虚,其实是一个将错就错的说法。(怪不得天下庸医何其多!)我知道我的这个观点,会让今天的中医名人们抓狂,但得古传中医真传的人会明白,阴阳之说,并不是大家平常听到的那回事儿。但我还是得对大家做一下中医扫盲,先讲大家平常听到的是啥玩意儿,再点一下古传中医怎么看阴阳。

我们先来看看阴阳学说是怎么来的。

按学界目前的说法,阴阳的概念,起源于老祖宗对自然万物的观察。"阴"原来是指山坡背着太阳光的阴影部分,而"阳"则是指山坡对着太阳光的光明部分,后来这一概念就被用来描述带有"相反"性质的事物。比如,日夜、动静、男女、雌雄、凉热等等。道家更是把太上在《道德经》里说的"道生一,一生二"的"二",认为就是"一"生出了"阴"和"阳",并演绎出一系列阴阳理论。自陈抟老祖把太极图传世之后,道士们便喜欢在自己的衣服上或帽子上画个太极图,表示那是他们对宇宙万物透彻理解的标志。因为这篇文章是在扫盲,我干脆也解释一下大家常见的这个太极图的意思。

先从陈抟老祖说起吧。为什么称他为"老祖"呢?因为他在"人生七十古来稀"的古代硬是活到 118 岁才羽化而去(871—989 年),而且他老人家常常一睡就是几个月,"冬眠"起来没完没了,"老"睡觉,我在《教你如何少做梦》里提到的"睡仙大法",其"法脉"便可以追溯到这位爱睡觉的祖师爷。

陈抟老祖把太极图传给了他的徒弟种放先生,种放先生把太极图传给了他的学生周敦颐,这位周老爷子大家都很熟悉,中国理学的开山祖师,写《爱莲说》的哥们儿。就是这哥们儿把太极图公之于众的。《宋史·道学传》说他"出于春陵,乃得圣贤不传之学",说的就是他继承了陈抟老祖睡觉的功夫和太极图等绝学。

为什么说太极图是绝学呢?因为它隐藏了太多的宇宙秘密了!

大家看,一个大 S 把一个大圆分成了两半,它说的就是,由"道生一"的"一"化生出了"阴"和"阳"这两种东西,用两个"鱼"来表达,黑的叫"阴鱼",白的叫"阳鱼"。阴鱼头,有一个阳鱼"眼",这就表示"阴中有阳"、"孤阴不生",同理,阳鱼头的阴鱼"眼",表示"阳中有阴"、"独阳不长"。阴鱼头,即阴最旺盛的地方,一点点阳的尾巴开始升起("一阳来复"),这就叫"阴极生阳",同理,阳鱼头的尽头接着阴鱼的尾巴,就叫"阳极生阴"——这说的是"物极必反"的大道之理。阴鱼与阳鱼互相依存,这就是"一阴一阳谓之道",能真正把握阴阳的人,就是真正得道的人!现在中医界也好,养生界乃至各种修炼界也罢,很多名气很大的人,也未必知道这些秘密,我今天简单点一下,供养大家!以后大家听说这个大师那个大师的,你就看他能否把握阴阳,就知道他是不是悟道了,免得跟着他盲修瞎修。前些天有位朋友说她遇到过神仙,我很好奇,除了对神仙的敬仰,就是想知道她所遇到的人是否真能把握阴阳。

把握阴阳是把握些啥呢?简单说,就是能否跑得比光还快。这里面的道理三天三夜讲不完,但这是大实话呢!物理学得不好的同志们可以恶补一下量子物理学,实在没那个精力的朋友们也可以找几本书看看,比如霍金(Stephen Hawking)的《时间简史》(*A Brief History Of Time*),或者比《时间简史》还要通俗易懂的《物理之舞》(*The Dancing Wu Li Masters*,作者 Cary Zukav,能用英文读最好,不行就找台湾廖世德翻译的中文版本),把这两本书结合《道德经》来读,太极图的学问才容易做通。这方面的学问做通了,古传中医的"能力"和"知识"便是手到擒来的事儿。——至少,在人生观念上也会有一个比较可观的改变,看待事物再不会那么狭隘。当然,这只是胡涂医一家之说,欢迎大家讨论。

顺便说一下,为什么饱读诗书的毛泽东、周恩来、朱德和当年的知识分子能够接受马克思主义理论?在国内上过大学的人都知道,马克思主义的主要理论来源是辩证法和唯物论。我们从小就被告知，它是继承和发展了德国的古典哲学，英国的古典政治经济学，空想社会主义理论，但我们没有被告知的是，整个理论的基石，即马克思主义哲学的十八个规律，什么矛盾统一规律、否定之否定规律、螺旋规律等等，其实来自英国传教士对《道德经》的翻译——"阴阳"被翻译成了"矛盾"，"玄之又玄"被翻译成了"否定之否定"，"物极必反"被翻译成了"普遍性与特殊性"……太多了！有兴趣的朋友，不妨做一番比较，就慢慢明白为什么中国人接受起马克思主义来比较容易。

这是题外话，言归正传。

大家平时听到的阴虚、阳虚是怎么回事呢？

按一般的说法，阴虚的症候是，形体消瘦，嘴唇色赤，两颧发红，潮热骨蒸，眩晕耳鸣，少睡多梦，盗汗遗精，手足心热，烦躁不安，脉搏微细，舌头瘦小，舌红少苔等等。

阴虚症状

阳虚的症候是：面色苍白，嘴唇淡白，特爱睡觉，身倦乏力，尿色清白频繁，大便溏薄，四肢畏冷，少气喘促，阳痿早泄，女士带下清稀等等。

阳虚症状

Q&A

紫莲：是不是人越老通常是阴气越重，阳气越少，到阳气没有的时候，就 over 了？

胡涂医：中医还有"亡阳"、"亡阴"之说。古人说亡阳的特征是"气息微弱，脉微欲绝"，但还是可以救的。如果阳气全没了，那还得 game over。

阴虚 VS 阳虚（续）

有些网友把上面的症候往自己身上一对照,感觉自己既是阴虚又是阳虚,这说明什么呢? 这说明朋友们都可以出去当中医了,中医学院出来的不少人就这个水平啊。

回答这个问题,我们得在"理"上弄清楚,才不会如盲人骑瞎马。所谓的"虚"究竟是什么?

"虚"当然是相对于"实"来说的。"虚实"与"阴阳"的概念,在中医里面是砣与秤的关系,中医诊断学里的"八纲",阴阳虚实占了四纲。真要往"理"上说,那也并没有大家想象的复杂。"虚"就是指正气不足,从而导致脏腑的功能衰弱。那么"实"呢? 还是正气不足! 要不怎么说阴虚和阳虚根本就是将错就错的说法呢。

☞
不管阴虚阳虚,其根源是正气不足!

真正意义上的"实",是因为体内正气不足,导致邪气过盛,脏腑的活动亢盛。归根到底就四个字:正气不足。就这么简单! 所以大家以后不用担心自己究竟是阴虚还是阳虚,是实症还是虚症,一概理解为"正气不足"就好了,明白了这个大道理,对治策略是什么?

补正气呗! 怎么补呢? 补的方法有多种。

这次我先讲最上乘的,最上乘的当然就是最简单的。大家先别高兴太早,以为不用再阅读下面的文字不用再听我唠叨了。事实上,如果你不是最上乘根性的人,知道了也没啥大用。大道至私,就因为大道无私。为什么《黄帝内经》第七卷明师们要把它秘藏起来乃至最后"据说"失传了? 多半就因为里面的方法太简单了,简单到让人觉得"这可能吗"的程度!

☞
"金刚印"见《人体有个拒绝病毒的开关》

这个最上乘方法,就是一句话:"正气内存,邪不可干。"

这句话大家可以把它当"咒语"般来看待,外加一个"金刚印",百邪不侵! 日常生活中,要长养自己的浩然正气。我在写丑时养生的文章时提到,肝脏是人体的大将军,如果一个人能长养浩然正气,他的肝脏就能得到舒张。所以真正把肝经练"通"了的人，多表现得坚定镇静，遇事不惧，正直大气。以后大家出去拜师学艺，不要光看大师是如何声名鹊起如何声名显赫，先要看他是否有正气。最上乘方法的原理和"心法"，就讲这些。

再讲上乘的补气法，医家秘传的补元大法，与以上方法相配套，也很简单（大家记住了，凡是大法，都是简单得不得了的，复杂的"功法"一般是劳你筋骨饿你体肤的假货，磨一下心性的），只是不便公开，想学的朋友我有空来个"因材施教"。这不是故弄玄虚，而是因为它太高级太简单了！不郑重其事，教了您也不会珍惜。真传都是一句话，假传才教万卷书。

接下来讲下乘的方法。下乘的方法，就真的要区别对待了——阴虚滋阴，阳虚温阳。为什么阴虚和阳虚这种将错就错的说法这么有"市场"？就是因为学问没做通的人太多，加上西医和现代科学的"细分"习惯，人们已经习惯了很微观地看问题。我们现在就来 closely 看看。

请延伸阅读《正身、内省、止息——且说医家如何用功》

阴虚与血虚可以归到一起，阳虚与气虚归在一起。请见下表：

分类	共同症候	不同症候
阳虚	面色苍白，神疲自汗，声低懒言　纳食不化，舌质淡胖，脉软无力	嘴唇淡白，特爱睡觉，身倦乏力，尿色清白频繁　大便溏薄，四肢畏冷，少气喘促，男士阳痿早泄，女士带下清稀
气虚	（同上）	气短懒言，动则气急，小便淋沥或闭尿
阴虚	面色无华，消瘦乏力，眩晕眼花　少苔脉细	嘴唇色赤，两颧发红，潮热骨蒸，眩晕耳鸣　少睡多梦，盗汗遗精，手足心热，烦躁不安
血虚	（同上）	面色淡白，爪甲不荣，手足麻木，舌淡脉虚

从上表可以看出，阳虚与气虚共同的表现是面色苍白、神疲、饮食减少等，但气虚与阳虚还是有区别，气虚的没有寒象，阳虚的有寒象，这是什么原因造成的呢？——阳气不足！所以调理的方法，就要从温阳、益气着手，最终达到补足正气。

而阴虚与血虚也有相同之处如形体消瘦、眩晕眼花等，但阴虚有"热"象，血虚无热象。这又是什么原因造成的呢？——阴血不足。其深层的原因还是因为正气不足。调理起来就要通过养血、滋阴来培养正气。

那么有没有一种可能，就像网友所说的，既是阴虚，又是阳虚呢？

答案是有。气虚和血虚也会同时出现，但都不用害怕。上面说了，它们说到底，都是"正气不足"造成的。

不管是阴虚还是阳虚，都是正气不足，记住这一点就够了！有一个"养气法"，可以请大家练练，补补正气。很简单，站坐卧都行，把眼神收回来，先注视鼻尖一会儿，然后目光下移至肚脐和小腹处，两眼微垂，有意无意，把心念放在肚脐和小腹处。这样久久用功，就能养好正气。平时行走坐卧不离这个，把念头微微放在这个部位就行。女士们在例假期间就把心念放在胸口或心窝处。平时会议比较多的同志们，开会的时候如果不需要你发言，就是用功的好时候，学生上课的时候也好做这个事儿，你就全身放松，面带微笑，眼睛当然不能闭起来（开会、上课怎么闭眼呀），但要学会"往里看"，看着演讲者或老师的时候，眼是看着他/她，神却要往里收，平时看书看电脑也如此，让东西跑进你的眼睛，不要让眼睛跑进东西里去。

当然，"虚"也好，"实"也好，"阴"也好，"阳"也好，您要坚信自己的身体不会那么笨，只要您自己做足了内养的功夫，身体这台机器就能不断得到update（更新）甚至 upgrade（升级）。

Q&A

dorisvip： 从胡涂医这里才知道"真传都是一句话，假传才教万卷书"，感觉很多这么简单，都不敢相信自己的耳朵了。我练呼气时，注意力集中在心窝，自我感觉自己的气凝聚起了，以前三年多的时间感觉整个人是散的。感觉您教的这些方法不会就是让自己的正气凝聚起来，给自己以力量吧？

胡涂医： 好好用功！您还会慢慢发现自己的中气越来越足呢，加油！

mini： 先生的养气法可以使人精神内守，如果同时舌抵上腭效果是否会更好？

胡涂医： 很多人都是持这样的观点，要舌抵上腭，那是因为他们没有彻底搞通经络的本质。真气没有舌头去接难道就无法下来了？

太极生清： 关于先生的养气法，本人愚钝，练习时出现状况，不知道怎么办。练习养气法时，两眼之间酸胀得很，很是不舒服，两眼之间的鼻梁还不时跳动，盼先生给予帮助解惑。先谢谢先生了，祝先生幸福安康！

胡涂医： 阿弥陀佛。这既是好事又是坏事，因无法面谈，就当坏事处理好了：

1. 用右手剑指叩击山根（即发胀、跳动处）9 次。

2. 然后用剑指从山根往鼻尖引导气往下行。

3. 停止练习养气法等静静用功的方法,改做有动作的练习。

4. 练习心肾相交法。

祝好!

太极生清:谢谢先生对我因练习养气法出现问题的回复!其实对于养气法出现的问题,我没有焦虑,只是两眼之间的鼻梁一直跳,跳了一整天,头也跟着涨了一整天,头昏脑涨的,现在决定再练,然后用先生教的方法来解决出现的问题。

心肾相交法
见《教你如
何少做梦》

以前,在《武林》杂志上看到过万籁声老先生介绍过少林童子功,和先生的心肾相交一样的,嫌太简单,没有练。看到先生列出的心肾相交功法,就淡定下来进行练习了,睡前或者醒来之后,甚至每当陈伯伯(晨勃)来找我时,我就练习心肾相交法,然后一整天都会精神很好,不会觉得累。

再次地感谢先生!祝先生幸福安康!

胡涂医:若"症状"没有解除,建议您还是别再练习养气法了。

祝好!

lq2005zxd:请教先生,近几日重复出现下面情况:当我静坐或看书时只需几十秒,大椎处就会升起一股热气,沿脖子后侧像波浪一样升到头上,大概到两耳尖连线处移动变慢,然后到达全头顶,大部分气流围绕百会处流转,最后大约百会处温热会向上冒气。练养气法时出现的情况和上面近似,但冒气的大约百会处是凉凉的。停练以后,流转的气流和冒气现象仍持续一段时间。请先生慈悲指导!阿弥陀佛!

胡涂医:顺其自然就好,别去管他。这是正常的反应。

xyzjl:请教胡涂医,练习养气法有些时候了,即有意无意,把心念放在肚脐和小腹处,这样久久用功,就能养好正气。后背和腰经常很热啊,是有效果了?嘻嘻,还是意念过重了?还有每天总3点多醒来,再也睡不着了,还要继续用功啊。谢谢。

胡涂医:生热是用功的必然阶段,也别太高兴,顺其自然就好。

3点多老醒来,那就是肺的肃降功能变差了,这个要调调肺经。参阅一下我其他文章吧!

当然,气养足了,五脏六腑都会好的。

小玄子:先生的养气法,此"气"和彼"炁"(先天一炁)一样么?

胡涂医:其实古人用的就是"炁"字,无区别。

冬天:先生好,孟浩然有篇文章说"吾善养吾之浩然正气",是不是他老人家也可能是个神医?

胡涂医:没文化,真可怕。

《孟子·公孙丑章句上》——"敢问夫子恶乎长?"曰:"我知言,我善养吾浩然之气。""敢问何谓浩然之气?"曰:"难言也。其为气也,至大至刚,以直养而无害,则塞于天地之间。其为气也,配义与道;无是,馁也。……"

痴迷中医:最近连续练习养气法,感受是每一次只需一两分钟左右,小腹处就会出现收紧的感觉,仿佛是从这一块的四周向小腹处收紧然后凝聚起来了,而且这种感觉会持续到练习结束。另请教先生,有时候我练着练着就睡着了,不知有没有什么影响呢?谢谢先!

胡涂医:没啥影响。

痴迷中医:在下还是有问题请教:最近用眼颇多,练习先生的"养肝妙法"的确非常有帮助。不过先生曾提到过用眼是要学会"往里看"——眼看着东西,神却要往里收……让东西跑进你的眼睛,不要让眼睛跑进东西里面。在下仔细体悟,可是眼睛还是跑到东西里面去了。怎样才能做到"往里看"呢?

胡涂医:这就是所谓的"功夫"呀!需要时间的。以前赵朴初老居士在与星云大师会谈的时候,谈得很开心。赵老身边的人很奇怪,赵老平时耳朵很重,怎么一跟星云大师聊起来耳朵却好像全没问题。赵老身边的人问赵老个中原因,他轻轻说了一句:我这个耳朵只听我想听的,不听我不想听的。

这句话给我巨大的震撼!什么是佛法?这就是佛法!

养肝法见《保护肝胆的妙法》

14

"阴阳"他说

写《阴虚 VS 阳虚》的时候，我就知道，这个话题没完没了，因为阴阳这个概念，本来就可深可浅，"扫盲"要扫彻底，就不能不长篇累牍，不扫彻底，总觉得有些想说的话没法说完。今天就来谈谈阴阳。有位朋友说她理想中的男人是"还知道自己啥也不懂的人"（He knows that he knows nothing），我今天就当大家啥也不知道，那些已经懂传统中医阴阳学说的人也请节哀顺变，我要给您洗洗脑，说些大家可能从来没听说的。

阴阳，在传统中医里，是辨明疾病的总纲，说到底，是个"诊病"的学问，坦白说，历代太多人诊病水平不高，可以说是受这个学问所"害"，古传中医里，在千山万水之外做的诊病，哪用得着什么阴阳虚实表里寒热！这说明什么？阴阳学说错了吗？还是因为我们学问没有做通，老因我们已知的那点儿可怜的阴阳知识阻碍着我们去认识我们未知的大道之理呢？

回答这些问题，我们不能不来看看大家平时听到的中医阴阳学说究竟说什么。

早在《黄帝内经·素问》里就有一章叫"阴阳应象大论"的论述，说，善于诊病的人，察色号脉的话，会先辨别疾病是阴症还是阳症（"善诊者，察色按脉，先别阴阳"）。《类经·阴阳类》也说，人的疾病，一定有个根本的得病原因，有的是阴的原因，有的是阳的问题（"人之疾病，……必有所本，或本于阴，或本于阳，其本则一"）。后代的中医们，就因为这两句话，慢慢把这个宏观的阴阳概念"发展"成今天大家常常听到的各类似是而非的阴阳之说。但大家似乎都忽略了一点，《黄帝内经》的这句话，说的也就是"善诊者"号脉时做些啥，而《类经》里的这句话，最重要的其实是最后四个字——"其本则一"——不管是阴症还是阳症，它们最最根本的因"则一"，都是因为什么？我在前面的文章里说的："正气不足"！

为什么说阴阳是辨明疾病的总纲呢？主张这个最彻底的是明代医学

阴阳一体！

15

家张景岳先生,他说,凡是诊脉施治,必须先弄清楚疾病是阴症还是阳症,这是做中医的人必懂的纲领(《景岳全书·传忠录》:"凡诊脉施治,必须先审阴阳,乃为医道纲领"),用老张的话说,阴阳已经是被用来统括其余六纲(寒热、表里、虚实),因为表里、寒热、虚实也可以用阴阳的概念来区分。在中国传统文化里,"阳"是指热的、阳光的、表面的、实际的,所以热症、表症、实症可以归为"阳症",而"阴"是指寒冷的、内里的、虚无的,所以寒症、里症和虚症都可以归入"阴症"。许多人不知道,事实上表里寒热虚实之间在人身上是相互联系交织在一起的,压根儿不能截然分清,阴症和阳症之间也就不是绝对分开的,我在前面的文章里讲到太极图的时候已经提到过了,"阴中有阳"、"阳中有阴",这恐怕才接近真理。举个简单的例子,"表"本来属"阳","寒"本来属于"阴","表寒症"就是典型的阴阳互根嘛。——大家别忘了,上面提到的《黄帝内经》和《类经》说的"阴阳",只是"善诊者"的诊断"方法"或"思路"而已!如果可以不需如此诊断,阴症阳症简直可以不去区分!这就是"糊涂医治糊涂病"的思维方法,要不怎么说"阴虚 VS 阳虚"是将错就错的说法。

下面我们还是来看看传统的中医对阳症和阴症的认识,继续扫盲。

一般来说,凡是属于慢性的、虚弱的、抑制的、安静的、功能低下、功能减退的、无热畏寒的,都是阴症。反之,凡是属于急性的、亢盛的、动态的、实强的、代谢旺盛的、进行的、兴奋的,都属于阳症。套用传统的望、闻、问、切的诊断方法,给大家列个表格看看:

四诊	阴症	阳症
望	面色苍白或暗淡无光,看上去精神萎靡不振,倦怠乏力,舌淡苔滑	面色潮红或"满面红光",喜欢贪凉,看上去狂躁不安,嘴唇燥裂,舌红苔黄(更糟的甚至舌黑而有芒刺)
闻	声音低微,静而少言,呼吸气短、弱	声音壮厉,烦而多言,呼吸粗,喘促痰鸣,常狂言,爱叫骂(所以"说好话"很重要)

四诊	阴症	阳症
问	大便腥臭,饮食减少,口淡无味,不烦不渴,爱喝热饮,小便清长或短少	大便干结或有奇臭,口干,感觉吃不下饭,烦渴欲饮,爱喝冷饮(老外很多是这样),小便短赤
切	腹疼喜按,身寒足冷,脉象沉、微、细、涩、弱、无力	腹痛怕按,身热足暖,脉象浮、洪、数、大、实而有力

习惯上,历代中医们喜欢用阴阳来广泛地概括脉、症、表、里、上、下、寒、热、虚、实、气、血、动、静等等,用它们来划分一般的阴症和阳症,但如果病到了紧要关头,则喜欢直接用阴阳直接命名,比如"真阴不足"、"真阳不足",甚至还有"亡阴"和"亡阳"。

因为有网友问到"亡阳",也列个表来鉴别鉴别:

	症状	汗液	四肢	舌头	脉象
亡阴	身体发热,爱喝冷饮,气粗	汗是热的,而且有点黏	温热	红、干	浮、细
亡阳	(与上相反)	汗冷清稀	厥冷	白、润	脉微欲绝

说完这些大家可能从你们的中医那里听到的东西,再来看看真正的阴阳是说啥。

古传中医,称阴阳为"二气","气"是什么?物质!马克思主义的"辩证唯物主义"的思想其实就来自咱们的老祖宗,所以说中医是"伪科学"的人,是反马列主义的。

传统的阴阳学说,来自太上的《道德经》,讲的都是大道之理,后来各家在它的基础上,阐发、总结了非常多的"道"的规律,比如大家常听到的"阴极生阳、阳极生阴","孤阴不生、独阳不长"(被英国传教士理雅各他们那里就成了后来的辩证法),还有"阴中有阳、阳中有阴","阴平阳秘","阴阳转化、交变"等规律。

既然阴阳是"物质",反映在人体上的"真气"自然也是物质,那么问题

17

就来了，人体的真气是由"谁"来驾驭的呢？大脑？小脑？神经？

——用古传中医的话来说，就是由"神"——精神魂魄来驾驭！

换句话说，我们的精神，也是一种"物质"！那么人类历史上持续了几千年的唯心唯物的争论是不是可以画上句号了？

在中国的圣贤看来，物质有两种，一种是阳的，大家都能看得见摸得着的，一种是阴的，看不见摸不着，但又确实存在的。现在讲这个问题大家都好理解了，就像大家现在都懂的"无线上网"，虽然没有"线"，但上网的"信号"还是存在的。你不能因为自己看不见摸不着就以为"无线上网"不存在！更不能因为你自己家里没有无线上网，就断定别人家也没有，对吧？前不久，当我亮出古传中医传说中的千里诊病的时候，有位资深中医名人说这东西"太玄了，没听说"，担心"会把中医引入伪科学"。还用伪科学来吓唬我，好在哥们儿肾气足，不怕吓，也还受过点儿现代科学的教育，我们今天就讲讲"科学的"阴阳，这里的"科学"，在"翻译"上可以与咱们老胡家的胡锦涛提出来的"科学发展观"相对照着来翻译。

下面我们就引进一下现代科学的术语来看看圣贤们所说的阴阳，看看阴阳两种物质各自的特征。

在讲阴阳两种物质的特征之前，还得做一回小小的现代科学扫盲，解释什么叫"维层"，什么叫"二、三、四维空间"乃至"多维"等概念。

"维"是"方向"，"层"是层次，"维层"简单来说就是指人们对世界认识的方向和层次。比如说，由一个方向确立的空间模式是一维空间，一维空间呈现直线性，只被长的一个方向确立。由两个方向（长和宽）确立的空间模式是二维空间。三维空间则是由长、宽，加上"高"三个方向构成，或者说是由前后、上下、左右所构成的空间。怎么理解呢？包饺子大家都知道吧？把饺子皮擀平了，可以理解为"二维"，包上馅，就是"三维"，那么四维空间呢？就是三维空间加进一维时间的概念，指的是古典物理学的三维空间加上时间，跟数学的"四维空间"的意义完全不同。除非能超过光速，否则人类不可能超越时空。

自从爱因斯坦在"广义相对论"和"狭义相对论"中提出了四维时空的概念之后，四维空间这个"科学"概念便为大家所熟知。大家平时看电视或读一些煽情文章，总能听到诸如"穿越时空的交汇"，"打破时空限制，运用

☞
阳性物质与阴性物质，一可见一不可见

☞
关于千里诊病，参见《说说千里诊病》一文

18

多维思考"之类的鬼话，那才是"伪科学"呢！现代科学还远远不能穿越时间，否则就真能发明时间机器旅行到"过去"或"将来"了。现代科学能认知的万事万物都是在"现在"（present）这个时间点，"过去"（past）与"未来"（future），科学目前还没办法呢，用现在的科学思维与方法，可能永远也认识不到。为什么呢？因为我们大家都是生活在长宽高（三维空间）里的，大家的认知极限的空间是由长、宽、高所确立的看得见摸得着的世界，并占据"现在"这个时间点，"过去"与"未来"只能通过"推理"、"思考"来揣测，也就是说，我们人类生活在四维的"境界"里，到目前为止，人们认识的物理世界只是四维。更不客气些解释，我们还太"低等"，低等的生命无法理解高等生命的"境界"。比如"蚂蚁"，虽然也在我们这个三维空间下面生存，它们却无法理解我们所生活的这个三维空间，蚂蚁只懂得前后左右移动，"蚂蚁上树"不是因为它懂得上下的概念而是因为它跟着气味爬。现代微观物理学提到的高维空间，目前也只探讨到其数学意义呢。尽管如此，爱因斯坦为现代科学揭示的四维时空的物理定律已经比三维定律要完美得多，至少比牛顿力学要完美得多。在老爱的眼里，时间与空间是一个不可分割的整体——四维时空，能量与动量也是一个不可分割的整体——四维动量。他阐述了自然界一些看似毫不相干的量之间可能存在深刻的联系。根据他的探索，现代科学目前马马虎虎探寻到十八维。

　　我们知道，物理学有两大分野，一是以牛顿学说为主体的古典物理学，另一个就是爱因斯坦学说以来的现代物理学。在牛顿的世界里，物理学的定律都在三维空间里，物质不灭，光呈直线运动，时间一去不返，一个人不能两次踏入同一条河流。在大家的日常生活当中，牛顿的古典物理学就够用了，这也是我们多数人的思维习惯。在古典物理学范围内，古传中医的"千里诊病"是不合理的"伪科学"。

　　自爱因斯坦开始，到了今天的霍金（他的《时间简史》大家找来看了吗?），现代物理学已经表现得可圈可点，在三维空间加时间的基础上，现代物理学认为物质有灭，光可做曲线运动，时间甚至可以倒流。1996 年 5 月24 日，美国《科学》杂志（Science，24 May 1996）上发表了美国科学家 Dr. C. Monroe，Dr. M. Meekhof 等人的论文 A Schrodinger Cat Superposition State Of An Atom，在论文里，他们公开了一个举世震惊的实验——实现了

《尸子》：
"上下四方曰宇，往古来今曰宙。"

19

使同一个原子在两个不同的地方同时存在的人工重复实验（见 http://www.sciencemag.org/cgi/content/abstract/272/5265/1131），解决了同时是死的和活的薛定谔猫（Schrodinger's cat）的量子物理学的一大课题。在古典物理学看来，这种事情只有上帝才能做到。从现代物理学看，这却是完全可能的，完全正常和合理的。

为什么要解释这么多"科学界"的东西呢？因为我们的老祖宗所领悟到的阴阳，早已"超科学"——远远超出现代科学所观察到的范围！

Q&A

中道 chs：今天读《难经》，突然有所悟，人体的正气是没有阴阳之分的，先天的元气不阴不阳，不正不邪的，心念一动的时候，就有阴阳了，阴阳者，对立也，有对立，当然就不究竟了，不究竟，就不完美，就有缺陷，为病矣。

所以先生说的阴虚和阳虚都是正气不足，也就可以理解了，治病先治本，先要让不正常的心念回归到自然的正道，然后才可调阴阳，使阴平阳秘，精神合一，不显阴阳，是谓无病。

阴阳只是工具而已，并无实相，先别阴阳，是为了论病的方便而已，因为人体存在着阴阳的症状，就说明人的心念有对立，有矛盾，有不和谐的现象，中医的责任是把这些对立的现象找到纠正过来，从而影响人的心理，所以中医治病是心理和生理一起治疗的，使人从内而外地达到和谐。大医者治心。说得太多了，请先生莫怪。不对之处烦请指教。不胜感激。阿弥陀佛。

胡涂医：先生所言甚是。严格来说，阴阳确无实相（天下又有什么东西有实相呢？）。但是阴阳这两种物质在三维空间里还是有区别的。

先天一气，确无阴阳，但可化生阴阳。人类的所有身体问题，差不多就在这里面。所以不是毒蛇，也不是苹果，"原罪"就是从天地分阴阳开始。

古典主义：在《黄帝内经·四气调神大论篇第二》中，说道：从阴阳则生，逆之则死，从之则治，逆之则乱。然后又说道：反顺为逆，是为内格。恭请解惑，后面这八个字如何解释？这一篇却无问对之语，也不知是岐伯之言，还是黄帝之言。

胡涂医：张介宾先生的解释就很好："阴阳即道，道即阴阳，从道则生，何者不治？逆道则死，何者不乱？若反顺为逆，则阴阳内外，皆相格拒。内格者，逆天者也。世有逆天而能生者，吾未之见也。"

上善若水的水：一位朋友委托我问问先生，胰脏是阴阳中的转换器吗？

胡涂医：不是。

"阴阳"他说(续)

上回讲到了一点儿科学名相,引来不少"讨伐",这回得分解分解,争取把这个"阴阳"怪气的话题说完。

有些朋友可能不理解,为什么要讲那么多科学道理。古传中医在古代,也没有那么多科学道理嘛。其实,讲科学,是为了"与时俱进",中医不与时俱进,路会越走越窄,中医院的医生们老拿病人用西医仪器检查出来的结果来"对症下药",真让人啼笑皆非!把"没落"当"进步"了,让人心疼。且别说扁鹊、华佗、孙思邈、李时珍等光辉灿烂的名字,就算今天没有得多少真传的老中医们,也用不上那么一大堆仪器嘛。我不是反对中西医结合,任何医学都是人类感悟自然与生命乃至是与疾病做长期斗争的结果,都饱含多少代人前赴后继的不懈努力和牺牲奉献,中西医之间互相学习与合作,对人类健康无疑是大有益处的。

很多人学问没做通,以为历史上古传中医的传人们没啥科学知识。事实上,自古医道不分家(东晋的葛洪,南朝的陶弘景,唐代的孙思邈、孟诜,五代的日华子先生等人都是声望卓著的医学大家,又是大名鼎鼎的道家高人),中国有很多科学技术都是那些亦道亦医的高人们研发的!英国的"名誉道士"李约瑟(Joseph Needham)先生便一度指出"道家思想和技艺在自然知识和技术控制发展方面在许多世纪中曾经起着主导作用"。所以我们今天谈点儿现代科学知识,可以说是颇符合古传中医的"门风"。

那么,如何认识阴阳这两种物质呢?下面我就把前面的文章里没说完的阴阳物质特征说一说,没有理工科背景的朋友要委屈一下,相关科学名词请自行查阅做"科普"。

阳性物质的特征:

阳性物质是以粒子或粒子的组合态的方式存在,呈显性征状,一般能被肉眼或仪器"看"到,因为是"粒子"状态,所以它需要一个空间(space)。

阳性物质运行在牛顿的经典物理学世界里,它最高速度是光速。在阳性物质的世界里,时间一去不复返。

阴性物质的特征:

阴性物质是以波或波群的形式存在,呈隐性征状,不能被肉眼或仪器观察到。它不占有空间,不受空间限制,从这个意义上说,古传中医的千里诊病,就像面对面诊病一样,没啥了不起。

阴性物质运行在爱因斯坦和霍金的物理世界里——甚至比他们两位所探索到的还要多维的世界里,那里最低的速度就是光速。它一"动身",就比光跑得快,时间可以"倒流",从这个意义上说,它不受"时间"的限制。

阴阳两种物质,最重要的区别很显然就是运行速度的差异。目前物理学界还无法证明超光速的存在(尽管十年前美国华人科学家王力军先生的超光速实验曾被公开),根据爱因斯坦的相对论,要想达到光速,就需要有无限的能量。问题是,在我们这个阳性物质的世界里,哪里去找无限的能量?所以超光速或说超极限速度,一直被科学家们认定为"不可能"。而且,根据爱因斯坦的相对论,时间是相对的,不同的参照系中的人看时间是不同的(呵呵,我们的老祖宗早就说了,"天上一日,人间一年"),如果能超越光速,那么时间就可以倒流,所以霍金经常在他的著作里"质疑"上帝老人家在创造宇宙"之前"站在哪里,在干些啥。

讲阴阳物质的特征,对我们学习中医有什么指导意义呢?如果您只想学八纲四诊的中医的话,没有任何指导意义。但如果要学古传中医乃至天人性命之学,这方面的认知就有利于我们破除从小学到的"科学知识"所带来的根深蒂固的"所知障"。我曾经说过,要学会古传中医的"千里诊病"法,二十分钟有二十分钟的学法,二十年有二十年的学法,真传的一句话,有时候还真得在假传万卷书之后学的人才能接受。所以古来圣贤多寂寞。

那么,人体内的阴气、阳气,阴虚、阳虚究竟是怎么回事呢?为什么说它们是将错就错的说法呢?

人体内的真气,目前还不被西医所承认,尽管近十几二十年来有不少大德高人与科学家们做过实验,但由于众所周知的原因,在我们的国家很难被"正名",国外这方面的研究,据我所知,已经远远领先。按照古传中医的观点,人体真气是确实存在不需要实验证明的,它看不见摸不着,以"隐

22

性"征状存在，我们可以把所谓的阴气、阳气一律划入"阴性物质"的范畴，它以"气"（波或波群）的状态存在于人体内。这样讲大家能接受吗？传统中医对它们的细分，以明朝医学家张景岳这哥们儿最热跃，根据老张他们的方法，做诊病治病，当然也有效果，但我们可以断定，张景岳同志自己用不着这样诊病！《黄帝内经·灵枢·邪气脏腑病形》其实就说过："阴之与阳也，异名同类。"——阴阳在最早期的中医里，其实就被当"同类"看嘛。

阴阳异名而同类！

大道至简，先天一气哪分什么阴阳！人体就是靠那么一点儿先天一气活着！不治已病治未病说的不仅仅是日常的养生保健，而是养那点儿本来就未病的先天真元！——这是古传中医的千古大秘密！先天一气，就像霍金老兄在他的著作里常常提到的为上帝所憎恨的那个叫"裸奇点"的东西（霍金有句名言叫"God abhors naked singularity"，"上帝憎恨裸奇点"），得之者，合于道。

有网友在我上一篇文章《阴阳他说》里评论说：

"今天读《难经》，突然有所悟，人体的正气是没有阴阳之分的，先天的元气不阴不阳，不正不邪的，心念一动的时候，就有阴阳了，阴阳者，对立也，有对立，当然就不究竟了，不究竟，就不完美，就有缺陷，为病矣。

"所以先生说的阴虚和阳虚都是正气不足，也就可以理解了，治病先治本，先要让不正常的心念回归到自然的正道，然后才可调阴阳，使阴平阳秘，精神合一，不显阴阳，是谓无病。

"阴阳只是工具而已，并无实相，先别阴阳，是为了论病的方便而已，因为人体存在着阴阳的症状，就说明人的心念有对立，有矛盾，有不和谐的现象，中医的责任是把这些对立的现象找到纠正过来，从而影响人的心理，所以中医治病是心理和生理一起治疗的，使人从内而外的达到和谐。大医者治心。说得太多了，请先生莫怪。不对之处烦请指教。不胜感激。阿弥陀佛。"

这真是英雄所见！所以我在回复时开玩笑说，不是毒蛇，也不是苹果，"原罪"就是从天地分阴阳开始。

过度强调四诊八纲的人，正在一步步把中医折磨得奄奄一息，不客气地说，如果您觉得自己既是阴虚又是阳虚，那都是他们"害"的。我希望有识之士，能从学道开始，重新审视、学习中医。这是我写这几篇"扫盲"文章的"歹意"所在,欢迎大家批评!

延伸阅读:补充几句,算是题外话吧。

1.按照宇宙大爆炸学说,宇宙起源于一个"奇点"。这个"奇点"实际上是密度无限大,时空曲率无限大,其体积被坍缩成无限小的那个宇宙,当宇宙大爆炸,即"奇点"大爆炸后,进入时间最小(短)单位,即布朗克单位 10^{-43} 秒时,此时的宇宙半径只有 10^{-38} 厘米大小。比最小的长度单位,即布朗克长度单位 10^{-33} 厘米还要小五个数量级。

2.超越了光速(如果最后能被证明真的存在),我们就"看不到光明",因为比光还快嘛,所以说,黑暗里才有无量的光明。太上在《道德经》里说的"有"和"无"是"同出而异名"的,佛学里的"真空生妙有",古传中医里还有"无中生有"的空中取药法等等,如果不懂阴性物质的超光速特性便解释不通⋯⋯顺便说一下,如果您闭上眼睛,眼前一片黑暗,那么恭喜您,您还是处于"无明"状态。闭上眼睛,眼前是黑的,这是无"性光",看不见自性的光明。目前中医界与修炼界名人很多,懂行的人都知道,他们很多人都还"无明"得紧呢。医道的"明师"是什么?起码要能看到自性的光明!所以我在前面的文章里才说,真正得道的人,必定能够跑得比光还快,说的就是他们能够把握光速。把握光速就是古传中医说的"把握阴阳",离开这个,不用奢谈成仙得道!现在有些人动不动管自己的门人弟子叫"仙友",出于尊称可以,如果要通过称他们为仙友来暗示自己是神仙的话,那真让人听了为他汗颜。修行是老老实实的嘛。——很多神话或电影,描述神仙出现,总是在光中出现,在光中消失,而我们小时候看的动画片崂山道士"穿墙"穿到一半停了下来,那就是他本来可以超光速的(让一部分"体积"消失),但因为有贪念,心不纯,结果身体有一半被降到光速以下,恢复了"粒子"状态,被卡墙里了。再如,传说中的飞碟(UFO)如果真有其事,那可以肯定,驾驶飞碟的"人"可以把握光速,他们想让你看的时候,就降到光速以下,呈显性存在,让大家看到他们的工具是个"飞碟",许多报道都说当战斗机升空去追他们时常常"突然之间"发现飞碟无影无踪,那就是因为他们能在 10^{-43} 秒的时间内"加速"到光速以上,所以一片光之后就呈波的阴性物质状态,自然就啥也看不到了。

☞ "把握阴阳"与"超越光速"

3.很多人想学最上乘的医家秘传补元大法，如果您还处于"无明"状态，那还是好好修心养性，用心做人吧。太上说"大道似水"，水总是把自己的位置放得最低，并永不停息向前奔涌，有心学人，学学"水"的品格再说吧。

Q&A

广缘：庄子说："已而不知其然，谓之道。""故知止其所不知，至矣。孰知不言之辩，不道之道？""夫大道不称，大辩不言，大仁不仁，大廉不嗛，大勇不忮，道昭而不道，言辩而不及，仁常而不周，廉清而不信，勇忮而不成。五者圆而几向方矣。"博主知至矣，何患"讨伐"而辩之！

胡涂医：知之，亦应与人知之。否则，佛陀四十九年说法，要来做甚？太上骑青牛西去即可，又为何多此一举留《道德经》？

wkchxl：看到先生所写，"太上在《道德经》里说的'有'和'无'是'同出而异名'的"，忽然觉得正是印证了佛经里的话，"非空非有"，空也不对，有也不对。正该如此好好用功。

胡涂医：真空中就有妙有。

大火焰2525：胡涂医好！！看了您以前写的这篇文章就来求教您了，您在博客中写的"先天一炁不分阴阳"，它"不阴不阳，不正不邪"。我想求教您，太极与先天一炁是同样的概念吗，先天一炁是太极概念体现在医道中的一个"象"吗？

我自己想应当是的。原因是，我以前看央视《百家讲坛》台湾曾仕强老师讲《易经》时，说太极是"亦一亦二"的这么一个东西，不是一也不是二，非一非二，这恰好和先天一炁概念相仿。太极动而生阳，静而生阴，这也和您在博文里说的心念动而生阴阳相仿。所以我认为应该是的，太极和先天一炁只是名字不同本质相同罢了。

先天一炁，既不是阴也不是阳，但它既可以化成阴也可以化成阳。

胡涂医，您说我的理解对吗？谢谢您指教，阿弥陀佛！

胡涂医：不是的。先天一气是道气，在"太极"之先！

三无东东：我上礼拜被四诊八纲里的阴阳弄得神魂颠倒，气得我对我的师兄们说，我就不明白为什么要分阴阳，对我来说六纲就够了！

胡涂医：应该明白"欲弃先得"的道理，不能因为自己搞不明白"阴阳"就说其他六纲就够了！要弃啰里马唆的中医理论，必须在完全弄懂它、实证验证过它之后才有资格谈！

"肾"VS"精"

　　上图中的文字,是圣人传下来的,叫作"太上老君碑文"。前些年曾有"专家"认为这是古人做的文字游戏,没有意义,这真是外行看热闹,其实这些字都是有意义的。比如第一个字"身寶",说的就是"人体自身就有宝",这个宝就是"精气神"这人身三宝,第二个字"身丹",说的就是"全身无处不丹田"! 而第一行的最后一个字"自家水",就是"药",这个字很多人都懂。这篇文章就谈谈人身三宝之一的"精"以及生精的"肾"!

　　要谈"精",就不能不先谈谈中医所说的"肾"。

　　说到肾,我们得先简单扫扫盲。我们知道,肾有两个,"挂"于腹后脊椎两侧,在古传中医里,左边的肾叫作肾,右边的肾叫"命门"(从《难经》开始,命门便被作为一个单独的脏器来看待,历代对命门的位置均有纷争,胡涂医倾向于认为,右肾就是命门)。这也是为什么后来的中医号脉口诀说"左手心肝肾,右手肺脾命"),肾、命门、生殖器、前列腺和精囊加在一起才是完整的"肾",肾、前列腺、精囊和命门叫"内肾"(在体内嘛),生殖器在外,叫"外肾"。此外,古传中医认为肾主骨、生髓、通于脑,所以我们平常说的能

☞ 中医概念的肾是一个系统。这与西医解剖所谓"肾"不同

"补肾"的东西，很多其实补的都是脑！补肾一定要补脑才补得进去！在古传中医里，肾、命门、生殖器与脑是连在一起的。古传中医有一个"不死法门"，炼的就是这些部位。督脉真正"通"了之后，肾上腺与脑垂体两大腺体之间互相激惹互相补益，肾脑之间的生理关系更加协调旺盛，人就可以由衰返壮。所以古人才说"要得不老，还精补脑"。国内很多男人都有前列腺的问题，几乎可以肯定，他们在外面"不老实"，老实本分的人，不容易得这方面的病，原因就是邪淫的果报在肾和耳，前列腺是"肾"的一部分，这个地方比较容易显现出来，老天爷公平得很。

补肾要通过补脑起作用

《黄帝内经·素问·上古天真论》说："肾者主水，受五脏六腑之精而藏之。"肾在五行中属水，主人体五液以维持水液代谢的平衡。我在前面的文章里介绍了一个"养气法"，习练有素者，到了一定时候（如果每天练一小时，未婚者一个月，已婚者三个月左右），丹田真气充足，肾气旺盛起来，两肾会有如汤煎之热，古人管这叫"命门相火"。这里所说的命门，与经络图上说的命门穴是两码事。《难经》上说，命门是精气神的房舍，男人藏精，女人系胞的地方，命门之气与肾相通（"诸神精之所舍，元气之所系……男子以藏精，女子以系胞，其气与肾通"）。中医认为，肾与膀胱相表里，"肾主藏精"，为生殖、发育之源，是"先天之本"。肾气旺盛则精盈髓足，聪明机敏。所以《黄帝内经·素问·灵兰秘典论》上才说：肾是精力旺盛的源泉，没有它，智慧和技巧都得不到发挥（"肾者作强之官，伎巧出焉"）。

养气法见《阴虚 VS 阳虚(续)》

以上谈的是肾。现在谈谈"精"。

我在多年前看过一篇现代医学的研究，说一个正常男人，在相当时间内正常排除精液对身体有益无害。因为现代医学对精液的成分化验，得出的结论，精液主要是蛋白质和水，由性腺内分泌的化合物产生精虫和卵子，是生理上的自然现象，不需要去压制、节欲。而传统中医则认为精是人体之宝，能不漏就不漏。究竟哪家对呢？

科学毕竟也在不断向真理迈进，目前的科学认识，未必就都是终极真理！

我们且来看看中医所说的"精"系何物，为何古人如此主张节欲保精。

古传中医所说的"精"，并不单指男性排泄出来的那个精，那是后天之精所转化。古传中医认为精有两种——后天之精和先天之精。后天之精

先天之精与后天之精

很好理解，就是交媾之精、血、津、液等。所谓先天之精，则是"元精"，就是本文刚开始时提到的"自家水"，它是人体的"真药"。我在文章里提到过"活子时"的概念，其实人体在"活子时"时所产生的"精"，就是先天之精。先天之精，可以藏于人体的每一个角落，换句话说是"全身无处不藏精"，但主要藏纳于丹田及内外肾，当然，五脏六腑皆有先天之精。元精无形，寓于元气之中，受外感则与元气分别，成为后天凡精。佛家在这方面也谈得很明白，但是普通经典里没有提到，藏在律部的经典里，佛陀提到男人的精有七种颜色（白、黄、青、赤、黑、酪色和酪浆色），佛陀说的，就是古传中医所说的"元精"！元精可以在炼养中获得，古人讲的"炼精化气"就是指炼先天元精而言。纵欲过度可以导致后天之精血耗损，从而耗泄先天元精。元精耗泄是人体衰老的主因，所以医道两家都很注重节欲保精，并编出了许多炼精、补精、固精的方法让门人弟子去练习。佛家则干脆让人戒邪淫乃至断淫欲，我们现代人，有家有室的，恐怕很难做到。那就要懂得弥补和控制了。最好能从根本上明白精和命的关系，并掌握一定的保精、固精、补精的方法，否则无论怎样空谈道德都难免违背人性之常。

古人讲"积精保命"，人若懂得保精，就不自损天年，不自损天年的人，才能"尽终其天年"，乃至如庄子所说能"与天地精神相往来"！成语"聚精会神"，本来说的就是这么回事儿。古传中医认为，聚精会神之道，以"寡欲"为先，并提出五个具体思路："寡欲"、"节劳"、"息怒"、"戒漏"和"慎味"。翻译成现代语言，就是欲望不要过多，不要过度劳累，不要动不动就发脾气，要避免过多泄漏，饮食要以清淡为主。

那么现代人该怎么保精、固精、补精呢？

其实方法不外这五个方面："寡欲"、"节劳"、"息怒"、"戒漏"和"慎味"。当然，首先要明白精的重要，防淫戒漏，特别不要在夫妻关系以外瞎搞，这是最重要的方法！自损天年，最严重的就是纵欲过多，邪淫无度！

具体点讲，年轻体壮的人，精盈气盛，要尽量避免遗精、漏精。简单方法是，睡觉要侧卧（因为仰卧容易遗精），盖薄点儿的被子，内裤不要太紧，喝酒后，长途旅行后，太劳累之后等不要行房。此外，性生活要有节制，每次射精后要及时进行补气、养气。具体可以习练我文章里提到的"心肾相交法"和"养气法"。

☞
关于"活子
时"，参见
《二十四小
时 如 何
过——子时
（胆）》

☞
积精保命之
道

中年以后的人，身体已经"破"了，除了上面说的节欲保精、心肾相交和养气法等之外，还应该以"不漏"为功夫。古传中医认为，但凡男女交接，必扰其肾，肾动则气必随之而漏。那么什么是不漏的功夫呢？不漏有"外不漏"和"内不漏"。所谓外不漏，就是指交合之精不漏，呼吸之气不漏，思虑之神不用，古人管这叫"固外药"。而内不漏，则是指先天之药不漏，先天之气不伤，先天之神不用，古人管这叫"固内药"。这功夫听起来特别难，其实也就一句话："静处炼命，动处炼性。"

固外药与固内药

简单来说，静处炼命，就是在无事独处的时候时时返观内照，微微意照丹田，内心保持畅快爽朗。动处炼性，就是把用功放之于日常生活中，在待人接物中做到中规中矩，合情合理，如理如法，考验自己的心性，而不是脱离实际地空谈道德。

要强调一点，先后天之精是可以互相转化的。无形的先天之精在性欲冲动时就可以转变为有形的精液流出来，其实后天的精液、经血，也可以通过特定的方法转化为先天之精。那些由于房事、遗精等耗损过多而精衰的人，可以通过"静处炼命，动处炼性"的功夫补精，此外，还可以适当服食药补，古传中医有培元补气的方子用来泡酒喝，这不便公开。大家平时多食用黑豆、枸杞之类的东西，都采气、补气就行了。

Q&A

了凡:"肾、命门、生殖器、前列腺和精囊加在一起才是完整的'肾'"，这句话是否能理解为骨头也是肾的一部分？

胡涂医:不是。

宗镜花雨:胡涂医你好！请问男人做了节育手术，会对人体肾脏有伤害吗？或者这样说，会对人的身体有伤害吗？

胡涂医:一般来说，是不如不做，但是既然做了就做了，别挂碍。

小玄子:请问先生，那为什么佛陀提到的精分七种颜色，有什么区别呢？在哪部经典里呢？先生是否可以明示下？

胡涂医:看来您跟律藏有缘，干脆这样，我卖个关子，好让您发心把律藏给通读一遍吧。阿弥陀佛。

小玄子:敢问先生，不是有在家人不读律藏的说法么？那我可以读么？

胡涂医:那个说法不对。佛经谁都可以读的，佛祖难道还隐瞒什么！您大胆去读吧。您不妨找找佛光山版本的《佛光大藏经》，那花了佛光山十多年的光阴。

虚昊：顶礼糊涂医仁兄。"古传中医认为肾主骨、生髓、通于脑，所以我们平常说的能'补肾'的东西，很多其实补的都是脑！补肾一定要补脑才补得进去！"何止补肾一定要补脑才补得进去！"补气"、"补血"、""补脾"……一切说要"补"的，也一定要补脑才补得进去！

胡涂医：顶礼您！其实最该补的是我们的"心"。

虚昊：补脑有个硬指标："有好觉睡"，请教糊涂医仁兄，不知对否？

胡涂医：不全对。

痴迷中医：反馈一下，我练习心肾相交法已经有大约三个多月了，直接的感受就是睡眠大为改善，口水充盈。练习晨起拍打胃经大约四个月，胃口很好，吃饭特别香，但是体重仍然是正常水平。养气法也练习，不过不是每天练，但是也感觉到身体内正气比以前充足了。所以先生所说"纸上得来终觉浅，须知此事要躬行"在下是略有体会。现在准备向着先生所说的"静处炼命，动处炼性"的方向去，要在实际生活中炼性。到时候再反馈进展和体会。

胡涂医：其实性命双修才对的，也不能绝对地分开非得静处炼啥动处炼啥。

qiqi_ge：先生的文里藏了好多东西啊，这篇圣人传的文字看了多时，临过，猜"观心"、"自性光明"、"神内守"、"生妄意"……实在愚钝，还请先生闲时为大家逐一解字。一大群不老实之人以后要老实儿点，前列腺那哥们儿可诚实得很哪，呵呵！看来女生要好很多！要养心补气，做并且坚持做啊，与博友共勉！

胡涂医：女生若不老实，也会得类似的毛病啊。因果不爽！

qiqi_ge：女生月经前后两天半是生"精"时间，这个时间不要被"采"了去，免得流于浊，对吗？

胡涂医：阿弥陀佛。事实上，任何时候都是生精、耗精的时间。

谈谈"心"

三国魏诗人阮籍先生是当年的"竹林七贤"之一，崇奉老庄之学。其《咏怀》八十二首，冠绝当时。而阮公其实是易学名家，深通易理、乐理，著有《通易论》、《乐论》等书，后世多只知其诗文之名，而少知其易、乐之学。当代"最后的通儒"——著名国学大师饶宗颐老先生评介阮公"盖以《易》为诗者也"。饶老先生在和阮籍《咏怀》第五十三首中写道：

> 小人计其功，君子道其常。
>
> 不见风中松，卓立不易方。
>
> 谁明忧患故，而具此刚肠。
>
> 诗心与易通，百世资稻粱。
>
> 至人安所归，萱草树芝房。
>
> 炎丘已火流，群虱犹在傍。

饶老的这首诗，毫不客气地批评了那些急功近利的人为"小人"，因为"君子道其常"。所谓"君子"，用《易经》的话来说，就是"君子终日乾乾"。一直自强不息的人，仿佛寒风中的松柏，巍然耸立，不轻易为外境所改变。饶老用"道其常"来形容"君子"，这真是大家手笔！太上曰："道常无名"，自强不息的人，反而愿意抱朴、无名。谁能洞明忧患的因果，而具备刚直不阿直心向道之心呢？饶老一句"诗心与易通，百世资稻粱"，把诗、心、易三者（或者说诗心与易学两者）贯通，可资以未来百世的精神食粮，那才是"至人"所向往的境界、地方——萱草茂盛、灵芝仙草成长的山清水秀，心无杂染之地。只可惜时下山丘乡间，民众还是水深火热，那些寄生虫还依附在其一旁——饶老这首诗，让人一咏三叹！有心学习古传中医者，应该学习"君子道其常"的品行，才可望有朝一日"诗心与易通"，诸般学问皆通达无碍。

说起"心"，《黄帝内经·素问·灵兰秘典论》称之为"君主之官"。此外还说它是五脏六腑的大老板，是精神的家园（《黄帝内经·灵枢·邪客》：

"心者,五脏六腑之大主也,精神之所舍也")。在中医的世界里,"心"的功能主要有两个方面:主血脉和主神志。

　　古人所说的"心主血脉",是指心主血和主脉。全身的血液都在脉中运行,依赖于心脏的搏动而输送到全身来发挥其濡养的君主之功。而心脏的搏动,古人则认为主要依赖于"气"——心气! 心气旺盛,血液才能在脉内周流不息,营养全身,心气不足,则会引起心血管系统的诸多病变。至于"脉",其生理功能有两方面:一是气血运行的通道,即血脉对血的运行有一定的约束力,使之循着一定方向、一定路径而循环贯注,流行不止。二是借助脾、肺的功用,运载水谷精微,以布散周身,滋养脏腑组织器官。这就是"心主血脉"。

　　所谓"心主神志",指心分别主"神"和主"志",包括了人类的所有精神、意识、思维等活动。《黄帝内经·素问·灵兰秘典论》说"心者,君主之官,神明出焉",就是说的这个内容。心气足时,心主神明的生理功能才正常。心主神明的生理功能正常,其直接结果就是神志清晰,思维敏捷,精力充沛,反之,则可见反应迟钝,精神萎靡,神志不宁,谵狂健忘等问题。明白"心"的功用,治起病来才能得"心"应"手"。

　　事实上,我们现代人,很多人对我们的"心"的功用了解还很有限。我在上面说了,心所主神志,包括了人类的所有精神、意识、思维等活动。换句话说,我们的所有七情六欲,都起于心。这方面,许多人只知道佛家论述最多,其实医家早有论断。

《类经》便说:"心为五脏六腑之大主,而总统魂魄,兼该意志,故忧动于心则肺应,思动于心则脾应,怒动于心则肝应,恐动于心则肾应,此所以五志唯心所使也。"——可见"唯心"之说,医家与佛家都颇有"共识"。当然,佛家对"心"的论述,的确是最彻底的,"即心即佛"嘛。

　　学习古传中医,要时时勤向心地用功夫,能够认识"心"的本质,实修用功起来才容易得力。五祖大师对慧能六祖说过"不识本心,学法无益",这真是千载难遇的明师训示! 不知道大家在实修过程中,有哪一时刻,看住了自己的本心?

　　中医所说的"心",不仅仅指父母所生的"肉团心",还指那个主宰着我们一切精神、意识、思维等活动的"心",佛门把这个主宰着我们一切精神、意识、思维等活动的"心"分析得非常透彻。大家不妨去找找相关的经典来读读。这里简单介绍一下,希望对大家日后的实修实证有所帮助。

先说"缘虑心"。这是"缘"于外境而起思"虑"之心,所以又叫虑知心、了别心。是指我们的第六意识攀缘六尘(色、声、香、味、触、法)外境的妄心。在"心"的所有情志活动中,这个"缘虑"老兄最为活跃,它不断向外攀缘,思虑、思考事物,一会儿想这,一会儿想那,从没消停过。它随尘触境,起灭无常。这个"缘虑心"就像大海的波浪,本来并不存在,有风则有波浪,无风则"风平浪静",它没有"自性",不过是随"别人"(风)起灭而已。我们看很多人写的实修体会,都能看到那一颗颗"缘虑心"在随风起舞。

另外有一个"思量心"。这是指第七意识(佛学叫末那识)的作用。此心是人世间所有纷争的根源!人生种种看不破、放不下的执着烦恼都是因为它老兄而起。饶老那句骂人的诗"小人计其功",就是这颗"思量心"在作怪!其"特征"是,执着有个"我"存在,由此带来"我的爱"、"我的恨"、"我的如来我的卿"等等(与此相关的佛学名相很多,比如"我痴"、"我见"、"我爱"、"我慢"、"人见"、"众生见"、"寿者见"等等)。

还有一个"积聚心"。这是指我们的第八识(佛学叫阿赖耶识),我在《你也有"过目不忘"的记忆力》中说过,这个"心"就像电脑的超级大硬盘,它储存着我们无始以来所思所想所造所作的各种"记忆"——不管是"善"还是"恶",一律记录在硬盘里。这个"心"是真心和假意糅和在一起,是真如与无明和合而成。因此"积聚心"具有真妄"两面性",换句话说,"积聚心"就是指的真心和妄心。真心,是那个自性清净,恒常不变的心。这就是饶老的诗"君子道其常"。所以太上曰:"知常曰明。"妄心,则是指杂染虚妄、生灭变异的心。佛学的"真妄同源"就是说的这颗"积聚心"。所以太上曰:"域中有四大,而王居其一焉。"——哎,医家、道家、佛家,说的都是同一个东西呀!

最后一个叫"真如心"。它老兄就是我们的"本来面目",它是我们本来就有,真实不虚的清净心,元朝中峰明本大师赞叹它"混千差而不乱,历三际以靡迁,炳然独照,卓尔不群,在圣不增,在凡不减"。

我们的"心",需要专门拿出点儿时间来实修来滋润。实修实证,也希望大家多多用"心"。祝福大家"诗心与易通,百世资稻粱",早日洞悉那个"处生死流,骊珠独耀于沧海;居涅槃岸,桂轮孤朗于中天"的东西!

略说"精、气、神"

参加过古传中医网络实修的人,多半都觉得自己精气神比较足。我在糊涂医治糊涂病博客里,多次谈及精气神。这篇文章,胡涂医再简单谈谈古传中医所说的人身三宝——精、气、神,希望这方面的知识对大家日后的实修有所帮助。

精气神是生命三大要素,古来炼养大家都特别注重积精全神。翁象川先生在注释《悟真篇》时说:"养生之士,先宝其精,精满则气壮,气壮则神旺,神旺则身健,身健则少病。内则五脏敷华,外则肌肤润泽,容颜光彩,耳目聪明。"我们现代人精气神耗得早、耗得多,而没有几个懂得好好炼养,所以亚健康的人特别多。

一般谈论精气神这个问题,都是从"精"开始,再谈"气"和"神"。在医家真传里,却正好倒过来,总先谈"神",因为"神"与"心"两个概念太相近!——学习古传中医或者走养生修道的路,如果不明白"心"与"神",终将如盲人骑瞎马!各家各派,说到底都是在想方设法明心、见性。北宋张伯端真人在《悟真篇》自序里说:"欲体至道,莫若明乎本心。心者,道之枢。"这真是明师之言!《黄帝内经》多次论及"心"与"神",我在不少文章里,尤其是《谈谈"心"》里提到了一些。这里随便捡几句重温一下:

《黄帝内经·灵枢·邪客》:"心者,五脏六腑之大主也,精神之所舍也。"

《黄帝内经·素问·灵兰秘典论》:"心者,君主之官,神明出焉。"

《黄帝内经·素问·六节藏象论》:"心者,生之本,神之变也。"

《黄帝内经·灵枢·本神》:"所以任物者谓之心,心有所忆谓之意。"

按照古传中医的观点,万病由心起,治病必治心。心是最根本的,神是由心而生。古传中医认为心的本体是无为的、静寂的、不动的,是"普遍如此"、"本来如此"、"必然如此"的(这与佛家讲的三法印是何等相似!)。很多人都知道中医经典里常说"心藏神",却少有人知道心与神的主次。古传

万病由心起,治病先治心

34

中医有一句千古不传的秘诀,叫"寂然不动为心,感而遂通为神"。心她老人家亘古长存、如如不动,她生成万物而不占有万物!太上在《道德经》里说:"少则得,多则惑。"为什么"少"反而能"得"而"多"反而就迷"惑"呢?这不就是说的别耗那么多神,胡思乱想越少越容易"明心"吗?所以太上教导我们说,那些已经从此岸到达了彼岸的圣人,懂得"抱一为天下式"。啥叫"抱一"?我在《独立守神》一文里讲"独立守神"的方法时引用了这句话,"抱一"就是为了将"心"专注于"一"处,以达到独立守神、收心止念的目的!

整个古传中医的修习过程,说到底,就是修心和炼命。修心之说,与佛家的说法如出一辙!炼命,则是分阶段将精、气、神三宝凝化。所以"精"和"气"这两宝也就特别重要了。

同样先说"气"。古传中医所说的"气",是有不同层次的。对于一般的人,明师们往往只说"呼吸之气",对于门人弟子,则说"内气"、"真气"甚至"先天一气"。

在20世纪八九十年代曾经兴过气功热,当年的不少"大师",忽悠来忽悠去其实都在"呼吸之气"上折腾,让内行人笑掉大牙。古传中医在收心止念开始时就用正呼吸进行调息,叫作"调真息",到了神、气、精渐渐合凝、合炼时,此时之"气"叫作"真气",古字写作"炁"。这个炁的运行,与祖气相连,如磁吸铁。——不像我们普通的人呼吸,只从口鼻随咽喉而下至中脘而回。所以庄子在《庄子·大宗师》里说:"真人之息以踵,众人之息以喉。"参阅《"玄关"VS"先天一气"》一文。

如何做到"真息"呢?真息即无息。《道藏·洞真部·玉诀类》说:"心不动念,无来无去,不出不入,自然常住",这些话,多么像佛家的话呀,这就是方法!

最后说说"精"。

我在前面的文章《"肾"VS"精"》里说过这段话,大家不妨重温一下:

> 古传中医所说的"精",并不单指男性排泄出来的那个精,那是后天之精所转化。古传中医认为精有两种——后天之精和先天之精。后天之精很好理解,就是交媾之精、血、津、液等。所谓先天之精,则是"元精",就是本文刚开始时提到的"自家水",它是人体的"真药"。我在文章里提到过"活子时"的概念,其实人体在"活子时"时所产生的

"精",就是先天之精。先天之精,可以藏于人体的每一个角落,换句话说是"全身无处不藏精",但主要藏纳于丹田及内外肾,当然,五脏六腑皆有先天之精。元精无形,寓于元气之中,受外感则与元气分别,成为后天凡精。

☞
把握心念未
动时的那一
刻

在古传中医的真传里,有个说法是,精在先天时,藏于五脏六腑,氤氲而未成形,后天念头一动就成为后天之精(所以要时时正身、内省、止息)。古传中医所说的"精",是人体大药,是神和气用来凝炼内丹的原材料。在人体静到极点,微觉有动而非动,纯而明心,气足源清,可"以神炼之"的东西。这就是吕洞宾真人说的那个东西——"息精息气养精神,精养丹田气养身"。

精、气、神三者,古传中医认为应该以神为主。神、气、精常常"相恋",六世达赖的很多"情诗",在内行看来,都是写的这回事儿,与男女情爱无关。

真有实修实证的人看到以上文字多半会豁然开朗,看不懂的,就在以后的实修历程中多问问自己这些问题:

"神"守住了吗?

"心"静到极点了吗?

平时有注意节欲保精吗?

那个呼吸之气"以踵"了吗?

念头越来越少了吗?

日子越过越简单了吗?

今天比昨天轻安、快乐了吗?

如果以上都没有,拜托不要到处说自己在修行学佛啥的,都是自欺欺人!

最后引用一首陆放翁的诗结束本文:

> 存神止虑自长年,黄老遗书汉尚传。
>
> 妙语虽传人不省,却从丹灶觅神仙。

祝福大家身心轻安。

Q&A

笃行:学习,实证之,把心量扩大。一着急,心就乱,手忙脚乱的,情商就低了。

胡涂医:这正是因为"心主神明"呀!

缠小虾:先生好,我虽未报名与大家一起实修,但我在家也一个人练习了好几天,现在比较忙没练习了,浑身不舒服啊。一天不站桩好像缺了什么,享受站久了那种心的宁静,自由的呼吸。我这是第几心呢?

胡涂医:第3.2心。

hattie:先生,关于这句话——"真人之息以踵,众人之息以喉",我在您的《呼吸定息》里找到了一些解释。请问这个"以踵"对大家目前来讲,是不是指呼吸要深、细、长,呼长吸短或呼短吸长,而且是缓缓地接踵而至?好像我在"独立守神"时有一点感觉,很自然地去这样呼吸了,但是不知道有几分相似,也不清楚呼吸有多深。所以想问问您,我需要刻意去调息吗,还是说久而久之,功夫就自然成了?如果需要调息的话,吸气时要有多深?又或者说仅观呼吸就好,"拴系此心",就算是将"心"(实际上是指神吧?)专注于"一"处的一个方法了?俺不免也想"从丹灶觅神仙",所以就有了这些问题,也不知道我说清楚了吗?

P.S. "抱一"是每天过日子做事的方法,不仅仅是在"独立守神"站桩之时,虽然明白,却要真切切克服自己的懒惰,"勤而行之"! 感谢先生苦口婆心一遍一遍去唤醒我们那迷惑烦乱的心!

胡涂医:对庄子所说的"真人之息以踵",千百年来众说纷纭。这个问题历来都是口传心授,我不便在此公开回答,见谅。

至于初学者,不要刻意追求呼吸的"深、细、长",须知大道自然。随着呼吸功夫的深入,会自然达到细、柔、慢、长、匀,再随着功夫的深入,入静极深时,会慢慢达到念住、息住、脉住。所以修行得老老实实、一步一个脚印、勤勤恳恳来。——这是要拿出"专门的"时间来身体力行的。当然,也要注意积累很多的福德因缘。

总之,没下过狠功夫是出不了啥功夫的,更别妄想啥成佛作祖了脱生死(有一些学佛的、修道的、练功的人常大言不惭自己在学佛修道啥的,总让人敬重有加却无可奈何)。

P.S. 我绝不会"苦口婆心一遍一遍去唤醒"谁"那迷惑烦乱的心",大家已经够迷惑了,还唤醒来添迷惑?

远帆:博主您好,很感谢您的回复。我们自己在瞎折腾,怎么知道"差不多"呢?我自己看书,瞎看乱练(当然都是省事儿的,也没有坚持),比如说,练腹式呼吸,我吸气时,感觉不深,呼气时倒经常感到脚后跟的气往上走(也就是呼出去了)。我看别人解释"真人呼吸至踵"说是这里那里的,我就不明白了,呼吸时脚后跟有感觉,不就是"至踵"吗? 糊涂死我了。

胡涂医:"真人呼吸至踵"——有人解释是呼吸到脚跟,这是望文生义。不要去听大师们的。

折腾到什么时候算差不多呢? 到您觉得差不多的时候,如果没有这种感觉,就还没"差不多"。

略说"双盘"

有位朋友问起"双盘",说一位老道长不太主张。之前也有朋友提起说有位内家拳名家也公开反对过双盘,问胡涂医的看法。如果反对"双盘"的人能每天轻松地盘上两三个时辰并坚持三年的话,他们是决不会这么说的。如果双盘没必要,我们还遭那个罪整啥"摇山晃海"网络实修?

先简单扫盲一下。"双盘",就是把两条腿子盘起来静坐。自古以来佛道医儒武各家各派几乎都知道要双盘。双盘怎么"盘"呢?一般来说有

两种双盘法。其一是先将左脚掌置于右大腿上,再将右脚掌置于左大腿上。另外一个是反过来,先将右脚掌置于左大腿上,再将左脚掌置于右大腿上(佛门管前者叫"吉祥坐",后者叫"降魔坐"或"金刚坐")。盘法不一样,"痛快"却一样!

在医家看来,"双盘"并不是可有可无的,而是修习医道的必经途径!不主张"双盘"的人,几乎可以肯定没得啥真传。医家认为,双盘有诸多不可思议的好处,我随便列举几个于下:

1. 从双盘的姿势看,脚踝压住了大腿内侧的大动脉,为了打通动脉,心脏会加大力量泵血,因而能打通腿部血脉。

2. 而在打通腿部血脉之前,由于双腿动脉不过血,因此全身血液都集中在上半身,而此时心脏又在加大供血力量,因此,五脏六腑会得到大量的供血,气随血行,这能迅速改善五脏六腑的机能,同时促进大脑供血。

3. 双盘不仅打开腿部经络血脉,而且会打开胯关节。

4. 双盘坐姿可以根治腰疼,补足肾气。肾气足了,就算你想弓着腰坐都不可能,充足的肾气会把腰部、脊背自然"顶"得直直的。

5. 除此之外,医家秘传里还说,"双盘"可以防漏精、止漏精、暖足心,清除"精"中的浊火,去除体内顽固的湿气,可以大幅度地刺激"精脉",使人体产生大药!

6.简言之,练双盘可以生精、化气、养神。

瞧不起双盘的人,可能就像会杀猪的看不起会造飞机的,看上去虽然都是"技术活",层次还是不一样的。——尽管杀猪的看上去常常红光满面,强壮得很。

双盘这个活儿,说起来容易,做起来难。因为它初练习起来太痛苦,很多人无法坚持。有些大师主张"条条大路通罗马",何必一定练双盘呢?这对人群中的绝少数人也许适应,但是对大多数的人,如果连"降伏其腿"也做不到,就别再去奢谈什么"降伏其心"。

那么锻炼双盘的方法是什么呢?方法就在我的文章《对治紧张、压力的方法》里,那个"摇山晃海"的练习,久久行之,就可以自然练出双盘的功夫来。

对于想速成的人呢,还有两个方法:一是明师启动法,遇到明师,让明师敲敲打打腰骨,一两分钟之内就能盘上。二是"痛滚床底法",这个很好办,拿根绳子让家里人把自己按照双盘的坐姿死死捆起来,然后让家里人马上锁起门来出外,不到时间(比如一个小时或两个小时)不能回家来"救"你。等到家里人回来时,往往开门进来在家里找不到你了——痛到滚床底去了!这个方法最快速、有效!有自信、不怕痛甚至有点儿"人生自古谁无死"勇气的人,都不妨整一回,谁整谁知道,特管用。

补充说明:女同胞在生理期间可以静坐,但尽量避免过长时间双盘,以免出血量过多。

女性注意

Q&A

一叶知秋:我看过那位老道长打坐的照片,应该也是双盘!老道长说盘腿的原话是这个:"打坐,是你的神在打坐,不是你的肉体,很多人打坐的样子很好看,可是他的神不知道到哪一个国家去了,你的主人都不在,那还叫打坐吗?打坐要的是神思不动,神不离身就会长保健康。""如果双盘腿能盘成神仙,那我早把自己的腿用绳子绑起来了。"应该是理解不同吧!

胡涂医:这样说的话就对了。

地外文明接触:这几年会阴穴附近有湿疹现象,感觉起来似乎身体里有某种湿气浊气流到那附近,然后就奇痒无比,久不见好。最近发现在双盘静坐的时候,这种浊气流动聚集发痒的现象更加明显,以至于不敢再盘改做站桩了。我想请教一下,你说双盘可以祛湿,会不会造成湿气淤积在会阴而加重湿疹现象呢?感谢。

胡涂医:不会。

thym9_小草:记得曾经试过双盘,可不久便出现持续膝盖疼,据说没做热身之故。也许,每次应该先做晃海再盘盘吧。晃海=热身?

胡涂医:晃海=热身。

鼹鼠饮河:先生,请问上班时单盘到座位上可以吗?不过这种情况心不能啥都不想。看过关于双盘的说法,跟先生说的很相近啊,说是痛是在消业,越痛说明业越多。

胡涂医:上班时单盘到座位上是否可以得问问您的老板呀!

恒河沙:与各位暂时只能单盘的同修们分享一个小法子:在床上或瑜伽垫上不用坐垫单盘,以髋为轴,上身保持正直,前倾下压,如此尽量压到最低,尽量保持。然后换腿压。每天压个十来分钟到半小时,能尽快拉开髋关节。只是不知此法会不会像瑜伽那样对身体造成伤害,还请先生指正。

胡涂医:很好,"伤心总是难免的"。

行者:先生好!实修前双盘是金刚坐,一次能坚持50分钟,从4月开始实修后,右腿胯、膝、踝非常痛,不知为什么?(晃海时都是散盘两腿交替在上)"吉祥坐"和"金刚坐",两种方法有区别,功效不一样,那我们该练哪一种?

胡涂医:该练双盘。

大象:先生,别人说学游泳的时候,把人推下游泳池,然后搞鼓几下就学会了,那么打坐的时候,如果没有明师指点,自己搞鼓行不行呢?我就是自己搞鼓的,也不数息意守之类。以前,打坐到半小时的时候,腿会麻、酸之类,现在到了一小时,感觉就非常舒服了。

胡涂医:打坐最好能有明师指点,自己搞鼓容易出问题。

恬淡虚无:我每天打坐,双盘,最长50分钟,再多坚持1分钟都困难,而且杂念不断,我这样自己打坐没有老师指点有危险吗?辛苦先生。

胡涂医:双盘50分钟已经很难得了!若想坐得更久,就要彻底放松,把胯骨、腿骨、腿上的肌肉、筋脉全放松下来。

对于自学能力强的人,打坐也可以自学。当然,能有明师指点最好。盘坐是生精的好方法,但是也不是说非静坐不可。

净心不二:1. 对于练习者来说盘坐最适合的时辰是子时吗?2. 还是任何时间都可以?3. 如果练习时辰有区别,初学者该从什么时辰开始入手?4. 双"盘"上一段时间以后,能"盘紧"的时候是否要尽量紧一些?5. 将脚踝尽量贴向胯骨?但是看见一些佛像上好像脚的位置也可以不用紧靠胯骨的。

胡涂医:1. 因人而异。2. 因人而异。3. 因人而异。4. 因人而异。5. 因人而异。

上善若水:请问先生,骨盆偏移,脊柱各关节代偿性紊乱,双盘静坐时双脚位置不是很对称,对于身体能量恢复影响有多大? 通督脉是否遥遥无期呢?

胡涂医:那就别双盘,改做不需要盘坐的练习。其实您不妨去找正骨医生看看,先正正脊椎再说。

一清:今晨金刚坐85分钟,下座后口舌干燥。这个问题一直很让我困惑,求先生指点。叩谢!

胡涂医:舌头抵住上腭就好。

那天那水:非常非常地想问一下糊涂医列出双盘好处的第四条"双盘坐姿可以根治腰疼,补足肾气。肾气足了,就算你想弓着腰坐都不可能,充足的肾气会把腰部、脊背自然'顶'得直直的",那反过来如果刻意让自己的腰部、脊背整天都"顶"得直直的,这样能让自己的肾气充足起来吗?

胡涂医:试试就知道了。

妖精:代我父亲请问一下,父亲练打坐有两个多月了,从一开始不怎么能单边盘腿,到现在能坚持半个多小时,而且感觉小腹有股气困。最近他说双脚总是像有电流一样从脚心往上蹿,像是顺着肝经,到了胸口像火烧的感觉,而且心跳加速,他也说不清是什么感觉。因为是第一次碰到,而且他心脏不好,他还想是不是自己快不行了,还去住院要动手术。后来医生说这个应该是他心理的原因,然后他才想会不会是因为打坐久了体内真气变强了造成的,然后再碰到这种情况他就想办法转移注意力,比如用头写字在手心写字,慢慢的火烧的感觉退了,但是电流似乎又转到后背进攻他,也是上蹿到背部与胸腔对应的位置,也是像火烧一样。所以特来请教先生,父亲这个属于什么情况呢? 是好是坏? 要怎么样控制? 还能继续打坐吗? 谢谢。

胡涂医:这是非常非常好的情况! 让他继续用功吧。

妖精:"这是非常非常好的情况! 让他继续用功吧。"看到先生这句话真是开心! 可以让父亲安心了。

请问父亲若再遇到这样的情况应该怎样做呢? 是要用意念控制它,还是转移注意力? 假若这个情况再上升到另外一个程度,要把注意力放在哪里呢? (这么问是想提前知道会出现怎样的情况,这样万一父亲遇到了就不会那么慌。)谢谢先生。

胡涂医:一切顺其自然,千万别人为去控制。

光脚丫:话说我前几天尝试了把自己捆上三个小时的双盘,痛苦。但是痛苦过后是真痛快啊,泪中都是喜悦……问题是我现在盘不住了,我不知道该怎么办了,总是挣扎挣扎就放弃了……再没盘过三个小时……您能给我点意见或者建议么?

胡涂医:继续捆上三个小时呗。

放飞心情:请问先生患有风湿关节炎腿疼还有点变形的人能不能练双盘?

胡涂医:放飞心情,好好练吧,没事儿的。

上善若水:先生,如何检验腰部的气通没通? 青岛附近的高人您熟悉吗?

胡涂医:方法很多,比如,腿盘不上,或盘上就容易痛,都是腰部气血不通!

我不认识高人。

Belinda:我能请教先生一个问题吗？前一阶段查出腰椎间盘出了问题，腰2—4是局限性突出，腰4、5是膨出，腰5到骶1是脱出并髓核游离，压迫双侧隐窝，左侧神经头被压。家人都怀疑我是打坐打出来的。先生您觉得是打坐姿势不正确导致的吗？会不会终生都治愈不了了呢？谢谢！

胡涂医:打坐不会导致脊椎这么多毛病的。打坐姿势不正确，会出现一种"柱病"，古人叫禅病。

您的这些问题很好治疗的，建议找个正骨专家整一下就好。

您照的是核磁共振吗？似乎2—4不是突出。

Belinda:感谢先生这么快给予回复！照的是核磁共振。结论2—4是局限性突出。找了一位医生，治疗了一段时间。发病有一个半月了，脚部局部无知觉症状没有恢复。另外腰部也没有完全恢复。担心变成永久性问题，故而请教先生的。再次感谢！

胡涂医:核磁共振应该不会错，但是我还是觉得不是突出。您找湖北胡新明大师去看看。

努力向前进:先生您好！我跑步两年有余，最近赤脚跑步，请问这样好吗？先生整个略说"跑步"也好哈！

胡涂医:这样好。

略说"丹田"

"丹田"这个词，随便问一个学中医的，尤其是学针灸的人士，都知道是一个重要穴位，就连唱歌的，都懂得要用"丹田气"。按普通医书上的说法，丹田的位置莫衷一是，一般都认为在"脐下三寸"或"脐下一寸三分"处。所以普通学中医的、懂针灸的，都懂得往肚脐以下三寸的地方下针。这究竟对不对呢？如果不对，怎么也会有效果呢？正确的丹田位置应该在什么地方呢？丹田究竟有什么作用呢？如何用它来对治疾病，养生延年呢？

回答这类问题之前，我们先得搞清楚啥叫"丹"，啥叫"田"。弄明白了一些基本概念，很多问题就可迎刃而解了。

所谓"丹"，古人往往说得十分隐讳和神秘。"丹"的作用，被古代名家推崇备至，晋代的葛洪先生甚至就说，谁要用九转之丹服用个三两天，保准可以成仙（《抱朴子·金丹》："九转之丹服之三日得仙"）。在古代，"丹"被认为是长生不死药。古代有不少皇帝，因为误服"丹药"，不仅不能成仙长命百岁，反而早早驾崩。虽然死了不少皇帝，但是各个朝代总有一些达官贵人或皇帝老儿相信这玩意儿。难道他们都傻吗？也很难说！但有一点毫无疑问，他们都"误服"了"丹"！在古传中医来说，"丹"就是"不死药"——所以古圣才说"一粒金丹吞入腹，始知我命不由天"。当然，这里所说的"不死药"，并不是真的说人人得之皆可不死，但健康长寿是肯定没问题的。

那么"丹"究竟是啥玩意儿呢？用现代语言来说，丹就是人体内的核反应堆（nuclear reactor）。这一点，我在《最后几张窗户纸》里已经提到了，这里再补充一下：丹就是人体精气神三宝（参阅《略说"精、气、神"》）凝炼出来的人体核反应堆，拥有了它，就像拥有了私人核力量，任何疾病在它面前都不堪一击！真正医道的成就，非拥有它不可！历代真正的大医，无一不深谙个中三昧！所以太上在《道德经》里不无感叹地说："吾何以知众甫之状

内丹

哉？以此！"

　　所谓"田"，就是"生长"、凝结"丹"的田野、地方。一般来说，有三个这样的地方：上丹田（眉心附近区域）、中丹田（两乳连线中点膻中附近区域）和下丹田（历代对其位置莫衷一是）。一般中医典籍上说的"丹田"，是指"下丹田"。下丹田的具体位置，历代都有争议，一般都说在"脐下一寸三分"处。如果从今天的解剖结果看，这个地方是动脉、静脉、毛细血管交接，血液转换封闭循环的地方。往这个地方扎针、艾灸、养气折腾自然有一定的养生延年的效果。按照古传中医的千古真传，下丹田的精确位置，的确是在"脐下一寸三分"处，只是这个"下"，是人体平躺着，肚脐在"上"，它在"下"！也就是说，它在肚脐"里面"（inside）一寸三分处，与肾相对！假如从"踵"部算起，假设有一条管子通到头顶的话，这个点刚好在人体的"黄金分割点"上，即身高乘以 0.618 的地方（"里面"）。这个地方，古传中医的秘籍常说它是"百脉之枢纽，生命之根源"，它是收纳神气，内炼归炉的地方。简单来说，它主藏精，养精蓄锐就靠它。很多不治之症，都是因为精气神这人身三宝严重亏缺所致。通过往此处下手，或静室端坐，或独立守神，行返观内照，虚心凝神之功，久久养气，便可重新焕发生机。

☞
脐下一寸三
分＝脐里一
寸三分

　　那么，具体如何往下丹田处养精蓄锐呢？我前面的文章《阴虚 VS 阳虚（续）》里提到的"养气法"，《独立守神》里提到的"独立守神"等方法都可以。不管用何种方法，要能做到"绵绵若存，用之不勤"。古圣有诗句曰："真意往来无间断，知而不守是功夫。"又有诗曰："着意头头错，无为又落空。"这些诗句都是收心炼己的口诀。

☞
绵绵若存，
知而不守

　　如何知道自己是否守好了下丹田呢？这里再公开一个千古秘传的检验标准：心息相依，以虚空为藏心之所。神气活现，以恍然为息妄之乡。

　　以上谈的，主要是下丹田。事实上，人体像下丹田这样的"秘窍"还有很多。古传中医有一句话叫"全身无处不丹田"！可见，人体的潜能实在有无限的可能。

　　补充一句：对于有心修习医道的人，不能因为知道丹田的准确位置之后就一味妄加注守丹田，用意不能过重，尤其是女同胞们在生理期间。一味地专注于丹田，若无明师指点，最后容易引起肾脏、性腺、大肠等的"不良"反应，不利于打通带脉。当然，丹田气充足了，对于普通人来讲，就会身体健康，精力旺盛。

　　喝茶去！不忽悠了，大家看懂多少算多少吧，这些在过去可都是千载不轻传的呢！

　　祝福大家早日补漏，焕发青春活力！

今宁：原来平时我们认识的丹田是错误的。

胡涂医：不能这样说！不同的"认识"有不同的"作用"。

小舟：丹田＝人体核反应堆——如此形象的比喻，通俗易懂，绝妙！

胡涂医：丹田应该像是核电站或核武库。丹才是核反应堆。

理行：我看过别人写的关于"漏身"之说，一直不太明白。有的人说童身是不用"补漏"的；有的则说每人身体状况不一样，跟童身没关系。

胡涂医：跟童身绝对有关系，怎么可能没关系！童身基本不必补漏。

缘来定缘：再请教先生一个问题！打个比方，如果结婚（世俗），又生了一个小孩子，从今以后即刻拒绝再同房，修身养性，是否能补漏呢？

胡涂医：既然在婚姻中，还是不能如此自私"拒绝再同房"，如此自私，哪来修成啥东西来！

　　只要"破身"，哪怕从此绝欲，也还是有漏之躯，非行补漏之法不可，这没得商量的。鸡蛋打破了，还能哺小鸡吗？

jueen：先生，我有一点困惑。在此文中，您提到："通过往此处下手，或静室端坐，或独立守神，行返观内照，虚心凝神之功，久久养气，便可重新焕发生机。"——所以独立守神也需意守丹田？但在《独立守神》一篇中您曾提到："意念活动：别做任何'意念'，让其自然入静。诚如晋代孙绰先生在《喻道论》里说的：'耳绝淫声，口忘甘苦，意放休戚，心去于累，胸中抱一。'"望先生指点。

胡涂医：指点啥？两者是同一个意思啊，没区别。

jueen：没区别？完了，以我这悟性，我还是不能明白！需要指点的是：意守丹田，不算是意念？

胡涂医："真意往来无间断，知而不守是功夫。"

　　"着意头头错，无为又落空。"

略说河图洛书

唐代孙思邈真人曾说过"不知易,不足以言太医",明朝张景岳先生也说"医不可无易,易不可无医",可见医、易之理不通,无法成为真正的中医。学习古传中医,大易之理,更是不可不通。而要通达这部被认为是"群经之首"的《易经》却谈何容易!很多人穷其一生也无大成,除了自己悟性、慧解不足,多半就是没有得到完整的传承。医家在易理的授学上,有一套完整的传承。在"事"上必须身体力行,行返观内察之功,在"理"上则须从河图、洛书入手,根据老祖宗留传下来的"口诀",指导门人弟子去寻找破解天、地、人三者的密码,才可言"万物皆可疾,万物皆可医"。河图洛书之理一旦通达,大易之理立即冰释!不仅如此,古圣前贤的诸多经典也才能真正读懂。河图和洛书,可以说是中华文明的源头的源头。这样的绝学,用《周易参同契》的话来说是"可以口诀,难以书传",要说清楚它殊为不易。这篇文章就略略说之,大家在文字以外看看有无一悟吧。

河图和洛书,先秦诸子多有提及。在那个圣贤辈出、风起云涌的时代,我们的古圣先贤几乎都相信这个美丽的"传说":中华民族的始祖伏羲在得了天下之后,黄河里跃出一匹龙马,龙马的背上负有一幅图(也许是马身上的旋毛长似星点,排列有序吧),这幅图就是"河图"。

而"洛书"则是在大禹治水的时候,从洛水里浮出了一只神龟,龟背上驮着摆列奇特的斑点,仿佛一本天"书",是为"洛书"。大禹照着神龟身上的"书",悟达治国安邦和治水的九大方略,史称"洪范九筹"(见《尚书·洪范》)。

我们高明的现代人多半是不相信有龙马神龟这回事儿的,但不管你信不信,反正古人是信了。《周易·系辞》便说:"河出图,洛出书,圣人则之。"《管子·小臣》也说:"河出图,洛出书,地出乘黄。"——连从来"不语怪力乱神"的孔夫子也在晚年颇有感叹地说:"凤鸟不至,河不出图,吾已矣夫。"(见《论语·子罕》)

传说归传说,咱们可以不去理会其真假,但是河图和洛书这两门绝学,从伏羲到大禹,一直到今天,都在中华民族的高人间默默传承着,得其真谛者,如《阴符经》所说,"知之修炼,谓之圣人"。

河图和洛书究竟是啥学问? 千古以来说法不一。孔夫子、管子他们是否亲自见过河图和洛书也不得而知。从先秦到唐代,总有人在揣测河图和洛书是否真的存在。直到五代末宋代初,人们才得以窥见河图和洛书的真面目。将河图和洛书公之于世的,就是那位常年沉睡于华山的陈抟老祖——希夷先生。希夷先生是中华文明的集大成者,他老人家一生阅人无数,通天达人,把黄老清净无为之学,医道两家炼养方术,儒家修身之术,佛家禅定正观等汇聚一炉,融会贯通。大家熟悉的太极图,丹道逆炼的先天图都是出之老祖之手。河图和洛书,便是由希夷先生在其划时代巨著《龙图序》、《龙图易》里传出来的。希夷先生"以数衍图,以图表数",发扬光大了象数易学。希夷先生开启的图书之学,经过其门人弟子的传播,逐渐成为宋明理学的重要组成部分,尤其是后来的朱熹在《周易本义》中阐发之后,希夷先生的"声望"也跟着朱子的"圣人"地位而水涨船高,本来是医道两家的文化,被儒家老实不客气地"吸收",终于成为宋明的"官方学问"——当然,中华文明人人有份,反正是咱们老祖宗的东西,谁爱据为己有就据为己有吧。希夷先生所阐述的河图和洛书的"文化",对中华民族后世的医学、兵法、丹道乃至数学等的影响极为深远。只是一个人修学到"一览众山小"的境界时,在任何时代都是难觅知音的。每次读到希夷先生的诗"白云高卧,世无知音",总难免让人心有戚戚焉。胡涂医常常暗自庆幸自己没啥文化,有的是朋友兄弟,不怕世上无知音。

那么,河图和洛书,说的究竟是什么呢?先看河图:

图中白点 1、3、5、7、9 为奇数,为"阳",黑点 2、4、6、8、10 为偶数,为"阴"。阴阳奇偶,互相交感,便是宇宙万物的生化之道。1、2、3、4、5 是所谓的"生数",表示宇宙万物的生发之机,先居于内。6、7、8、9、10 是"成数",表示宇宙万物的成长,后居于外。可见,宇宙万物,莫不由"内"而"外",修行之道,必从返观内察开始,此其一。其二,生数和成数分为奇偶,即阴阳,生数和成数本身也分阴阳,可见,"一阴一阳之谓道",养生修道要成功,必从把握阴阳开始。

河图

如果从河图各数的五行来看,可知:

1 是天,居北而"生"水;6 是地,居北而"成"之。

2 是地,居南而"生"火;7 是天,居南而"成"之。

3 是天,居东而"生"木;8 是地,居东而"成"之。

4 是地,居西而"生"金;9 是天,居西而"成"之。

显然,这里表达的意思是,"阳"或"天",虽是"生数",但不能脱离"阴"或"地"而生长。而"阴"或"地",虽能生长万物,但必须顺应"阳"或"天"才能得生长之功用。所以,河图简单来说,是在表达人体内外、天地阴阳相恋相依而不相舍,"孤阴不生,独阳不长"的生成关系以及天、人、万物合一的思想。

而如果从北方天一生水起顺时针旋转,可知:

北方水生东方木,在人体来说,就是肾为母,肝为子。

东方木生南方火,在人体来说,就是肝为母,心为子。

南方火生中央土,在人体来说,就是心为母,脾为子。

中央土生西方金,在人体来说,就是脾为母,肺为子。

西方金生北方水，在人体来说，就是肺为母，肾为子。

如此循环不已，生化不息。

再看内层：

东三木和南二火，相加为五，木火一家。这就是《阴符经》说的，"火生于木，祸发必克"。

西四金和北一水，相加也是五。

中宫土一家独为五。

这三个"五"相加等于十五，正是洛书（见下图）的九宫数之和。如果从数学上去探究，可以推论出勾股定律、复变函数、笛卡尔坐标系等东西来，我们且不去谈它。在古传中医的千年秘传里，这三个五是有特别含义的。今天就简单讲讲：

东三木和南二火相加的第一个五，说的是人的"元神"。

西四金和北一水相加的第二个五，说的是人的"元精"。

中宫土一家独为五是第三个五，说的是人的"真意"。真意独处中宫，负责调和水火。

修炼的最大秘密，就是把这三家调和，使其凝炼合一而归于太极，而其理法，尽在这个河图中！只是不得真师传口诀，就算再聪明的人也猜不到。所以古人才说："饶君聪慧过颜闵，不遇真师莫强猜。"北宋张伯端真人的诗"三五一都三个字，古今明者实然稀"说的就是这回事儿。

下面说说洛书。请看图：

如果把右边这幅洛书想象是在龟背上，古人有一个"口诀"来记忆其"布局"：戴九履一，左三右七，二四为肩，六八为足，五居其中。

从洛书看，前后左右中，分别是九、一、三、七、五，都是奇数，属"阳"，用白点表示。左右"肩膀"是"四"和"二"，后边两足为六和八，都是偶数，属"阴"，用黑点表示。

洛书

洛书与河图的阴阳奇偶、五行方位稍有改变：

相同：水还是在北，木还是在东。

不同：洛书的内层，生数居于正位。外层的成数移位至西北和东北角。西金四的内层生数移于东南，九的外层成数移于正南，南火二的内层生数移于西南，七的外层成数移于正西。

不同之处是在表达什么意思呢？如果逆时针向右旋转就一目了然：

北一六水克西二七火。

西二七火克南四九金。

南四九金克东三八木。

如果把洛书的黑白点换成数字，就是九宫图：

4	9	2
3	5	7
8	1	6

这个九宫图，不管是纵向还是横向错向如何相加都是十五。这就是《周易参同契》说的"三五既和谐，八面定纲纪"。至此，河图和洛书的内外生成之数，前后左右上下中，纵横交错的数理模型昭然若揭，子午易位，水火既济，神精合凝，返情归性的金丹大道——医道的最高成就矣。有心学习者，当速求真师口诀破之。

因为本文只想粗略说说，不去具体从数学的角度去解读河图和洛书。而且养生修道，不懂数学也可以修好。所以胡涂医只是扫盲式的忽悠一下而已。中华民族的很多绝学，往往如老子所说"知者不博，博者不知"——公开说的死活不懂，懂的死活不说。胡涂医白纸黑字写下这么多，也是"死活不懂"在胡说而已，大家别太认真。

50

胎息、打坐及辟谷

据说方舟子先生揭伪揭到一位道长展示的"胎息"功夫，本来揭伪的和作伪的，有时就像《红与黑》里的红巫与黑巫，作为局外人，让他们各打五十大板即可，不需去做过多回应，但是事情发生期间不断有网友找我，希望我谈谈胎息，也有好几位老问及打坐的事情，这篇文章就简单谈谈。

先说"胎息"。胎息是什么东西？

胎息就是公开说的人肯定不懂，懂的人绝对不公开说的东西。就算是葛洪、孙思邈两位大师也是欲言又止。葛真人在《抱朴子·释滞》也只是提一提炼成胎息后的情状——"得胎息者，能不以口鼻呼吸，如在胞胎中"，孙真人也一样，含含糊糊地说"胎息者，不以口鼻呼吸者也"（《道枢·枕中篇》）。

胎息就是会的人不去公开演示，公开演示的人肯定不会的东西。以后大家别给那些公开演示胎息的大师蒙了，大师们做得到，刘谦们也就做得到。

古传中医关于胎息的一句话：胎息是指在修习医道的过程中，有了"医道之胎"才有的一种内呼吸。用道家的话来说，就是有了道胎之后才自然产生的内呼吸。那些"类似"胎息的呼吸，不是胎息！类似胎息的表演，不是胎息！

大家若有心学习古传中医，就要扎扎实实用功，扎扎实实做学问，别被反伪斗士们唬住，也别听"公开演示"的大师们忽悠。

勉强再说一句：胎是圣胎，乃先天真元所结，息是真息，真息即无息。

再说"打坐"。

只要知道中国字怎么写，就差不多可以知道打坐如何打。"打"字怎么写？"提手旁"加一个"丁"字！用双手提起一把先天丁火方为"打"——这句话是说给内行人听的。简单来说，提手就是结手印，"丁火"是用先天之数(非后天的"丙火")。

"坐"字呢,则是两个"人"坐于后天脾土上。为啥你一个人打坐偏要说"两个人"?两层意思:其一,打坐最好有明师带着,一个已经到了彼岸的人带着一个还在此岸的人,师徒两人心心相印踏踏实实用功。其二,一个人坐着就是两个人坐着,一个四大假合的假我,一个如如不动的真我,一个杂乱心,一个清净心,一个"恶",一个"善",此消彼长,直到善恶两不思量了,才是真打坐。

打坐不是静坐,静坐不是打坐。否则石头都在打坐了。

那么打坐具体如何打呢?可以从静静坐着开始。

王重阳真人有诗云:"弃了惺惺学得痴,到无为处无不为。眼前世事只如此,耳畔风雷过不知。两脚任从行处去,一灵常与气相随。有时四大醺醺醉,借问青天我是谁?"

最后说说辟谷。

辟谷有多种,有真辟谷,有假辟谷,有主动辟谷,有被动辟谷。

什么是真辟谷?胎息出现之后,自然而然的"气足不思饭"为真辟谷。

什么是假辟谷?参加学习班的那些辟谷。

什么是主动辟谷?为了治疗某些疾病或者印证生命奥妙而进行的辟谷"训练"。

什么是被动辟谷?为了适应自然环境的剧变,或者被明师们"迫"着进入辟谷状态的辟谷。换句话说,遇到明师,他们有办法让你"自然"产生辟谷,听起来有点玄,但应是非常简单的事儿。

假辟谷不难,稍事训练即可辟谷。辟的时候好玩,多年后往往会乐极生悲——尤其是回谷没有回好的人。

修习医道,要扎扎实实用功,不要去好高骛远投机取巧。几千年前建的都江堰抵得住大地震,近些年建的教学楼却是豆腐渣,都是急功近利投机取巧惹的祸。

没囊没气:胎息应该是三维空间以外的呼吸吧,不是不呼吸,而是三维空间里的人看不到。您说对吗?

胡涂医：不对。

没囊没气：那就是全身无处不呼吸了？

胡涂医：不是。

静悟：像妈妈肚子里的小娃娃那样的呼吸。

胡涂医：所以当一个人"恢复"了胎息，会觉得十分熟悉，仿佛什么时候"会过"。

偶然____：先生说的这三样，太高了。本人只怕是一样都修不到啊。眼睛"钉"着一字一句地读完了，又产生一些稀奇古怪的想法：修到不以口鼻呼吸那一步，还要肺做什么？胎息有无时间长短上的极限（是主食还是点心）？"丁火"到底是什么火，类比一下：是柴火（烧起来烟雾腾腾，灰头土脸）？还是煤炭火（方便但有毒，污染环境）？还是煤气火（燃烧不尽也有毒）？还是天然气火（清洁高效）？类似被动辟谷的说法，似乎小时候听过人们常说，懒人穷得吃不起饭，只有喝西北风去。不好意思，又糊（区别于"胡"）言乱语了。阿弥陀佛！

胡涂医：修到不以口鼻呼吸那一步，肺还是用来呼吸。

是主食，也是点心。

丁火是先天火，其数"二"。——这个是说给内行听的，得懂易理、河图、洛书、术数等等才能明白。

太极之风："修到不以口鼻呼吸那一步，肺还是用来呼吸。"——言多必失，肺与皮肤互为里表，博主体验过用皮肤呼吸吗？

胡涂医：先生批评很对！我的确多言了。不过按中医的观点，"肺与大肠相表里"，尽管肺的确主气、主皮肤。

我没有体验用皮肤呼吸，我只懂用肺和鼻子嘴巴呼吸。

请先生多多赐教！

太极之风：肺与大肠皆为腑如何去"相表里"，书本上的东东有不少是错的。要多多实证啊。

胡涂医：谢谢先生提点。不知先生认为《黄帝内经》哪个地方错了？

一泓：哈哈，终于有人在胡涂医先生的地盘上唱唱反调了，还是个内行！可喜可贺呀！"外行看热闹"，我这个外行看了热闹，索性再凑一把热闹：我估摸着"用皮肤呼吸"，正常人都能做到，只不过不自知罢了。否则为什么我们喜欢穿透气一些的面料做的衣服，而裹层塑料在身上会觉得不舒服、不透气？

不过若因为皮肤和肺都能呼吸，一个在表，一个在里，就说"肺与皮肤相表里"，该没啥医理可言，这话跟说"用嘴吃饭"在医学上是同一个效果。

肺与大肠据说是有些关系，肺气肃降正常，则大肠传导如常，大便通畅；若肺失肃降，津液不能下达，则大便秘结；反之，若大肠实热，腑气不通，也可影响肺气不利而咳喘。至于为什么说它们"相表里"，难道是因为手太阴肺经和手阳明大肠经分别位于手臂表里两侧两对应位置？"肺与大肠相表里"这话究竟对不对，我这个外行就不清楚了，也不懂如何去实证。与这个相似的表述好像还有什么"心与小肠相表里"、

"肾与膀胱相表里"？

胡涂医：如果有人认为"相表里"就应该是内在的脏腑和外表的皮毛的关系，那么岂不是五脏六腑都要和皮肤啊头发啊什么的相表里了？这样的人多半连最基本的医理都不懂。——当然，如果他/她认为《黄帝内经》都是错的，那就更无话可说了。

勇于提出质疑无疑是一种应有的治学态度，但自己学问没做通，却随便指摘起古圣经典来，这不仅是治学的问题，也是做人的问题了。

实证是对的，存疑也是对的。但是在证得之前，不可以妄下结论，指摘古人！

岭云关雪：别搞得那么玄乎，胎息就是不以口鼻呼吸的内呼吸。能进入胎呼吸状态，憋在水缸里也好，被埋在土里也好(如印度瑜伽师表演的那样)，在一个比较长的时间里，对他生理上没什么影响。

对于深入禅定的人来说，这还仅仅是第一步。第二步，内气也要断灭，脉搏不会再跳动。第三步，思维和感觉也不会有。现在，能达到第一步的人也很少，遑论第三步。

胡涂医：谁搞玄乎了？不以口鼻呼吸的内呼吸未必就是胎息。您所说的三步其实次序乱了。念住、息住、脉住！

emily：我再问个问题，胎息跟用丹田呼吸有什么不同呀？我最近老在想我是不是会用丹田呼吸了，因为肚脐那里的气感很强……呃，其实我真是什么也不懂啦。

胡涂医：等您有了胎息和丹田呼吸再来问。

楚岳风：胡先生的博客总让人能增长见识。胎息，我们人人都曾有过的经历，却蕴藏了无穷的奥秘。不知道是否有机缘领会此神通。

胡涂医：这不是什么神通，而是人人本具的"本能"！

千江月：先生，请教一个问题，在你上次供奉的返观内察图中，图中人打坐是双手放在中丹田的(我猜想，这也算是内藏的秘密之一吧，因为很多人说守上丹田或下丹田。南老也是驳斥的，记得南老要守的话，是守中丹田，肚脐和上脘之间的位置？)，我们在初级阶段可否这样守？还是稀里糊涂地坐就好，不必有啥追求？

胡涂医：守中丹田没错。

新浪网友：请教先生，南师在《南禅七日》中所讲的七支坐法是打坐还是静坐？另外，先生可否明示如何静坐？

胡涂医：是打坐，也是静坐。打坐的"体态形式"就是静坐。

静坐，静静坐着就好。

有道：请问胡涂医先生打坐时间越长越有效吗？现在我就是静静坐着……不知道做到什么时候才是打坐呢？

胡涂医：做到打坐的时候就是打坐了。

有道：顶礼！现在坐的时候不知道手该放哪、怎么放合适，听说手的姿势也很重要。

胡涂医：请复习成语故事：囫囵吞枣。

FANGFANG：想请教博主，打坐时喉咙总觉有一股气下不去，有什么办法解决呢？

胡涂医：咽下去呗。

微笑：跟先生汇报一下，我昨晚静坐，大概40分钟的时候，突然像是有股气前推后拉地把我的上身拉向后面，第一次我以为是自己打瞌睡呢，赶紧坐直了，这次清清楚楚地感觉到那股气还是把我往后拉，好像后面有根皮筋一样的，我又坐直了，而且有意让身体前倾一些，仍然被那股气拉向后面，一直拉到我躺倒，没办法，只有下座了。不知道这样的现象是否正常？

胡涂医：正常。可能是气在冲击病灶，也可能是您坐的时候没有含胸拔背。

赤冰：请教先生，静坐坚持了两个多月，双盘最多时坚持过40分钟，现在盘腿放腿的疼痛一直没有减轻，而且右腿一直发紫，时间也只能坚持20分钟，不进却退。若散盘和单盘，效果感觉不如双盘坐得沉稳踏实，舌下生津量多。烦请先生教诲，我该如何坚持？

胡涂医：我不懂打坐。按理，右腿发紫，那是气血不通，等气通了就好。

建议多活动膝盖，打坐前，可以半蹲下来，双手轻轻扶在膝盖上，顺时针转动9次，反转9次。另外，下座要轻柔，可以先搓热双手，轻抚膝盖和右腿。

上善若水：习惯于用双盘静坐，不是那种令人龇牙咧嘴坐不住的痛，是坐到十几分钟后到40分钟之间，大约是坐骨神经（膀胱经）的路线酸，一直到了膝盖，这个时候起来左腿会麻。如果坚持到1小时以上，在一个时间气血仿佛被一下子疏通了，再起来腿就不麻了。这些现象能说明腰的气通还是没通吗？（不知道自己"信用卡"的存款状态呢）

还有，双臂经常在静坐的时候热胀，后背放松得不好，先生有锻炼后背的方法吗？

网友"太极生清"提到的山根和鼻梁感觉跳动，我也有，一般在静坐的时候、凝神想事情或者看某些文章专注的时候，是否也需要用"剑指"引下来？这么多问题，劳先生费心了！

胡涂医：1. 坚持下去不痛了，说明气路通了。

2. 锻炼后背的方法，可以参考花神姐姐的撞背法。

3. 若没有不舒服就不用理会它。

野医西爱西：所谓"千师易求，一诀难求"，丹道更是如此。望老胡多多透露真言真诀，真知真见。老胡讲到的被动辟谷，在下后学曾经受道家高人授点穴辟谷一法：封住需要辟谷的人的关元、中脘、章门等有关分泌胆汁、胃液的穴位（讲究次序，手法，有11个步骤，及一道符），被辟谷者效果显著。但对于回谷之事真的不明白，那道家也没提及，说的只是"复谷"，"一进五谷，被封之穴自动被解开，所谓复谷"云云。老胡能否在此或者私下给点建议？

撞背法见网友"凤凰花神"新浪博客文章《撞背——保护心脏、促进人体排毒的好方法》

胡涂医:老胡没啥真言真诀。您要我说实话,您所说的"道家高人授点穴辟谷一法",若按您所描述的,那如果不是他老人家自己没有开悟,就是故意忽悠您!须知越是高级的东西越简洁,越是真理越明了啊,哪用得着那么多啰里巴唆的次序手法符咒的。一个明师,若要一个学生"被辟谷",多半有简单得不得了的办法的。

至于回谷,就是复谷,哪天您"被辟谷"了,我再"私下给点建议"好了。

庄紫:我诚心想学习辟谷,不知哪里可以学到?

胡涂医:哪里也别去学,凡是公开办班并收费的,都别去学。

大头娃娃:今天才算是明白了辟谷是咋回事,现在很多人都在讲辟谷,其实都是假辟谷,而且说的都是好的一面,却没有告诉大家如果辟不好带来的危害。我有一个朋友在去年参加了一个辟谷班,15天下来身体变得非常糟糕(现在都没恢复好),当时就出问题,让我一直替她担心,但都不知道是为啥,也对辟谷产生很多疑惑。今天总算看到一个明白的说法,谢谢先生,受教了,无量寿福!

胡涂医:是的,大师们往往只知其一不知其二,我也是被迫无奈才说了这么多。

大头娃娃:请教先生,每周固定一天断食对身体好吗?网上有这样的说法:每周断食一天,一年下来,相当于15天的辟谷,不知先生有何见解?无量寿福!

胡涂医:我不知道这是谁"发明"(提倡)的说法,断食其实就是强制进行"假辟谷",您说对身体好不好?——真要如此实行的话,还是要看个人体质,不能一概而论。

此外,一年有52个星期啊,我不知道大师们是怎样算出15天的。

在家里也在路上:一周断食一天正准备试行,看到胡涂医的博客,有些疑问。现在一天两顿,学习站桩和静坐。前两周自己尝试辟谷(靠果汁和红糖水过了两周,第一周每天还有一个橘子),身体觉得通透了一些,就是现在好能吃(虽然只有两顿,对了,补充一下,改素食9个月了)。按武国忠的介绍,他提倡一周断食一天,我这种情况是否适合一周断食一日呢?

胡涂医:很好,继续吃素就好。武先生提倡一周断食一天,不知是何根据,我不建议这样做!

feelgood:胡先生,您好。请问您怎么看素食主义?曾仕强老师说:合理就好。是否荤素都可以吃呢?吃素对身心真的更为健康吗?谢谢胡先生答复。

胡涂医:合理就好。

feelgood:胡先生您好,我昨天请教您对于素食主义的看法,你回复的"合理就好",我想问下这个合理是合什么理?合谁的理呢?

胡涂医:合理其实也有个过程,刚开始,自己觉得合理就好——合自己的理。慢慢地,要合乎天地之理。

梦中可知身是客:先生好,我母亲患有甲低很多年了,因为以前误用西药导致甲低,病症更重,吃了很多药。当时听说甲低治不好,就一直对付。今天检查甲低T3T4高出正常十倍,已经很不好了。先生可以提供一些建议、方法、治疗的方向么?今天那位中医大夫说很严重了,要吃优甲乐。但我母亲看了说明,副作用特别大，很不想吃。不懂中医，我母亲吃全素很久了，是这个原因么？吃素应该对修行帮助很大，应该不是必须吃肉，但不懂道理，先生有机会可以讲下有关吃素的开示么？

胡涂医：吃素当然好。但是吃素是培养慈悲心，不是"对治"疾病的主要法门。吃素虽也对一些人有一定的健康促进作用，但吃素的因，得到的一定是吃素的果（比如慈悲），不会是别的。

其实牛羊都吃素，但显然牛羊没有都得道。牛羊也不是都健康。

bpippen：请教胡涂医一个关于晚饭的养生问题，一个修道练武的长辈推崇"过午不食"，让全家都不吃晚饭，也让我们都别吃晚饭，确实看着他们身体都不错，但是上网搜索发现有不少反对观点。所以想请问，从身体健康角度来说，普通人的晚饭应该：

A. 七八分饱；

B. 吃点水果或喝点粥就够了；

C. 不吃。

请您指教，阿弥陀佛。

胡涂医：如果您也是"一个修道练武的"，可以跟那位长辈一样。如果不是，可以ABC各试验几个月看看效果如何。这种东西因人而异，不能一概而论。

日月同辉：不执有为，不落无为，归于中道，方能无为而无不为！

胡涂医：有个"中道"，还怎么"无为"？

qlqwzy：先生已经为打坐点题了，练补气法时也有这种感觉，有时甚至感觉不到自己的呼吸与存在。在下愚笨，还是先把正气补足了才是当务之急。

胡涂医：浩气长存！

竹语随风：神通莫显法自圆。（灵珠子博客）

胡涂医：未必！

这句话成为很多"大师"的"借口"！

慎用六味地黄丸

有位网友引荐了一位大师关于"六味地黄丸"的推介,我着实为她的网友们捏了一把汗,六味地黄丸并不像大师所说的老小咸宜天天能服用。本来对于大师们,胡涂医不喜欢过多去评说,毕竟中医的复兴,有赖各路大师去传播。但不是真通医道的人一旦"被大师",难免会"不知医道强说医",不懂"道"的人强行说道,最后难免变成胡说八道,不客气地说,大师关于六味地黄丸的说法就是胡说八道!有人甚至问胡涂医可否用这个药来"补肾壮阳",真是让我哭笑不得。不得已,专门写篇文章说一说。

一句话:六味地黄丸,一定要慎用!

我们先来看看六味地黄丸是怎么整出来的。

在说这个问题之前,得先介绍一位了不起的中医先贤——钱乙先生。

据《宋史》记载,钱老爷子出生于古传中医世家,可惜他的父亲大人太爱美酒和旅游,在他3岁的时候便"东之海上不反",出东海旅游一去不复返(估计是去了日本)。他的母亲早逝,他的姑姑"哀而收养之",并传他家传绝学,等他长大成人,告知他的家世,钱乙先生哭得死去活来,前后八九次外出寻找父亲,经过三十年,终于找回这位"嗜酒喜游"的老父。读《宋史·钱乙传》,让人感慨万千!原文摘录:"……乙方三岁,母前死,姑嫁吕氏,哀而收养之,长诲之医,乃告以家世。即泣,请往迹寻,凡八九反。积数岁,遂迎父以归,时已三十年矣。"——哎,可见医家历代不缺贪玩的人啊,好在他有一位好姑姑好姑丈!

钱乙先生从小精进好学,认真钻研医经,尤其是家传《内经》和《神农本草经》,对于再奇异的药物,他都能将该药物从"出生本末"到"物色、名貌差别"信手拈来,让人叹服。可见他老人家是得古传中医真传的,叩问医经万卷,不但能知其然,而且知其所以然,对药物自然更是清楚明白没有不"通"的!他自己身上也常带三分病,据《宋史》记载,钱老爷子生病的时候,总喜欢用"意念"来治疗("乙本有羸疾,每自以意治之"),这是典型的道医特征——"人体自身有大药,全凭心意用功夫",哪里需要用什么草药!他老人家活到 82 岁，借用佛教的话来说，是能够"预知时至"，知道何时要走，所以临往生前，喊来亲戚朋友话别，换好衣服，潇洒而去（"召亲戚诀别，易衣待尽，遂卒，年八十二"）。可见老爷子的内证功夫是相当不凡的。

可能因为从小没爹没娘，钱先生特别关心小孩子的病痛，数十年如一日，专研哑科（古代对儿科的称呼，因为婴幼儿无法说清楚病痛）。说起古代的儿科，还要扯到又一本据说"失传"了的医书——胡涂医不相信天下有那么多"失传"！按照《史记》的说法，神医扁鹊应是第一位儿科医生，他曾"为小儿医"。东汉的大医卫汛，据说是神医的后代传人，写了一部医家秘传经典叫《颅囟经》，这就是据说失传了的医书，但是到了宋代，钱老爷子却拜读了这本书，至于这本经书是如何得来的，史书语焉不详，有人说是当时的人假借古代巫师所作的《颅囟经》，但是如果是假的，以钱老爷子"专一为业，垂四十年"的认真严谨治学精神，不可能看不出来！如果按照金庸古龙们的思路，他的父亲大人可能不是真的"嗜酒喜游"，而是以此为借口，外出寻找这本《颅囟经》去了。我们且不去管他家为何有这本"失传"了的《颅囟经》，总之，钱老爷子对这本书反复研究，"以身证之"，终于功夫大成，活人无数，《四库全书·目录提要》对此大有溢美之词，说钱乙先生在宣和年间用古代巫师方氏传下的《颅囟经》上的方法治好了很多小孩子，名声特牛（"乙在宣和间以巫方氏颅囟经治小儿，甚著于时"）。最牛的治疗案例是给宋神宗的孩子治病，老爷子信手抓一把黄土就把皇子的病（抽风）治好了，这不是我瞎忽悠，《宋史》上白纸黑字写的（"皇子病瘛疭，乙进黄土汤而愈。神宗召问黄土所以愈疾状……帝悦，擢太医丞，赐金紫"）。什么是真正的中医？这才是真正的中医！《四库全书》称钱乙先生为"幼科之鼻祖，后人得其绪论，往往有回生之功"！

我们说六味地黄丸，为什么说到钱老爷子身上去呢？因为六味地黄丸便是这位儿科祖师爷用来治疗小孩子发育迟缓的药！大家明白了胡涂医为啥要忽悠这段宋史了吧？——小儿脏腑柔弱，成而未全，全而未壮，况且小儿是纯阳之体，成人浑身阴渣，六味地黄丸哪是人人都能长期服用的？大师真是"无知者无畏"啊！

钱老爷子在《小儿药证直诀》里清清楚楚地写着，这个六味地黄丸是用来治疗小孩子"肾怯失音，囟门不合，神不足，目中白睛多"的方子。什么叫"肾怯失音"呢？古人管"肾怯失音"又叫"病后瘖"，一般中医人士的理解就

六味地黄丸原方是治疗小儿发育迟缓的

是生过病后"失声"、声音突然嘶哑,《小儿药证直诀》提到小孩子生病吐泻及大病后,虽然有声音,但不能说话,虽然不能说话,但是还能咽得下药,这不算真正的"失音",而是因为"肾怯",肾阴之气接不上肾阳,所以才用这个方子里的药来补肾("病吐泻及大病后,虽有声而不能言,又能咽药,此非失音,为肾怯不能上接于阳故也,当补肾")。事实上,这里所说的"补肾",跟"补肾壮阳"八竿子打不着! 按照古传中医的说法,"失音"其实指的是"失阴"——这是医家大秘密! 具体症状就是诸如声音嘶哑喉咙冒烟口干舌燥,手足心烦热腰酸膝软头晕目眩,感觉脑袋空空耳朵轰鸣。如果一个人(且别说成年人)没有这些症状,能天天服用这个药吗? 大师的推介令真懂医道的人为他汗颜! 他们名声越大,危害也越大。胡涂医希望有志学中医的朋友们尽量别听大师们忽悠,尽管忽悠是大师的本职工作。

☞
失音即失阴

当然,六味地黄丸也不是钱老爷子原创,这个方子是从张仲景夫子的八味肾气丸化裁而来的。仲景夫子最初用这个八味丸来治什么病呢? 据《金匮要略·卷上·血痹虚痨病脉并治第六》的说法,是用来治疗"虚痨腰痛,小腹拘急,小便不利者",而《金匮要略·卷下·妇人杂病脉证并治第二十二》则说它可以用来治疗"妇人病,饮食如故,烦热不得卧,而反倚息者",妇女这种饮食如常,烦热不得卧的毛病,仲景夫子认为"但利小便则愈",把小便调好了,就可以治好。

☞
六味地黄丸
前身八味肾
气丸是"治
妇人病"的

后来钱乙老爷子便把这个八味丸的方子减裁成六味,除了用来治疗上述"失阴",还用来治疗小儿先天不足,发育迟缓(所谓"五迟"——语迟、立迟、行迟、发迟、齿迟)。很多庸医于是以为,连小孩子都能吃的药,大人更能吃,这真是让商家欢呼雀跃让行家哭笑不得! 试想现在的成年人尤其是比较有钱的中老年人,哪有小孩子从未泄漏的肾阳正气? 如果真要像大师建议的每日一服,那是嫌命长!

仲景夫子的八味丸是哪八味呢?

> 干地黄八两,薯蓣四两,山茱萸四两,泽泻三两,茯苓三两,牡丹皮三两,桂枝一两,附子(炮)一两

很明显,这个方子里,君药是"干地黄",其余皆是佐药。古代的干地黄就是今天的生地黄(古代的生地黄则是指新鲜挖出来的地黄),生地黄归入肾经,山茱萸主心下泄气,寒热温中,归肝入肾,茯苓、牡丹皮也都是入肾之

药,附子是浮中带沉无所不至通诸经的引用药,有内证体验的人会觉察到这个药走而不守,而桂枝正好反过来,守而不走,在这个方子里,桂枝是用来补下焦相火不足,增强膀胱气化,以利小便,同时起到对应附子的走而不守。茯苓主伐肾邪,泽泻是泻肾之药,同时起到接引桂附两药入右肾(即命门,参阅《"肾"VS"精"》)的作用。医圣用方,深合阴平阳秘之至理,精契生克制化之妙谛,令人叹为观止! 医圣的这个八味丸,阴中求阳,大师们不懂行,以为这是一个补肾壮阳药(商家自然也会这样"宣传"),其实这个八味丸从其"历史出身"看,压根儿不是用来补肾壮阳的嘛! 不客气地说,这个八味丸,对于现代人中那些真正阳气虚弱的人,简直全无效果! 而钱老爷子呢,则干脆把桂附这两味大热强阳之药裁去,大有笔削春秋的气概。虽然只去掉了两味药,但整个方子发生了极大的变化,不可不察! 钱老爷子以熟地黄代替干地黄。熟地黄、山茱萸、山药"三补"为主,滋养肝、肾、脾,以茯苓、丹皮、泽泻"三泻"为佐。如此三补三泻,滋阴潜阳,但其功在滋阴,对儿童和有"妇人病"的患者颇为有效。现代的中老年男人,一个个脾胃负担"超重",大量的人还是如古人所说的"痰湿"体质,如果再接受大师建议,每天服用这个六味地黄丸,会增加脾胃负担,尤其是那些体形偏胖,肾阳亏损,腰膝酸冷,喜暖畏寒的人,更是万万不可接受大师建议去服用六味地黄丸,否则必定导致脾胃滞碍,脾受湿困,别的疾病,哪怕是表症,会被服用成里症! 六味地黄丸总体来说,虽然有补有泻,以补为主,但是现在大药厂制作的这个地黄,已经不可能像古人那样通过九蒸九泡了,它是个偏阴寒的药,乱服六味地黄丸的人,会轻松浪漫地把"表症"服成"里症",偷鸡不成蚀把米! 胡涂医在《人体有个纠正颈椎、腰椎毛病的开关》一文里也提到过的。

不当服食六味地黄丸的负作用

那么什么人适合服用这个商家热卖的六味地黄丸呢?

还是先说一个原则:没病不要乱吃药,"是药三分毒"这句话没有骗人。药物多少都有毒性,人服药,可以说是通过药物的毒性来纠正人体真气运行的偏失,仅此而已! 与其依赖药物,不如养好正气,正身内省,恬淡虚无,真气从之,精神内守。舍此,皆是舍本逐末!

一般来说,手脚心烦热(注意这个词——"烦热",仲景夫子说的妇人病),口燥咽干,梦遗早泄,潮热盗汗的人,可以服用这个六味地黄丸,但症状消失时就应该停药。许多庸医都照着书本来给病人开这个药,但是谁会

61

按照书上所写来生病啊？所以就算你有这些症状，还是尽量别照书乱服药，是为至要。

当然，也有不少人长期服用六味地黄丸，而"自我感觉"良好的，其中也不乏中医、中药行业里的人。如果不是真正对症下药，我倒要劝他们别拿自己的五脏六腑开玩笑——长年吸烟的人多半也是"自我感觉"良好呢。

再次提醒：六味地黄丸，一定要慎用！——尤其是那些脾肾阳气两虚，肝火过旺的同志，千万别服用这个药！

☞
脾肾阳气两
虚者、肝火
过旺者慎用
六味地黄丸

补充说一下，历代很多人不敢相信钱老爷子能够一把黄土治好皇子的抽风，那是因为他们没有得真传！对于真正得医道真传的人来说，就像胡涂医在《道医的铁指标》里说的：诊治疾病，谈笑用兵，懂得以"无"为"有"。就像圣人说的，"常无，欲以观其妙"。——这里的"无"，有多重意思，可以简单理解为"无药"，若非要他们下药，都如临深渊如履薄冰，尽量不用草药。实在非用药不可，他们也随方就圆，不落窠臼，自然而然，甚至可以"信手抓来一把草就能治病"。信手抓把黄土就能治病，并不是什么天方夜谭的事儿，只是没有得真传的大师，就算把他放到黄土高坡上去也没用。历来人们都认为钱老爷子用的就是仲景夫子在《金匮要略》里提到的黄土汤方子，但仲景夫子的方子是用来治疗由于中焦脾胃虚寒所引起的大便出血。而且那个黄土是中药"灶心土"（现在这东西很难找了）。当然，钱老爷子肯定是非常熟悉医圣方略的人，他无疑熟知医圣的那个"黄土汤"，但从"神宗召问黄土所以愈疾状"这句话来看，皇帝也很好奇，想知道为什么普普通通的一把黄土竟然也能够治病（而且显然是原来宫中太医们治不好的病），胡涂医偏向于认为，钱老爷子用的就是一把普通的黄土，要不皇帝也不用如此好奇，还被写进正史中，而且从钱老爷子回答宋神宗的话，也可以看出他的确是用了一把黄土："我用的是五行生克制化的原理，因为土能克水，黄土下肚子，补充了脾胃的'土'，肝木的气机得以平衡，所以体内的风就不乱抽了。"（《宋史·钱乙传》："以土胜水，木得其平，则风自止。"）此其一。其二，对于有道医"能力"（而不是"知识"）的人来说，很多治病的方法本来就可以简单到让人觉得"这可能吗"的程度，用一把黄土来治病也没啥奇怪的。

千言万语一句话，如果你不是同仁堂等公司的股东，"六味地黄丸"还是少买、慎用!

Q&A

一泓:黄土能治病,除了含有医师本人的"心意",是不是还有别的医理呢? 还据说家乡的泥土可以治疗一些远客思家的人得的一些怪病,是这样吗?

胡涂医:的确如此,我当年出国,老妈就给我备了一包家乡的泥土。

医理当然有啊,五脏中胃是后天之本,五行属土,五色属黄,"以土胜水,水得其平,则风自止"。

长风一啸:先生,近二十年的高血压,练五六年太极养生,读先生博文方知,我之病有高血压,更有六味地黄丸之灾,服用六味约十余年,而且年年查体,越来越重,到大病前两次血栓,人消瘦且血压居高不下。目前,脑溢血后遗症康复期左腿沉重,左脚大趾和四、五趾麻得厉害,脚后跟麻木,脑左耳部伴有麻胀,倒也是天天按摩、泡脚,近几日感到腰部疼痛(腰右部)。恳求先生,指点消除痛苦之法。叩谢!

胡涂医:建议您就近找中医调理调理。如果附近没有好的大夫,您可以站站桩。

知缘惜缘:先生,您好,我婆婆足跟痛喝了十盒六味地黄丸后,不痛了。我父亲患糖尿病约有三年了,现在也是足跟痛,不能喝吧? 恳请您指点。

胡涂医:我不建议喝六味地黄丸。真正的六味地黄丸中,每一味药都要经过九蒸九晒,蒸的时候,还要根据患者的体质、病情来进行配料,比如地黄,如果患者先天肾气不足,就要加黑芝麻、黑豆等蒸九次,其间还不能遇到阴天,非常不容易呢。现在大药厂批量生产的地黄丸,怎么可能有这样的"工艺"?

scorpion:我爸爸就是有严重的肾虚症状:听力衰退、盗汗、腰膝酸软、瞌睡、小便不利等。早年间服了一段时间的六味地黄丸,去年我让他服金匮肾气丸,有些症状有所缓解,所以坚持在服用,受先生的惠,我开始让他坚持按先生博客里的补肾功法练习,希望能得到好的效果。希望得到先生的指点,不胜感激。

胡涂医:继续做补肾的练习就好。老年人最好每天泡泡脚。

scorpion:谢谢先生的两次回复,因为与父母分开,所以爸爸的养肾功只能靠打电话监督着锻炼。倒是婆婆的申时功,是每天必问的了。近几日,她感觉脚心肾的位置痒得越发频繁,腿的痛点也在逐渐往下转移。这该是好转的表现了。两位老人家的泡脚倒是每晚坚持在做。再次诚心感谢先生。

胡涂医:的确是好转的表现,恭喜了!

不必感谢我,坚持做的是你们啊!

陈振平老师:我就是因为耳鸣有中医师要我吃六味地黄丸,还买最贵的同仁堂的! 这下才发现不是那么一回事哦,受教了! 感恩!

胡涂医:我只说"慎用",没有说一定不能用。

如果是有上文阴虚症状的,还是可以适当服用的。

申时功见《二十四小时如何过——申时(膀胱)》

自学中医——明师就在经典中

不断有朋友问如果自学中医需要看哪些书,我实在不懂。中医这东西,如果光从书本学,自然也有收获,但很容易学成庸医(本人认为,中医只有三种:神医、良医和庸医),真要把这个学问做到"感而遂通",恐怕要以身证道,把中医当道去体悟。下面就列些本人认为可以在茶余饭后读一读的书,排名按朝代次序,因我本来就糊涂,欢迎大家拍砖、补充。

1.不用说了,《黄帝内经》,从封面读到封底。还有王冰注释的版本也从 cover 读到 cover。

2.《道德经》,背下来吧,不是很长。

3.《易经》,但不要晚上读,否则睡不着别怪我("夜坐小窗读周易,不知春去几多时"啊)。

4.先秦诸子的其他著作,哈哈,读完了您就不想读现代人写的东西了。

5.《周易参同契》(太难懂了,我是没有读懂)。

6.《史记·扁鹊仓公列传》。

7.《性命圭旨》。

8.《神农本草经》,以及陶弘景的《神农本草经集注》。

9.《八十一难经》,文义难解才叫作难经,古文不好的朋友们可就得提高点儿古文水平了。

10.《伤寒论》,以及宋朝成无己先生的《注解伤寒论十卷》,许叔微的《伤寒百症歌》。

11.《金匮要略》。

12.《针灸经》(也叫《黄帝甲乙经十二卷》)。

13.《金匮药方》(《玉函方》)。

14.《刘涓子鬼遗方》("外科")。

15.《小儿药证直诀》("儿科",宋代儿科专家钱乙是位古传中医高人)。

16.《仙授理伤续断秘方》(中医的"伤科"书)。

17.《千金方》(妈妈们可以读里面的"十月怀胎法")。

18.《诸病源候论》。

19.《千金要方》。

20.《外台秘要》(不是台湾人写的哦,作者王焘,是我国医学家中最早重视传染病的人,也是世界上最早的"营养学家")。

21.《太平圣惠方》(王怀隐等编著)。

22.《圣济总录》(全书两百多卷,每症必先论病因、病理,次列方药治疗,内容丰富,有理论有经验,"内科"在宋代成就最大的明证)。

23.《太平惠民和剂局方》(北宋朝廷命宗元、师文两位老兄主编,想了解药物炮制法和药剂调法的可以读读)。

24.《伤寒总广论》(北宋江湖郎中庞安时先生的作品,对小儿伤寒、妊娠伤寒、斑痘等有很好的发挥)。

25.《十产论》(宋代杨子建先生著,妇科必看)。

26.《妇人良方大全》(宋代陈自明先生这二十四卷书彻底论述了正常月经、妇科常见病,研究不孕不育者必读)。

27.《洗冤录》(宋慈的伟大"法医"著作,比意大利的法医著作早了300年,呵呵,读一读,自豪一把)。

28.接着就是"金元四子"的所有著作了。"金元四子"有多种说法,本人认为应该是这四位:刘完素,张从正,李东垣,朱震亨。刘完素是"寒凉派"祖师爷,著述颇丰,比较值得一读的有《宣明论方》(十五卷)、《伤寒直格方》(三卷)、《伤寒标本心法精华》(二卷)、《素问要旨》(八卷)。张从正是位悟性奇佳的良医,虽然本人不太赞同他的学术论点,但是他的《儒门事亲》(十五卷)独出心裁,让人不忍释卷。老张主张"实则应攻,虚则用补,有邪应先攻邪",后世称他为"攻下派"祖师爷。李东垣,是"温补派"的祖师爷,文笔好得很,他的基本著作都值得读一读:《脾胃论》、《医学发明》、《内外伤辨惑论》。朱震亨就是大家可能很熟悉的"朱丹溪"老爷子(因为他的家乡有溪流叫"丹溪"),创立"阳常有余,阴常不足"的理论,后世称他是"滋阴派"祖师爷,《丹溪心法》值得读一读,不过我总觉得朱老爷子没有得真传。

29.李时珍老爷子的《本草纲目》,从封面拜读到封底吧!可以配合赵学敏的《本草纲目拾遗》一起读。

30.喜欢针灸的人可以下下功夫读读杨继洲先生的《针灸大成》,如果能够搞到杨老爷子的家传秘籍《针灸玄机秘要》读读那更不错。

31.《古今医统大全》(徐春甫著,一百卷)。

32.张介宾老爷子的《景岳全书》(张景岳同志丹经读得比较多)。

暂时想起这么多。清朝以后的中医书,哎,不去读也没有太多损失。

阿弥陀佛!

清一:正在想给我博客的读者推荐"学医书单",就因为网友的推荐看了您的博客,找到了这篇文章。正好偷懒了,直接"偷走"了。很赞同您开的书单,特别赞同您把清朝以后的医书"略去"。正本清源,很好。

唯一有一点点不同的看法:个人认为,李时珍的《本草纲目》,已经失去了正统中医的宗旨和方向,开始了与西方医学类似的思路——"经验主义和实证科学"接轨的思路。这也是明清之后中医走上歧途的重要思维方式上的原因。

不过,我本外行,对医研究不深。这个意见,仅仅是一种参考。您当然会有更深的考虑。

胡涂医:您果然是"外行"!这不能怪您。

李老爷子的《本草纲目》是一部中华传统文化的巨著!把它当成药物学巨著,那是外行。李老爷子的真传远远不只是药物学、中医学!先贤曾称该书"上自坟典、下至传奇,凡有相关,靡不收采,虽命医书,实该物理"。

是外行不可怕,外行有个人看法也不可怕,可怕的是在自己"对医研究不深"的时候,妄下结论,误导后学,望先生慎之、戒之!

清一:呵呵,感谢先生直言,我会更谨慎地注意自己言论的,防止误人误己。

如果一个人要把某种食物全部吃完,才能够对它的味道发表意见的话,估计世界上就没有人有资格说话了,包括您在内。

我非医生,当然是外行说医,不足一笑;关于李老爷子的"集大成"成果,明朝的某些名医对其就很不认同。今天我知道的某些很有水平的台湾中医世家对他也很不认同,看来不仅仅是我这种"对医研究不深"的人才对他有意见。我只是从医学思维方式上来看《本草纲目》的可能缺陷罢了。至于要把它拔高到"非药物学,中医学"之外"传统文化集大成者"的境界,虽然我知道有可能"以医入道",既然"通大道",自然无所不知,但本人愚钝,还是无法读出《本草纲目》药物学、医学之外的精髓。还是老老实实地当我的外行吧。

老子言:大道至简。从《内经》几乎不讲药物,到《神农本草》开始研究运用药物,已经是"极大丰富"了中医的内容,再到《本草纲目》的集大成,更是"全面发展了"了中医。但是,这是不是更符合中医的"道"呢,还是离道更远?

不过,我以为无论推崇《本草纲目》也好,不认同它也好,不能说谁对谁错,只是对中医学的理解不同罢了。我尊重您对李老爷子的尊重,也尊重您捍卫自己医学观点的言行。其实我很喜欢您这种直言不讳的立场,所谓的"直心是道场",我相信您在医与道上,都会有更深的造诣。

与此同时我也愿意保留我的外行立场,直到有一天我能够理解和认同您的李派观点为止。

胡涂医:哈哈,您懂得要谨慎注意自己的言论,这是大丈夫行径!

您说,"如果一个人要把某种食物全部吃完,才能够对它的味道发表意见的话,估计世界上就没有人有资格说话了",实不相瞒,医家有比"吃"一切中草药厉害得多的方法呢。本人年轻时被迫遍"尝百草",若要说资格,我恐怕是现今世上最有资格评说《本草》的人了!

您这位"外行"和中医世家"内行"们自然可以有自己的观点,好比对待疾病,庸医有庸医的观点,良医有良医的观点,不足为怪。毕竟历代标新立异的人多了去了,但真正能整出一本传世巨著的人却历来不多。就像人人都可以对《红楼梦》评头品足,但却不是人人都会写《红楼梦》,所以先生能"老老实实"当外行,是不错的。

李老爷子并没有什么"李派观点",我拜阅过老爷子的后人笔记多部,其言其理,皆实证所得,与医与道均契机契理。

当然,对于没缘深入医家法宝的广大"内行"及"外行",任何观点都是可以理解的。所以尽管我不认同您的说法,却坚决支持您深入去思索。祝愿您终有所得!

67

学习中医——四诊八纲一把"明师"

我在《自学中医——明师就在经典中》列出了一串长长的自学清单,对于有自学能力的人来说,明师就在经典中。好比《黄帝内经》,真要读懂了它,古人返观内照、顺天应时的理和法尽在其中。前阵子回国,有两位见到我的网友被我"狠狠"修理了一番,他们误把我当明师了,真是不应该。下面胡涂医就用中医"四诊八纲"的方法来给好为人师者把把脉——有人会觉得本文含沙射影,指桑骂槐,这是缺心眼少悟性,本文正是要力求清楚明白地让大家看清师之真伪,尤其是伪师们的真面目,你觉得被影射被骂了,说的就正是你!

扫盲——四诊是:望闻问切。八纲是:寒热、表里、虚实、阴阳。

先说"四诊"。

1.**望**:明师一望就是平常人,有喜怒哀乐,要吃喝拉撒睡,没有神奇怪异,他们老老实实用功。伪师却不同,他们给人的感觉就是大师名人,仿佛是"仙友",装模作样,装神弄鬼,爱夸其谈道法啦外星技术啦等等鬼话。

2.**闻**:明师不见得是"名"师,他们往往避名如避仇,他们"润物细无声",畏因知果,明师教人持戒修德,时时处处身体力行。伪师却多半是"名"师,爱攀龙附凤,天下没有他们治不好的病,他们漠视因果,更以为自己的一术一技可以不怕因果,伪师也教人持戒修德,他们在人前是有德之士,在人后却有另一套。

3.**问**:明师不畏学生提问,任何问题都会认真倾听,直指人心给出答案,该棒喝棒喝,该喝茶喝茶,随方就圆。如果叩问医书万卷,他们不但知其然还知其所以然。明师教人深入经藏去获得如海智慧。明师能把深奥难懂的医理,用最通俗易懂的方法讲清楚,明师所讲的,也许不是真理,但一定会力求易懂、客观、坦诚。伪师也喜欢学生提问,但伪师的软肋就是没有扎扎实实用过功夫,对医家经典不深入体证(不屑一顾或无暇一顾),理不圆通，妄论修真，会像盲人骑瞎马，把学生带进黑暗无知的深渊。伪师喜欢把简单问题弄复杂，明明有古圣先贤的内证和经典他们不去看不去参，偏偏要整出什么上天入地玄之又玄乃至外星文明等鬼东西——以便让你放弃原来的认知、判断，去接受他们瞎编的虚幻世界、理论。

4. **切**：明师虽然也说一夜可以成就很多"厉害"的本事，但会强调那是要N夜（十年、二十年）的扎实用功、磨炼、考察之后才有的"一夜"！明师教人扎扎实实用功，只要肯"依教奉行"踏实用功，就会一步有一步的验证，绝不来虚的。明师会要求学生正身、内省、止息妄念，通过自己的返观内照，回归于"无"。明师是自己找徒弟，明师不仅自己找徒弟、考察徒弟，也让徒弟考察明师自己，互相"磨合"（所谓看"因缘"）。伪师则不同，伪师更多的是一夕即会的许诺，在伪师那里，不须扎实用功，要见面，先得准备白花花的银子若干，美其名曰"不平辈交往"，等你交上银子，叩头拜师，装模作样传个步法手法啥的就告诉你"有"本事，强调的是"速成"，万一你回家后发现速成不了，就会怪罪你自己"心不诚"。

再说"八纲"。

1. **寒**：明师该冷冰冰时就冷冰冰，不会趋炎附势，懂得处下、处柔，若诊病治病效果很好，会归功于病人的敏感、配合。伪师也该冷冰冰的时候冷冰冰，他们的"冰点"在发现你没多少油水可捞的时候出现。

2. **热**：明师一定是有内证的人，他们会是充满智慧的热心人，其身上也有一股热情、大气磅礴的精神力量，能循循善诱，很自然地产生一种心无所住的"说服力"。伪师有的是燥热，因为没下过真功夫所表现出来的"心有所住"的烦热。

3、4. **表、里**：明师表里如一，独处亦如处众，"暗室不欺"，嬉笑怒骂，举目扬眉一任自然。伪师表里不一，口中有时说不收钱，心里巴不得你多给他些钱，试验他们最好的试金石是真的不给钱！——那时他们绝不会忘记给你一个汇款账号。

5. **虚**：明师虚怀若谷，天然的谦虚有礼，懂得合道而行，把自己的位置放低，他们懂得人体本身有大药，也有本事调出这个药。伪师因无真才实学而内心空虚，所以也只能玩虚的，他们若要教你"空中取药"，你一定取不到药！

6.**实**：明师实实在在，基本功扎扎实实。文的通佛道医儒各家经典，武的能站桩、盘坐、针灸、草药乃至内力，实事求是，不敢为天下先，但他们"公是公非"，对就是对，错就是错，了了分明。伪师正好相反，漠视佛道医儒各家经典，但若遇有一家被"打压"，他们却装作义愤填膺的样子，比如某个道长要是被打压了，他们会在"事后"声称这是外来宗教打压中国本土宗教甚至文化侵略等等偏激语言，而在事发"当时"他们连喘口大气也不敢甚至还会落井下石。

7.**阴**：明师懂得"知其白，守其黑"，明师教人"放下"，教人"回归"自然，与道合真，明师一定上通天文下明地理，深通易理，契合大道，明师们知道，自己仅仅是那只指向月亮的"手指"，自己本身绝不是月亮。明师若显露功夫，多是迫不得已或短期行为。伪师则不同，伪师唯恐天下不知其"能耐"，不懂医易诸理却好言别人哪里哪里出问题，忽悠人是其长期本职工作。

8.**阳**：明师们懂得"师古而不泥古"，他们会与时俱进学习其所处年代的最新知识（乃至科学技术），把晦涩难懂的古法变得有个下手之处、可操作、可理解。明师往往不以行医作为自己的"谋生"手段。明师教人炼尽阴渣得纯阳之体，形神俱妙。伪师正好相反。

道医的铁指标

最近几年,常听说这个是道医,那个是道医。我在文章里反复提到过"自古医道不分家"的观点,这说的是"医道同源",不是说每个学中医的人就是"道医",也不是说道长们的医术就都是道医。当然,自古有个说法,叫作"十道九医",意思是说,十个道士中有九个懂医。所以一般人会认为道长们的医术就是道医。但事实上,古传中医关于"道医",有自己的"定义",有诸多"铁指标"。我下面简单介绍一下"道医"的一些铁指标,方便大家在这个鱼龙混杂的领域里做个明白人。

那么道医有些什么铁指标呢?

回答这个问题之前,我们得先来看看什么是道医。

道医就是得中医大道真传的医者!这些医者可以是在家人,也可以是出家人,尤其是道家的道长们,不管他们是什么身份,他们所研究、体证的医疗、养生方法,也被叫作"道医"——当然,如果碰巧这个人是"道士",那就更加"名正言顺"是道医了。

所谓道医,就是我在本书中反复提到的古传中医,它不是什么道家的秘传学问,它其实就是唐代王冰先生在注释《黄帝内经》时所说的"虽复年移代革,而授学犹存"的被"师氏藏之"的古传中医,包括传说中"失传"了的《黄帝内经》第七卷等秘典绝学。可以说,道医这一脉是更加古老的、更加少为人知(因而有点儿神秘)的东西,是中医的"本来面目"!这听起来可能有点"玄",但在中国,被隐藏起来的东西何止道医!事实上,中国原本没有"中医"的说法,中医这个词也只是因为西方的医学传到了中国,为了区别于西方医学,才把咱们中国人的医学叫中医。可以说,目前大家所知道的中医,只是中医的一部分内容!

说道医才是中医的"本来面目",是为了有别于日常所说的中医,让大家知道中国的老祖宗还留传有更加"有效"的中医!

　　道医,或者说古传中医,是以山林式的师承教学为主,而日常所说的中医,是以显传的、院校的普通教学为主。道医,可以理解为是太上在《道德经》里所阐述的"道"在养生、祛病以及道医教学方面的生命科学领域的应用,这也就是《黄帝内经》一开始所讲的那些"其知道者"的"上古之人"所掌握的东西。

　　道医的最大特点,就是"以身证道",通过"返观内察",回归生命的本源。从而使人具备颇为神奇的诊病、治病能力!从这个意义上说,古传中医,压根儿就不同于今天大家熟知的显传中医。它是更加简单、更加直接的天人之学、人体科学的一部分。

　　道医的教学方法,与一般中医的教学方法大相径庭。一般来说,明师们不会像在中医学院那样让你学上三五年,学到很多中医"知识",却没有多少中医"能力"。我在前面的文章里反复强调,要深入经藏去寻找明师,这是常理(我总不能让大家啥医典都不读吧),因为对于有自学能力的人来说,明师的确就在经典中。但说实话,如果您有缘遇到真正的古传中医传人,他们还怕您医典读太多呢!好比人家要求您用欧元的信用卡付账,您卡里存的全是人民币,还要花工夫给您兑换呢!我在前面的文章里提到过,古传中医的那些远在四诊八纲之上的诊病能力,一个晚上就能教会(不是"学会",是"教会"!——尽管这"一个晚上"听起来容易,明师们往往要考察你很多很多晚上)。有位网友提到说,细读我前面的文章,发现学中医也没有捷径,这个说法也对也不对。遇到明师之前都没有捷径可言,到了明师那里,就是一两句的问题。真传就是那么一句话,这句话一听就会,一用就灵。否则历代熟读经书药典的中医那么多,怎么神医那么少?捷径是肯定有的,只是这个捷径需要非常严格的心传口授,明师们就像王冰所说的"惧非其人,而时有所隐",但一旦真的对你进行心传口授,不用多长时间,甚至一到三天,就能让你变个人!所谓"士别三日,当刮目相看"说的就是这么回事儿!好比我提到的测试经络类型的方法,没有任何基础的"门外汉"得了那句话也照样可以会。——这才是古传中医!这才是道医!

☞
参阅"经络旁通"系列文章

　　所以说,一个真正的道医,必定有以下"铁指标",若无法达到这些"指标",便是没"达标"——没有得真传,更不是真正意义上的道医:

　　1.能够让完全不懂中医的人,不用多长时间便掌握"真正的"诊病"能力"(远非中医院校里教出来的"四诊"、"八纲"水平),至于诊病的"知识",学生们爱学再自己找经典去看(这个时候"明师就在经典中")。

2.能够让完全不懂治病的人,在很短时间内"恢复"其先天本能,使其"精神乃治",甚至使他们"恢复"帮别人治病的"能力"。

3.能够在医道之理上明白圆通,叩问医经万卷,均知其然,且知其所以然,就像您能背诵的英语课文,里面的句子您一定听得懂。

4.诊治疾病,谈笑用兵,懂得以"无"为"有"。就像老子说的,"常无,欲以观其妙"。——这里的"无",有多重意思,可以简单理解为"无药",若非要他们下药,都如临深渊如履薄冰,尽量不用草药。实在非用药不可,他们也随方就圆,不落窠臼,自然而然,甚至可以"信手抓来一把草就能治病"。

5.看人看事,必定洞若观火,知道谁能学,谁不能学,谁能学这个,谁不能学那个,"微妙玄通"。

6.饱读经书,虚怀若谷,心性似水,处低处柔,处下处深。"善利万物而不争",没有表现得神奇怪异,自然而然。

7."不敢为天下先",常被明师们要求低调做人,不以行医为职业。

8.在修证上不会是无性光、无胎息、无结丹的"三无人员"。

……

大家以后听说这个大师那个大师,这个道医那个道医,就用以上标准去衡量吧。

有一点必须澄清,有些朋友认定我就是道医,我必须重申——请大家不要认为我就是道医,我还在"业余"学习中呢,既没"道",也无"医"!

现在有些人在著书立说阐述"道医学",如果不是他们自己在"发明",便是没得真传的人在根据一些蛛丝马迹在做着探索。事实上还不能说有"道医"这么一门"学问",如果硬要把它归类入"学问",它可以说是历史上中医秘传着的那部分,也就是说,这一部分的中医加上现在显传的中医,才是完整的中医全貌。毕竟"道医"还不能说是一个完整的、整体的医学体系。——当然,"大道至简",也没有多大必要有这种"体系"或"学"。中国人常说"知者不言,言者不知",拼命往自己脸上贴金的人,多半不是什么实实在在在做学问、悟道的人。这个道理相信大家都懂。

在中国历代明师大医中,有许多人本身就是修道的人。比如大家熟知的孙真人孙思邈、葛洪、陶弘景、华佗、李时珍等大家本身就都是修道的人！在中国社会里，道家的出家人同时拥有道家思想、中医知识乃至一点儿神医绝学，这是常见的，在今天的道长们身上，我们也能窥见到一些。但我们不能因此就混淆了道家修真求道和中医诊治疾病的本质区别——尽管养生这部分的内容大同小异！

当然，有一点可以肯定，如果说，学中医就是学道，那么在学道悟道的过程中，一定会有"中医能力"的出现，否则就是没有得医道真传，没有以身证道！

把本来简单易学的中医"发挥"成一门艰深难懂的"道医学"或"中医学"的人，多半如圣人所说"其出愈远，其知愈少"。越是真理一定越简单明了，越是真传绝学，肯定越简单。圣人说的"大音希声"、"大象无形"的道理，大家要懂。

当然，以上只是胡涂医的糊涂言论，未必就对，若误导了大家，向大家忏悔！阿弥陀佛！

第二编　法于阴阳，和于术数——中医本质探微

上古之人，其知道者，

法于阴阳，和于术数，食饮有节，起居有常，

不妄作劳，故能形与神俱，

而尽终其天年，度百岁乃去。

——《黄帝内经·素问·上古天真论》

南—朱雀

泉

西—白虎

东—苍龙

北—玄武

从糊涂医治糊涂肠炎说起
——真气运行有规律

    我在加拿大念书时，住在一位女士 J 家。J 有一个毛病，长年拉肚子，而且多是在清早 5 点多，看了很多年医生都没有根治。J 的医生告诉她，这个不是病，每天早上才拉一次稀很正常，可是她却不胜其烦，有一天她跟我说起要去看中医，那时年轻气盛，我就告诉她，干脆看我好了，加拿大不会有比我更懂中医的中医，但是我在加拿大没有 license，不能给她开药。J 似乎很有经验，伸出手腕就要我给她把脉，我笑言男女授受不亲，我看病不需碰到她也可切脉。事实上，我在她家住了两个星期，如果连房东有个啥毛病也看不出来，那岂不是开中医的玩笑！她畏寒，时有咳嗽，所谓"精足不畏寒"，很明显嘛，她这个病真正病根在于肾气不足，命门火衰，不能熏蒸五谷，肺气虚弱，体内阴寒。找到病根，才能对症下药。

    古代中医所讲的"对症下药"，是找出真正的病因，然后才"下药"——注意，是"下药"，不是"用药"。现在的中医学院教出来的医生们有一个特点，一定要弄清楚是个什么病才会来个"对症下药"，J 被西医诊断为慢性肠炎，可是按照西医的方法，症是肠炎，下的也是消炎的药，但却多年治疗不好。我有一些做中医生的朋友，也常常喜欢"问"病人得的是什么病，病人多半是给个西医的病名，比如慢性肠胃炎、冠心病什么的，于是这些中医就想用教科书里的药方去治疗西医定义下的病。这样治疗，能有好效果才怪呢！

    古代的中医，主张糊涂医治糊涂病。啥意思？

    这是一种中医的整体思想，"大事清楚，小事糊涂"，好比中国人说"牛肉"，牛身上的哪一块肉都叫"牛肉"，外国人却必须分得倍儿清楚，什么 entrecôte，fillet de beuf 等许多名称。古代名医们才不懂什么叫冠心病什么叫心冠状血管粥化呢！不管你的心脏出了什么问题，一律糊糊涂涂马马虎虎叫心脏有毛病，然后就根据五行生克的关系来调理。所以，对于 J 的肠

所谓"糊涂"，是指不必注意细节，而应整体把握，是古传中医的整体观、系统论

炎,我压根儿不用去知道是慢性还是急性,是啥毛病,我只要知道她拉肚子这个"犯罪事实"就定罪刑把病抓起来处决了。

清晨5点多喜欢拉肚子,这在古代就叫作"鸡鸣泻"。意思是这个病就喜欢发生在清晨公鸡打鸣的时候。这是为什么呢?因为鸡鸣卯正是大肠做人体CEO的时辰。如果我们肾气不足,命门火衰,肺气必虚,肺与大肠相表里,排便就在情理中。

探究这个问题,我们就不能不谈谈中医的本质。学习中医,必须抓住这个本质,才能养生延年,妙手回春。这个本质就是——真气与天地万物的运行同步!人体的真气是遵循着大自然的规律而运行的,顺之者昌,逆之者损!《黄帝内经·灵枢·卫气行篇》开篇便讲"岁有十二月,日有十二辰,子午为经,卯酉为纬。天周二十八宿,而一面七星,四七二十八星。房昴为纬,虚张为经。是故房至毕为阳,昴至心为阴。阳主昼,阴主夜。故卫气之行,一日一夜五十周于身,昼日行于阳二十五周,夜行于阴二十五周,周于五藏",说的就是人体真气运行与天地时间运行息息相关。

现在不少写中医养生类书籍的"名家"都说人体的真气于子时开始运行,这是错误的。

人体真气时时刻刻都在运行,要不还能活命吗?只是每个时辰,走哪条"路",由哪个脏腑当人体CEO而已。人体十分"民主",实行的是比美国还民主的"五权分立",五脏六腑轮着来,"任期"都是两个时辰。如果硬要说从哪个时候开始,却不是子时,而是寅时。寅时,即凌晨3—5点,人体真气从手太阴肺经开始,此时肺当CEO,这个时候人体的真气开始在肺会师,然后由这个CEO下调到下面的其他脏腑(肺在身体主干的最高点)。年轻人睡得最沉的时间就是寅时,尤其是秋天的时候,为什么?因为这个时候肺气要下降,身体的阳气要往下、往里调度运输,古代中医管这叫"肃降",用英文比较容易理解,气要 seriously heading down。年轻人肺气足,所以最容易睡得沉。年纪大的人,或者身体虚弱,尤其是肺有毛病的,这个时候反而非要醒来不可,因为长者和体弱者体内真气已经不强大,没有太多力量去"肃降"了。尤其是秋天,因为秋天属金,气主肃杀,其相应的脏腑是肺。所以中国人才喜欢"秋后算账"。——以后发现自己这个时辰老是醒来,那么恭喜你,你可以开始学习中医养生了。顺便说一下,中国的命书上常说寅时出生的人是操志持雄、背井离乡之命，这样看来说得通，寅主肺，金气能操志持雄，从肺一路下，自然远离"家乡"了。

卯时，即早晨5—7点。人体真气注入手阳明大肠经，这时人体的CEO是大肠。古代医书上常讲"肺与大肠相表里"，说的就是上一任CEO刚下台，新一任刚上班，他们得互相有个协调。上面所说J的拉肚子病为什么老发生在清早5点多？就是这个道理！肺气虚弱导致大肠的排便功能不全，在清早5点多，寅卯之交，正是肺与大肠交接CEO工作的时候，真气从肺经注入大肠经，大肠在生理上自然"情不自禁"了。悟通了这一点，反过来治疗便秘便不在话下了。所以说，学中医其实很容易，理通法自明，明理之后方法就可以自己编。

我后来没有给J开药，治这个病，一般是用补骨脂、肉豆蔻、五味子、吴茱萸等四味药，我历来反对动不动就吃药，只让她喝点姜枣汤，并教会她一个动作，让她练习疏通肺和大肠经脉的小方法：自然站立，两手从身体两侧自然平举（手心向上），像鸟儿展开翅膀准备飞起来一样，慢慢抬起，当两手臂与肩膀成一直线时，在意念上以大拇指、食指和小指头为轴，拉动整个手腕使两手手心往下"扣"，仿佛盖酱油瓶盖一样，反复做十次八次就好。J连续做了三天，就不再拉肚子了，至今都没有再复发。

为什么这么简单的动作，能"事无形"把病治好呢？很简单，左右两手臂上都有三条阴脉三条阳脉，这个动作的目的就是拉动手上的这些经脉来调理身体肺、肠、肾等脏腑。这是"糊涂医治糊涂病"的方法，如果非要详细解释，那么就是手太阴肺经呼气由胸走手，出大拇指之端，而手阳明大肠经由食指走头，你这么一折腾，就相当于给这两条主要道路开绿灯，让真气不堵车，相应的脏腑（司机?）就爽了。这个动作在做的时候，最好加个"补"的想法，即每当手腕往下扣的时候，就想一下"补"。原理我们以后的文章再谈。——聪明的读者，如果不是拉肚子而是便秘怎么办？反过来呗！把动作反过来就行，不信你可以马上试试：两手平举与肩成一直线，手心向下，由大拇指、食指和小指带动往上翻掌，使掌心向上，并想一下"泻"折腾十下八下，看看是不是很想上厕所。

《黄帝内经·灵枢·经脉篇》说："经脉者，所以决死生，处百病，调虚实，不可不通"，正常人的经脉，其实本来就是通的，这是千古医家的大秘

（右侧旁注）止泻法（疏肝经、大肠经）

（右侧旁注）通便法

密。它们不仅是通的,而且真气还按照一定的时辰在不同的经脉上运行。这就是中医的本来面目。

所以,抓住了中医的这个本质,学中医才能入门。因时制宜,事半功倍。

顺便提一下,每天子午两个时辰(即 23 点至凌晨 1 点,中午 11 点至 13 点)真气会沿着任、督二脉循环一圈。这就是著名的"子午流注"规律。子时,人体的真气还注入于足少阳胆经,所以子时是个少阳之气开始发动,万物开始滋生,生命力非常强劲的时刻,这个时候最好能放下万缘,静坐养气,古人叫"炼子时功",如果不懂静坐,那就好好睡觉养神,让身体放松下来,使真气更加容易通过这两条主管全身阴阳经脉的主干线。午时,人体真气还注于手少阴心经——以后如果你看到报道说有睡午觉习惯的人不容易得心脏病你就知道为什么了。午时最好也能睡睡觉,可惜现在的白领,尤其是在外企工作的人们已经没有睡午觉的福分了。如果这两个时辰你由于工作关系实在不能睡觉,那就拜托把后背坐直,含胸拔背,尽可能看点轻松的资料,尽可能放松吧。

☞ 子午流注规律

Q&A

huashengdun:请教博主:"以大拇指、食指和小指头为轴,拉动整个手腕使两手手心往下'扣',仿佛盖酱油瓶盖一样,反复做十次八次就好"中,"以大拇指、食指和小指头为轴"如何理解?是这三个指头的指尖聚拢,转动手腕吗?另外,"反复做十次八次"是手臂自体侧平举至与肩平,然后手心往下"扣",两臂放回体侧算一次,还是手臂平举至与肩平后,胳膊不放下,只手腕转动"扣"十次八次?如蒙拨冗赐复,不胜感激。

胡涂医:应该是在"意念上"以大拇指、食指和小指头为轴,其实手掌是张开的,不能聚拢指尖,但手腕是要动的。"反复做十次八次",重复多做的意思——两手臂保持平举着做这个"扣"酱油瓶的动作,可以止泻。别做反了,反着做,可以治疗便秘(记忆:盖酱油瓶子,治泻;翻开酱油瓶子,治便秘)。祝好!

疏影:博主的文章简洁明了,很吸引人。但本人愚笨,看不明白,怎么以三个手指为轴?怎么"扣"?不反过来怎么做下一个?

胡涂医:这样,您就以尾指为"轴"——以尾指做由"牵引力",拉动其他指头和手掌心逆时针方向往右、往里、往下"翻掌",明白了吗?

疏影:谢谢博主答复。主要是手腕动吗?唉!要是有视频就好了。

胡涂医:手指带动手腕动。您找个看得懂以上解释的人做给您看吧。对不起,我不够智慧解释给您明白!

张量量:先生,治泻的扣法,当两手侧平举后,手心是向上的,这时逆时针翻掌180度,使手心向下,但掌与手臂还是在同一水平线上,这样为一次对吗?第二次时是将向下的手心翻回向上,但不用意念(自然也就不必使用一点儿暗力了),然后再重复下翻(带意念,使点暗劲)。这样理解对吗?

胡涂医:对。

sunrays:有一问题还是不懂,还请赐教:"反复做十次八次就好"是不是每次扣的动作做好后放下手,然后重新开始?

胡涂医:不用放下手,动手腕、手指就行。

紫峰散人:请教先生,脱肛二三度,是否可以使用此方法?

胡涂医:不可以。

一小:先生好,我想请教下,心跳50次左右,血压低,心脏不舒服时,受凉后会多次拉肚,另外,其冬天要戴口罩,可用此法?另一病人是食物中毒后,眉棱骨痛,腹泻很厉害,可用此方吗?

胡涂医:可以。

疏影:再次从头细读每篇博文。"这个动作的目的就是拉动手上的这些经脉来调理身体肺、肠、肾等脏腑。"肾经不是在腿上吗?

胡涂医:拉动小指头也可以调理肾的。

幸福心缘:先生好!老公和孩子都几乎是长年干燥的,三岁的女儿便便粗得惊人,还常成黑球状。烦劳先生,小孩子不懂意念泻法有效否?

胡涂医:有效。

静心:想问一下先生这个治便秘的方法孕妇是否可以练?有一朋友有此苦恼,望先生解答。谢谢!

胡涂医:可以。您可以教她多叩齿咽津。

新浪网友:这个翻瓶动作堪称速效剂,很有用,至少对我是有用的,因为我试过。我平常都是7点、8点多吃完早餐才大大的,有一天早上憋尿醒了,大概5点半,我尿完以后想起这个就试试看灵不灵,向前伸直双手(今天再看文章才发现是向两侧伸)翻了十来次,没反应,当时就想是不是不灵或者要多试几天才有用?又爬上床继续睡,躺下不到一分钟肚子就开始咕咕响马上去厕所。后来又试了几次,都成功。经验是大肠经运行的时候做这个动作效果明显,如果是睡懒觉到7点多再做就没那么明显,如厕的时候也可以做这个动作,有帮助。

贪心地向糊涂医先生请教一下,有没有治阴囊湿疹的简单有效的方法,先谢过了。

胡涂医:简单有效的方法:少思寡欲。

morningbirdfly:非常感谢胡先生,谢谢您无私的分享。我连续使用了好几天,

只要在 5 点到 7 点大肠经工作时做这个动作肯定有效。真是太感谢您了

胡涂医:很好! 不用感谢我,这是古圣先贤的智慧,不是我的功劳!

藏剑书生:请教老师,我的体会是肚脐下方里面好像有一汪水似的,然后往下绕着 jj 跟屁股眼转了一圈,后来从臀部出来了,另外从会阴那儿沿着脊柱往上,如果描述感觉的话是"热乎乎的清凉"像河水似的,反而没有"一圈圈"动态的那种转圈,请问这样的再怎么练啊?

胡涂医:顺其自然就好。

台阶:先生您好! 有个问题想请教,古人的子午流注里经络运行的时辰好像是用真太阳时,我们现在用的是北京时间,会有一些误差,那以哪个时间为准呢? 像我在海南,这个时间就差了一个小时多一点了,请先生指点!

胡涂医:图方便,就按北京时间吧。

糊涂医治糊涂肿瘤
——聚则成形，散则为气

今天我谈谈多年前治愈一例糊涂肿瘤的故事。希望抛砖引玉，以期春满中医学界的百花园，让更多医道高人出来谈谈他们无药治病的经验，启发后学。

1995 年暑假，我破例应邀在 G 市的一个养生培训学校讲课。那是一个小型班，二十来人。学员中有一位老先生 T，脖子上长了一颗半个鸡蛋大小的瘤子，尽管他在 G 市最好的中山医院检查的结果是良性肿瘤，但心里还是忐忑不安。T 老先生在我的班上很认真，我讲课历来不许别人记笔记或录音，要听我的课必须恭恭敬敬坐端正（我在前面的文章里谈过"磨性"，这其实就是"改进了的磨性"），可是老爷子年龄可以做我的父亲或爷爷，他要做笔记我也不好阻止，但他还是坐得特别端正。那时我讲着讲着来了兴致，就告诉大家，凡是按照我说的做的学员，我会让他们身上的毛病重的变轻，大的化小，小的化了，还有一个前提，就是他们得有一搭没一搭地想着自己的病灶。一下子大伙儿都来了精神，T 老先生特别有悟性，马上把纸和笔扔地上，静静地坐着，期待着我给他来个妙手回春。

学院派的中医们会觉得这不可能，不开方、不吃药、不针灸，这么大个瘤子就能消于无形？

他们觉得不可能，那是因为他们没有得真传，不懂得中医的千古之秘——人体本身有大药！这是中医的另一个本质。

只要方法得当，有个适当的"药引"，人体自身的大药就会产生中子撞击原子核的作用，爆发巨大的自我康复能力！"大道无形"、"大音希声"的道理这些中医们多半没有体悟。他们学的是中医的"知识"（knowledge），而不是真正的中医的"能力"（capability）。

我们往往会因为自己原来的"知识"，阻碍着我们去认识、接受未知的

人 体 有 大 药！

知识。所以圣人才说"五色令人眼盲,五音令人耳聋",看得多了,听得多了,反而使人变成盲人聋子,混混沌沌、糊里糊涂,才能明白医道真理。自古医、道不分家,学中医一点儿也不难,只要你把它当道来悟,把自己的身体与大自然的关系搞清楚了,就会一通百通。

那么,什么叫"人体本身有大药"呢?

这个药,就是我们体内的"先天真气"!《黄帝内经·灵枢·刺节真邪论》说:"黄帝曰:余闻气者,有真气,有正气,有邪气。何谓真气?岐伯曰:真气者,所受于天,与谷气并而充身也。"现代的读者们,看到"所受于天",可能会认为是封建迷信。事实上,这里的"天",可以理解为"先天"。胎儿在母亲体内不能吃不能喝,为什么十月怀胎会长出个"人"来?因为小 baby 用的是"先天"的生命方式,通过脐带从母亲体内吸收营养,先天真气主要集中于任督二脉,周而复始,推动着小宝宝生长发育。等出生后,在母体内的"胎息"方式变成了外呼吸,后天的生命方式代替了先天的生命方式,于是开始了外感风、寒、暑、湿、燥、火等六淫,内伤喜、怒、忧、思、悲、恐、惊等七情,好比原本通畅的高速公路被设置了障碍物,先天真气运行的道路逐渐滞塞,我们身体这部车子便从好车开成破车,高速公路也被开成乡下山路。所以《黄帝内经·素问·上古天真论》才说:"真气从之,精神内守,病安从来?"——只要"真气从之,精神内守"便可无病。"真气"就是大药!其"服药办法"就是"从之"加"精神内守"。——聪明的读者,您现在明白了吗?我为什么要求 T 老先生他们"有一搭没一搭地想着自己的病灶"呢?就是要他们"精神内守"呀!哎,这些东西说破了,以后很多卖中药的朋友就得失业了。

那么先天真气究竟是什么东西呢?简单来说,就是与生俱来的,从父母精血相交的那一瞬间,父母的精血,外加当时、当地的天体运转、环境磁场等等的能量叠加而来。顺便说一下,算过命的读者都知道,算命时要给算命先生"生辰八字",那么问题就来了,世界上那么多同年同月同日同时生的人,难道他们的命运都一样?为什么有的算命先生算得"准",有的算不准呢?因为如果光用"八字",会有太多其他因素被忽略了。

真气不仅有先天真气,而且还有后天真气。先天真气上面已经说了,它在父母生我们之前就得到了,发源于肾,藏之于丹田,并借上、中、下三焦之道通达全身，推动我们的五脏六腑的一切活动。那么后天的真气是什么呢？后天真气包括天气和地气。天气主要指我们空气中的氧气，由鼻入肺。地气主要指我们每天三餐所摄入的五谷之气，由口入胃。天地两气进入人体并在我们身体内的组织间隙、细胞间运行，起到摄入、氧化产生热量的作用。真气在身体的不同部位运行时有不同的功用，因此古人给它们命名了不同的名字。比如我们平时形容一个人讲话"中气充足"，说的就是他的中焦部位的气足，所以声音洪亮有力。事实上，养生治病的strategy（策略）就是，让身体的有病的部位真气充足起来，就可以缓解疼痛，甚至治愈疾病。我那天给T老先生治疗的方法就是用的这个原理。我不知道大家是否有留意到一个现象，做激光治近视的眼科大夫，多数都是戴眼镜的，而且他们的孩子若近视，也多半不去做激光治疗。这是什么道理？我不懂这个激光治近视的科技，但是医者一般都很谨慎，这个技术还没有经过几十年的临床验证，医生们哪敢往自己或自己的孩子身上试啊？所以我常常开身边一些西医朋友们的玩笑，说他们是医匠，不是医师。"医者，父母心"，现代很多医生多缺这一点德行。与现代的医生不同，医家的传人们一般都不主张急于用药，那是因为他们对人体有比较透彻的认识，非到万不得已，不愿意拿自己或病人的身体来做各种药物互相厮杀的战场，不管是"一药治一病"，还是多药治一病，他们都习惯如临深渊、如履薄冰、小心翼翼。古人说"药补不如气补"也就是这个道理！

　　如果上面这些话听起来还太"玄"，那么我可以举一个简单常识来打破我们很多人认识上的障碍。现代的解剖学告诉我们，人体每一平方毫米的肌肉横切面上，有超过两千条毛细血管，在平常静态下，只有五条毛细血管有血液通过，当人体运动时，则有两百多条打开来使用，这就是说，人体内经常有超过90％的毛细血管处于"下岗"状态。一个165厘米高，68公斤重的人，全身毛细血管连接起来，长度约15万公里！这样一个庞大无比的"网络"，如果按照一定的方法，让它们有节奏地启闭运行，这对生命的作用不是不言而喻吗？

　　明白了以上的道理，我们还得了解肿瘤是如何形成的，然后看看能否"反"着肿瘤成因的方向来，如果能，就可以叫肿瘤不翼而飞！这就好比中国目前的房价。很多经济学家都持有泡沫说，认为这个泡沫一定会破。我

药补不如气补，药治不如气治

是不敢苟同的。很明显,中国的房价疯涨,不外四个主要原因:一、人们口袋里的钱多了——不管这些钱是红色的还是灰色的收入,百姓兜里钱多了,收入增加了,才有买房子的想法或能力。二、中国人传统的"居者有其屋"的文化观念,推动了一些不怎么有购买力的人因为结婚等种种原因,不管如何也要拥有自己的房子。三、名义上国家拥有土地,实际上是地方政府(甚至是地方政府里的少数几个人)拥有土地,高价拍出地价是他们利益所在,他们的"政绩"、往上爬的资本,主要来源都在土地和房地产商身上,地方的财政、税收太依赖地产了,这是房价疯涨的主因。四、城市化进程加快。——如果房价要大幅度下跌,必须"反"着这四个原因来。那么,老百姓(尤其是公务员、官员、老板们)的收入必须降下来,口袋里的钱必须少下来,这可能吗?另外,传统的"居者有其屋"的观念必须改掉,从此大家都租房。第三,地方政府及各既得利益阶层得变"好人",这可能吗?最后,城市化进程得变慢或反过来大伙儿到农村去过日子,这可能吗?——所以房价不会真的降下来!且不说与港台相比,目前主要城市的房价还是偏低的。但你看政府目前的做法,对二手房增税,提高买地支付期限和额度,这多么像历史上的庸医啊,治标不治本嘛!我举这个例子,不是为高房价辩护,而是希望读者朋友能举一反三。因为中医必须这样学才能有长进!你要治疗肿瘤,就必须知道瘤子的成因,然后想办法"反"其道而行。所以古人才说,"顺为凡,逆为仙,中间阴阳颠倒颠"。那么在中医看来,肿瘤是什么东西呢?高明的中医不相信肿瘤之说!Surprised(意外,奇怪)?在得真传的医道人士看来,一点儿也不奇怪,那就是一个"气化物"!

　　是的,肿瘤是体内的"气"变的!中医的整体观认为,人体就是一个浑然天成的整体,它是一个小宇宙,大宇宙有的,小宇宙就有。比如太阳系里有九大行星,人体内就有九大穴位,人体真气沿着这九个大穴,绕着任督二脉转一圈,就是一个小周天。人体这个整体,又好比一台最精密、最完整的生物仪器。这台机器就像世间的任何机器一样,总有它的薄弱环节,当我们受了委屈,受了打压,遭受不好事情的时候,体内的"气"就往这个薄弱环节上聚集。如果你小时候吹过气球就会明白,气球哪个地方薄弱,往里吹气时,哪个地方会鼓起来,同样的道理,你身体上哪个地方薄弱,当你遭受不爽时,"气"就容易在这个地方聚集,一"鼓"起来就是所谓的肿瘤、结

参阅"经络旁通"系列文章

肿瘤形成的机理:聚则成形

石、硬块了。古人说"聚则成形,散则为气",再准确不过了! 为什么西医切掉、打掉的肿瘤、结石很容易重新长回来? 就是因为西医还没有认识到人体的薄弱环节,以及气聚成形的真理。用外求法来解决身体内部的问题,终究不是最完美的。顺便说一下,为什么现在很多女人容易得子宫肌瘤、乳腺增生、卵巢癌? 问题往往就出在她们的男人身上! 女人身体的薄弱环节容易是这些部位,老公对她们不好或婆媳关系不好的时候,她们心中的怒气、委屈、烦恼之气无法宣泄,就会往这些部位聚集,于是就极容易得这类病! 读到这篇文章的女士们有福了,您要避开或治疗这些"气化物",就必须"反"着来,改变自己的思维方式和行为习惯,并学习一点简单的动作,把体内的烦恼之气排出体外,就健康有望。我经常说不喜欢给人开药,并不是说生了病不能用药,而是提倡病人不能被动地只把自己的小命全交然在医生的手里。学会主动寻找自己得病的根源,在源头上斩断得病的"因",才能控制住、转化病情这个"果"。在"战略"上,要藐视疾病,糊涂点看待它,树立必胜的信心! 在"战术"上,要重视它,调动祛病健身的真气,培养浩然正气。总之,千万不能把自己当病人,要相信自己的生命本身就可以创造奇迹,因为您体内本来就有"大药",唤醒自己生命的自我康复能力,比求医问药重要! 如果要介绍一个简单的锻炼方法,那就是这句话:"恬淡虚无,真气从之,精神内守",平时尤其是治病期间的待人处事,对人对物的方法要变得比较"恬淡虚无",然后每天抽空,定时定点跟病灶"谈判",让"真气从之",在病灶处凝聚真气,"精神内守"一段时间。——再配合医生的治疗,会有事半功倍的疗效。

治病也要"不假他求"

真正明白了肿瘤的成因是因为气聚成形,治疗方法就是让它散则为气。你要做的就是气化还原的工作而已。我那天就是这样治 T 老先生的。讲课讲着讲着,我趁他一不留神,狠拍一下讲课的桌子,他脖子上的瘤子便随着一声巨响不翼而飞。T 老先生高兴得像个孩子,课堂上也一下子像炸开了锅,大家围过来七嘴八舌说个不停,仿佛我是神医再世,其实这绝不是因为我有什么特殊本领,而是在深明肿瘤成因的基础上的一次糊涂医疗罢了。我今天把老底也端出来了吧。如果您还没有看懂,那我就再饶舌几句:

治疗肿瘤的方法:散则为气

第一,老 T 先生处于放松的状态,松则易通,而且他当时在"有一搭没一搭地想着病灶",这也是很关键的。想太多了不行,反而放松不了,不想也不行,气不往那里攻过去。太上说,"恍兮惚兮,其中有物。窈兮冥兮,其中有精,其精甚真,其中有信",妙处就在这里。

第二,老 T 先生是一个经络比较敏感的人,给这类人治病,我是从来不需动手的,更不需要抓药、针灸。

第三,老 T 先生当时十分虔诚,他听说我的一些治疗故事,而且知道我很快就要出国了,机会难得,所以十分诚心。所谓"心诚则灵"是有道理的。心诚,相当于把他的那台生物仪器的接收装置打开并且放到最低位。现代物理学告诉我们,能量既不会凭空产生,也不会凭空消失,它只能从一种形式转化为别的形式,或者从一个物体转移到别的物体,在转化或转移的过程中其总量不变。这就是著名的"能量守恒定律",人体真气也遵循这一定律,而且会从能量高的地方往能量低的地方"流",就像水往低处流。得医道真传的人都懂得如何引导这股能量往病人的病患部位"流",如果病人处于一个低位,就很容易办到。这也是千古以来高明的名医决计不轻易上病人家看病的原因!对方求医越心切,千里迢迢跑你家里来,治疗效果就越好!以前人们总以为"心诚则灵"是迷信,如果用现代的生物仪器原理解释,其实很能说明问题。你若非常"心诚",就又好比你非常认真地对电视机的 channel 进行细细的微调,一定能调到一个图像清晰、声音良好的电视台来看。

第四,也有点儿"玄",那就是医家说的,"病治有缘人",他跟你有缘,这个病就容易好在你手里。所以我们平时就要注意广结善缘,时时处处提醒自己不与人结怨,多与人结缘。

——我知道很多人会骂我迷信,或把中医引向伪科学。诚如太上所言:"上士闻道,勤而行之;中士闻道,若存若亡;下士闻道,大笑之,不笑不足以为道。"我将上下而求索。

Q&A

新浪网友:真的假的,一拍就没了?见小还差不多……

胡涂医:能见小就能变没啊,差的只是"功力"大小了。

莲花缘生:"只要方法得当,有个适当的'药引',人体自身的大药就会产生中子撞击原子核的作用,爆发巨大的自我康复能力!'大道无形'、'大音希声'的道理这些中医们多半没有体悟。他们学的是中医'知识'(knowledge),而不是真正的中医'能力'(capability)。"先生您好,这个"药引",是什么?怎样理解?谢谢您。

胡涂医:这个药引,可以是任何东西。万物皆可医!

新浪网友:先生您好,读您的文章让我这个中医的门外人都觉得是一种享受。有一点不懂:这个瘤子变成了气,肯定是邪气,它跑到人体的哪个地方了?

胡涂医:它为什么非得跑到人体的某个地方呢?

艾心:我也好奇,长成肿瘤就由气成为一个形,成为实体,一瞬间的工夫,这个实体去哪儿了呢?邪气转移去哪儿了呢?

胡涂医:阴阳转化了,"色即是空"。

羽1825:太神奇,嘭一声大响,便消失了。那个包,生成也要血肉成形,假以时日长成,一下子烟消云散。眼不见难以为信。

胡涂医:欢迎存疑。

金安农耕牛:那女子的畸胎瘤成因又是什么呢?怎么处理?同样吗?

胡涂医:相同。

痴迷中医:先生所言"人体真气也遵循这一定律,而且会从能量高的地方往能量低的地方'流',就像水往低处流。得医道真传的人都懂得如何引导这股能量往病人的病患部位'流',如果病人处于一个低位,就很容易办到"中的"这股能量"是来自术者的真气吗?如果是的话,那根据这一定律,术者的真气不是就越来越少了?或者得到真传的人能够有其他的方法补自己失去的"这股能量"?

胡涂医:1.能量不全是真气。

2.得古传中医真传的医者,真气会越来越多,所以越给人治病,能力越强。

3.如果理解起来还有困难,可以复习一下物理学上的"能量守恒定律":能量既不会凭空产生,也不会凭空消灭,它只能从一种形式转化为其他形式,或者从一个物体转移到另一个物体,在转化或转移的过程中,能量的总量不变。某种形式的能减少,一定有其他形式的能增加,且减少量和增加量一定相等;某个物体的能量减少,一定存在其他物体的能量增加,且减少量和增加量一定相等。

4."医者,父母心",这句话最好牢记在心。您给您的孩子治病,会不会考虑自己真气丢失无法补?

痴迷中医:对了,突然想起先生曾答复——"灌"过去的东西是全息能,这个要有传承才能体验到。此外,全息能这东西,"不生不灭、不垢不净、不增不减……"大概这股能量就是全息能吧。

胡涂医:也可以这么说。若真的想彻底理解全息能理论,需要找诺贝尔物理学奖获得者 Dennis Gabor 先生关于 holography 理论的一些论述,物理学不好的就别折腾了,当年 Dennis 提出来的时候,由于激光还没有被发明,一直等到1960年以后人们才理解他的理论。而我们的老祖宗早就知道了这个东西。

糊涂医治糊涂气管炎——应季而治

　　"先天下之忧而忧,后天下之乐而乐"这句话,应该是中国文化人心中的共同密码,好比苏东坡的《赤壁赋》,诸葛亮的《出师表》,稍微读过点儿书的人都能一点即通,知道其中的哪一句出自哪个名篇。没错,在《岳阳楼记》里大呼这句传诵千古名言的老兄,就是大家都耳熟能详的北宋名臣,文学大家范仲淹先生。可很少人知道,这位官至参政知事(相当于现在的国务院副总理)的文学家,还是位能打硬仗的军事家,督兵打仗,攻城略地,全不在话下。他干得最漂亮的一仗就是北宋庆历二年,即公元 1042 年三月,"偷袭西夏军,抢夺马埔寨",并在短短十天之内,筑起一座新城——北宋历史上著名的宋夏夹界间的孤城——大顺城。更少人知道的是,这位范文正公,还热衷医道,"不为良相,便为良医"这句千古名言,便是他在浙江宁波任刺史时说的(有兴趣的读者朋友,可以参阅宋人吴曾的《能改斋漫录·卷十三·文正公愿为良医》)。只是这哥儿们做了"良相"、"良将"之后,便"没空"去做"良医"罢了。我相信范文正先生一定受《左传》里神医和的影响:"上医治国,中医治人,下医治病。"治病救人的"下医"小事儿,他老兄多半只能自个儿在"居庙堂之高,处江湖之远"时私下里玩玩过把瘾,谁让他那个时代没有 internet 不能写博客呢?

　　我常常跟朋友们提这样一个观点,古代很多的文化人,都多少懂些医道,有的甚至有很高深的造诣,只是由于他们在社会上已经有一份不错的职业(比如国务院副总理)而不去行医罢了,朋友们大多不信,总以今天读书人的下下愚,去揣测古代读书人的上上智。所以我们很有学习一点医道的必要,否则枉为这个时代的读书人了,这也是我写这个博客的一个目的。让普天下的读书人都来学点儿古中医,"为往圣继绝学,为万世开太平"。

　　范仲淹为什么要在"三月"突然发动偷袭?《黄帝内经·素问·四季调神大论》开篇便说:"春三月,此为发陈。"春天天气转暖,温热毒邪开始发陈，春回大地时，人的情绪容易随之活跃，这就是古代中医讲的"天人相应"。今天的读者，可能会认为"天人相应"是迷信，那你就想想，天气阴沉，人的精神是不是容易沮丧、抑郁？天气晴朗，人的精神是不是容易兴奋、欣喜？这就是"天人相应"！事实上，范仲淹正是深明这一点，才在北方人——西夏军的心脏病发病高峰期的农历三月突然出击！

这就是古传医道的又一个千古之秘——天人相应！——中医的又一个本质！

久治不愈的病，运用这个"天人相应"的原理来"应季而治"，往往能够不药而痊愈！学中医，就得彻底领悟这个"天人相应"的原理，才能顺天应时，做到"不治已病治未病，不治已乱治未乱"。

1996 年，我刚到 S 国，在 G 市探望一位刚出国没多久的朋友 M，M 的父亲是国内某省的国土厅老大，我在国内时经朋友介绍找我看过病，所以吩咐我要多去关心他的宝贝儿子。M 的老板是一位越南籍华侨 H 女士。H 女士的儿子从一岁开始就得了小儿支气管炎，到当时 6 岁了，试验过西医、中医、蒙医和藏医，一直没有治好。H 女士听 M 提起过我，得知我到 G 市，非得请我去她家里吃饭。我有过多年的"江湖郎中"经验，自然知道那是"鸿门宴"，吃饭是假，求医是真，所以就婉拒了。H 很坚持，在电话里告诉我，他们家是洪秀全的后代，希望我能去她家做客。还是被我婉拒了！说实话，我也很想见识见识洪秀全的后代长啥样，可是病人若要求医，最好上医生家的门，这是"古例"，我不能破。读过我上一篇文章的读者朋友就明白，"心诚则灵"是有道理的。病人求医越心切，他的生物仪器就打得越开，接收装置的位置越低，好比电视的微调越认真，接收信号就越好，得"医"的机会就越多，医道明师（注意，不是"名"师）身上的全息能信息就容易"灌"过去给他，所以自古医家传道授业解惑时总要对门人弟子进行"磨性"的道理就在这里。佛门密宗的"灌顶"，多半也是这个道理。真正高深的学问是非常简单的，有时简单到让人觉得"这可能吗"的程度，没有经过长期的磨性训练，你教给他一个"简单的"方法，他就不容易把它当衣钵去继承。你哪怕给的是金子，他也会丢了，因为得来太简单太容易，他不会珍惜。医道圣人，常会告诫他的门人弟子，要去学习大海的品行，把自己的位置放低，才能承纳千川百流。学中医，就要学习这种品行，目的也是把自己

"天人相应"与"应季而治"

求医要心诚，学医更需心诚

91

的生物仪器的接收开关彻底打开。求中医,也应该如此,以开放、接受的状态来求医,往往能立竿见影!前两天 F 小姐本来想介绍我给她的台湾朋友看病,因为 F 人很好,我才乐于帮她的朋友,可是那位在台湾的朋友却据说害怕我太"灵",不想跟我通话,哈哈,这也算我学医道多年来的一个趣事。我知道,就算坚持给那个人看了,效果也不一定好,为什么?那位在台湾的朋友的生物仪器已经处于一种封闭、保守的状态,而不是处于一种开放、吸收、准备接受的状态,那她有啥毛病就让她抱着啥毛病好了,我答应电话给她遥诊,这在医道上已经是很"破例"了呢!以后若有机缘,就给她开些名贵中药,加几味特别难煲的,让她"用心"去调服好了——这不是小人之心想报复她,而是医理如此,个中玄妙,读者可以根据我前面文章所说的生物仪器说去领悟。事实上,如果人人都能把自己放低,这个社会就容易和谐,这就是中医说的,"阴平阳秘,精神乃治"。

H 女士在我的坚持下,终于冒着大风雪,带着她的宝贝儿子来 M 家见我。小孩子叫 A,一进门就往 M 的床上躺,没有一点阳气。我用古传"望"法,一看便知他肺阴亏耗、肺气不足、脾肾虚弱,而且有点儿潮热盗汗。这样的症候,一般要开一些诸如知母、杏仁、枇杷叶、前胡、紫菀、乌梅、百部、沙参等一大堆药来调理,但是我当时没有在 S 国开方的 license(执照),不敢给他们开药。做业余医生的,在这样的社会里,要学会点 risk managment(风险管理),否则你把人家治好了,人家顶多一句谢谢你,治不好,可就得吃不了兜着走了,何况他们家还有太平天国起义的历史?

这种病,根据天人相应的原理,应该在长夏与入秋之间来治疗,所谓"冬病夏治",效果更好。为什么呢?因为这个季节可壮脾之土气,养肺之金气,特别是他肺阴亏耗严重,更应该如此。但是我这人心肠软,见不得小孩子受苦,所以还是忍不住当天就给他施治了。小 A 体质弱,经络非常敏感,我就用古传的补气方法往他的下丹田补气,这个方法非常"简单"(记住,以后凡是我说"简单"的东西,你最好马上记下来),人人可以做:用手心对着小孩子的肚脐顺时针划圈,划几圈?《黄帝内经》常喜欢用七七之数,那我们就依样画葫芦,划个 49 圈,划的时候,想着给孩子补气。小孩子就会感觉气往肚子里转进去,你有时候还会听到他的小肚子咕噜咕噜响(其实对着大人划,效果也差不多,只是小孩子敏感些而已),然后把他翻过来

☞
下丹田补气
法

趴在床上，给他数脊椎，沿着大椎骨一节儿一节儿数到尾椎骨，小朋友会很高兴陪你数数字，"一、二、三……"来回数三遍（注意保暖），最后整一杯温开水给他喝下去，症状马上缓解，我教 H 女士回家后照做，几天后就痊愈了。现在小 A 已经是个身强体壮的小伙子，在 S 国服兵役了。

这是什么道理呢？还是天人相应的道理。我们的人体小宇宙，与天体大宇宙是"相应"的。在肚脐处、下丹田划圈，如果你小时候比较调皮，玩过在一桶静止的水里用小手去划圈转动桶里的水，现在就比较好懂。人体内的真气，在肚脐这个部位处于相对静止的状态，你在体外这个部位一划圈，周围大宇宙的真气就会被"划"进丹田这个漩涡中心点，从而起到快速补气的作用。此其一。其二，我在前面的文章说过，人体有九个大穴位对应着天地的九大行星。这九个大穴位分布在任、督二脉上，数脊椎，会数到其中的三个大穴：大椎、命门、尾闾，大椎可以治疗呼吸系统的病，防止风寒入侵肺阴，养肺阴。对应太阳系的金星，可补肺部的金气，现代坐办公室的人，很多都觉得大椎附近肌肉太硬，事实就是长期没活动大椎，压迫肺气之故，常做"仙鹤点水"的动作便可解决：坐直之后，以下巴带动头部前后划圈，好像仙鹤喝水一样就行。命门主强肾，尾闾是唤醒海底灵能的要穴，可激发生命真火，以发长夏之气。捏脊椎，其实就是疏通这条主管全身阳脉之海的督脉以使阳气上升，阴气下降，让人体小宇宙与天体大宇宙同步运行。捏的时候注意不要太用力，以免调动太多小孩子的元气。关键不在手指用力，而在用"心"力。

学中医，要学一颗父母心，学一颗柔软心，学一颗天人相应的开放、接受的心，这样才能入门。

"仙鹤点水"

Q & A

紫峰散人：请教先生，用意念给自己或者别人划，是否效果相同？请指点。

胡涂医：效果可能相同可能不同，取决于很多因素，诸如：1. 你的意念力大小；2. 对方的经络敏感程度；3.你施治时的身心状态；4.对方的"求医"意愿；等等。

静悟：正要问胡涂医，在肚脐上划圈圈是自己划和别人划都一样，还是别人划才有用？

胡涂医：自己划有用没用您试试不就知道了？肯定是有用的。

至于"别人"，那要看他/她的生物场强弱、当时的状态等因素。

痴迷中医：请教先生,在小孩子的肚脐划圈时是手心贴着肚脐还是隔空操作? 抑或只要意念到即可,隔空或贴着都不重要?

从先生的文章来看,捏脊时直接捏的督脉,我在学习小儿推拿捏脊时多强调捏夹脊穴,而且操作的方向上好像也有所不同,有这样的说法——由下往上捏是补,相反是泻,先生操作则是来回三遍。是否有不同的功效呢?

另,先生所说"医道明师(在下还差 N 个级别)身上的全息能信息就容易灌过去给病人",那这些信息直接凭意念"灌"过去吗? 如何才能在治疗时确保医师自身的全息能信息不会越灌越少,同时又能抵御病气的入侵呢?

先生所说的"学中医,要学一颗父母心,学一颗柔软心,学一颗天人相应的开放、接受的心"在下学习了,并谨记在心!

胡涂医：1. 贴着肚脐和隔空都可以。明师们应该可以"全凭心意用功夫"。

2. 捏脊的方向不重要,不要总生活在有"分别"的意识中。

3. "灌"过去的东西是全息能,这个要有传承才能体验到。此外,全息能这东西,"不生不灭、不垢不净、不增不减……"

4. 不需去想办法"抵御"病气,正气足时,病气自然进不来,正气不足,抵御也没用。

梅兰竹菊：请问糊涂医,来回三遍,是一下一上为一遍吗? 还是就从上到下为一遍? 非常谢谢!

胡涂医：都可以,"一下一上为一遍"固然可以,"从上到下为一遍"也无不可。这才是"糊涂医治糊涂病"啊。

履真悟空：先生在讲补气法时说"用手心对着小孩子的肚脐顺时针划圈"。请问顺时针是从大人方向看,还是从小孩的方向看? 或者,实际具体操作方向并不重要,只需意念上用"顺时针"划圈去"补"即可? 谢谢!

胡涂医：从大人方向看是顺时针。

芹菜：看到对补气法的形容让我想到一个天气系统"反气旋",如果原理一样的话,那南半球国家的人要练习补气法就得逆时针划圈? 呵呵,纯属联想猜测。

胡涂医：有些道理呀,不过在南半球也要顺时针来。

kungfunan：指压脐眼并把意念守在脐眼,会感觉到脐眼跳动,这一招能否和用手心对着肚脐顺时针划圈功效一样? 请教胡医生。

胡涂医：功效差不多。也可以用艾草熏。

简俪：敢问先生,平时用手按摩脐部或眉心部是不是也能起到补气的作用?

胡涂医：按摩脐部多半有补气作用,按摩眉心恐怕就有头晕的作用了。

野之秋：从桑拿天进入秋爽正美着呢,不料邪风寒气入侵,感冒突至,咳嗽有痰,把自己放平气管鸣响,尤其寅时气管比较难受。赶紧回来复习,几遍下来没悟出现成招数。汗! 一曰肚脐划圈补气,二曰捏脊通督,三曰调理大椎,打算试一下一、三,捏脊却是个人无法操作。不知可否进行肺腧拔罐、艾灸? 乱试一下,准备。

胡涂医:养正气可以代替捏脊。

hxwindy:重温先生的补气法,想起以前自己实践按摩时,直接将手心捂在肚脐上,并没有转圈,时间比较久,心很静,意念也时不时集中在那里,肚脐下面反应很大,感觉有几次像炸开的锅似的响动。不知道这算不算也补到气了?

胡涂医:是补气。

太极 palm:向先生汇报一下,同时请教:小儿 2 岁 3 个多月,比同龄小孩瘦小,食量大。我这里的中医大夫说是脾虚,已经中药调理半年多,好了一些,但还是感觉身体比较弱。看到您博客后,坚持肚脐划圈一个月了,最明显的变化是,孩子嗓门大了很多,情绪体力也见好。因孩子不老实躺着,所以大部分时间都是他站着时给他肚子划圈,想着给孩子补气,不知这样与躺着划效果会有差距吗?

还有我是立春后才开始给他捏脊柱,但是一触摸身体他就笑和乱动,又不敢使大劲捏怕伤到阳气,结果几乎成了隔着衣服抚摸脊柱了。不知这样会有作用吗?

捏脊柱时如何用意呢? 从大椎向下时想着"降",向上时想"升"可以吗?

盼望先生指点。谢谢!

胡涂医:1.效果差不多吧。

2. 有作用。

3. 捏脊就别胡思乱想了吧。

netjnn:春节期间,通过山药社区找到了先生的博客,当时小外孙正发烧、咳喘,天天带他跑儿童医院,输了五天液,同时还吃中药。看了先生的博客后,我就每天给他划圈补气、数脊柱骨,孩子咳喘一天比一天减轻,恢复得比以往快。现在,我仍然每天给他划圈补气、捏脊。想请教先生:补气可不可以划多个 49 圈?

胡涂医:可以。

太极胖子:先生您好! 感谢您提供了古传中医理念和疗法,使我获益良多! 更要感恩您的慈悲,使我在您的博客里感受到佛法的召唤,走进佛学,并且体会到了学佛是人生最大的享受!

我的孩子 3 岁了,非常瘦弱,中医诊断是脾胃虚寒,中药调理一年多了,现在总是在脾虚和胃热之间摇摆,不过比以前好些了。想请教您几个问题,如果您有时间请看一下。谢谢!

1. 我用划圈补气法给他补气一年了,明显感到有效,精神、体力、嗓门均见好。学佛后,我感觉划圈时如果念佛似乎比数数杂念更少。请问如果以后给他划圈补气时用念佛号代替数数可以吗? 效果会好些吗? 是否我这样想已经太执着了呢?

2. 孩子经常舌苔中后部白厚,舌体偏红,上面还有很多红色的小点,像一粒粒细细的红泡泡,舌尖更红,大便常干,有时会引起发烧。这里的中医说是胃热,舌尖很红时就得停补脾的药,用几天去胃热的药,往往会拉点稀,舌体舌尖一般就不太红了。但是,最近两个月,用了去胃热的药,拉了稀,舌体舌尖还是比较红,导致吃不了几天补脾的药又快发烧了。我思考孩子是否心火、相火不降导致舌红不退,就给他按摩胸腹和整条胆经、胃经，似乎有点效果，但是不明显。您能否给些建议呢？

3. 孩子消化能力也较差，我每早给他喝粥养胃，也很注意不吃不易消化的食物。您还能给一些增强脾胃能力的建议吗？

感谢您！阿弥陀佛！

胡涂医：您可以外加每天睡前给他补脾土、补肾水。方法：用大人的大拇指肚顺时针轻揉孩子的大拇指肚、小指肚，各333下。

补脾土、补
肾水功法

jonee0609：请教先生，"捏的时候注意不要太用力，以免调动太多小孩子的元气"，前天给孩子"摇小船"，就是躺在垫子上，屈膝，手抱住小腿，然后左右前后摇，这两天他汗特别多，特别是运动出汗后手脚冰凉，四肢也是不温的，是不是调动了太多的元气？通过肚脐眼划圈可以补救吗？小儿2006年出生，有鼻炎，经常咳嗽，脾强胃弱，请问如何调理？先谢过先生。

胡涂医：有可能是耗了真气。

通过肚脐眼划圈，如果做得到位，可以补气。

似水：谢谢先生！孩子喜欢捏脊，可以在捏脊之外，在她的左手无名指和拇指面顺时针按摩以补脾肾吗？（在看小儿推拿的书，不同的书补和清的手法写的不一样）

胡涂医：可以。补和清，关键在心法，不在手法。

痴迷中医：这个心法，在下的理解就是医者的父母心，希望宝宝尽快康复的善心爱心，还有推拿时的专注心，投入心，清净心，医者和宝宝心心相印的心……当然这些只是在下个人的理解，仅供您参考。仍是以胡涂医先生的说法为准。

胡涂医：差不多就这样。

常在：我老妈85岁了，气管不好总是有痰，不知道这个方法适合她吗？

胡涂医：应该有帮助，祝好！

"法于阴阳,和于术数"

《黄帝内经·素问·上古天真论》有这么一句大家耳熟能详的话:

> 上古之人,其知道者,法于阴阳,和于术数,食饮有节,起居有常,不妄作劳,故能形与神俱,而尽终其天年,度百岁乃去。

这句话常常只被理解了一大半,以致人们往往只知道要注意饮食、起居,不过度劳累,而对"法于阴阳,和于术数"却所知不多。其实这段话,点睛之笔正是"法于阴阳,和于术数",有了这个前提,节饮食、常起居、不妄作劳才有神效。

那么,上古时候的人,尤其是那些悟通了大道之理的人,是如何"法于阴阳,和于术数"的呢?

先贤们懂得效法天地阴阳变化,并根据它来调整、平衡自身的阴阳。他们知道人体真气的运行与天地的运行变化息息相关,懂得使自己的炼养合乎天地运行的规律,并根据这些规律来调整饮食和作息,不过度劳累,所以能做到让身体与精神都合于道来生活。胡涂医相信,那些彻悟了的先贤们,一定能做到形神俱足,诸事圆满,生命完全自控,从而想活多少岁就活多少岁,如果他们愿意的话,能够活到人类本应活到的寿数,比如活个百来岁之后,想走了再潇洒离开人世。——我这样讲,或许会招来批评、谩骂,请大家看看 2008 年 3 月《羊城晚报》采访本焕老和尚的一段对话:

羊城晚报:本老 102 岁了,怎么看待生死?

本焕长老:我不想走,谁也拿我没办法;我想走,谁也拦不住。

羊城晚报:什么意思呢?

印顺法师:意思是他可以来去自由。

我在《"阴阳"他说》里说过,阴阳是两种不同的物质,它们是一体的两面,是实实在在存在的东西,尽管许多"阴"的东西我们肉眼无法看见。当然,说阴阳是两种"物质",这也只是权宜之计,说它们是两气,甚至两种精神,是一半一半的思维亦无不可。不知道有没有人留意到,胡涂医在《秋季养生,无外其志》里说过这样一句话:"善恶两不思量,虚空粉碎,还有啥四季？还分啥阴阳？"——很少人读懂这句话。阴阳在那些已经从此岸到彼岸的人那里,多半还是存在的,只是他们已经不必去"分别"了——不去分别,并不等于他们就没有"阴阳",他们更会遵循天地阴阳法则的演变去生活,只是他们不"住"于阴阳的境界中罢了,就像佛陀在《金刚经》里说的"无所住而生其心"。那么我们这些还在"此岸"的人呢？恐怕还是得老老实实"法于阴阳,和于术数"。怎样去"法"去"和"呢？

☞
天地阴阳变
化与人体真
气运行的关
系

那就涉及中医的另一个本质观念——十二消息卦与天地阴阳变化和人体真气运行息息相关。

十二消息卦当然出自《易经》,关于易学的话题,要忽悠得人们云里雾里实在太容易,要简单明快做扫盲却不容易,胡涂医扫到哪儿就哪儿吧。

我们知道,《易经》为群经之首,按司马迁的说法,伏羲画八卦,周文王做《系辞》,孔夫子做《十翼》,始成完整的《易经》,我们目前看到的《易经》也叫《周易》,因为它是周文王在坐牢的时候演系辞,推演、完善的(司马迁《报任安书》:"文王拘而演周易,仲尼厄而作春秋")。此外还有神农的《连山易》,黄帝的《归藏易》,史称"三易"。可惜《连山》与《归藏》据说已经"失传"了,所以我们现在基本上把《易经》等同于《周易》。《周易》一直以来都被称为经典里的经典,哲学里的哲学。关于易学本身,医家的易和道家的易相近,与宋明理学家们的易则相去甚远,所以胡涂医才在文章里反复强调"自古医道不分家"！医家对于易,虽然也以阴阳两元气论来阐述人体和自然万象,但更重视阴阳未分之前,或将为阴柔,或将为阳刚的变化流通的根源,医家认为这一根源是主宰我们人体生老病死的规律,把握了它,生死便不由阎王爷管,而是自己可以做生命的主人！

☞
把握阴阳,
参见《阴虚
VS阳虚》

医家认为,人秉天地之气而生,阴阳的流通变化无时无刻不在支配着人体的身心活动。《易经》以十二消息卦示人以天机,教人效法阴阳变化之道、数理和合之机,以养天年、度百岁。

什么是十二消息卦呢？要理解十二消息卦,还得做一番基本扫盲。孙思邈真人曾经说过,不懂易理的人,不足以被称为大医("不知易,不足以言太医")。有心学习古传中医的同志们,床头应常放本《易经》,真通医道的人，必定亦通易理，《黄帝内经》与《易经》必须参照着读才容易理解圣人本意。历史上真正的明师，无一不是易理精熟的。胡涂医在《经络本来就是"通"的》一文中略有提及。

我们先来弄明白啥叫"卦"。《说文解字》说，"卦，筮也"，筮就是古人用来占卜的菁草（即蚰蜒草），这里我们可以把"卦"理解为"一种东西"，"一种挂在外面的东西"。伏羲画八卦，就是用八种不同的东西——大家都能看到的、简单的、仿佛就像挂在门口的菁草的符号，来作为"文字"，表达宇宙八大类事物——万事万物。所以《康熙字典》在注释"卦"字的时候，说"卦"就是"挂"，天地万象都"挂"在这上面了（"卦之为言挂也，挂万象于上也"）。所以可以这样理解，"卦"就是一个有象征意义的符号！卦以阴爻（－－）、阳爻（－）相配合，每卦三爻。换句话说，每三爻可以合成一卦，共可以组成八个经卦（就是我们平时听到的"八卦"），每两卦（即共六爻）合成一卦，可得八八六十四卦（也叫"别卦"），六十四卦能完整描述天地万物的阴阳演变之理。一般所说的"八卦"，即八个经卦，用一句口诀便可记住它们的"长相"：乾三连，坤六断，震仰盂，艮覆碗，离中虚，坎中满，兑上缺，巽下断。请大家看看这张八卦图，很好记的。

明白了八卦，十二消息卦就比较好懂了。所谓十二消息卦，就是八卦里的乾坤两卦，外加复、临、泰、大壮、夬、姤、遁、否、观、剥卦。这十二个消息卦也可以用一句口诀来背诵："复临泰壮夬乾姤，遁否观剥坤二六。"不知大家是否留意到，这十二个消息卦，除了乾、坤两卦各由纯阳、纯阴爻表示外，其他十卦均同时由阴

阳爻组成？这就是"消息"的道理！"消"是指阳去而阴来，即阳爻去，阴爻来，"息"则指阴去阳来，即阴爻去阳爻来。所以十二消息卦，描述的是天地与人体阴阳二气来去演变的道理，所以《黄帝内经·素问·阴阳应象大论》才说：阴阳，是天地之道，宇宙的普遍规律，是万物的起源，变化的父母，是万物生长、毁灭的根本，是人体精神活动的大本营，治病必定要从法于阴阳开始（"阴阳者，天地之道也，万物之纲纪，变化之父母，生杀之本始，神明之府也，治病必求于本"）。

阴阳两气究竟是什么关系呢？《黄帝内经·素问·阴阳应象大论》对此有很精练的总结："阳化气，阴成形。"阳主万物气化，阴主万物的形体。《黄帝内经·素问·阴阳应象大论》在得出这个结论之前，说了一句"狠话"——"阳生阴长，阳杀阴藏"。

要弄懂"阳生阴长，阳杀阴藏"，得把《黄帝内经》与《周易》一起看才行。大家看十二消息卦的图，这十二个卦配十二"地支"（子、丑、寅、卯、辰、巳、午、未、申、酉、戌、亥）。按照易理，冬至所在的月份就是"子月"（即农历十一月），因为"冬至一阳生"，与一日之中的子时"一阳来复"一样，天地与人体的阴阳变化在此时开始（其实"开始"也只是权宜之说，天地、人体的阴阳变化是无时不在进行的），在卦象上看，就是"复卦"（参阅《二十四小时如何过——子时（胆）》）。以一年十二个月来说，立春开始于寅月，一般是农历正月，此时天地交泰，为"泰卦"，一直到夏至，阳气不断生长，这就是"阳生"，讲的其实是上半年，即春夏两季。所以中医养生，才讲究"春夏养阳"，说的就是因应这个天地阴阳变化的道理。懂了"阳生"的道理，"阴长"就好懂了，回过头看《黄帝内经·素问·阴阳应象大论》的描述"阳化气，阴成形"就能理解了。春夏阳气生发、生长，属于"阴"的万物因应着天地阳气的生发、生长而繁荣，这就是"阴长"！弄懂了"阳生阴长"讲的是春夏之间天地阴阳变化的道理，"阳杀阴藏"的道理也就能够融会贯通了，所以中医其实很好学——前提是要通易理。

再唠叨一句，"阳杀阴藏"，讲的是下半年，秋冬两季天地阳气开始减弱，从否卦到剥卦，阳爻在减少，表示天地阳气开始被"杀"少了，属于"阴"的万物开始进入收敛、养藏。

中医的本质，就是要让人体真气的运行，与天地阴阳的变化相因应，在春夏养阳，在秋冬养阴，这就是"法于阴阳"！具体怎么养呢？胡涂医在古传中医养生系列文章里列出了许多方法。需要指出的是，天地虽分阴阳，万物也分阴阳，气自然也分阴阳，但是我们不应该去纠结于自己究竟是缺阳气还是缺阴气，是阳虚还是阴虚，就像胡涂医在《阴虚 VS 阳虚》里说的："大家以后不用担心自己究竟是阴虚还是阳虚，是实症还是虚症，一概理解为'正气不足'就好了。"

以上谈的，是"法于阴阳"在一年之中的"法"，一般懂得做些学问的中

十二消息卦对应十二月

春夏阳生阴长

秋冬阳杀阴藏

医都能懂。下面我就谈点医家秘传的内容。

我们知道,婴儿在母体内,靠母体供给营养、能量(所以佛陀才说父母恩重难报,天下的父母恩哪里报得完!),以内呼吸——胎息的呼吸方式发育生长("胎息"之说请参阅《胎息、打坐及辟谷》),十月胎圆的时候,后天的生命还没有开始,本身的呼吸、神经等系统的开关尚未打开启用,在卦上来看就是"坤"卦——纯阴。随着脐带被剪断,天地之气进入肺中,肺自然应激,将气排出,催动声带,"哇"的一声开始了外呼吸,此时心火下降而补肾阳,吸气时肾水上潮以济心火,如此心肾相交,在卦上看就是水火既济卦,通过人生的第一次呼吸,启动了后天的各个开关,"生命在呼吸间"! 所以胡涂医传出的心肾相交法,正是基于这样的易理,该法太简单太一般了,然而其调养心肾,固本培元,炼精化气的功效却非同一般!

从十二消息卦看,人从呱呱坠地开始,每经过 32 个月,肾中增加一阳,到了 16 岁的时候,人体从原来的纯阴坤卦,变为纯阳的乾卦,这个时候阳气最盛,心火极容易动,七情六欲开始明显呈露,肾气开始暗暗损耗,如果能够在此时便懂得用医家秘传之心肾相交法调养,则可葆真、可持满、可御神,则聪明智慧,远非常人可比。根据易理,人体每 8 年,肾中增加一阴,到 64 岁,阳气基本上耗尽了,此时变成了什么卦呢? ——纯阴的坤卦! 所以男人一上 64 岁(很多人甚至更年轻的时候),会变得婆婆妈妈,有些女性更年期特征,此时的男人,生命之机其实已经用完了,如果还不懂得节欲保精,进行添油续命,那就真的"人生七十古来稀"了。

那么"和于术数"是怎么"和"法呢? 清代名医张隐庵先生在《内经集注》中说:"术数者,调养精气之法也。"至于这个是个什么"法",老张却语焉不详,所以胡涂医才劝网友们"清朝以后的医书,不读也罢"。现代的很多人,更把这个术数之法理解为导引、按摩等技术方法,大家到书店去买《黄帝内经》白话版,几乎都是这样翻译。其实术数,就是用易理来知道天地阴阳变化,趋吉避凶的各种方术!包括"巫"方面的技术,乃至天文、历法、地理诸学。过去古传中医世家教徒弟,前一二十年,除了医典、药理,教的全是这些东西,等到这些东西吓退了一批人,累倒了一批人,逼走了一批人之后,留下来的一两个,明师们才会最后给他们"真传一句话",把一层层的窗户纸,用一句句的真传,给一一捅破。

心肾相交法
见《教你如
何少做梦》

十二消息卦
与人的生长
发育的对应
关系

"术数"之实
质

所以说学真东西要有耐心、恒心！不要缺心眼、少悟性。比如有"新浪网友"留言说："正气内存，邪不可干……真气从之，精神内守，病安从来，相信学过中医、有点悟性的都会把这几句话联系在一起，问题是方法呢？"——真是外行人说外行话！其实《黄帝内经》里的这些东西本身就是"方法"！把这些方法当成"纯理论"甚至几句可以随便"联系"起来的"话"，本身就是缺心眼少悟性的！很多人自作聪明，到处寻求秘法，学了这个方法又想学那个方法，却无法制心一处，好好践行用功，这样学法，中医知识可能会增加，中医能力却不见得会提高。须知"有"招"有"式，你永远学不完，制心一处默默用功，养深积厚，才有豁然开朗从而达到"无"招"无"式的一天。否则就算把所有圣贤书都读了，把各种方法都学了，不去践行，又有什么用呢！其实"正气内存，邪不可干"，"真气从之，精神内守"这些话本来就是理法兼备，理中寓法，法中寓理的，这些圣人之言本才是整个中医的"本"，现在人们反而追逐"末"枝"末"节、一招一式，这真是舍本逐末！再说，胡涂医讲了那么多医家秘传，用心践行的人自然会明白个中三昧。整天抱着有求之心，而不愿落到实处去践行，那样学到头别说无法成就医道，养生延年都难以做到。大家慎之、戒之！

☞ 学经典，要领悟"理法兼备"之秘

Q&A

太极生清：小子一直在练习先生所传的心肾相交法，比以前有气感了，再次练习太极拳，似乎更有感觉了，关于鼻梁跳动的问题，只要不练养气法就没事了，再次谢谢先生了。对于先生文章中有糊涂的地方：先生说小儿刚生下时是纯阴坤卦，到了16岁的时候，人体才从原来的纯阴坤卦，变为纯阳的乾卦，但是为什么很多人还要说小孩子是纯阳之体呢？

胡涂医：这个问题问得好！小儿纯阳之说，最早源自《颅囟经》，钱乙老爷子也在《小儿药证直诀》中说："小儿纯阳，无烦益火。"其实这说的是小儿生长发育旺盛，从纯阴之体生发一阳，阳气生发，生机蓬勃！这个"阳"与体内的"阴"相比更有"发展潜力"。事实上，从卦象上看，小孩子还是"稚阳未充，稚阴未长"的状态。现在的人多不通易理，自然少不了以讹传讹。

再通俗点说，小孩子在幼儿时期，是不是很难一眼看出是男孩女孩呀？男孩没有男孩的特征，为什么呢？

太极生清：谢谢先生替我解惑小儿是"纯阳"之说，先生的回复，我是看了又看，欣喜非常，都很想手舞足蹈一番来舒解心中的欢喜！！从先生的回复里面我看后理解是：一阳生于极阴之地，一阳生合于复卦，所以小孩是纯阳之体就不对了。

至于后面提到的这句话，"其实'正气内存，邪不可干'，'真气从之，精神内守'这些话本来就是理法兼备，理中寓法，法中寓理的"，个人认为先生所传功法的心肾相交法和养气法是代表，心肾相交法来炼精化气，产生身体的正气，养气法则是教人以精神不外越，这样自然真气能从之，邪不可干了。

不知道理解得对不对，望先生指正。

胡涂医：正解！

太极 palm：请问先生，小孩 16 岁之前可以用心肾相交法调养吗？还有《黄帝内经》讲男子 8 年一变，女子则 7 年。与十二消息卦的推演有什么不同吗？

胡涂医：可以的。

没有不同。

fishermanwy：寅那格是泰卦吗？另外请教先生，大壮卦是四阳爻两阴爻吗？还有啊，先生，中国的方位都是左东右西，真的跟左青龙右白虎相关的吗？这个问题比较无聊哈，先生得了空再跟我闲扯吧，呵呵。

胡涂医：寅那格是泰卦，在月份就是"正月"，所以才有"正月建寅"之说。

大壮卦也叫"雷天大壮"，上震下乾，是四阳爻二阴爻没错。

其他的您自己找书看吧。

太极生清：fishermanwy 网友，我来替先生回答你的问题吧，望先生见谅。我们老祖宗都是面南背北来确定方位的，现在我们看地图的左西右东，其实是从南半球传过来的方法，所以我们老祖宗把东面也叫左，西面也叫右，南北自然是前后了，其实看八卦图的时候不一定非要平铺在地上看，可以竖起来，应该看作是立体的。这样再看先生发的先天八卦图，就可以跟天象地理对应起来了。不知道说得对不对，望先生指正。

胡涂医：很好。

小王：曾有人对早上(12 点以前)做针灸治疗很是反对，我以为然，可一直说不清所以。看了先生对阴阳的解释，尤其是对"阳生阴长，阳杀阴藏"的解释，我觉得这就是根据，不知对否？想问一下"人从呱呱坠地开始，每经过 32 个月，肾中增加一阳"，为什么是 32 个月？

胡涂医：为什么是 32 个月，这个就是"术数"了，$2^5 = 32$。

自古医道不分家

　　胡涂医应网友们的提问,在《自学中医——明师就在经典中》列出了一系列的医书,胡涂医建议大家把《道德经》背下来,在回答一些网友问题时,也提到要让《道德经》、《黄帝内经》和《周易参同契》烂熟于胸,学习古传中医,才有望登堂入室。为什么呢?因为自古医道不分家!古传中医最精髓的东西,是要把中医当成"道"去领悟、去体证,才有望豁然开朗、融会贯通的!而要把中医当成道去悟,就非得熟通这些经典不可,尤其是《道德经》。咱们接下来就聊聊《道德经》。在这里要先向各界研究《道德经》(也叫《老子》)的专家、行家们致歉,胡涂医在这里可能只是胡说八道,观点若与各位的不同,请多多包涵!

　　我们以《道德经》第一章的第一句话为例,来谈谈为何"自古医道不分家"——这是中医的又一本质。我们先看原文:

　　　　道可道,非常道。名可名,非常名。无,名天地之始。有,名万物之母。故常无,欲以观其妙。常有,欲以观其徼。此两者,同出而异名,同谓之玄。玄之又玄,众妙之门。

　　一般认为,这几句话,开始了《道德经》全文,我读过《老子》祖本,是把"德"经放在前面,"道"经放在后面。咱们不管了,按现在世上流行的版本来吹吹牛。

　　我在大学时代旁听过一位主讲先秦诸子的教授讲课,他把"道可道,非常道"解释为"道是可以说的,但它不是一般平常的道理"。持有这一见解的人,社会上还真不少!其实如果真是如此解释,老子恐怕要笑掉他老人家的白胡子了!不懂道的人强行说道,难免要变成胡说八道——就像本人现在在这里瞎说的一样!在先秦的语言中,表达"说"是用"曰",我们常读到的"子曰"什么什么就是孔夫子老人家说了什么什么。"道"用来表示"说"的意思,要等到唐朝末年呢!那么圣人的本意是什么呢?恐怕要亲见老子，问问他老人家，才不至错得太离谱。

我们且以凡心，来妄测一下圣意。

老子这第一章，如果用大乘佛教的话来说，恐怕说的就是"诸佛密意"了。——大道必须向内去求，如果不是向内求"道"、求"般若"，不在自己身上实践"道"、实践"般若"，那只是空谈大道，于人于己毫无益处，于自己的医道修习，断无助益！否则千经万典读下来，经是经，你是你，两者毫不相干，又有何益？

我们且来看一个佛教故事。

据《六祖法宝坛经》记载，当年五祖弘忍大师把衣钵传给六祖慧能以后，知道大众不能理解，要抢六祖衣钵，于是他要慧能六祖连夜离开。六祖离开黄梅以后，有很多人为了衣钵追逐而来，慧明一马当先，赶上慧能六祖之后就要抢他的衣钵。六祖便把衣钵往路边石头上一放，说："衣钵是法的象征，岂可用暴力来争夺？要就拿去吧。"说完隐身草丛里。当慧明拿衣钵时，无论怎么使劲也拿不动衣钵，知道六祖那里真有"道"，于是心生惭愧，就请求六祖为他开示。慧能六祖就教他："不思善、不思恶，制心一处而无妄念，没有妄念，就是般若，就是道。就能看到你的本来面目。"慧明又问："除了这个，还有没有其他的密意呢？"六祖告诉他："如果能说出来的话，就不是密意了。假如你一定要探求密意的话，要从你自己的自性里面去探求，密意就在你自己那里。"——真正的密意，是"心行处灭，言语道断"的。宇宙大道，就在我们的自性里，在我们的心里！领会了大道之理，我们还要落实到吃喝拉撒睡，落实到衣食住行，落实到日常的每一件小事中去活用应变，如此虽然同样是吃喝拉撒睡，同样的衣食住行，同样的小事，因为有了"道"，生活就会有"禅"味，就能在每一个当下心开脉解，得大自在。好比《金刚经》里，佛陀同样地着衣、持钵，同样地入舍卫城乞食，与大家一样，吃完饭，自己收衣钵，洗脚、静坐，与大众无异，但是解空第一的须菩提尊者，却看到了这里面的"道"，这里面的"般若"，所以忍不住起来赞叹"稀有"世尊。得道的圣者，虽然也有凡夫的衣食住行，但是却在衣食住行处一一解脱。同样的日子，却有完全不同的般若风光！这正如古人所说，"寻常一样窗前月，才有梅花便不同"。心里有了"道"这朵"梅花"，寻常一样的日子，便大大的不同了，身上有了"道"这朵"梅花"，治起病来，自然与庸医们不一样。

所以圣人才开篇便说"道可道,非常道"！大道是随缘自在的道,是可变通之道,大道在每一个人的自性里,大道并非常住不变之道。

咱们学中医的,也"应作如是观"！学古传中医,首先要解决的,就是思维方式的问题！要用"道"去思维,才能深得医道三昧！如此才能像胡涂医在序文里说的,"医中有道,道中有医,实可感而遂通",人人自成良医。比如,古传中医是这样思维的:是谁"规定"了看病非得把脉看舌？非得分阴阳虚实寒热表里？是谁"规定"了针灸非得用银针？是谁"规定"了用药非得往外采？是谁"规定"了用药必谈什么经方？上古时候的神医们,如果也需要这么折腾,怎么能叫神医！

把中医当成道去悟,才有豁然开朗、化腐朽为神奇的一天！

祝福大家,在每一个当下,心开脉解,得"非常道"！

Q&A

小牛灵灵:由道入手,探本寻源。很高兴能有机会学习医道,而非医术。最近半年,经常诵读《道德经》,差不多已经能背了。感觉心态确实有了很大变化,受益匪浅。赞叹祖先的大智慧！近期和一些志愿者,准备在上海发起一个集体闭关诵读一周《道德经》的活动,希望更多人能从中受益！顺便问一下,先生读的是哪个版本的《道德经》？帛书版的？

胡涂医:聚集几位好友一起诵读《道德经》,这真是件好事！但且别轻易"闭关"。古德云:"不破本参不住山,不破重关不闭关。"不知道从哪位"大师"开始,国内刮起了一阵"闭关"风,许多人别说破本参与重关,连悟道的边也摸不着,动不动就教人"闭关",这会障碍大家未来的法身慧命与修持。若是不懂的人随便说说还好,如果有心修行,闭关的话不要轻易去说,闭关的"大众"学习班不要轻易去凑热闹！

小牛灵灵:谢谢先生的开示！只是现在大多数人的心太浮躁,生活节奏又太快,若不是有个相对封闭、清静的环境,强制关手机、关电脑,恐怕连播种的机会都没了。但此后的修行肯定要在实际生活中的。否则就像托尔斯泰笔下的资本家了:教堂里一套,教堂外一套了。这样理解是否正确？请先生指点。

胡涂医:也对。那就叫封闭式学习,不叫闭关,尽管看上去类同。

新浪网友:请教博主,《道德经》注者相当多,观点歧义也比较大,您觉得谁注解的最适合？河上公？王弼？我觉得比较迷茫。能介绍一下吗？不胜感激！

胡涂医:有一句话叫"焚书书在,注经经亡",历代注解经典的人很多把经典折磨得奄奄一息。

　　建议您把《道德经》背下来，"书读百遍，其义自见"。

　　现代人把《道德经》讲得最好的有两位，一位是南师怀瑾公，还有一位就是我在文章里提到的江西山里的那位老先生。在遇明师之前，自己好好用功吧！

大道无形本相通

太史公在《史记》里讲到神医扁鹊的时候,讲了一段颇为神奇的故事。他说扁鹊秦越人同志年轻时在酒店打工,有位客人叫长桑君,扁鹊见他老人家气度不凡,似非寻常之人,便常常很恭谨地服侍他,长桑君也看得出扁鹊这小伙子不错,非常有慧根。来来回回考察了十多年,有一天长桑君找扁鹊私谈,不经意地告诉他说:"我有古传中医秘不外传的方法,现在年纪大了,想传给你,不过你可别轻易外传出去。"扁鹊恭恭敬敬地承诺老人家一定保守秘密。老人家于是从怀里抓出一把药给扁鹊,并告诉他:"这个药,你要用清净的水来冲服,连续服用三十天后,就可以透视、了知一切事物了。"然后把他秘藏着的医书秘方全搬出来交给了扁鹊,忽然就不见人了。太史公于是感叹说,长桑君可不是凡人啊。扁鹊同志规规矩矩"依教奉行"了三十天,果然可以看得见隔壁的人,他用这个本事来看病,尽见五脏六腑的症结,但对外还是声称自己是在"诊脉"而已。司马迁《史记·卷一百五·扁鹊仓公列传》原文:

> 扁鹊者,勃海郡郑人也,姓秦氏,名越人。少时为人舍长。舍客长桑君过,扁鹊独奇之,常谨遇之。长桑君亦知扁鹊非常人也。出入十余年,乃呼扁鹊私坐,闲与语曰:"我有禁方,年老,欲传与公,公毋泄。"扁鹊曰:"敬诺。"乃出其怀中药予扁鹊:"饮是以上池之水,三十日当知物矣。"乃悉取其禁方书尽与扁鹊。忽然不见,殆非人也。扁鹊以其言饮药三十日,视见垣一方人。以此视病,尽见五藏症结,特以诊脉为名耳。为医或在齐,或在赵。在赵者名扁鹊。

每次翻阅这段历史,都让人感慨不已!自古以来,高明的东西,都是师父找徒弟,而且一考察就是十多年。这个漫长的考察、磨性期满,真要传本事时,却是如此容易。关于长桑君真人"出其怀中药予扁鹊",千百年来人们的理解就是长桑君从怀里掏出了一包药给扁鹊,胡涂医在上面故意翻译成"从怀里抓出一把药给扁鹊"。为什么这样"翻译"呢？因为古传中医一直秘传着一个如此教徒弟的方法，比如教"千里诊病"之前，往往要"抓"一把药给徒弟吃下去，这个药，是凭空产生的——并不是先前藏在怀里的！我知道我们现代人很难相信有这种事，但是太上在《道德经》里说过"有无相生，难易相成"，我们平常所说的"有"和"无"其实是可以"相生"的，一旦有无可以相生，看上去很难的事也就很容易了。那么"有"与"无"是怎么相生的呢？它们本来就是道体的显化！用佛教"因缘观"的道理来解释，比较好懂。"有"是因缘"聚"，"无"是因缘"散"。比如你把五根手指握成一个拳头，这时是"有"拳头，是五个因缘聚会，使一个拳头产生，当你把手指一根根散开，拳头就"无"了，手还是原来那只手。很多人读《心经》老读不懂"色不异空，空不异色"的道理，这样理解就好办些了。圣人说"大道无形"，医家的这种"凭空产生"的药，就是从"无"到"有"，从无形到有形。佛门中其实也有这个法门。有人按照《佛说药师如来本愿功德经》里的方法，也能修出个"空中取药"的本事来，南师在《药师经的济世观》里有提及。当然，"空中取药"是很耗能的活儿，历代明师们都不轻易去做。古圣前贤"大道无形"之言没有骗人，真空中确实可以生出妙有！医家、道家、佛家的道理都是相通的！（古传中医这种"无中生有"的取药法的原理，胡涂医在文章里多次解释过，请参阅《"阴阳"他说》及《"阴阳"他说（续）》。）

其实在《道德经》里，太上所说的东西，都是可以与医家、佛家的理论互相印证、互相解释的，太上之言，本来就可以实证，可以演示，更可以应用于生活中的，所以古时医家用它，丹家用它，连政治家们也用它。胡涂医在前面的文章《自古医道不分家》里解释"道可道，非常道"时说"大道是随缘自在的道，是可变通之道，大道在每一个人的自性里，大道并非常住不变之道"，这样的"道"，自然无形无相。

再给大家讲个"大道无形"的故事。胡涂医年轻时常在寺庙挂单，有时早上轮值，要我起来"打板"（佛教丛林中，于斋食、开浴、普请、上堂等集会时，敲击木板，发出声响来告示大众），有一次"刹板"（有点类似刹车）的时候，做得不如法，师父看在眼里，啥也没说，等到用完早餐才让我去"跪香"（相当于"罚跪"），那时年轻，有点不服气，师父轻轻说了一句："你打板的时候还好，刹板的时候就没有佛了。"——真是阿弥陀佛，本来打板的时候，我还算心手一如,在心里念着佛的,刹板的时候,平时会在心里默念"十方三世一切佛……阿弥陀佛……佛……佛……佛"等佛号,那次没"念",被师父"听"出来了! 这就是圣人所说"大道无形"的道理。在古传中医里,许多诊病治病的方法几乎都是无形(不须四诊八纲)无相(不须动手用药)的,其理不仅与道理通,与佛理亦通,医、道、佛,三家之理互通!

当然了,上古时候的圣人们,证悟的大道之理都是一样的,只是各自要度化的人群不同罢了。历史上真正的明师,都是三家圆通,没有偏执、挂碍的,更不去妖言惑众。前段时间经一个朋友"推荐",去看了一下一个网友的博客,里面充斥法轮功的歪理邪说,也许是为了遮人耳目,他们居然把李洪志先生直接称呼为"佛陀",这样故意混淆视听、误导不懂佛理的人们,实在让明白人无语! 更糟糕的是,他们表面上是在讲佛陀(释迦牟尼佛)的故事,实际上则是在宣扬当年李先生的邪说。他们如此下作,如此折磨佛道医各家理论,我不能不驳斥一下他们,以正视听。兹摘录一段该博客讲佛教的话于下:

> 什么叫开功开悟呢。其实就是在那一刹那间,他记起了他从极高的宇宙转生到人间之前所拥有的全部智慧。他把这些智慧用来开启人类的思维,为众生指引一条通向幸福彼岸的道路,这就是佛法的真实来历。……释迦牟尼在世间开功开悟之后,并不是一下子就达到最高境界,而是不断开悟,不断提升自己的层次,最后才达到如来这个层次的,如来是佛层次的标志。……释迦牟尼佛在 49 年的传法过程中发现,许多他过去讲的法都是错的,再提升层次之后,发现刚刚讲过的法又是错的,怎么会出现这种情况呢? 他发现原来每个层次有不同的法,法在每个层次有不同的展现,在这个层次适用的法,在另一个层次就不适用了。

佛法的"真实来历"在他们笔下居然是"记起了从极高的宇宙转生到人间之前所拥有的全部智慧",而不是佛陀在人间修行、证道、传道……佛陀在菩提树下,金刚座上,证悟的是宇宙人生的真理,那一刻,他就是佛陀,无上正等正觉的如来佛! 哪有什么到"最后才达到如来这个层次"的! 不懂道的人强行说道,固然是胡说八道,像他们这种不懂佛的人胡乱说佛,更是胡说八道! 他们甚至不惜公开造释迦牟尼佛的谣,说什么"释迦牟尼佛在

49年的传法过程中发现,过去讲的法都是错的"。李先生没读多少佛经,咱们可以理解,毕竟人家只是初中文化程度的"大师"嘛,但许多受过高等教育的人,居然也不去阅读佛教经典来印证,而是去偏信李"大师"的胡说八道,这就真是魔障太重了,可怜可叹也! 他们自己沉迷其中已经够可怜了,拼命拉别人去加入他们的行列,不断谤佛,把李先生说成佛陀,那就更可恶了。其实佛陀在世时,每一次说法,都有不同的因缘,面对不同的人群,因不同的事情而说,且别说佛陀是"真语者,实语者"(《金刚经》语),佛陀每一次说法,无不是观机逗教,直接解决大众的疑惑和难题,哪有说后来说的才是对的,前面都错了?! 三藏十二部藏经,哪一部经典是错的? 倒是佛陀在《楞严经》里彻底讲了这些附佛的邪教会出现呢! 奉劝有志于了生脱死、修习佛法的人,要去深入经藏,拜读佛教原典,落实在生活中,用心转境、利乐有情,应世自在,方是正途,而不是在网上听大师小师们瞎忽悠。同样的,学道的人,道家的经典,也应该拜读原典,不要去瞎看这些年冒出来的大师神人们的"注解"或"画说"。古人说"书读百遍,其义自见",把《道德经》、《黄帝内经》、《阴符经》、《周易参同契》读得滚瓜烂熟并按其理法来以身证之,才是正道! 真正的明白人,无不希望自己的门人弟子能博采众家之长,以便未来能帮助更多不同背景的人,邪教才要人如加入严密组织般去忽悠别人盲修瞎炼。在这个鱼龙混杂的世道,大家还是要老老实实读圣贤书,老老实实过好每一天,在每一个当下,对事对人,不住不执,让你所学的,为自己和他人减少烦恼,增加快乐,那才是古圣先贤的本怀,别去听大师们忽悠啥宇宙啊外星人啊地球是宇宙垃圾站等鬼话。

　　阿弥陀佛,祈愿古圣前贤、诸佛菩萨慈光加被,让人们迷途知返,开心快乐!

深入经典,
依法奉行,
落在实处,
方不迷途

Q&A

xrzhuang:请教先生一个问题,我大姨在气功特别火的时候练过菩提功(狄玉明),后来在气功班上遇见一个有特异功能的阿婆,也十分迷信她,我一提到佛法什么的,大姨马上会搬出他们。但是后来接触了正信的佛教,回头再看这个大师的自我宣称,觉得特别不对劲,像是邪魔外道的。而且我觉得大姨也受了很多不良影响。不知道先生对狄玉明了解多少,想在此询问一下。

胡涂医:抱歉！不认识狄先生,无法置评。

学佛要扎扎实实从发无上心、深入经藏、服务大众等着手,不要追求什么神功异能。

那些自称大师活佛的人,要尽量远离他们。

真正悟道的人应该像水"善利万物",处低处柔,他们"不贵难得之货",更不会去忽悠学生供养钱财的。

深入经藏,智慧如海!

微笑:先生这篇文章给我们敲了警钟,您提到的那个博客我也看了,开始还真的挺认真在看,但渐渐感觉不是很好,也就不去了。现在接触了佛法,但我真是太愚钝了,虽说现在每天背诵大悲咒、心经、准提神咒是我的功课,也以为自己心态好多了,但是真的遇到事情,仍是不开智慧,心情烦乱。如果人生真是不断地转世而来,那看来我前世一定也修得不好,以至于这一世仍然深陷红尘烦恼,不能自拔……

胡涂医:诵经持咒很好,但要能与生活融为一体,不要学到经咒是经咒,我是我。

佛说的,人要的,善美的,能增进人生幸福的,就是我们要去学的佛法。

紫莲:"诵经持咒很好,但要能与生活融为一体,不要学到经咒是经咒,我是我。佛说的,人要的,善美的,能增进人生幸福的,就是我们要去学的佛法。"

赞叹赞叹! 简直就是及时雨呀。我不明白,经咒如果不是经咒,我如果不是我,那我就是经咒了吗? 怎么样与生活融为一体呢? 如果是已经善美的,也增进人生幸福的,那还要诵经持咒?

胡涂医:如果粮食、阳光都是善美的也能够增进人生幸福的,还需不需要粮食和阳光?

翠竹:又见先生,激动! 由于媒体引导,现在周围好多人对中医、养生之类大为不屑,更别提修身养性,参悟佛道之类了! 只有深入其中之人才知其中好处。既然才疏学浅无力与之相辩,那就闭口不言,如哑巴吃蜜,自得其乐吧!

胡涂医:好好炼自己的。前两天回复过一泓同志的博客,我说了这番话:

少贪,自然淡定,少嗔,自然平和,少痴,自然觉醒。多发愿,把自己往菩提道上引,自然会往正道上走。求道的路不好走,也很好走,看您有何愿力,作何行持。"任何事情,都跳脱开一点"是对的,"不要太投入"却不一定对。

有慈悲,就会有定力。有智慧,就会有一双明亮的眼睛。

翠竹:我儿子总是头疼头晕,胃口也差,本市中西医检查治疗都没什么效果,我为他按摩三焦经、心包经什么的总是很疼,效果也不明显,私下为他念过《地藏经》、《金刚经》、解冤咒,施食,可是总好不了,不知哪里做得不得法,请先生教我!

胡涂医:要做得得法,恐怕要先知道问题在哪里。

健康有健康的因果,不是说"念过《地藏经》、《金刚经》、解冤咒,施食"就能百病消除,那还要医生和医院干什么呢,对吧?

祝好!

yuehuahrbin：先生，我小时候是跟姥姥长大的，跟姥姥感情很好，现在姥姥身体很差，简单说就是吃什么都上火，又有心脏病，面神经麻痹，血压不稳定，高压高，低压低。我现在跟姥姥不在一个城市，让姥姥练功我不在跟前，不能教。我看了您的博客很长时间了，看到您有向其他人说念药师佛灌顶真言，我不求姥姥的病可以完全好，只求能让老人每天晚上可以踏踏实实睡觉，我想问您，我替姥姥念会有用吗？如果可以，请您指点一下如何念好吗？我知道自己的要求可能有点过分，不吃药，不练功，难为您了。

胡涂医：1.按理是可以替她念的，只是如果有功德，七分功德您得六分，她得一分。

2. 如何念？开心时高高兴兴地念，伤心时悲悲戚戚地念，生气时恶狠狠地念，依此类推。

天堂可寻：您好，先生，非常冒昧想请教您一个问题：佛教和道教哪个层次更高呢？究竟是殊途同归，还是有所分别呢？看一些佛教的书籍都说道教是不出六道，层次只是相当佛教的欲界天。究竟该怎么理解这其中的问题呢？应该修佛还是修道呢？我非常困惑，请您指点一二。非常感谢。阿弥陀佛。

胡涂医：建议您把《道藏》和《大藏经》都通读一遍自己去找答案。

在您找到答案之前，我就多说两句：说道教不出六道的人多半是把普通道教和道家混淆了！太上对宇宙起源、万物变化、证入大道的论述简练精深，在我看来，在释迦牟尼佛之上，而释尊对因缘果报、空性、般若、四圣谛十二因缘等的论述则远非太上所能比拟。

我不建议初学者去执着于这些问题，所谓"佛佛道同"，哪个人证道了之后，其"道"都是一样的，"等无差别"。

修佛就是修道，修道就是修佛。

当然，这只是个人观点，未必就对。希望没有误导您！阿弥陀佛。

hq123：麻烦糊涂医：好友颈部皮疹奇痒，晚上总会不自主抓破，西医切下一片皮也未查出啥问题。我建议她呼气时意念想病气从病处似剑般射出，49或81次，数次/日，坚持数日，同时每天烫脚（心里没底，不知泡脚汤方是否仅适用于冬天）。发现我把您的几个方法混在一起给建议出去了，不会"差之千里"吧？还是门外汉，却总想帮人……哎！

泡脚方见《冬季养生，无扰乎阳》

胡涂医：让您的朋友找 Shampoo Antimycosique 来洗颈部皮肤，然后再擦擦万金油什么的试试。

您教她的呼气和意念都可以。泡脚一年四季都可以做。

常有人问起是否可以几个方法一起做，以下是"标准"答案：

1. 你读《红楼梦》能否同时读《西游记》、《水浒传》？学数学的同时能否学物理和化学？

2. 看一个人的时间和需要"补课"的地方。

常思: 阿弥陀佛,糊涂医先生您好,看您博客已大约半年了,从您教的退烧止咳通道到心肾相交助安眠再到今天的大道无形本相通,真是受益匪浅。暗暗庆幸自己能有如此缘分!

佛法难闻,人身难得,今生幸遇佛法,愿生生世世不离佛法,生生世世勤学静修,以身证道,常随佛学! 愿我佛慈悲加持,远离外道,得闻正法,修清净心。

我父亲两年前去世了,从发现到去世只有一周多时间,是肺癌脑转移。可能是我常年在外,也可能是父亲在世时我尚不知报父母重恩的缘故,那时倒没觉得母亲身体有什么问题,可近来母亲睡眠不好,高血压,最重要的是胃口很差,经常胃不好,胃痛、胃胀、胃不舒服、消化差,身体状况不好,我十分担忧。心肾相交和睡仙大法已经打印了给母亲练,我不在她身边估计实施得大概不好,因为心肾相交我一直在练,效果很好。恳请您能指点调理胃的方法,不胜感谢。先生吉祥,合十,阿弥陀佛。

"睡仙大法"见《教你如何少做梦》

胡涂医: 练习呼气注意心窝部就好。阿弥陀佛。

常思: 感谢先生的回复,"练习呼气注意心窝部就好",我的理解是练习心肾相交法,呼气时除了感觉呼出之气从鼻至双脚,还要意守心窝部,不知对否? 我一定让母亲坚持做,谢谢,先生慈悲,阿弥陀佛。

胡涂医: 不对! 以后有问题请回去原文里寻找答案。

苏苏: To"常思"网友:先生说的"呼气时注意心窝部",是一个单独的练习法,个人认为不应该和心肾相交法混在一起练习。在下练习呼气注意心窝部一段时间,发觉此法对胃寒、消化不良已起效。应该说对脾胃病见效快,最好每天定量练习,个人经验,仅供参考。有不正之处,请先生指正。

胡涂医: 正确! 吃面条的时候,最好别同时吃冰淇淋嘛!

不弦: 苏苏说得是,先生说的"呼气时注意心窝部",是一个单独的练习法。在《二十四小时如何过——丑时(肝)》和《最后几张窗户纸》都有提到。我不如苏苏用功,没有完成定额任务,想起来的时候就注意一会儿,不知道什么时候注意力就跑了。现在呼气的时候热气又跑到后腰那里去了(原来因为气息过重,在后背),怎么老是在后面呢? 也请先生指正。

胡涂医: 谢谢!

人体真气爱跑哪儿跑哪儿,"全身无处不气路",大气点,顺其自然吧,别人为束缚它。

苏苏: To"不弦"网友:呼气注意心窝部,您比我练得成功啊! 气都已经到后腰,应该是命门那处吧? 恭喜恭喜,我虽然每天练,但是估计体弱多病,气先去修理身体了(个人猜测)。有时候心窝热得很快,有时候找不到感觉,我的体会,早上起来练习,心窝热得最快。刚才练习的时候,后背从下往上,慢慢发热,停练一会儿了,还有暖暖的感觉,这还是头次背部发热。我猜测:气会跑后面去,应该是必然结果吧,"伸则下,下则定,定则固,固则萌"。我的疑问是:如果体内的气有限,怎么从体外补充进来呢? 先生在"正身、内省"文章中有提到,但是以我的学知,还理解不了。"炼精化气"的精又是什么东东呢? 在下还在摸索阶段,希望多与您探讨。

114

胡涂医:老祖宗提出的"天人合一"的观念很了不起,太上在《道德经》里也教导我们要"人法地……道法自然",这不仅是"讲"大道之理,而且是教"证"道的法。如果我们能让自己与天地合一,则体内真一之子气,可以得大道的虚无之先天一气相合,体内的气自然得到补充壮大,甚至还会出现近乎神性的各种能力。

关于"精",前面有文章论述过的,回去看看吧。

ahan:谢谢胡涂医先生! 可否请您讲一讲"一门深入"和"广采众长"的关系。谢谢!

胡涂医:一门深入,在刚开始的前五至十年,要一门深入用功,之后才博采众长。

我接触过很高明的藏区人士,他们一般要先下十年功夫做"加行",之后才能多方涉猎。

kungfunan:胡先生,古传中医有没有使智力快速提高的方法?

胡涂医:要是有,胡涂医也不至于如此糊涂了。

精气神养足了,能得定之后,智慧自然就增长了……

秋水:先生,功夫不高的人是不是不适合为人诊病,反而会染病气? 或者这也是"一句话"可以解决的问题?

胡涂医:不懂功夫,无法回答您。

"染病气"之说没有道理!

医道之至极

"古传中医"这个词,在我这个"糊涂医治糊涂病"的博客里被多次提及。有些常来这个博客的朋友们,也喜欢给自己的博文加一个"古传中医"的标签,这是很好的事,我希望越来越多的有缘人能够了解古传中医——这一有别于中医学院里所传授的叫"中医"的东西。事实上,胡涂医在《道医的铁指标》里已经讲得很明白了,我这里所说的古传中医就是道医。它就是唐代王冰先生在注解《黄帝内经》时所说的"虽复年移代革,而授学犹存"的被"师氏藏之"的上古传承的真正的中医,包括传说中"失传"了的《黄帝内经》第七卷等秘典绝学,它是我们的老祖宗在参天究地、返观内察的天人之学研究、证悟之后的产物。普通的中医,做一辈子学问也无法做到千里诊病,更别提空中取药、无刀手术等神乎其技的中医能力了,原因何在呢? 就是因为他们没有得到真传! 而真传的内容,包括学习中医的方法论——古传中医的理论、特殊的训练以及上古的天人之学之至极——金丹大道! 前不久我留意到有不少人在写金丹大道的文章,书出了一本又一本,他们"宣传"金丹大道的热忱是值得肯定的,可惜他们写的与真正的金丹大道相差何止十万八千里,我真为他们以及其追随者们的法身慧命捏一把汗。不明金丹大道的人硬要去大张旗鼓"宣传"金丹大道,在明白人看来,那真是胡说八道。须知金丹大道是上古天人之学之至极,是医道之至极!

得医道之至极者,必有道医能力的呈现。那些金丹大道的"理论家"、"文字工作者"、"医道爱好者",打着"金丹大道"的旗帜大肆"宣传"他们的金丹大道,这几年似乎追随者颇多,胡涂医如果再不说几句,恐怕古传中医——上古传承下来的医道之至极终将清白难保。

医道之至极,先须把自己"空"掉。许多人听到要把自己空掉会觉得害怕,自己空了那"我"在哪儿? 其实空并不是什么都没有。前些天有网友问我如何找到回家的路(找回那个真正的"我"),我给了他一句话:"须净其意如虚空",其实这句话就是传说中的"真传一句话",只是这"一句话"太普通,你如果不是下过十年八年苦功,它也只是一句普普通通的"话"而已。"虚空"就是"空"。太上在《道德经》里开篇便说"无,名天地之始",这个"无"就是"空",它并不是"没有",而是天地万物的本源。如果用佛家的话来说,它就是"法性"——是诸法的自性,所以佛陀在《心经》里告诉舍利弗尊者说"是诸法空相"。空并不是"没有"了之后才"空",而是"有"的时候就"空",换句话说,"空"并不破坏"有",怎么理解呢? 如果你的茶杯不"空",它就没法"有"茶,如果钱包不"空",它就无法"有"空间装钱,人的五脏六腑四肢百骸如果不"空",就无法"有"真气通畅充盈,就会百病丛生,更加谈不上拥有神乎其技的各种古传中医的能力了。那么如何才能把自己空掉呢?《黄帝内经·素问·上古天真论》有这么一句话:

> 志闲而少欲,心安而不惧,形劳而不倦,气从以顺,各从其欲,皆得所愿。

"志闲而少欲",让自己的心"空"闲下来,使情志得到舒缓。我们知道,肾主志,肾精不动,心就安闲下来,如《金刚经》所说"过去心不可得,现在心不可得,未来心不可得",过去的已经过去,未来的还没到来,现在的心杂念纷飞念念不停,一概"不可得",干脆让它们都"志闲"下来,把它们都"空"掉,就能"不惧"而自然,合于宇宙大道,人体自然也就"气从以顺",诊病治病,自然能够随心所欲"皆得所愿"了。——这是对上上根器的人说的。对于我们这些糊涂的现代人,恐怕还是要老老实实,以"恬淡虚无"为旨,行"真气从之,精神内守"之功,让自己"志闲"、"心安",则先天一气自然从虚无中来。这看上去平淡无奇的理法(载于《黄帝内经》卷首),久久用功,遇到明白人一传一带,一个晚上便可具备古传中医"空中取药"的能力(当然,这"一个晚上"的时间,明师们往往要磨炼你 N 年头,天下没有那么便宜的事儿),个别贪玩的,还可以表演一下诸如意念开锁、突破空间障碍等杂耍。须知这尚且远远未到"金丹大道",而只是在"得一"阶段呢! 难怪太上在《道德经》里感叹说"神得一以灵"! 我们的心神只要一得到这先天一气的滋润便可灵通万物。不知那些卖力宣传"金丹大道"的大师们,有几个拥有这些古传中医的能力——这些还不是所谓的神通呢! 很多大师现在都学会了一句话叫"慧而不用",如果说用与不用要看"心情",那么能用与不能用就是能力问题了。如果大师们没有这些能力,那别说金丹大道,就连"得一"是啥也讲不清!如果他们只是出来混碗饭吃,是有点儿缺德,毕竟误人子弟不是有德之事,奉劝他们干点正经事儿,中国社会发干净财的机会还是不少的嘛,如果真的以为自己得了金丹大道,那是把自己也骗了,着实可怜,希望"大师"们悬崖勒马,回过头好好深入医家、道家、儒家甚至佛家的经典寻找智慧甘露,别再盲人骑瞎马——以盲带盲了。

再次强调一下,《黄帝内经》讲的"恬淡虚无,真气从之,精神内守",既是原理,也是方法。后世道家整出的虚无纳气、三光陆沉之功,便是这种功夫。胡涂医相信,据说"失传"了的第七卷,多半就是在"落实"这些大家耳熟能详的话而已,只是每句话都带有历代先贤的传承力,"人得饵之,立跻圣位",故明师们不敢轻传。

得医道之至极者,必最终走上天人之学的求道之路,以求身心彻底的"解放"。就像上面所说的,把自己先"空"掉之后,道医的能力自然一步步呈现,这就是真空里生出妙有,就像太上在《道德经》第一章说的"常无,欲以观其妙,常有,欲以观其徼",在"无"与"有"之间,观心自在,因为能把自己先"空"掉的人,就慢慢可以用心转境,"无刀手术"、"无药治病"的能力就一定会出现,他们也就会进一步去用功去"空",佛教的《大智度论》提到空有十八种之多,先把自己"空"掉的"空",还只是"空而不空",要真真正正"毕竟空",那是"言语道断"的,用佛家的话来说就是"不可说、不可说"的境界,非趣入大乘不可,那时候追寻的是虚空粉碎,能所两忘,哪会去写什么劳什子金丹大道忽悠读者呢!

全凭心意用功夫

达摩西来一字无,全凭心意用功夫。

若要纸上寻佛法,笔尖蘸干洞庭湖。

这是一首广为传诵的佛门偈颂,极言返观内照观心自在,即心即佛的般若风光,说的是佛性就在我们心头,不假外求,而且佛法不是光用来纸上谈兵的,是完全可以用来实践、应世的。我在前面的文章《大道无形本相通》里提到"医、道、佛三家之理互通"。这首偈颂的道理,与古传中医诸多颇为神奇的诊病治病方法之理完全相同,中医"知识"不是用来纸上谈兵的,它必须转化为中医"能力"才有用!真正的中医,在上古时期,诊病治病,都是"全凭心意用功夫"的。能否做到"全凭心意用功夫",过去是古传中医世家衡量一个人是否可以"出徒"的标准。换句话说,若还做不到"全凭心意用功夫",那就别出去丢人现眼了,老老实实在门内继续用功,有些憋不住的,跑出去也能混成个"大师",八九十年代有好几位"大师"就是这样出来的呢!

那么"全凭心意用功夫"究竟是怎么回事呢?——这句话是中医的终极本质!

要弄明白这句话,我们得来谈谈"心"。

中医认为"心属火"、"心藏神"、"心主神明",千百年来,这十个字总被中医师们挂在口上,却少人真正懂个中要妙!中国的老祖宗实在太了不起了,我们的古圣先贤用这简简单单的十个字便描述了"心"不仅是"物质的",而且还是"精神的"!更重要的是,物质与精神被统一在一"心"!物质与精神是"一"不是"二"!——这正是中医最大的本质,也是中西医最大的区别!

物质的心,当然是指我们的心脏(包括中医认为在"替君受过"的心包络),它是父母血气所生。而精神的心,则含义太广了!古圣说它"其大无

能否做到"全凭心意用功夫",是古传中医"出徒"的标准

119

外,其小无内",太上在《道德经》里说"迎之不见其首,随之不见其后",它如虚空,我们的肉团心、身体坏掉了,它都还在！用佛家的话来说,它是"能生万法"的自性,它才是我们的"真心"！我们天天抱着它睡觉,却对它所知无多,更谈不上让它出来"用功夫"了。

顺便说一下,现在许多大师名人奢谈金丹大道,他们实在是无知者无畏！真要得了金丹大道,必能窥见自性真心。其一大铁指标就是显发传说中的古传中医种种诊病治病的非凡能力！且别说得至道者能够做到"步日月而无影,贯金石而无碍"了。目前在国内,我也只在山里见过一位接近这个境界的老剑仙,几年前见他时他已经白发转黑,落牙重生,碧眼方瞳,真气浑圆,内力充沛,为人却十分谦虚,言谈间老人家还客气地要我这个后生晚辈"批评指正",令我恨不得地里有缝可以钻进去,汗颜莫名也！老先生的这些特征正正符合古传中医对获得"小还丹"水平的人的描述,这种水平都尚且未"与道合真"呢！因此以后有大师讲"金丹大道",建金丹馆,耍任何花样,大家都应该把学费和"善款"节约起来为妙。这类东西绝对是"师父找徒弟",你想拜师学多半学不到,否则大名鼎鼎如陈撄宁、胡海牙诸前辈也不至于一辈子连半个神通也没弄通,他们的学识不可谓不渊博,求道不可谓不热忱啊！

证入真心境界,对我们这些糊涂的现代人未免太难。但我们如果能"知其少许",也可"颇得自在",据说失传了的《黄帝内经》第七卷多半就是这类理法吧。比如传说中的"神针"——针灸不用银针,而是"全凭心意用功夫",单靠心法意念,便能给病人"施针"(这才是上古传承下来的古传中医的"针灸",后代的子孙没有得到这个传承,才整出了有形的银针来),甚至信手抓来一块石头就能治病等等看上去"不可能"的事情,在我们稍微降伏这颗缘虑心之后是可以做到的。

"全凭心意用功夫",说到底,就是不用所谓的望闻问切,不用针、砭、草药,只用"心意",即可为人诊治疾病。——这才是真正的古传中医！是中医最 original(原始、独创)的本质！

那么我们普通人有没有可能也学会呢？只要得真传,人人皆可学会！至于如何训练出这种"全凭心意用功夫"的古传中医能力,那也"全凭心意用功夫"——教的人愿意让你会,而你也正好是经络敏感型的,就像我在上一篇文章《医道之至极》里说的，遇到明白人一传一带，一个晚上就可教会，经络不敏感的，可能就要多花些功夫，如此而已。当然，这"一个晚上"能教会的东西，明师们往往要考察一二十年，磨炼你一二十年才告诉你那句话——那些一心求速成的人还是死心吧。

在没有遇到明白人之前，我们要先学会"管理"自己这颗如孙悟空般一念十万八千里的杂乱心、虚妄心、缘虑心，让它慢慢变成精要心、专一心、坚实心，让它发起菩提心。前段时间我委婉批评过一位在寻觅真心的网友，连发心都不知道，还寻觅啥回家（找回"真心"）的路，让他去拜读省庵大师的《劝发菩提心文》，便是这个用意。有心学习古传中医的朋友们，请都先在日常生活中，观照自在，在每一个起心动念间，去让我们这颗心在每一个当下都心开脉解，才是真正的养生！像 2011 年日本核危机，让远在中国的炎黄子孙变"盐荒"子孙，终日活在忧虑无明中，实在可叹！说到这里，顺便跟大家讲个故事。

唐朝时，佛门有一位大德叫德山禅师，他俗家姓周，一辈子精研《金刚经》，他熟通诸经，尤其善解《金刚经》，时人称他为"周金刚"（估计他长得高大威猛）。当他老人家在北方时听说慧能六祖的南方禅宗居然兴起"直指人心，见性成佛"的禅风，他很不服气，心想成佛哪有那么简单？于是他决定扛着他注解《金刚经》的大作《青龙疏抄》南下找"南方蛮子"们辩论，教训教训他们。就这样，他一路从北到南走来，有一天好不容易到了南方，眼看天色不早了，肚子也饿了，正巧路边有一个小吃店，便想进去吃点东西再赶夜路。他让店主，一个老婆婆，给他些点心吃："老婆婆，请您拿些点心给我吃，我还要赶路。"

老婆婆看他挑了一担佛书就问她："大师父，您挑的是啥子东西？"

"《金刚经》的注解《青龙疏抄》。"

"您挑来南方做什么呀？"老婆婆问他。

禅师说："您老太婆不懂，我要来南方纠正人们的邪说哪。"

"大和尚，我是不懂《金刚经》，不过有一个相关的问题我倒要请教您，您若能回答我，我就不收钱，这里的饭食点心全部供养您。如果您回答不了我的问题，对不起，您挑的这担《青龙疏抄》我可得留下，不能给您拿去误人子弟。"

121

德山禅师说:"好啊,老太婆,我钻研《金刚经》数十年,您竟然要考起我来!好吧,您尽管问!"

老太婆就说了:"《金刚经》里好像有这样的说法——过去心不可得,现在心不可得,未来心不可得。请问大师父,您要点心吃,那么您告诉我,您究竟要点哪颗心?"

这一下可把我们的"周金刚"给问蒙了!我们的这颗缘虑心,过去的已经过去,未来的还没到来,现在的又是分秒不停妄念纷飞!

德山禅师毕竟是修道之人,知道这多半是菩萨来点化他了。他想路边的茶店都有如此厉害的角色,附近必有高人无疑,于是便起身向老太婆顶礼,请求指点。老太婆便让他去龙潭寺参学龙潭崇信法师。

后来到了龙潭禅院,德山禅师一到便问:"我早已向往龙潭,到了这里,龙也不见,潭也不见。"

龙潭崇信和尚从屏风后走出来说:"因为您已到龙潭。"

经过一番激烈的辩论,德山禅师决定留下来参学(古人真好,辩不过人家还能蹭饭吃)。

有一天夜里,他侍立在龙潭和尚旁边,龙潭和尚告诉他:"夜深了,您先下去休息吧。"

德山禅师起身告别,刚掀起帘子就回头往屋里:"外面太黑。"

龙潭和尚便点燃一根蜡烛递给他,德山正要伸手去接,龙潭却把蜡烛吹灭了。

他这一吹不要紧,德山禅师顿时大彻大悟!

不知各位听了这个故事,心中可有一悟?

这一切,就叫"全凭心意用功夫"!

补记:有网友看了此文很受"打击",觉得又要"明师",又要"真传",还要"师父找徒弟"三个条件。我略说几句。

其实上述三个条件也是一个条件,都是自身的条件,一旦自身因缘成熟,明师自然来找徒弟,找到了徒弟自然可以有真传。

至于胡海牙长者及其师父陈撄宁前辈,他们的确一辈子求道而所得不多。多半没得真传,要不就是自身悟性太差!这是大实话。

1.关于胡海牙长者。当年张震寰将军和李之楠前辈就人体特异功能之事请教过胡老,胡老讲了大实话。所以我对胡老十分敬重！请看胡老的徒弟武国忠先生回忆其师的原话：

> 记得当初张震寰、李之楠二位先生来愚寓所,请愚对他们请来的特异功能人士做鉴定。愚当时答复他们,不用去看,因为愚从十九岁上山学仙,到今天还没有什么特异功能,他们那些特异功能人士学上一年半载就能呼风唤雨,没有那么便宜的事。现在回头看看,当时那些特异功能大师有的已经死去了。(武国忠《剑仙揭秘》)

2.关于胡海牙长者的师父陈撄宁前辈。请看他写给上海一位内行人的信：

> 神仙要有凭有据,万目共睹,并且还要能经过科学家的试验,成功就说成功,不成功就说不成功,其中界限,俨如铜墙铁壁,没有丝毫躲闪的余地。如何可以同宗教徒一样看待,也说他是渺茫无凭呢？譬如我自己是个学仙的人,设若侥幸将来修炼成功,必有特异之处,可以显示给大众看见。倘仍旧不免老病而死,又无丝毫神通;你们切切不要烘云托月,制造谣言,说我已经得道,免得欺骗后人,像这一类的事,前人书中常有,我看了甚为厌恶。所以我自己不愿蹈这种陋习……我最厌恶人家冒充神仙,所以把这条例子定得很严,免得一般狡狯之徒在那里影射,把神仙名气弄坏了。(陈撄宁《答上海钱心君七问》)

Q&A

无待鱼:心开脉解,是说心开则脉解吗？会是什么状况呢？第一次听说,感觉中医真是很神奇,愿闻其详。谢谢胡涂医。

胡涂医:1.是。2.如人饮水,冷暖自知。

xrzhuang:真是大道无形本相通。记得以前用各种心理疗法试图解决自己的焦虑症的问题,最后发现还是吸收佛家和道家的日本森田疗法最有效,后来接触了佛法,发现一些从心理疾患走过来的人,他们不但自己的心理问题消失了,对于人生的很多问题,他们不读佛经,说出来的很多经验都是相同的,真是让我很感慨。记得森田疗法的中心原则就八个字,顺其自然,为所当为,但是真正了解做到顺其自然对于我这个完美主义者来说不是件容易的事,这么多年才慢慢领悟到真正的顺其自然是先要把头脑里这一个一心想要顺其自然的执念放下才会出现,脑子里一直存着这个概念就永远也无法顺其自然,无求而自得,我想这个道理也可以用到其他所有的问题上吧。理论和知识多了未必是件好事呢。

胡涂医:您小小年纪能明白这个道理真不容易! 阿弥陀佛。

天鹅:白发转黑,落牙重生,碧眼方瞳,真气浑圆,内力充沛……

胡涂医:这还只是小还丹的境界而已,其功夫足以傲视当今功夫界了,但人家就是喜山乐水,不出来当大师。

略说"因果病"

"因果"也能致病,这是中医的一个本质观念。"因果病",过去是医家讳莫如深的话题,但这也是个避不过去的话题,毕竟因果无处不在。在健康领域,自然也有与"因果"相关的疾病。我留意到最近些年,人们在探索这个问题时,往往把医生们无法诊断出来的,而"病人"确实又感觉到有病的,那一类说不清道不明的疾病笼统地称为"因果病",事实上,这的确是古传中医所说的因果病的内容,但医家对因果病还有更深入的论述。这篇文章我们就简单谈谈几个大类的因果病。

在谈因果病之前,我们必须先对"因果"这回事做一次简单的扫盲。

一提起因果,人们往往以为那只是一个宗教或者玄学的概念,或者是传统文化"劝人向善"的一个说教。其实因果律是人间的实相,是客观存在的宇宙万有的规律。我们上古的人类,在探究天人之学的时候早早地认识了这个规律,并用它来指导人生,以求得身心彻底解放。中国人常说"天理难容",这个"天理",就是"因果律"!"天理",或者说"因果",约束着宇宙万有(包括我们人生)的一切,它不是任何生命所能更易、违抗的规律。只不过我们糊涂的现代人,已经没有了太上在《道德经》里说的"人法地,地法天,天法道,道法自然"的能力,对因果的认识,往往会想当然。如果我们肯放下心来观察周遭的事物,就会发现,人间的一切皆有因果。比如肚子饿了要吃饭,有了吃饭这个"因",才有肚子饱这个"果"。再如累了要睡觉,有了睡觉这个"因",才有不再累这个"果"。天冷要穿衣,有了穿衣这个"因",也才有温暖这个"果"。衣食住行处处有因有果!人间没有无因之果,也不会有无果之因,也不会有异因之果或异果之因。吃饭这个因,它的果就是不饿,而不是不累,穿衣这个因,它的果就是不冷,而不是不饿。——衣食住行固然如此,贫贱富贵,生命长短,容貌美丑,祸福生死,等等等等,概莫能外!

当然,理解衣食住行的"因果"很容易,理解贫贱富贵、生命长短、容貌美丑、祸福生死等的因果可就不容易了。毕竟我们普通人无法返观内察去感知天地,也没有时间机器可以让我们回到过去或者跑到未来,但如果真放下心来进行取象类比,还是可以窥见因果的规律的。比如你如果早年没有用功背英语,这样一个因,自然"注定"后来托福要考不好英语文章要看不懂。你过去没有积蓄钱财,现在也没有储蓄的习惯,未来自然容易捉襟见肘。我们知道,中国古代的文化,和后来传入的佛家文化,都认为有前世来生。我们所说的因果律,用佛家的话来说,它是"横穷三世(过去世、现在世、未来世),竖遍十方"的。因果律的这个"时空性"特征,可以解释很多人们平时疑惑不解的问题。比如,我们常常听到有人这样抱怨:"张三老人家一辈子吃素念佛,修桥铺路,做了那么多好事,可是一生坎坷,老天爷没眼啊。而李四这个坏蛋干尽坏事,早该遭天谴才对,却一辈子过得风风光光,老天没眼……"这样的问题,必须懂得因果律的"时空性"才能回答。其实,一个人的功德就像银行存款。你(比如这个李四兄弟)"过去"(前世或现世)存入的足够多,哪怕这辈子老在支取(干坏事),因为"存款"实在太多,这辈子老花不完,所以还能"风风光光"。你(比如张三)过去存入的少,甚至还欠下"银行"一身债,这辈子虽然也在拼命挣钱,可就是"资不抵债",照样要你好好还。圣人说"大道无私"就是因为"大道至私"——因果的规律不会"偏袒"任何人,而且它万分"精密",绝对不会算错账。好比你存的是欧元,取的就是欧元,存的是人民币,取的就是人民币,存的如果是假币,等待你的自然是手铐和牢房。

佛家有"三世"因果之说

所以胡涂医在《二十四小时如何过——巳时(脾)》里提到,要大家每天都多多"存好心,说好话,做好事",就是希望大家不断往自家的银行里存入善的、美的、真的、好的功德,爱惜福报,别浪费、挥霍了它,往后长长的生命长河里,才不断有得花!古德常常教导我们要"未成龙象,先做牛马",好比早年的共产党,讲究"吃苦在前,享受在后",这样的政党才有前途。同样的,如果要养生益智乃至求道修真,没有积累足够的福德资粮,就算有明师在你身旁出现,也只有擦肩而过的缘分!

强调一下,因果律理解起来的"难点",在于其"时空性",能够接受"三世(过去、现在、未来世)因果",一切问题都好解释。跟大家讲个真实的笑话,2008 年金融危机时,我有一位亿万富翁老乡,他的太太也是有钱人,有一次他太太跟我抱怨说她天天念佛,而且每逢初一十五总会去寺庙烧香拜佛并在寺院旁边的上士斋素菜馆吃斋,为何在这次金融风暴里在香港的投资还亏得比不信佛的都厉害。我笑话她把阿弥陀佛当成自己的投资顾问和理财经理了,阿弥陀佛他老人家可不是干这一行的呀!就算他老人家干这一行,你初一十五两炷香下去就想把他给低价"收买"了,那他也太没智慧了嘛,把阿弥陀佛当廉价的"垃圾股",如此"小看"佛菩萨的智慧,不亏本才怪呢!

好了,下面讲讲古传中医对"因果病"的看法。这里要先向不信因果的中西医医生、受过现代教育的高明人士以及那些自以为学了些道法术数或者"外星"技术的道法达人道歉,真是抱歉万分!以下的内容如果不入您的法眼,请多多原谅!阿弥陀佛。

1. **邪病**。这就是本文开头提到的因果病。医院无法确诊,但患者确实有病,可是中西医生们就是不知道病人得了什么病,吃药、针灸全不灵光,得这类病的人,医生和病人几乎都同样说不清道不明。这类病,有些是所谓的信息病,有些就是老百姓说的"附体病",凡此种种说不清楚的病,在古传中医里,糊糊涂涂全叫"邪病"。这类病,古传中医里的对治方法,用的就是传说中很"迷信"的中医祝由十三科的方法,即通过一定的"术数",用禁法、祝法、符咒法等来治疗,往往立竿见影。现在的中医学院已经不教"祝由十三科",有人说这是对老祖宗、对中国传统文化犯罪,这话虽也有理但说得有点严重,祝由十三科的内容,并不适合每个人学习!用得不好,反而会出问题。而且,那些已经从此岸到了彼岸的明师们,压根儿用不着那些符啊咒啊的,"大道无形"嘛,用不着那么多符咒比划。现在有一些年轻人,从一些道法师父那里学了一些道法、法术(即"术数"),就到处为人诊治疾病,这是很危险的。因果自身有其规律(或者这样理解:"能量"),你硬是要通过道法、法术去把人家的邪病给弄走,"能量守恒定律"在这里还是起作用的,这股能量你得替人家给"消化"了。须知因果的时空性还得遵守能量平衡律,不可硬来。过去古传中医世家,学习祝由十三科,是有一定"禁忌"的,这许多禁忌、规矩的原理,就是天地间的自控、调谐、平衡的规律!我有一位朋友,功夫很不错,给人治疗这类病特厉害,他收费也很高,十多

"不妄作"!

年前我就多次警告他要注意这里面的规矩,劝他多做些功德来"平衡",他不听。学习了一些道术的人往往很固执很狂,几年前再见他,几乎没有人样,那些不良信息、能量全在他身上突显。那么,若真正要对治邪病,又不能不用祝由十三科的东西时该怎么做呢?按照古传中医的方法,病人首先要好好忏悔一番,相当于先把自己洗涤干净,然后施术者要身心清净,不贪财容易,但要注意不贪名不贪功(这个正是很多道法、术数学习者的通病)就难了,那得把自己放空、放低,施术后则要铆足劲修慈悲心,用大悲来化大怨,虔诚礼敬诸天诸佛菩萨三宝贤圣。平时要积德行善于无形,而不是以身有道术自傲,目中无人,否则你现在给人施术可能真的如有神助,未来长长的人生路、长长的生命历程会有苦头吃!太上在《道德经》里说"不知常,妄作凶",希望学了一点道法、术数的人,要"知常",才不"凶",就算你真能创造奇迹,也不一定非要去创造奇迹不可,那些在你看来是奇迹的东西,在更高智慧的人那里可能也不值一哂呢,大家戒之、慎之!平时有些针、药能治的病,或者自己锻炼锻炼折腾折腾就能整好的毛病,也不要轻易去求懂道法、术数的人治疗,宇宙自我调控、天地自我平衡的规律在那里摆着呢,世上没有免费的午餐。

2.**眼病**。在古传中医里,叫作"无眼果"。这个"果"的不幸获得,是因为"狗咬吕洞宾,不识好人心"。人家明明是为了你好,你却偏偏不正眼看人,以为人家是在算计、打压、埋汰你,总给人以冷眼甚至恶眼,或者就像老百姓说的,"狗眼看人低",老瞧不起人,看谁都不顺眼,不如自己,自视太高,凡此种种,就容易得这个"无眼果",所谓"文人相轻",知识分子多戴眼镜,多半有这个道理。无眼果,最严重的就是失明变瞎子。——当然,不是说失明了的人就一定是这样。因为因果律说的是,有这个因,就一定有这个果。有这个果(现象),却未必是这个因。所以大家千万要记住,以后看到人家近视或失明,不可以轻下结论,更不可立马搞"医学阶级斗争",说人家是狗眼看人低等等!其他因果病亦同理,大家戒之、慎之!

3.**耳病**。在古传中医里,叫作"肾耳果"(我们知道,肾开窍于耳)。这个"果"的不幸获得,是因为平时爱刺探别人的是非秘密,还要到处去传播谣言,明明知道人家不愿意让别人知道的事,他偏要去探听去传播,这类人就容易得耳病。此外,邪淫无度,看到漂亮异性就动邪念的,容易得肾耳果。

4.**肺鼻病**。在古传中医里,叫作"肺鼻果"(肺开窍于鼻)。这个果的不幸获得,按照古传中医的说法,是因为不孝亲尊师,遮师光明,偷师长的东西(不论是物质还是功夫、文字),取不义之财,等等。这个其实好理解,不孝亲尊师、偷师长的东西的人,少不了要有社会舆论压力,偷盗之时,少不了要紧张导致呼吸短促,久而久之,就容易得这个肺鼻果。所以说"众生愚痴,以苦为乐"!

5.**舌病**。在古传中医里,叫作"无舌果",就是不能说话,或成哑巴。这个果的不幸获得,是因为以往太多诽谤、恶语中伤、伤害别人。——所以才要大家多多说好话呀。

6.**身病**。在古传中医里,叫作"瘦小果"。这个果的不幸获得,就是以前傲慢自大,老以为自己了不起,或者每次经过圣贤座前都大摇大摆,不懂礼敬问讯,太"自大"终变"小"。阿弥陀佛。咱前世肯定犯这个了,罪过罪过,赶紧忏悔!

7.**意病**。在古传中医里,叫作"情志病",类似于现代的抑郁症。

最后一句话:得了因果病,赶紧储蓄存功德!

祝福大家,多多种善因,多多结善果,善缘好运! 阿弥陀佛。

Q&A

枚暖:先生,那个"身病"就是指人很瘦小吗? 还是指各种身体上的毛病啊? 我,我也犯了这个错。以前不懂事,把自行车停在寺院前面,心里还想着:麻烦菩萨给我看下车啊。虽然我也有说谢谢,但是还是太不应该了……汗颜啊。这个要怎么忏悔啊?

胡涂医:忏悔有三种方法:1. 对自己的良心忏悔;2. 对我们所亏欠的人忏悔;3. 当众忏悔。在当下承认错误的同时,对自己负责,也对他人负责。

当然,"罪从心起将心灭,心若灭时罪亦亡。心亡罪灭两俱空,是则名为真忏悔"。

枚暖:先生,那我可以自己在家忏悔吗? 等以后回国了再去那个寺庙忏悔可以么? 哎哟,我有好多事要忏悔……

胡涂医:可以可以,有心就好。"本无地狱,此心能造此心消。"

苏苏:先生,功德能抵业否? 因果病,通过自身努力,忏悔、念经(咒)、行善是否可以改善?

胡涂医:当然,当然。要不人生岂不是很没希望?

不弦：我想聪明与否也是因果吧？

胡涂医：聪明与否自然关乎因果。要不就说"书到今生读已迟，惠及来生正此时"了。哪件事情没有因果呢？

荒野大河：感谢先生，那么最后那个"情志病"，是否就要放下情执，也教别人放下情执，就能好呢？唉，小时候不信佛道，就知道唯物，现在看来真是愚痴。

胡涂医："你想野地里的百合花，怎么长起来。"（马太福音六章28节）

一滴水_聪妈：老公未到40岁就开始有轻微的白内障，听一心理老师说他潜意识里不想看见什么。一直纳闷究竟是怎么回事，没想到在您这里得到了解释。给老公看了这篇文章，他也信服。近年来他在单位里的人际关系不太好，有点自视太高，自认为受到排挤、打压。不过自从他参加了一些心灵成长的课程，意识到了自己的问题，正在检视内心，调整自己。听他说自从调整自己的心态以来，眼睛的不舒服也有所缓解。只是不知道除了调整自身之外，还需要做什么样的功课，请先生指教。

胡涂医：除了调整自身之外，还需要做时时存好心，说好话，做好事。

面朝大海春暖花开：胡先生，想请教一个问题：对于疑难杂症，通过常规治疗不见效，如何判断其是否属于因果宿业病？

胡涂医："常规治疗不见效"是医生的问题还是患者的问题？若都不是，就可能是因果病。

面朝大海春暖花开：想请教一种西医名叫"平山病"的肌肉萎缩症，中医里的萎症，似乎还没有治愈的案例。您觉得这是不是一种因果病？非常感谢！

胡涂医：也许是，也许不是，很难说。

ssyou：简单说一下我的问题，麻烦先生解答，这几天为什么无法做到呼气时注意心窝等这样静养的方法？只要我静静呼吸时，会突然血往头部涌，手心出汗发凉发麻。我现在在用多成，症状稍稍好一点，只希望先生能指点一下，因先生说每种病都有因果，我一直搞不清，这个因是什么呢？我也努力在做先生说的存好心，说好话，做好事。

胡涂医：可能我没讲清楚，如果说每种病都有因果，那也对。世间无事不有个前因后果。比如，近视的因，就是没有正确用眼，蛀牙的因，就是没有正确使用牙齿，等等。

正义之神：请教先生，我十几岁，正值发育期的时候不知道什么原因，得了"青春期综合征"，一到晚上浮想联翩，白天也是经常性幻想，以至于全天24小时异常燥热，大汗淋漓，身上有异味，精神抑郁等一系列症状，还好挺过来那段时间了，真是一场噩梦啊，人生最美好的青春期我就是这么度过的，对我的人生影响之大实在是不可想象，唉……这是因果病还是心智与身体发育失衡啊？

胡涂医：这其实很正常的，您没啥问题，别担心。如果觉得不舒服，可以跟父母讲讲，或者再放心点儿，请他们带您去看看中医。祝好！

shary：感谢糊涂医供养妙法，学而时习之，不亦说乎，有法自胡医学，不亦乐乎！

糊涂医能不能给众生讲解一下"磨牙"、"梦呓"、"打鼾"、"狐臭"等这些奇怪"症状"的因果和化解之法啊？自从去年叩读先生的博文后，俺对目前社会、市场上流行的那些认知、解释均持怀疑态度啊。呵呵……

胡涂医：您这是给我难堪啊！不可以说因为读了我的博文，就对别人的理念起怀疑！

我说的也不一定就对，一家之说，不希望误导了大家。罪过罪过！

快乐大根：我觉得，为果去种因，为下德（按《道德经》里有些人对道与可道，德与下德的解法），感觉自己是个狭隘的人，一直做不到先生所说的善恶两不思量。有时心里不平了，但又不想说坏话做坏事，只好沉默，但始终心结没开。不求果，只单纯地怀好心，说好话，做好事。这才是上德。很想改变自己的这种狭隘，但感觉这需要某种机缘，就像以前戒烟，一直戒不了，后来因为两件事，突然之间就戒掉了，这就是机缘吧。请问先生，机缘只能等待的吗？

胡涂医：说得很好。机缘没有等待之说，众缘成熟就行。

大头娃娃：存好心，说好话，做好事！人人都能从我做起，家庭就和谐了，社会也就和谐了，但现在很多年轻人连起码的礼貌都不懂，真让人不可理解，前两天早上在操场打拳，一个20多岁的小伙子就从我们的队伍中间穿过去，老人们都在说他，他一点感觉也没有，过了一会儿，一个30多岁的大男人又这样从队伍中间过，我真的很奇怪，别人都用那样的眼光在看他，在指责他，他却无动于衷，好像跟他没关系，看来还是我们的教育出了问题，真是无知者无畏啊！阿弥陀佛！

胡涂医：传统文化教育的缺失，现代文明教育的缺失，使很多国人傲慢自大不知道自己"失礼"，从我做起吧……

心如止水：是啊，也不知道啥时候能"教改"成功，成功之前，就家里一套，学校一套吧，那可别把孩子给搞糊涂了。

胡涂医：教孩子正直、善良、吃点亏。这在哪个时代、哪个社会都不怕没朋友。

知足知止：糊涂医说因果，清晰，入理。虽然有人对《现代因果录》和《寿命是自己一点一滴努力来的》有其他看法，但我对几位作者是肃然起敬，感激不尽的。以前混沌无知，但读完这几本书，对因果有了深深的敬畏，反省自己的过往，感觉实在是恐怖。

这颠倒的20多年，是抹不去的，《地藏经》上写得惊心动魄，就照着诚心忏悔吧。有时觉得，已经够坦白了，可是某一天做梦，竟然梦到自己小时候做过的、早被忘到脑后的罪行……即便是吃素食，存善念，良言善行，晚上一回想，白天竟然又造了孽。

要做到所思、所言、所行皆圆融无碍，是真的要做到外空色相，内除我执才行吧。看自己现在，摇头一叹：难呢！

胡涂医：如果无法直下承担，那就慢慢来吧。一点一滴积累，总有水到渠成的时候。

鸣谦："其实，一个人的功德就像银行存款。你（比如这个'李四'兄弟）'过去'

131

（前世或现世）存入的足够多，哪怕这辈子老在支取（干坏事），因为'存款'实在太多，这辈子老花不完，所以还能'风风光光'。"既然前世或多世'存款'丰厚，那为什么现世的善根没有留住呢？只是感觉众生在"无明"中浑浑噩噩地轮回有点小"冤"。

胡涂医：原来"存"的是洪福，没有存"智慧"，现在就容易收获洪福（比如富贵功名）。好比你原来种的是西红柿，自然收的是西红柿，原来种的是桃子，现在收的才是桃子。所以要福慧都存，相当于不要只存现金，还应该买点不动产。

小愚悟道：那些上辈子行善的人，得了福报，这辈子做了大官或者财主，又开始造孽，这也算因果吗??

胡涂医："上辈子行善的人，得了福报"——这就是因果。

这辈子又开始造孽，这是在为这辈子或下辈子或往后的辈子种下不好的"因"。

小愚悟道：如果灵魂可以脱离肉体存在，那么还要肉体干什么？给灵魂一个肉身，难道就是为了让它受苦吗？

胡涂医：这个您得读读佛经才能懂了。

新浪网友：如果光看现世的报应，有的人作恶多端，依然能得善终；有的人为人善良，却仍可能孤苦伶仃乃至不得好死。如果没有往生来世，没有"因果"，那将会有多少死不瞑目的生命。然而，如果有六道轮回，这个秩序是由谁来设计安排的呢？

胡涂医："诸法因缘生，诸法因缘灭。"

新浪网友：因果报应在前生后世的事情怎么才能令人信服，不是我不信，而是如何去面对朋友的疑问。

胡涂医：好好读读佛经，深入经藏，自然智慧如海。

zina73：不久前刚刚看完释净空法师的《了凡四训》视频。我相信因果，也正在努力践行。我还告诉我的亲人、朋友，可惜有些人还会笑话我愚痴。阿弥陀佛，愿佛保佑他们早日醒悟。

胡涂医：自觉，可以觉他。自度，可以度人。

艾心：先生说得极是！我也相信因果。那人的投胎转世是怎么回事儿呢？最近准备要宝宝，对此很感兴趣。现代人生育显得很困难，周围很多同龄人都遇到很多问题，怀不上啊，意外流产啊，真是让人很伤心。希望先生能写写关于此的文章。

胡涂医：去看看《佛说父母恩重难报经》吧！

新浪网友：本来是想强身健体，学些基本医学知识，企保亲朋平安、顺利，没承想越学越愧，似乎背离常人的生活方式了，而面对众多的疑问与无奈，又无从解起，生活中的不如意与错误都可以归结为没善因吗，又是哪世的因？又报到哪世？佛法浩大无边，从哪里起读？盼望胡涂医能有所开示。

胡涂医：不见得都是前世的因，这辈子做人做事不圆满也无法成事啊。

因果的问题到此为止，这里只讲古传中医。

佛经可以从《阿含经》开始读起。

紫莲：言归正传，笨人感悟。先生此文，威力震憾！紫莲备受启发，且不管之前的种种因果,只是在以后,就要尽量不种因不得恶果。那干吗呢? 多种菜种瓜种花,呵呵,我怎么又嘻哈了呢?

胡涂医:老没正经,会得别的因果病哦。

召南:今日又重读一遍,收益良多! 我还有个问题想请教,不知先生能否看到。我自小经常碰上"邪病",不是故去的先人就是狐仙呀什么的,我的老姥姥、姥姥、大姨就会看这些病,我们北方叫"香门",多是有修行的狐仙借助人来积累功德以便修行。我大多情况下打个电话给大姨,她告诉我如何如何……如此这般……烧些纸钱买些供品,睡一觉,第二天就一身轻松,当真神奇。可是这些病挥之不去,张三走了李四来,搞得我好痛苦。我想问:1.我该怎么办好呢? 让我远离这些邪病。2. 总找大姨看对她是不是也不好呀?

胡涂医:您就近找找懂"治邪"的人给治治吧,这事要找对了人,是举手之劳,找不对人,还真难办。

莲花缘生:请教先生一个问题。我的孩子23岁,常年扁桃腺发炎、肿大,鼻炎不通气,吃了不少药,效果一般,我们很担心,因为他上学长年不在家,希望得到先生指点,不胜感激,谢谢了。

胡涂医:真是可怜天下父母心!

让他别抽烟,多尊重老师,别老太"神气",少熬夜多运动。

莲花缘生:谢谢先生了 ,孩子他不抽烟,有时候,晚上扁桃体堵得出气都困难,医生早就让做手术,我想不出来什么办法,求教高人。

胡涂医:我不是高人,帮不上您。您不妨让他用功做做"呼气注意心窝"的功课,没事时念念"呵"字。

痴迷中医:致"莲花缘生"网友:其实先生的回复可真是字字珠玑,句句箴言,值得好好琢磨的! 而且先生其实已经说明白了治疗的办法呀! 您再看看。

胡涂医:"天下由来轻两臂"。

如何用"数"来治病

我在前面的文章《"法于阴阳,和于术数"》里说:"其实术数,就是用易理来知道天地阴阳变化,趋吉避凶的各种方术!"在该文中,我并没有深入谈如何用"术数"来治病。本文就简单介绍一下古传中医如何用"数"来治病。这些几乎都是千古不传之秘,希望大家有收获。

在讲用"数"来治病之前,我们还是再温习一下《黄帝内经·素问·上古天真论》里的这句大家非常熟悉的话吧:

> 上古之人,其知道者,法于阴阳,和于术数,食饮有节,起居有常,不妄作劳,故能形与神俱,而尽终其天年,度百岁乃去。

我们的老祖宗非常了不起,他们早就知道,不同的"数"有不同的养生、治病效果!关于这一点,胡涂医要先跟现代的中医专家学者们道歉,上古传承下来的用"数"来治病防病的学问,现行中医教材里是看不到的,请大家原谅我的胡说八道!当然,看不到的东西,并不就一定不存在,好比你看不到 CCTV 的电磁波,可是它确实实存在。至于被"师氏藏之"的《黄帝内经》第七卷的内容,多半就有神奇的关于"数"的论述。

这里所说的"数",是指 0、1、2、3、4、5、6、7、8、9 这十个数。当然,我们老祖宗当时并不使用阿拉伯数字,为了方便起见,胡涂医就用大家熟悉的阿拉伯数字来表述。

古人是如何发现不同的"数"有不同的养生、治病效果的呢?经常读胡涂医文章的朋友们应该有答案了——就是用返观内证的方法,让身心回归"零"的状态!进入甚深定境观察,可见每一个数字都含有不同的能量、信息——包括颜色。比如,数字"0",在返观内察中,它是纯金黄色,怪不得古传中医及古代的天人之学,动不动就说"金丹大道"。为了避免大家追问其他九个数字的"颜色",胡涂医干脆先把每个数字的颜色列于下,先"给点颜色"大家看看:

"1"——浅蓝色。

"2"——浅红色。

"3"——浅绿色。

"4"——褐色。

"5"——浅黄色。

"6"——深黄色。

"7"——深绿色。

"8"——深紫色。

"9"——深红色。

为什么要先谈"颜色"呢？因为颜色其实就是数本身的一个本质属性，许多人都知道中医有"五行对应五色"之说，但谁也讲不清楚为什么，其实全部的秘密就在这里——在返观内察中，每个数都是有颜色的，每个数都可以被按五行来分类的，就这么简单！没有经过返观内察的"返还"之功，是不可能讲清楚这些东西的。

我在文章里反复提到，中医的一大本质就是"天人合一"，天人如何合一呢？这个问题可以写成长长的一本书！本文就从"数"的角度来解释天人如何合一。按照古传中医的内证观察，人体与天地，时时刻刻都在交换着信息和能量，这些"信息"，可以理解为是以一种"生物脉冲"形式，向天地发出、从天地间接受、与天地万物交换，其运行的速度，最低速度是光速（因其一起步就是光速，一刹那就超越光速，所以无形、无相）。这些"生物脉冲"，古人用阴爻（− −）和阳爻（—）来表示，人体发出的"人体脉冲"，如果是健康的人，是"—、− −、—、− −、—、− −、—、− −"，如果"翻译"成现代的二进制数码，就是"10101010"，　转换成十进制，用阿拉伯数字来表达就是"170"。而不健康的人，其病灶处的脉冲，也有不同的"生物脉冲"之"数"，其排列就是无序化的。

"数"不仅有颜色，而且都有"动态"的能量含义。以下内容，是古传中医世代秘传着的东西，我不便将其全部公开细谈，择其奥要，供养大家，看各人悟性，大家能悟多少就多少吧——这可是历代秘传、被明师们"藏之"的内容呢！看仔细了：

"0"——含有"通达无碍"的信息能量，主"疏通经络"。

"1"——在易理上是平平之数，含有"平衡阴阳"的信息能量，当然主"阴阳平衡"。

"2"——写成"二"大家就明白了，有"平行"的动态含义，主"颤动、波动、波起"。

"3"——写成"三"就好理解了，"乾"卦嘛！所谓"大哉乾元"，"3"主"生发"，所以太上曰"三生万物"。

"4"——不是咱们老中迷信，"4"的确主"大型波动"，用古传中医的返观内察法细细观察，可见"4"的脉冲速度极快，冲击波特别大，所以容易使事物变坏——当然，也可能"变好"。

"5"——含有"化"的信息能量，所以我们老祖宗才有一套"五"行生克制"化"的理论。"5"这个数字主"缓慢、湿润、运化"。

"6"——我们中国人常常说"六六大顺"，这是有道理的。"6"字，在返观内察中，可见其信息能量比"4"还要有更大的动力，其信息能量为"顺变"——当然，可以"顺变"好，也可以顺变"坏"，但以"顺"（好）为主，这个数主"突变、激动、交替"。

"7"——这个数在易理上表"转折"，其信息能量主"转折、激发、突出、破裂"。

"8"——这个数在易理上表"成功"，所以咱们老中爱"8"也不能全说是"迷信"嘛！返观内察其信息能量，主"还原、回溯、完成"。

"9"——这在易理上表"转变"，胡涂医在《人体有条退烧、止咳通道》里说过，"9是变数，古人有'逢九必变'之说"，这个"9"所含的信息能量就是"转变、向上、突破"。

给大家一个"说话算数"的特殊的组合，有病治病，无病强身，有空的时候就可以念念："0011999"，最好每一次念"99"次。

最后说一句：若执着于某个"数"的好坏，这本身就不合于"道"，不偏、不执，自觉地"和于术数"，便是合道而行。其实，日日是好日，数数是好数！关键在于"心"好、事好、话好，人自然好。

祝福大家都能"和于术数"、合道而行、诸事圆满！

补充：有人问到具体的治疗子宫脂瘤和乳腺增生两种病的"数"，因这的确是现代女同胞容易患的两个常见病，故特别列明于下。以后不对具体病症专门回答这类问题，疾病太多，一个一个"数"去讲，讲到猴年马月也讲不完，见谅！

1.子宫脂瘤：可以念"35000"，66遍。而且最好躺着的时候念，仰卧即可，双手环抱于胸前，头朝正南。每次不超过35分钟。

2.乳腺增生：可以每天花19分钟念66遍"19010"，生过孩子的，面向正南，静坐着念，没生过孩子的，怎么念都行。

Q&A

新浪网友：请问用英文和其他文字念有效吗？

胡涂医：这个问题很好！用自己的"母语"念最有效！

小愚悟道：默念行吗？

胡涂医：可以啊，那条法律规定了不能"默念"东西了？

新浪网友：请问先生，默念和出声念有区别么，哪种好？还有发音问题，0是念"零"还是"洞"，一是念"壹"还是念"幺"？用不同的方言效果会一样么？恳请先生回复，非常感谢！

胡涂医：头上安头，效果一定不好！

按您的母语念，效果就最好。

戒色：搭车的时候默念了几次，感觉心会自动在那里念，打盹的时候也在那儿自动默念，呵呵，都不知道念了几遍，请问先生超过99遍是不是就没有99遍的效果了？念完后感觉肚子好饿呀。开心。

胡涂医：99遍效果最好（可以念多个99遍）。

金正钰：万物都有定数！"有空的时候就可以念念：'0011999'，最好每一次念'99'次。"如何老？发声还是不发声，上述十个数要如何发音，这老胡都没讲！合十。

胡涂医：我完全可以忽悠大家非得怎么怎么念，其实不用的，开心的时候高高兴兴地念，伤心的时候悲悲戚戚地念，生气的时候恶狠狠地念。用自己的母语念或用自己最熟悉的语言念，发声念或不发声念，都可以！

城子：念数要不要想着这个数的颜色？

胡涂医：别想那么多。

爱宝宝：先生，孩子也能念吗？

胡涂医：孩子可以念，但不能"逼"他们。

我想学中医：我教老奶奶改念这个可以么？每天念几次较好呢？望博主回复下！

胡涂医：可以，量力而行。

我想学中医：再次烦请博主回复，奶奶中风恢复良好，但是经常胃不舒服，想吐，吃东西也不行！我只每天要求她做养气法，不知道还有什么方法可以让她身体恢复起来，85 岁。万望博主回复，万分感谢！

胡涂医：85 岁了，很难那么快恢复，这要实事求是。教老人家念念佛吧。

梁宽：先生好！请教先生，前几天晚上 10 点钟我站着念了 99 次六字大明咒＋卧着念了 99 次 0011999，然后把"气"运到下丹田，又中丹田，最后握金刚印用护肝胆法调整肝胆(本人有胆结石)，请问可以这样练习吗？

练习时的现象：念大明咒到四五十次时发觉胸口两边内侧发热(难道是我鼻炎的原因？我小学就开始有鼻炎了)，念 0011999 大概也是这时发热，眉头与鼻梁之间也感觉一股力量要冲出来一样，后面全身充满"气"的感觉，双手握固做了上面的动作，放拳后右手掌的筋骨难以伸直；这一次出来的能量比第一次只念 0011999 时强了 2—3 倍，本次还流了不少汗，尿道也有一点热的感觉。

胡涂医：这样也可以，但不如拿这个时间来做一件事，比如念六字大明咒一项。

一泓：念"0011999"，感觉且不说了，倒是提醒了我"计数"对于初修炼者的重要性：我念佛从来不计数，首先是懒，其次是不确定计数有啥作用，结果就是佛照念，思绪照飞。昨晚打坐的时候试着念"0011999"，发觉计数真是制止走神的好办法，因为只要一走神就会计错，就得从头开始。看来以后真不能太偷懒了，否则就是事倍功半。认识到这么一个再简单不过的道理，还得感谢先生呢。

胡涂医：念数正是为了一心不乱。

好芳：先生好！昨日下午躺在床上念完第三遍 0011999 后，双手麻麻的，全身有震颤感，因我身上寒气太重，特别是下肢从膝盖到腿肚天天冷疼，刚开始双腿冷疼得厉害，后来念的遍数多了，慢慢腿变得暖了，最后左腹部也很暖和，差不多念了一个多小时吧。虽然没其他人那么敏感，但我想我会坚持练下去的。我站桩时也会念，没影响吧？

胡涂医：站桩时就别念了，老实站桩就好！

绿叶：马上实践念了一下"0011999"。电脑桌上正好有十几根小棍子，我数了十根，念一次移过来一根，念 99 遍。念的过程中，身上似乎有能量产生，暖融融的，类似于气感，很舒服。我将继续实践之，谢谢先生！

胡涂医：看看哪天能否不动手让小棍子自己移动过去。

绿叶：我今晚上又念了"0011999"99 遍，从脚底有一股热量升上来一直到小腿，脚底下好像踩着一个温暖的火炉一样，念完了我都不舍得动我的腿。呵呵。

胡涂医：那就继续念下去呀！

浪漫：练了第一遍，身上有发热的感觉，后来练第二遍，后背有一点发麻，继续体会。

胡涂医：还真有点"浪漫"。

fy991231：刚才用佛珠加回形针计数"依教奉行"念了，念到 90 的时候右后背靠下肾的位置一阵阵发麻发凉……

　　胡涂医:很好。

　　大象:刚才念了一遍,有一条大蟒蛇向我吐火啊。身上发热了,看了镜子,舌头黑了。简直不可思议。

　　胡涂医:这倒是有点"炫"。

　　荷叶露珠:先生好。开始念第一个99遍的时候,有点轻微的震动,头晕,胸闷,后脑勺与两只耳朵之间的地方发胀。念完就好了。第二个99遍的时候,刚开始念0就开始晕,念别的数字没有。前30遍晕得我闭上眼睛念。再往后念慢慢不晕了。先生这是怎么回事?可别告诉我说我不能念呀。祝先生一切如意。

　　胡涂医:这是怎么回事?——就是:"开始念第一个99遍的时候,有点轻微的震动,头晕,胸闷,后脑勺与两只耳朵之间的地方发胀。念完就好了。第二个99遍的时候,刚开始念0就开始晕,念别的数字没有。前30遍晕得我闭上眼睛念。再往后念慢慢不晕了。"

　　可以继续念。

　　荷叶露珠:先生好。今天晚上念的时候继续头晕,太阳穴胀痛,左耳上方头部刺疼了一阵子。后来晕得我坐不住,干脆闭上眼睛念。念完以后还在晕。先生这正常吗?继续念?祝先生一切如意。

　　胡涂医:也许正常,也许不正常。可以继续念,也可以不继续念。祝好!

　　千江月:先生,今天来汇报下我念的效果。我是属于穴位很敏感的人。昨天闭着眼睛,念第一个99遍,左侧颈椎和左侧大脑,感觉很强烈一股能量在往上冲击(去年左侧有发生过急性耳鸣,现在听力基本恢复,偶尔还有点)。第二个99遍,感觉右侧腿部外侧的从上往下的能量流动。今天的第一个99遍,感觉头有点晕,左侧手腕部开始发热,慢慢也有能量冲击过来。脚腕部也有发热的感觉。应该是在脚腕部的胆经穴位,脚心开始发热。今天白天在办公室念和在回家路上念的效果,不如在家安静地念效果明显。万分惊喜的同时,心生感激之情!

　　胡涂医:谢谢分享!阿弥陀佛。

　　履真悟空:我也来汇报一下感觉。我念的时候觉得脖子后面和两个肩膀有冷气冒出,可能是经常长时间在电脑前不动,颈椎和肩关节有问题,"0011999"在调节它们。同时,胸腹部有暖流在缓缓流动,两肾发热,很舒服。昨晚,老婆头晕得厉害,我让她念"0011999",念完就好了。感恩老祖宗传下妙法,感谢胡先生无私分享这不传之秘!

　　胡涂医:阿弥陀佛。谢谢分享!

　　五角星:念了N个99遍"0011999"终于把重感冒念好了,只是还爱"哭鼻子"声音变"稳重"了。看来光"抱佛脚"还不行,要一股傻劲钻"牛角尖"才奏效。嘻嘻!

　　胡涂医:您还真该多念念佛。

　　若水:先生,念19010念了19分钟,中间有记错的时候,念到最后心窝处有点暖和的感觉,请教先生这种感觉正常吗?

胡涂医:一切感觉皆正常。

相对冷门:怎么这么多人念这个都有感觉啊,我念了两次99遍咋啥感觉都没啊?看来我比较迟钝……

胡涂医:别急,您"相对冷门"嘛。

小红枣:为什么多次读0011999后没太明显感觉?

胡涂医:可能是没有做到一心一意吧。

liam.li:你好,先生。昨晚睡前,躺着默念了这段数字99遍,念完后开始睡觉,本来以前要翻来覆去折腾很久才睡得着,这次只是躺了一会儿,眼前貌似有光(又好像一股能量),然后感觉我很顺畅地就进去了(有点被吸进去的感觉),接着就睡着了。早上醒来回忆了下,整晚都做梦,不过也可能是我不记得了。请问先生,这段数字还有治疗失眠的效果?还是类似"养气法"?

补充:我又想了想,昨晚能够快速入眠,会不会是因为我昨天一整天的"正身"有关(按照您讲"正身、内省、止息"那篇博文做的)?

胡涂医:都有可能吧。您以后就记住这种入睡的状态,下次躺下就这样入睡。

佳佳0013:先生好!昨晚看了文章,睡前静坐时就闭目念0011999,没记过数,感觉盘着的腿在前后晃,实则没有,只是一种感觉,然后十来分钟左右,左上角出现一点紫光,右下角白光,以前静坐一般都是眼前有白光,今天有点特别,刚才回来重读文章,才发现1是代表淡蓝色,9是红色,红+蓝=紫,呵呵,真有趣。

另:刚才电话我一位叔叔,才知因甲亢心跳过速,食不下,休息不好,住院了9天,想起先生这个法子可强身,就嘱咐他闲时多念,放下电话才想起昨晚自己念后的感觉,有点担心会不会加速他的心跳过速症状?恳请先生赐教,我叔叔能念这个数字组合吗?

胡涂医:这个组合人人可念,就像念阿弥陀佛一样。

懿莹:问先生好!昨天睡前开始念0011999,可还没念够次数就睡着了。刚刚看到您为女同胞提供的两种病的"数",其实颈椎病也是非常普遍的,所以冒昧地请求您可以提供一个治疗颈椎病的数吗?因为忙论文我的颈椎病有些重了,谢谢先生!

胡涂医:颈椎最好还是用"仙鹤点水"的方法:坐直、上半身不动,用下巴带动颈部、头部前后划圈,仿佛仙鹤在喝水,每次做7下。平时多按按后溪穴。祝好!

懿莹:问先生好!谢谢先生的回复。我有个问题请教您,我去年和我妈妈嬉闹时,因为哈哈大笑,下巴脱臼了,我自己又给托上了,但从那以后,就时不时地酸疼,还特别容易发生脱臼。为此我还到医院去看了,医生告诉我没治,只能小心点。练"仙鹤点水",要用下巴带动,所以有点怕发生脱臼。请您再指点我。

胡涂医:没事!

mini:向先生汇报一下上午实践的结果。读第一个99遍"0011999"五脏六腑都是空的感觉;第二个99遍肚子有肠鸣和水声,身体有寒气冒出;第三个99遍能感觉到整个身体气的变化,两肾和阴蹻在跳动;和大自然的交换很明显。叩谢先生! 阿弥陀佛!

胡涂医:太好了! 您可以用这个结合茶道、古琴啥的一起练练。

姚江子:先生,我实在是搞不明白——每天花19分钟念66遍"19010",是在19分钟之内念完66遍的19010吗? 那得多慢啊! 请先生明言!

胡涂医:1. 放慢点儿念。2. 念一遍,停留一会儿,再接着念。要调整到"刚好"19分钟66遍。明白吗?

静心 ping:按照先生给"姚江子"网友的回复类推:念"35000",66遍,每次不超过35分钟,也是1.放慢点儿念,2.念一遍,停留一会儿,再接着念,要调整到"刚好"35分钟66遍吗? 再问:3. 月经期可以念吗? 4. 念0011999和35000,间隔有要求吗?

胡涂医:是的,依此类推好了。

啥时候都可以念,间隔没要求。谢谢!

在长白云之乡:请教先生,"乳腺增生:可以每天花19分钟念66遍'19010',生过孩子的,面向正南,静坐着念",如身在南半球,是"面向正南"还是"面向正北"呢? 谢谢!

胡涂医:还是正南!

棒棒糖馨园:感谢先生的秘方。请问先生,面向正南,是不是要用指南针对准方向呢? 还是只要是家里的南面就可以?

胡涂医:若有指南针就用,若无,家里的南面就行。

sophie:最近一直照先生所教的练习19010,因为我乳腺增生还有腺瘤。昨天发现右乳靠乳晕向上的位置长了一硬肿块,按上去有点痛。我每天都有按摩,觉得这是一天之内就肿起来了。不知有什么办法能让这个新肿块消下去,请教胡医。不胜感激。

胡涂医:您可以搓热双手,把左手心放在硬块上,想着让硬块气化还原。

sophie:阿弥陀佛! 太感谢胡医了。昨天我自己情急之下也是这样做的,今天早上发现肿块变软变小了。当然,我还练了先生教的护肝大法,以后我不偷懒了,要坚持,再来向先生汇报。

心肾相交法我是一直坚持的(这个方法对懒人较合适),基本上每次还没练完就要睡着了,对我不好的睡眠很有帮助。再次感谢胡医!

胡涂医:阿弥陀佛,祝好!

sophie:念19010有两个多月了,非常有感觉。每次念的时候都觉得全身毛孔张开有清凉感。右边的乳房肿块已消,整个乳房变软。但是左乳还有待改善,肿块又开始肿痛,感觉是与我左胁下胀痛关联在一起的。上来汇报一下,继续努力。胡医还有妙法? 阿弥陀佛!

胡涂医：阿弥陀佛。初见成效，恭喜您！

还有"妙法"就是——继续努力。

其实加练保肝护胆的方法就很好。

新浪网友：我爱人五年前卵巢癌，前段时间脑转移，已经手术，我拒绝了化疗的要求，只做预防性质的放疗。一直关注先生的文章，只是自己愚钝，无法开示，请先生就她的情况指点一二，不胜感激。

胡涂医：理解您的心情。建议每天念诵"药师灌顶真言"108遍后再念"80500" 77遍。可以躺着念，头朝正南。

祝好！阿弥陀佛。

新浪网友：胡先生，您好！请问孕妇犯脚气病奇痒难忍，晚上特严重，怀孕前没有脚气的，很多药都是孕妇禁、慎用，痒的面积较大，怕影响胎儿，不知先生可有好法治一治。打扰先生了。阿弥陀佛！

胡涂医：这样，您如果不用上班的话，每天下午15点至17点之间的任何时间，在家里比较"不明亮"的地方，双手十指交叉抱拳（好像基督教祈祷那样）坐着，默念：800800，360遍。尝试几天，给我说一下疗效。

1395luoyi：胡先生，您好！我是前面说有脚气（香港脚）的孕妇。先谢谢您教的治疗法。按您教的方法练了11天。您让我练几天就回复您效果如何，因一直未见好转迹象，都不敢来回复您。想到您记挂着，还是先来报告一下才好。另外，我是怀上一个孩子约8个月开始犯病的，奇痒难忍。白天还好，晚上特严重，必须抓到痛得不能碰才能睡。如果半夜醒来还得抓。直到现在都如此，医生都说是脚气。因一直实行母乳喂养，不敢用药，现在又怀孕了，更不敢用了，这些之前没有一并向您说明，实在对不起！

不知我练到现在还没效果，是与这病情长短有关，还是我练的时间太短，功夫没到家？我是用国语念800800为一遍，语速较快，睁眼盯着"1—100"的数字数遍数（怕数错），360遍为一次，开始的两天每天只念一次，之后加到每天2—4次不等。如果到孩子出生还没好的话，我还能继续练吗？坐在孩子旁边是否对孩子有不好的影响？愚请胡先生指点迷津。害先生伤神！罪过！罪过！阿弥陀佛！

胡涂医：继续练。

光阴的故事：先生，我首先汇报一下800800治疗脚气的实证情况，我念了一天，大概10分钟，另外换了五指袜穿，第二天就好了，真的很神奇。另外因为出生仅40多天的孩子因患颅内出血住院，目前情况稳定，我想问先生是否知道中医对预防和治疗婴儿脑损伤的办法，您知道哪个大夫这方面是专家吗？我在北京，麻烦先生了。

胡涂医：不知道，抱歉！祝您的孩子早日康复！阿弥陀佛。

金———：阿弥陀佛！胡涂医生，家父患病瘫痪在床，身体僵直，但是很健饭，上唇燥常有皮，舌僵直不能咀嚼，语言含糊不清，只能吃流食，喉咙有痰，不能咳出，鼻翼有红血丝，家父虚岁66岁，请胡涂医生救家父，三拜双手合十，"阿弥陀佛"。

胡涂医：阿弥陀佛。这么十万八千里的，胡涂医也没办法。惭愧惭愧！阿弥陀佛。实在不行，您就让他没事念"0515011"吧。

苏苏：感谢先生又供养了宝贝！看完马上就念了99遍0011999，胸腹暖暖的，很舒服。先生曾言鱼鳞病，可用古传中医的术数治疗，应该就在这十个数字的变化之中吧？

胡涂医：是的。

zhuizhujiankang：先生出新作真快。鱼鳞病真的如"苏苏"网友所说能用数来治吗？请先生指点。

胡涂医：这个要结合手印念，必须面授机宜才行。

若散：既然五脏六腑都有对应的数字，那生病时只要多念念对应的数字就可以了？例如我舅舅得肝癌了，应该多念念对应肝胆和脾胃的数字吧？（是绿色和黄色的数字？）也是每天99遍？还是不管什么情况，都念0011999？现在先推荐他读《道德经》了。

胡涂医：可以这么说。

若散：先生我问的是选择题呀，应该选对症的还是通用的？要不我让舅舅先试试0011999吧。

胡涂医：选择太多了嘛！

还是看医生去好些，作为辅助疗法，可以念这组数字。

拾趣：先生，请教肾结石念什么数？

胡涂医：0011999。

沧海一笑：惭愧，这段时间没"依教而行"，心又跑别地方了。硬着头皮问一下先生，我母亲吃了不宜消化的东西以后胃不舒服，腹胀，这几天吃东西就吐，已输液三天不见效。明天准备去镇医院住院。自己身在远方不能尽孝。着急啊！先生能否帮忙诊断一下，或教个"数"念念。我担心她的身体……

胡涂医：理解您的心情，我已经停止网上给陌生人诊病，抱歉！

您母亲多半是急性胃炎，这类病，用不着术数治疗，既然上了医院，把炎症消下来多半就好，别太担心！阿弥陀佛。

偶然_____：《内经》里面只说了数字5至9对应五脏。那么0至4对应的是六腑？《内经》里的数和先生说的"数"是同样的数？

胡涂医：正解。

第三编　决死生，处百病——经络旁通

经脉者，

所以能决死生，处百病，调虚实，

不可不通。

——《黄帝内经·灵枢·经脉》

传统中医对经络的认识

经络学说,是人体生理活动和病理变化及其相互关系的学说。在中医的理论体系里,经络被认为是沟通人体上下表里、联系五脏六腑的系统。《黄帝内经》说,人体的十二条经脉,主管着我们的生老病死(《黄帝内经·灵枢·经别篇》:"夫十二经脉者,人之可以生,病之可以成,人之所以治,病之所以起"),甚至还说经脉是决定生死,调理百病,调整人体虚实的东西,不可以不通(《黄帝内经·灵枢·经脉篇》:"经脉者,所以决死生,处百病,调虚实,不可不通")。可见从《黄帝内经》的成书年代开始,经络就已经成为医家诊断治疗、防治疾病、循经取穴乃至药物归经的重要指导思想。古人说学中医的人如果不深明经络的学问,就像人行走在黑灯瞎火的夜里("医者不明经络,犹人夜行无烛")。可见经络学说对我们学中医的人来说有多么重要!

经络究竟是什么东西呢?它们是如何组成的?古人是如何发现的?现在人们熟知的经络,就是经络学说的全部内容了吗?为什么古人能发现经络而现在没听说过哪一位中医名家能照察到经络?我们目前对经络的认识,是否仅仅是古传中医的一小部分内容呢?

我们先来看看传统中医对经络的认识。

首先必须搞清最基本的一点——如果说人体是一台机器,真气就相当于这台机器赖以运行的能量(想象成电或汽油吧),经络则是这些能量的运行轨道。按明朝医家皇甫中老爷子的说法,直行运输的叫作"经",旁行的叫作"络"(见皇甫中《明医指掌》)。也就是说,"经"是纵行的主干线,指十二条大的经隧(具体请参阅我的养生系列文章"二十四小时如何过"),"络"可以糊糊涂涂理解为"联络"的意思,是"经"的分支,联系阴阳十二条经脉。现代研究经络的专家们居然把经络描述成"比神经系统低级的传导系统",这样的伟大发现,真是要笑掉李时珍等先贤们的大牙!现代的专家们显然

经络是真气
运行的通道

比较"业余",他们忽略了这最基本的一点——经络其实就是人体真气运行的通路!

经络是如何"组成"的呢?用现代人能理解的话来说,经络就是由人体各个组织间大小不同的"隧道"构成的,经络在《黄帝内经》里也叫作"经隧"。人体这台机器之所以能够活动,就是依靠"经隧"中的真气运行来赋予这台机器的各个部件能量,才能使这台机器能够有节律地运转。我在其他文章里提到过,药物其实不能治病,药物最多只能起到调整体内真气的作用,从而使人体这台机器恢复其"本来的"功能。现代人常常食饮无节,起居无常,不良生活习惯一大堆,却奢望用昂贵的"补药"来滋养身体,这真是舍本逐末!正确的做法应该是,培养体内浩然正气,通经活络,各项生理功能才能得到恢复和增强。顺便说一下,经络上布满穴道,经穴的周围有不同的组织器官。做过针灸的人应该都知道,当针刺经穴时触动某一组织,该组织就会发出酸、麻、胀、痛等各种"针感",比如麻麻的触电感,就是刺到或压迫到了神经干,很多人以为针灸或按摩到痛和胀就是最好的,这是"业余"的说法,真正好的"感觉",应该是沉稳的充气感——那才是人体真气旺盛起来的感觉,当然,没有"内证"的人,很难体察到这种微妙的感觉。

☞
参见《慎用六味地黄丸》和《人体有个纠正颈椎、腰椎毛病的开关》

我在十二时辰养生的文章里,附带着介绍了十二条正经,这十二条经脉首尾相连,人体真气在这十二条经脉里其实是做着"纵椭圆形"的运行,古人常用四个字来形容:"如环无端",多么精练啊!除了这十二条正经,还有另外八条奇经:任脉、督脉、冲脉、带脉、阴维、阳维、阴跷、阳跷,统称"奇经八脉"。如果说十二正经是长江黄河等大江大河,奇经八脉就是洞庭湖鄱阳湖等大湖。大江大河的盛衰,靠大湖大泽来调节与平衡,这八个大湖中,最重要的是任脉和督脉。人体真气如果沿着任脉和督脉走一圈,就是走了一个"小周天",如果沿着十二正经奇经八脉都走一圈,就是走了一个"大周天"。

☞
小周天与大周天

为什么叫"周天"呢?这就得跟大家恶补一下古代天文学的知识。古代的天文学认为,天体这个大宇宙是圆环形的,中间有一条黄道带("黄道吉日"大家听说过吧?),古代天文学家沿着这条黄道带把天体划为365份,二十八星宿便排列在这条黄道带上,北斗七星的斗柄沿着天体这个大圆环转一圈，就叫作一个"周天"。老祖宗把人体当作一个小宇宙，"等同"于天体这个大宇宙，人体上半身的"黄道带"便是任督二脉，所以如果真气沿着任督转一小圈就叫转"小周天"，小周天上有九个大的穴位（上、中、下丹田，会阴，尾闾，命门，大椎，玉枕，百会）正好对应着太阳系里的九大行星，身体上的365个主要穴位，也正好与黄道带的365份相对应，如果人体真气沿着这365个穴位（即十二正经和奇经八脉）都走一大圈，就是一个"大周天"，这个理论基本是这样来的。大家现在明白了没有？为什么子时和午时特别重要？因为真气在这两个时辰要经过"小周天"！

那么古人是如何发现经络的呢？

Q&A

痴迷中医：难道平时我们被标准经络图灌输的穴位观念有问题？玉枕穴属膀胱经？抑或属小周天？再请教先生，下丹田应是关元穴吧，但是上、中丹田应该是对应哪两个穴位呢？

胡涂医：并不能说标准经络图有问题，但是那是显传的东西，远非其本来面目……

玉枕是小周天上的要穴，相当难通的地方，"春风不度玉门关"。

丹田的说法也似是而非，哎，太多了。丹田的位置历来有争论，尤其是下丹田，有多个"版本"。按一般说法，中丹田指膻中穴（两乳连线的中点，按下去有紧痛感的地方）。

scriptman：胡先生您说："该组织就会发出酸、麻、胀、痛等各种'针感'，比如麻麻的触电感，就是刺到或压迫到了神经干。"那么我联想这跟佛家的八触又有什么关系，为什么站桩或静坐中气机的发动会有这样的感觉，这个问题已经困扰我很久了！能否简单地解释一下？

胡涂医：这就是"八触"的反应，事实上，人体对真气的触感又何止八触！

至于站桩或静坐中为什么有这种感觉，就是因为气机发动。气机发动有不同的层次，但不离麻、热、胀等感觉。其道理您得简单学习点儿热力学。

小丫：先生，那经络学为什么东方人发现而西方人没有呢？是不是和大陆板块有关呢？

胡涂医：与内证方法有关，与大陆板块无关。

留意子午二时

古人如何发现经络

话接上回经络问题，欲知古人如何发现经络，请看这回分解。

以前看过 CCTV 的纪录片，说经络是古代的"广大劳动人民在生产生活过程中不断实践总结的结果"，让我乐了好一阵子。电视媒体的胡说八道是大家司空见惯的，本不必去当真，只是咱们这些现代的劳动人民怎么就没在生产生活过程中发现或"总结"出经络来呢？如果经络不是"广大劳动人民"通过劳动生产总结出来的，那又是谁，通过什么途径描绘出来的呢？

无需绕弯了，就是上古时期，那些活得自然、纯粹、质朴的先民，他们就是黄帝在《内经》里提到的能够"度百岁乃去"的"上古之人"！他们因为活得自然纯粹，合于大道，自然对人体、生命、宇宙万事万物洞若观火。区区经络，又是什么难事了！

可以毫不夸张地说，中医的源头，就在先民们对经络的认识"方法"那里！方法论没有解决，中医就无法与时俱进。现在大家学习的经络学说也好，阴阳五行学说也罢，都是老祖宗通过"特定的方法"得到的"结果"（finding）。问题是，这些"结果"，我们几千年来都在相信（或怀疑），老祖宗得到"结果"的"方法"却已不为人知！如果说发现经络是先民们"科学实验"的结果，按照现代科学的方法，其观测仪器、数据统计、实验步骤和实验方法我们却一无所知，那么实验便不能被我们无限次任意重复，自然"结论"便显得"不科学"了。有志于学中医的人，不要光在和反中医的人斗嘴，那不是本事，要拿出点儿理论研究的胆魄来，好好做学问，身体力行，把自己训练到可以"看到"经络，把不相信的人也能训练到让他们看到经络，看看他们还怀疑不怀疑经络学说！如果做不到，退而求其次，就应尽量有理有据，用现代人能接受的"科学理论"来解释中医，如此中医才有希望！我的一个心愿，是找一个山清水秀的地方，找一些耐得住寂寞、有定性的人，包他们衣食住行,把历代秘藏着的东西,默默传承下去。

那么,老祖宗是用什么"科学方法"发现经络的呢?现代人是否也可以拥有同样的洞悉经络的能力呢?

老祖宗的方法与现代的科学方法不同,他们不借助观测仪器,他们用的是"人体"这台精密无比的生物仪器!统计数据呢?应该是通过多次、多人的身体力行验证,大家的发现都接近,慢慢就画成了今天的经络图。那么他们的实验步骤和方法是什么呢?

这是医家千古大秘密!

我在前面的文章里提到过,古人秘藏《黄帝内经》第七卷,多半就是因为里面的方法都太简单,因为太简单,人们固然不容易相信,骗子们也更加有机可乘将简单的方法编复杂去蒙人,坏人还可以用它去害人。古圣先贤立下来的规矩不能破,但今天我还是要把这个方法的原理简单点出来,目的是做一下中医理论的正本清源,好让悟性好的人自己去领悟。悟性不好的人怎么办?好好放下心来用心做人做事,自己准备好了,就迟早会遇到明师!其实明师固然难找,"明徒"更难找呢,要不怎么说"古来圣贤皆寂寞",说不定现在就有一两个明师正急得像热锅上的蚂蚁到处找传人呢——我有一个老哥儿是数学教授,退休后最担心的是一身绝学没有传人,每次通电话都问我能不能帮他物色一个徒弟。遇到明师的话,一个晚上可能就全学会!这听起来有点玄,但根据以往的经验,任何一个得真传的人,不用多久便可以观察到经络,3%的成年人甚至可以经过三个小时的训练就能看到,古人感叹"欲向人间留秘诀,未逢一个是知音",但是又有"不得其人便不说"的古训,使得这个方面的学问几成绝学。所以同志们要把自己的心先摆正了,好好用功,才能"为往圣继绝学"。您自己若未准备好,就算与明师们相遇,也只会有擦肩而过的缘分。这"一个晚上可能就全学会"的事儿,明师们往往要磨炼、考察你一二十年才肯传授。

老祖宗的实验步骤和方法很简单。——致虚极,守静笃,返观内察。李时珍老爷子在《奇经八脉考》里印证北宋得道高人紫阳真人的观点说,人体的经络穴位啊,只要懂得返观内照的人就可以体察到,并强调这样的说法真实不虚("紫阳《八脉经》所载经脉,稍与医家之说不同,然内景隧道,唯返观者能照察之,其言必不谬也")。这说明什么?说明李老爷子自己就懂

如何察知经络? 致虚极,守静笃,返观内察

151

"返观照察"到人体的经络穴位,否则便无"其言必不谬"的论断。

那么李时珍老爷子他们是用什么去返观内照到"内景隧道"的呢?

眼睛! 只不过不是我们的肉眼。有位朋友总枉我有"千里眼",那也太小看我了——其实千里眼并不是什么了不起的东西,只不过再好的千里眼也不如现在的 internet 视频,再厉害的"千里耳"也比不上今天最差劲的杂牌手机。学中医和修道,不要去追求这类东西,但也必须弄明白其机理机制才对得起祖宗们传下来的性命之学天人之学!

这只眼睛是什么呢,它在人体的哪个部位呢?

这只眼睛就是《封神榜》和《西游记》里那位杨二郎眉心的那一只眼睛,只不过它不是竖起来的,也没有那么大的体积,从外表也看不出来。不过它的"显像管"位置,的确就在二郎神那只眼睛的位置附近。至于它的"成像"位置,则可以无处不在,好比您的投影机(beamer)放在这个桌子上,影像却可以在任何一面墙上出现。也就是说,不一定非得用"额头"那个地方来"看",可以用耳朵,可以用手乃至身上任何一个地方,观音菩萨的千手千眼,应该就是任何一个地方都可以是他的影像显示墙。

要讲清楚这个问题,就不能不跟大家恶补一下现代解剖学的知识。现代解剖学发现,在我们的前额内,有一个东西叫"松果体"(因为它的形状就像一个倒挂的松树果子),英文叫作 Pineal Gland(也叫 pineal body,epiphysis cerebri,epiphysis)的东西,如下图(此图摘自美国生命科学家 Ellie Crystal 女士的研究网站,Ellie 的内证功夫很不错,我曾取笑过她的方法太"科学")。

医学家们发现,松果体虽然小得像泥丸(约 $7 \times 4mm^2$ 大小,120—200mg),可是它有三个了不起的作用:第一,压抑性成熟(这在 1909 年为德国医学家所发现)。第二,分泌退黑激素,是人体内的"生物钟"调控中心。第三,有退化的视网膜。现代解剖学的这三点发现就为我们的老祖宗的"内景隧道"照察提供了现代依据,尤其是第三点发现——松果体有退化的视网膜——意味着松果体有过"成像"能力,就像我们的双眼一样! 中国的古人管松果体叫什么呢？就叫"泥丸"！多么形象啊！古传中医把这个"泥丸宫"的位置描述得更加清楚：眉心往上一寸往里，两个耳朵尖往上一寸往里，这三点的连线的交界处就叫"泥丸宫"。大家自豪自豪吧，我们的老祖宗不用去解剖也知道确切位置！顺便说一下，各家各派都有一些方法往泥丸宫那个部位折腾，道家也管这个泥丸宫叫"明堂宫"，明堂明堂，一听就知道搞什么名堂——"照明、光明的殿堂"，说的也是这么回事儿——人类的确可以通过"松果体"来实现对人体进行"内照"，经络就是通过它发现的。至于看清楚五脏六腑，那更是简单得不得了。《史记·扁鹊仓公列传》里说扁鹊"以此视病，尽见五脏症结"，也是以这个松果体的成像能力来看。知道了这个地方，剩下来就是如何把退化的视网膜重新激活的技术性问题了。这不是本文所探讨的内容，我可以简单点一下：让身体恢复到本来的时间为"零"的状态，也就是那个我在前面文章里提到的能够超过光速的"把握阴阳"的状态。关于老祖宗如何发现经络，我这样讲，大家能接受吗？

接下来的问题是，经络学说对吗？全面吗？古传中医传下来只是经络图那点东西吗？

欲知后事如何，有空我再分解。

什么人能看到经络

有很多朋友希望我教教怎样看经络。其实古人发现经络的方法,我在上一篇文章里已经谈了,实在要我再"总结"一下,就是这句话:让身心回归"零"的状态,返观内察。

那么什么人能够比较快容易"看"到经络呢?

当然就是那些容易返回"零态"的人!

这类人有什么特征呢? 我勉强列一些在下面供大家参考。

1.性成熟比较晚的人(记得我们在上一篇文章里说到松果体有压抑性成熟的作用吗?);

2.好奇心比较重,成年后还多少保留些"童心"的比较"单纯"的人;

3.眼睛近视的人(呵呵,第一次听说近视还有如此"优势"吧?);

4.从小数理化读不好的人,逻辑推理能力比较弱的人(还是"笨"点儿好啊);

5.从小数理化超级强的人,有超强的空间推理能力,强大逻辑思维的人(实在不"笨"就只能特"聪明"了);

6.肝功能不是很强的人(为什么呢? 大家猜猜);

7.身体不是很强壮的人(古传中医常有"学医当带三分病"的道理在这里呢);

8.经络比较敏感的人(这个好理解);

9.闭上眼睛眼前不是一片漆黑的人(都"无明"了拿啥东西返观内察?);

10.晚上睡觉不做梦,做梦就做彩色梦的人(听起来像脑白金的广告);

11.小时候经常被父母骂"睁眼瞎说"的孩子;

12.能够长时间放松入静的人("久坐必有禅");

13.从来没有去过一个地方,到了那儿后感觉自己"好像什么时候来过"的人；

……

以上这些，并非都得具备，只要有那么一两条就很好办了。同志们不必灰心，一般来说，有那么几条的人，一个晚上就可以被训练出返观内景隧道的"望诊"能力来。那时候您就知道古人没有吹牛，十二正经、奇经八脉甚至三脉七轮，都是确实存在的。——当然，这"一个晚上"必定是明师们对你考察、磨炼了大半辈子之后才有的事！

有网友略带"抗议"地说古传中医不轻传"外人"，就像古代皇帝只把皇位传自家儿孙一样，是为了"家族保护"。这个说法不大对！家族保护意识毕竟是人之常情，但是这里面还有更深的"理"。我在前面的文章里说过，人体就像一台精密无比的生物仪器，它的"发射装置"每时每刻都在向外发射着信号，这种信号运行的速度比光要快 N 倍（所以我们普通人看不到），而人体的"接收装置"却基本上一直处于关闭状态，它只在特定的时间、场合"开启"，而且经常是"无意识"的。如果你的接收装置的"开关"被你死死关着，你自己没有 ready，就算明医们愿意把一生所学都传你，也是很困难的事情，此其一。其二，医家的传人也经常不是自家人。历史上这样的故事很多，如宋濂在《故丹溪先生朱公石表辞》中记述：

> 时方盛行陈师文、裴宗元所定大观二百九十七方，先生独疑之，曰："用药如持衡，随物重轻而为前却，古方新证，安能相值乎？"于是寻师而订其说，渡涛江走吴，又走宛陵，走建业，皆不能得，复回武林。有以罗司徒知悌为告者，知悌字子敬，宋宝祐中寺人，精于医，得金士刘完素之学而旁参于李杲、张从正二家，然性倨甚。先生谒焉，十往返不能通。先生志益坚，日拱立于其门，大风雨不易。或告罗曰："此朱彦修也。君居江南而失此士，人将议君后矣。"罗遽修容见之，一见如故交。

戴良《丹溪翁传》亦载：

> ……翁往谒焉，凡数往返，不与接。已而求见愈笃，罗乃进之，曰："子非朱彦修乎？"时翁已有医名，罗故知之。翁既得见，遂北面再拜以谒，受其所教。罗遇翁亦甚欢，即授以刘、李、张诸书，为之敷扬三家之旨……居无何，尽得其学以归。

人体其实是一台精密仪器，存在发射接收装置丹溪"日拱立于其门,大风雨不易","求见愈笃",其求师之诚、矢志之坚,终于打动罗子敬,"尽得其学以归"。

为什么说这个故事呢?是想告诉大家,这种真诚待人肝胆相照的品格是想学古传中医神技必不可少的品格!否则的话,就算遇到明师,也多半是结个善缘而已。

人体的生物仪器,它发出的生物波,其波长波段、频谱频率如果无法协调一致,就算明师们愿意教,您也未必"接"得下。我这样讲,大家可以理解吗?

如果还不理解,我再举三个简单的例子来帮帮大家理解。比如有些人离家在外,突然觉得心里发堵,非得赶回家,回到家才知道家里出事了(比如煤气没关)。又比如,您不知道为什么会"突然"想起多年不见的某个哥们儿,过没多久就接到他的电话或干脆在街上"无意中"碰到他。再如,你们一帮朋友在聚会,突然有人会说"要是某某在就好了",话还没说完,某某就进来了(老百姓管这叫"说曹操曹操到")……凡此种种,正如圣人说的"百姓日用而不知"!这些"巧合",就是因为我们的"接收装置"在特定的时空点"无意中"被开启,与外面的"信号"接上了,才出现诸如此类的"偶然"与"巧合"。——当然,真正高明的明医们,应该都懂得如何创造这种"巧合"。

☞
"巧合"之中
其实有大道

为什么强调这个呢?我在文章里反复提到过,越是高级的东西一定越简单,比如神乎其神的"千里诊病",真要教,一个晚上便可全会!简单到让人觉得"这可能吗"的程度!大家想想,明师们是如何做到一个晚上就教会这些看上去很神奇的诊病能力的呢,问题的关键在哪里?

关键就在让门人弟子们学会"打开"这个"接收装置"!

而打开这个接收装置之前,一般是有很多功课要做的。历代明医们一般要先对门人弟子进行足够的磨性训练,把他们的心彻底磨平了,其"接收装置"才能容易打开!

打开这个接收开关之后,接下来就是如何"调台",把师生两个机器的生物波的波长、波段、频谱、频率调到一致,就可以引爆人体内的"大药",使人一下子学会诸如千里诊病、看到经络等能力,坦白说,一个晚上就可以学会中医的"真正的"望闻问切!

如果大家觉得这样的"教学法"太玄乎,可以比照现代的手机传输信息

（相信大家都玩过用手机传照片之类的信息）来理解。真正的明师们懂得如何把自己的"手机"里的信息"过"给学生的手机，只要把各自的"蓝牙"或红外线打开就可以一下子完成"传输"。——可以说，现代社会的任何机器和技术，都是在"模仿"人体本身就有的部件和能力！蓝牙、红外线我们都"看不到"，但它们都存在，古传中医的能力传承，也可以依此类推。

所以，不是医家吝啬或单纯出于家族保护，而是这东西的"教"与"学"是一套有很多非常"科学"讲究的系统，尤其讲究师生之间的"同频共振"！所以古传中医总感叹好的老师不容易找，好的学生苗子更难找！我上一篇文章里提到的那位数学老师，就在发愁找不到一个能与他"同频共振"的人。有网友祝愿我早日找到传人，也有网友提醒我不要轻易传人，我感谢这些朋友们的美意，谢谢了！请大家放心，我既没本事去教学生，也多半不会看走眼一个人。

还有很多人希望拜我为师学这个，看来我还得赶紧声明一下：

1.我无德无能，不敢为人师，更加不可能在网上瞎教别人。所以恳请大家不要以"师"字称呼我，也不要管我叫"胡医"，直接叫我"胡涂医"就好。以后凡是用带"师"字称我的一概不回复！谢谢理解！

2.学任何东西都不如先学做人重要，先做个心存好念、口说好话、手做好事的"三好"人。只有您立志做个高尚的人，做个脱离低级趣味的人，做个戒骄戒躁，谦虚谨慎的人（呵呵，像背毛主席语录），他日您若有缘遇到明师，就算您没有上面列的任何特征，我想他们也多半有足够的办法能让您见证生命的神奇！

3.大家能够海阔天空去感悟自然是好事，但古人说"饶君聪慧过颜闵，不遇真师莫强猜"，想必很多真传的东西，还是需要真正明白的人来指点的。当然，对于自学能力好的人，明师就在经典中，显传的东西在经典中都能学到。所以大家还是应该静下心来学习经典（尽管那些纸上的东西很少听说能培养出半个神医）。

顺便说一下，返观内察的能力虽然颇为有趣（特别是在刚刚学会的时候很"振奋人心"），但它也有一定的"副作用"。心性不好的人，学了反而伤元气，有害无益！——所以这样的东西，明师们怎敢随便传？就算在一个家庭里，往往也只能教给众多孩子中的一个两个呢。

　　学中医,要先扎扎实实学做好人,这些"技术性"的东西不重要,二十分钟能学会的东西,有时还真得考察你两年甚至二十年才可以教,这个道理要懂。

　　我把这个老底全"招"了,更多的道理大家自个儿去领悟吧。

Q&A

痴迷中医:先生所说"让身心回归'零'的状态,返观内察",听起来简单,做起来可不容易呢。不过我感觉,这种状态是否就是"恬淡虚无,真气从之,精神内守"的状态呢?

胡涂医:做起来不容易是因为心里"有"东西。"真气从之"还有一个"真气"。"精神内守"还有一个"精神"。"有"还不行,"无"才行。

新浪网友:"从来没有去过一个地方,到了那儿后感觉自己'好像什么时候来过'的人",先生,我真的经常有这种感觉,我弟弟也是,而且一个场景,总是仿佛经历过似的,望赐教。

胡涂医:这个现象法国人特别多,法语里有一个专门的词叫作 Déjà vu(deja vu),翻译成英文就是 already seen,"已见过"而事实上"没有见过"。

请参考我前面的文章《"阴阳"他说(续)》里关于超光速的解释。光速以上时间"不存在",所以"未来"和"现在"都是"同时"存在的。具体请找霍金的《时间简史》读读,好吗?

经络走势和类型

前面几篇与经络有关的文章出来之后,很多朋友提了各种各样的问题,有一些问题我已回复了,这篇文章尽量回答那些我还没来得及回答的问题。

关于经络呼吸走势、时辰等问题。

我专门做了一个表格,方便大家了解,如下表。

十二正经	经脉	时辰	脏腑	五行	呼吸	走势	真气动向	糊涂记忆
手三阴	手太阴肺经	寅	肺	金气肃降	呼	由胸走手	由上而下	在手臂内侧,属里,为"阴"
	手少阴心经	午	心	心火下降	呼			
	手厥阴心包经	戌	心包	心火下降	呼			
手三阳	手阳明大肠经	卯	大肠	金气收敛	呼	由手走头	由下而上	在手臂外侧,属表,为"阳"
	手太阳小肠经	未	小肠	火气煊通	吸			
	手少阳三焦经	亥	三焦	相火燔灼	吸			
足三阴	足太阴脾经	巳	脾	土气运化	吸	由足走腹	由下而上	在腿内侧,属里,为"阴"
	足少阴肾经	酉	肾	水气封藏	吸			
	足厥阴肝经	丑	肝	木气疏泄	吸			

十二正经	经脉	时辰	脏腑	五行	呼吸	走势	真气动向	糊涂记忆
足三阳	足太阳膀胱经	申	膀胱	水气封藏	呼	由头走足	由上而下	在腿外侧,属表,为"阳"
	足阳明胃经	辰	胃	土气运化	呼			
	足少阳胆经	子	胆	木气疏泄	呼			

(source:糊涂医治糊涂病博客 http://blog.sina.com.cn/realtcm)

　　至于为何某条经络是呼气的时候由此走彼,还是吸气的时候由彼走此,学界目前还没有让人信服的说法。不用再解释了,这是古圣先贤在做到"返观内察"之后得出的结果!

　　关于经络的类型问题。

　　有网友问,人类的经络是不是每个人都一样?人体的经络的确有不同的类型,或者说,人体对真气的感应、反应、敏感程度有不同的类型。一般来说,可以分为四大类。

　　1. 经络极敏感型。

　　这类人非常有"福"。得古传中医真传的人,给这类人治病,一般一下两下就能解决问题(不管问题听起来多严重),好比内家拳高手,练到"全身发力如弹簧,硬打硬拼无遮拦"的时候,哪里需要什么 108 式? 所以老百姓说一个人真会治病或武功,都是说"这个人有两下子",没说"这个人有很多下"的。

　　想出名的人,找这样几个经络极敏感的病人来治治,一个晚上就可以声名在外,可以有"资本"出去忽悠别人了。

　　我前面的文章《糊涂医治糊涂肿瘤》里提到的一巴掌拍掉一颗半个鸡蛋大的瘤子的故事,不是因为我有何了不起的水平,而是因为那位老 T 先生就是这种了不起的经络极敏感类型的人。我当时在文章里提到"老 T 先生是一个经络比较敏感的人,给这类人治病,我是从来不需动手的,更不需要抓药、针灸",很多人不理解,我答应过要揭开这个问题的老底,"老底"就在这里——经络极为敏感的人,对真气、能、光、声、电等有天生的"接收"能力，并且能够在很短的时间内把接收到的信息变级放大，从而产生类似核爆炸般的能量。用爱因斯坦的著名公式：$E=mc^2$ 来看，"光速的平方"乘以"病人自身的质量"，是个什么概念的能量？而人体的真气，其运行速度比光要快 N 倍呢（关于超光速的概念，请见我前面的文章《"阴阳"他说（续）》），区区一个瘤子，还不说化就化！

知道这个类型的道理，对我们学中医有何帮助呢？

可以帮我们偷懒！对付这个类型的病人，压根儿就不需要动手，更不需要针灸、下药！谈笑用兵可也。万一有一天，您也不幸"被"成为"大师"，找您治病的人络绎不绝，您除了节哀顺变当您的"大师"外，就是好好运用这个理论！对人群中的极敏感者，集中放到一起，三下两下把这群人一股脑打发了，既显得有点儿"大师"，又省花大家的时间和气力。

人群中，这种类型的人有多少呢？大约 5%—10%！

如何判断自己是否经络极敏感的人呢？我得继续忽悠一番再说，这是古传中医"门风"，大家继续往下看。

2. 经络敏感型。

这个类型的人，比上一种类型的人要"不敏感"一些。不敏感"多少"？如果从时间上来说，经络极敏感的人，是几乎"实时"接收信息，那么这个敏感型的人，就有一个 buffering 的时间，最少有二三十秒之差。别看这区区二三十秒，差别可大了，所谓"差之毫厘，失之千里"，再精确不过了！如果大家无法理解，就想想现在用宽带上网，以前用电话线上网，看看那个差别再举一反三吧。

经络敏感的人，"针灸之所及也"，给这类人治病，还是需要动动手的，实在不行，还可以针刺艾灸一块儿。这类人在人群里约占 40%。所以同志们不必灰心，如果您不是极敏感型，有 40% 的可能是敏感型的呢。

这个类型的人，比较适合进行"返观内察"的训练，包括前面文章里提到的"小周天"运行，也适合他们。个中道理，欢迎大家讨论。

3. 经络不敏感型。

这个类型的人，对人体真气没啥感觉。这类人在人群中特别多，以前认为也占 40% 左右，但据我的观察，在现代人中基本过半都是不敏感型的。这类人对人体真气基本没有感觉，如果要给这类人治病，还是老老实实给

161

他们开些药，或者教些方法，让他们把自身经络折腾得敏感一些了再说。

4.**经络超不敏感型**，或者叫**"经络迟钝型"**。

这类人在人群中占5％—10％。他们哪怕被针扎一下，也没太大感觉，更何况对人体真气！给这类人治病，您就得老老实实，该下猛药下猛药，该劝他们看西医劝他们去看西医，除非他们愿意"以身证道"跟您走，否则少对他们"装"内行。可以客客气气跟他们说："您这个病，我怕治不好。您层次高，用西医的高科技比较快。"

各种类型的人都有些什么特征呢？如何判断自己是哪个类型的人呢？是不是一旦"定型"就无法改变了？有没有什么办法可以 upgrade 我们的经络类型呢？

Q&A

krjzz：先天的差异是否不是很大？如同小孩都喜欢金刚印，都有这个本能，而后天的生活习性啊，环境啊，产生了这种差异？

胡涂医：先天还是有些差异的。也不是每个小婴儿都常握金刚印的，对吧？后天的生活习惯和生存环境的确加大了这种差异。

当然，严格来说，每个人"本来"都是一样的。

宣传中医：经络迟钝的人经络不是很畅通，经络敏感的人平常经络是很通畅的。经常锻炼经络、打通经络就会使迟钝的经络变成敏感的经络，方法很多，中医所有的方法都是为了打通经络。还是随先生学些大道至简的方法好些。

胡涂医：也对也不对。

人体的经络本来就是"通"的！只是比较敏感的人"更容易"感觉到真气运行而已。

wenjie：先天也许差不多。后天由于每个人的心受外界的干扰程度不同，对太执着于外相的人，自身自然敏感度差，心静内求性空的人，可能自身敏感度就强些，但过于追求结果的人，可能会走火入魔。

胡涂医：有道理！

只是"走火入魔"听起来有点儿吓人。天下没几个真正"能"走火入魔的人。千古圣人不传"火"，如果我们连"火"都不知道，走啥火呢？——所以大家不用担心，您多半还"不足以"走火！

开始懂了：经络敏感型的人比较怕疼吧，会害怕打针吧？是不是一旦"定型"就无法改变了？不是的吧，好像可以改变吧，当身体生病的时候，相对而言，以前较敏感的经络会变得迟钝一些。俺小时候特怕打针，后来生病了，当初也怕打针，但病了没办法也必须打（那时对中医并不了解）。后来感觉打针打麻木了，但其实心里每次还是惧怕。由于害怕打针，转到中医改吃中药了，呵呵。好像生病以后，有点点改变了经络的敏感度，但天生的体质应该属于敏感型经络，汗……不知道什么时候身体又再次能回到最初那样，哎……

胡涂医：不是一"定型"就无法改变，要不岂不是很悲观？

至于经络敏感与痛感的关系，相关性应该不高。也有经络特别敏感的人不怕痛的。

元缓：斗胆，经络敏感的过程，是一个向内的自我回归过程。（个人认为如此，呵呵）

胡涂医：是这样！

wenjie：看了先生给大家的回复，有一不懂，为什么"意志薄弱的人多数经络比较敏感"？如网友"元缓"所讲，"经络敏感的过程，是一个向内的自我回归过程"，这是不是只指肉体的一个向内的自我回归过程，而不包括精神的向内的自我回归过程？如果精神也向内自我回归的话，人就不会意志薄弱了？

胡涂医：谢谢先生提问。您的三个问题我都简单回答一下吧：

1. 意志薄弱的人往往在情志上比较"敏感"，反映在身体上，就容易对经络敏感。

2. 当然包括精神的内向自我回归过程。——不应该把"身"与"心"彻底分开！

3. 要看您如何"回归"法，有针对性训练的话，是可以精神内炼出金刚勇猛的意志来的。要不学中医干吗，对吗？

kungfunan：我就是一个意志力很薄弱的人，容易受到感动，容易流眼泪，身体底子比较差的人！不知是否是经络敏感人？

胡涂医：也不是说意志力薄弱的人就"一定"是经络敏感型的人，否则中医干脆管经络敏感说成意志薄弱就拉倒，对吗？

大头娃娃：有个问题想请教一下先生，经络敏感和身体敏感是一回事吧？我原来不爱出汗，受凉也不会打喷嚏，经过这两年多的瞎折腾，我发现自己夏天爱出汗了，身体稍微一受凉就打喷嚏。刚开始站桩和静坐的时候也没啥气感，现在两个手的手指只要对起来，就有气感，刚开始打太极的时候也是没啥感觉，现在都会有气在手中流动的感觉。所以我想，敏感和不敏感一定是可以相互转换的，如果不每天加强锻炼，敏感也会变成不敏感，是吗？

胡涂医：娃娃正解！人体的经络是可以通过锻炼变得更敏感的。

中道chs：呼出心与肺，吸入肾与肝。看先生的这个表，发现人体需要排出的多，而吸气时经络运行的只有五条经脉，也就是说养生治病首先应该先把人体的毒素排出，排得越干净，身体越健康；先补漏，再进补，方能祛病养生。呼出的是体内的废气毒素以及阴邪六淫，这些排得越多，身体越清净，吸入的宇宙阳能越多。早上3点到7点是人体排毒最活跃的时期，这时期应早起，排泄，饮水排毒会得到事半功倍的效

163

果。养生之气在早上最强。如果肝肾吸入的阳能不足,就会肾虚水泛肝失调达,这些都是阳气的缺乏导致的气化不利呢!

胡涂医:先生说的很对!

forgetmenot6413:请问您的配图中呼吸与经络的关系是不是跟"脾主吸气,肾主纳气,肺主呼气"有关系呀? 多谢。

胡涂医:有关系。

准确来说,肺主"行气"。

你是什么经络类型

上一篇文章出来后,朋友们各抒己见做了不少探讨,很不错。这个文章接着回答与经络有关的问题,力争"把经络说清楚"!

先回答大家最关心的问题:经络一旦"定型"是否就不能改了?

答案是:可以改! 要不学中医岂不是很没希望?

只是世上任何"改变"都不容易,哪怕改个名字改个房产证都要些手续呢,对吧? 有网友觉得他是"迟钝型",怯怯地问我能否帮他"改成经络极敏感型",这真是太抬举胡涂医了,我又不是神仙! 就算能遇到神仙,这么一个急功近利只想索取不想付出(努力)的态度,神仙多半也不肯帮忙。

那么如何"改"呢? 一般来说,这有一个过程,就像悟道的人有一个从渐悟到顿悟的漫长过程。人体经络的敏感程度,受许多因素影响,比如,与生俱来的先天因素(这没啥好办法改变,除非您顿悟),后天的职业、行为、心理习惯等等。简单来说,通过锻炼(体育运动、经络拍打、瑜伽、内家拳训练等等),可以慢慢提高经络的敏感度。此外,在情志上变得更加开朗、通达,也有利于经络的"开"与"通"。

还得说明一下,也不是说经络越敏感就越好。尽管极敏感的人更有"福"被神医们一下子治好,但是这类人往往是那些意志比较薄弱的人,孰好孰坏,见仁见智。

那么,如何判断自己的经络类型呢?

一般来说,经络极敏感的人多有如下特征:

1.如果是黄种人,头发比较柔,有的头发微微有点儿自然发黄(不是染发的原因);

2.讲话的时候,手势(gesture language)比较多;

3.爱说神神叨叨的东西;

4.对人对事常常比较敏感;

5.往往意志比较薄弱（比较不懂控制自己的感情、情绪）；

6.比较不长于逻辑推理；

7.生物场比较强的人一接近他们，他们比较容易"有感觉"（比如起鸡皮疙瘩）；

8.站桩的时候常会不自觉地动起来；

9.比较喜欢别人安排好工作让他去完成，没啥领导欲望；

10.职业：各个行业的劳动模范类型的人；

……

经络超级不敏感、经络迟钝的人常有如下的特征：

1.往往头发特别硬；

2.做事一板一眼，喜欢寻根问底；

3.逻辑思维、推理能力特别强；

4.控制欲、占有欲、征服欲特强；

5.个性比较"硬"（比较固执）；

6.非常"讲道理"的人（"讲理"的人最可怕，他们总觉得他们自己"有理"）；

7.喜欢安排事情让别人做（有"官瘾"）；

8.职业：多数是老总、领导、记者、法官、警察、国内的律师、国内的银行家等（国内的"成功人士"的经络常超不敏感）；

……

以上谈的，是最敏感和最不敏感的人，中间的两种类型，大家请按照这个思路去举一反三就好！中医如何学？得如此宏观地学思路、思维方法，而不是去学一招一式、一个穴位一条经络一个药方，学中医的人要大气磅礴，千万别学得小里小气！

补充说明：以上"特征"只是普遍情况，也有特殊情况的。

Q&A

krjzz：对照下来，俺应是中间一块。请教先生，最近几个月，身体左边，有的时候是脚，有的时候是手臂，总会一跳一跳，感觉有东西在窜。是否春天肝气旺，身体在

调整了呢?

胡涂医:那要看情况而定。比如您是否在做真气方面的锻炼,若是,"跳"就是一个正常反应。其实,学中医也好,学养生也罢,千万别学得"疑神疑鬼",大气些,别怕!

痴迷中医:学中医的人要大气磅礴——太赞成了!毕竟中医讲究的是天人合一,人体与大自然同步运行,自然应该是宏观大气。可是实际在操作时,却不免落入很多细节的海洋里。怎样才能做到像先生这样高屋建瓴式的"糊糊涂涂"呢?

胡涂医:高屋建瓴谈不上,糊糊涂涂倒是如假包换。

等哪一天您明白了什么是"云在青山水在瓶"之后,就无所谓细节了。

疯狂大花神:所以说呢,中医理论里的五行阴阳学说其实就是个方法论,以此来指导你的学习,不就糊涂起来啦?

胡涂医:花神说的对。

痴迷中医:回花神姐姐:谢谢指点!以前重点看十二时辰和经络,从今天开始要转移到先生的"五行阴阳说"了,看是否能够快点糊涂起来哦!

胡涂医:不要追求糊涂,学问要做得明白。另,五行阴阳说也不是我的私家货,不敢有个定语"先生的"。

静悟:哈哈,对照来,觉得两个都有!求助先生,我这段时间每天凌晨3到5点眼睛干涩很厉害,手和脚发热,还会醒来,5点过了后这些症状都会减弱,又能睡去!自己按过太冲,敲胆经,还有后溪,折腾了好长时间;也吃过绿豆汤、乌梅汤,只差用桑椹煮粥没吃呢!总不感觉好转!也许如先生所说"学中医的人要大气磅礴,千万别学得小里小气",我就是学得小里小气吧,总悟不明白!所以求助先生给我支一招!期待着!

胡涂医:按常理,这是寅时肺气肃降的时辰。这个时辰应该是睡得最死的时候,以便肺在人体深度睡眠之时完成一身气血的分配,您这个时候醒来,就说明气血不足,肺的肃降能力变差了,而且您手脚发热,多半是阴不恋阳,肾精不足,收敛功能下降,导致肺只有宣发而乏力肃降,眼睛干涩的原因也在此(肾水不足,肝木难养,肝开窍于目)。

您也别担心,也许您还没有"老"到这个地步。

支一招可以,但我可不能替您练啊。每天睡前醒后练那个"心肾相交法"就好。绿豆汤、乌梅汤等就免了吧。

doriswang2007:糊涂医好!我是半月板损伤患者,因为这个东西太特殊太重要了,所以不敢糊涂对待它,一直在寻求它是否能自愈的答案!请问:西医给半月板损伤判了死刑,认为血液达不到那里,所以它一旦受伤无法自愈。我坚持了5个月没手术,但这么久也没完全康复,只是步步慢慢地好转。那么,中医的经络说能贯穿到半月板那里么?能给它滋养促其自愈么?有没有什么方法能助它一臂之力呢?渴盼您的回音!谢谢!

胡涂医:谢谢提问！经络学说只是一个"学说",怎么可以"贯穿"什么部位啊！若您问的是人体真气,那毫无疑问！真气的运行速度比光快 N 倍,这世上还没有它贯穿不过的！若要滋养并促其自愈,您得自己进行真气的训练,培育体内正气,或者请明白人帮您一把。祝您早日康复！阿弥陀佛。

antony:感觉我属于经络敏感型的,大多条件符合。特别是站桩一过半小时后全身都动,却感觉不到内脏在动！

胡涂医:有可能。不过也可能是您上实下虚,也有可能是站的桩位不太对。

蓝色魔法师:博主好,有个问题想请教一下,我练太极拳半年左右,最近感觉左手中指背侧在走路或者练拳时会突然很热,但是又不至于是灼烧感觉,这是什么原因呢? 同时在一个月前发现脚内侧有时有一条热流流到脚底,很暖和的样子,这个怎么解释? 这个症状是好是坏呢?

胡涂医:我不懂太极拳,但是这应该不是什么症状,多半是真气在经络运行加速了。

幸会糊涂医:谢谢糊涂医！俺以前对这些一窍不通,这几个月为了俺那自闭症的孩子自学按摩,自己感觉身上越来越敏感了。请教您一个疑问:俺感觉给孩子按摩病气会过到自己身上,您的看法?

胡涂医:不会。

如何判断经络类型

前两篇文章出来后，朋友们颇为热烈的讨论，让我学到很多东西。我非常庆幸我不是"老师"，否则没好日子过。为什么呢？因为我列出了个大概思路，大家就能沿着这个思路各抒己见，做出有益的探讨。这样学下去，老师的日子就不好过了。圣人说，"大道至简"，老师那里的东西，如果是"真传"，就肯定"不多"！那么一点儿东西经大家这么一讨论，"老底"迟早就都得给端出来，以后老师还拿啥去唬学生呢？

古传中医强调师承的"山林"教育与入世的"社会"教育相结合。希望越来越多的老师们不断鼓励学生去探索、质疑、体证，这样他们才会逐渐往学者型、知识型、实用型、以身证道型过渡，才不至于一辈子停留在号号脉，看看舌，辨辨阴阳虚实的"八纲"水平。学中医要想学通，非得把它当道来悟不可！圣贤说的"大疑大悟，小疑小悟，不疑不悟"是有深刻道理的。所以胡涂医欢迎大家质疑、拍砖和赐教！

学中医的人，要提倡这种勇于认错，直下承担的"吾爱吾师，吾更爱真理"的精神！有一位朋友聊及某位美籍华人中医"大师"，问我对该大师的看法。我就顺便说一下。我对该"大师"以及类似的大师们都没有啥看法！毕竟咱自己不是大师，不敢妄测大师们的道德学问。按常理，一个有道之人，若不能如圣人所说"战战兢兢"、"如临深渊"怕说错话误导人，若不能"虚怀若谷"、"勤而行之"做学问，至少也不会自封"大师"，对吧？学中医的，应该提倡毛主席说的"双百方针"，百家争鸣，百花齐放，并时时谨记互相赞美互通有无，用一颗宽容、谦和的心去看待同行赞美同行，中医才能兴旺。容得下别人，自己才能进步。今日国内的中医界、养生界，"大师"辈出，人才济济，往好处看，似乎中医在"复兴"，往坏处看，这会最终"害"了中医。懂行的人多半清楚，目前简直可以说是狐禅遍野邪说纷呈！千百年来，中医为什么没落了？谁"戕害"了中医？还不是中医界的人自己！有心学中医,真的要发大心愿,学"真"的,不要给中医"抹黑"!不要去浪费时间精力在江湖骗子们身上,更不应该去借中医养生界目前的混乱大捞一把。没有一颗父母心,很难得真传,耐不住寂寞、坐不了冷板凳的人,终难有大成。奉劝大家,把学中医当成学道去体悟,因天之序,合道而行,才有望"为往圣继绝学"。

言归正传。今天继续争取"把经络说清楚"。

知道经络的类型,对我们有什么指导作用?

对于学中医的人来说,除了我前面提到的可以偷懒,提高效率外,知道了这个道理,还可以使大家先了解了解自己的"斤两",对自己的身体进行有的放矢的折腾,让自己从超级不敏感慢慢过渡到相对敏感。此外,道家和医家都强调要把全身的经络打通,我前面说到的"小周天"(请参见《传统中医对经络的认识》),经络"超级不敏感"和"不敏感"的人,是很难在短期内练出啥感觉的——换句话说,这两类人,就算把小周天练"通"了也不知道自己已经"通"了!如果您明白经络类型的大道之理,就会"化悲痛为力量",把心安下来,好好用功!古传中医常常要求门人弟子"只问耕耘,不问收获",教了你方法,你就傻练,原因就在这里。万一碰上这两种类型的学生,不如此要求,他们没信心跟你学下去。现代社会"培养"了很多浮躁的人,学三天没感觉就跑的人比比皆是。以后大家遇到有人发牢骚,说医道两家在骗人,因为据他们"实证"练习小周天没感觉,您就要懂行,这些人多半自己经络类型不敏感!——顺便强调一下:就算经络超级不敏感的人,也不是不能接受中医治疗,只是给他们治病比较费劲而已。

如何判知他人的经络是哪一类型?

这个问题还真不好回答。为什么呢?

因为答案太简单!——怕说出来大家不信,"轻慢"了中医大道。

古人常说"宁给一寸金,不给一句话",就是这个原因。我可没有那么多"金"可以给大家,实在有兴趣知道的人,请"私下里"问我吧,若您有缘分得,我会把这句话告诉您。听起来有点儿神秘,但不如此"郑重其事",这类教学很难完成,大家以后"往里走"就会理解。

祝大家心开脉解、通经活络!

170

Q&A

宣传中医：请问同一个人中有没有一部分经络敏感而另一部分经络迟钝的呢？我的估计是有的，盼指点。

胡涂医：敏感与否，在"同一时间"内，是区分得清楚的，不会"同时"敏感"又"不敏感"。当然，身体某个部位相对于别的部位敏感，这却是有的。

渴望医理真谛："心开脉解、通经活络！"——心开。

胡涂医：心开了脉就解！

痴迷中医：先生所言"有心学中医，真的要发大心愿，学'真'的，不要给中医'抹黑'！没有一颗父母心，很难得真传，耐不住寂寞、坐不了冷板凳的人，终难有大成。奉劝大家，把学中医当成学道去体悟，因天之序，合道而行，才有望'为往圣继承绝学'"，在下深以为是！而且最近细读精读先生博文并领悟到，中医实际是要靠自己用功用心勤勉专注，并未有传说中的捷径可言。还是自己好好用功吧！到时自然会"理通法自明"。

胡涂医："用心勤勉专注"是做任何学问必需的，哪怕学外语也如此，"新东方"的托福培训虽然考起来厉害，但是出了国照样没戏，人家俞敏洪老师可是在北大坐过冷板凳的。

"捷径"还是有的，在您背了相当数量的书之后，被中医行内的"新东方"点一下，多半会突飞猛进。马克思主义是对的，量变引起质变。

171

经络运行的规律

关于经络学说,要"说清楚"真是谈何容易。这一系列文章写下来,我总觉得有些意犹未尽。我深知,继续写将下去,会把经络学说的秘密给一个个端出来,埋藏几千年的秘密一旦被道破,以经络学说研究"为生"的人怎么办?考虑了一些天,我还是决定继续忽悠下去,争取继续"把经络说清楚"。

经络的运行有何规律?

我在前面的文章里说过了,经络就是人体真气运行的通路。在"二十四小时如何过"的系列文章里,我提到过,人体的真气,寅时从手太阴肺经开始,卯时到了手阳明大肠经、辰时到足阳明胃经、巳时到足太阴脾经、午时到手少阴心经、未时到手太阳小肠经、申时到足太阳膀胱经、酉时到足少阴肾经、戌时到手厥阴心包经、亥时到手少阳三焦经、子时一阳来复到足少阳胆经、丑时到足厥阴肝经,寅时又从肝经到肺经,一天二十四小时周行不殆,是一个"如环无端"的纵圆形结构。

初学的朋友,多半会被手足各自的三阴三阳的"走势"弄得很纠结。医家在教这个的时候,一般是先教会你自己返观内察到经络,自己看得到了,它们如何"走"就一目了然了。对于现代看不到经络的人们,可以这样记:1. 从寅时到丑时这十二时辰里,每两个时辰从手到足轮流着来。2. 手三阴,胸走手。手三阳,手走胸。足三阴,足走腹。足三阳,头走足。

以上是十二正经的走法。那么奇经八脉如何走呢?

我在前面的文章里说到,如果说十二正经是长江黄河,奇经八脉就是洞庭湖鄱阳湖等大湖。这是什么意思呢?十二正经的真气充足,就会如长江黄河的水量充足般会"溢"到奇经八脉这八个大湖里储藏起来。有养生名人主张十二正经的真气不充足,才有利于"流通",这是错误的。大江大河的水量不足,湖泊就不会有足够的储水量,大自然如此,人体也如此。如

☞ 与"二十四小时如何过"系列互参

果奇经八脉没有足够的真气，人体可就容易生大病了。奇经八脉如果伤着了，是非常难治的，因为很少有药物可以直接进入奇经八脉。奇经八脉为什么叫"奇经八脉"？因为十二正经是手三阴对手三阳，足三阴对足三阳，都是成"对"的，奇经八脉则都是独立的，所以叫"奇"。

有朋友问及不孕不育的事，这是现代社会常见病，我顺便说一下。不孕不育、自然流产一类的病，若要深究其因，一定是伤着奇经八脉了——尤其是任、督、冲三条经脉。任脉主血，是全身的"阴脉之海"，任何妇科疾病，都必须调理任脉。现代女性喜欢剖腹产，剖腹产最容易伤到任脉了，所以剖腹产过后，一般要恢复两三年后再生孩子。《黄帝内经·素问·上古天真论》上说，任脉如果虚了，而冲脉也衰弱气少，女性生殖机能的月经就会枯竭，这条通道不通，就不能怀孕（"女子七七，任脉虚，太冲脉衰少，天癸尽，地道不通，故形坏而无子"）。尽管这说的是 49 岁以上的女性，但是其理是相通的，任脉这条阴脉之海对女性尤其重要。督脉主气，总督全身阳脉，所以叫"阳脉之海"。阴阳相合才能生育，所以让任督二脉畅通无阻，是阴阳和合的关键，也是养生祛病必须打"通"的通道，所以古人才编排出"小周天"之类的方法去折腾这两条分管人体阴阳两气的主要经脉。道家甚至认为任督二脉这个小周天一通行无阻，就是人中之仙，所以通小周天的方法，也被称为"人仙功"。所以想要孩子的人，最保险的方法，就是训练小周天，把小周天打"通"。

任脉，主管全身的阴脉，这条阴脉之海，一般医书都是这样描述它的起止路线："起于中极之下，以上毛际，循腹里，上关元，至咽喉，上颐，循面，入目。"事实上，能看到经络的人会发现，任脉常常是随着我们的呼气下降，从两目到人中到咽喉一路往下到会阴穴，当然，它也可以"倒"过来，从中极（肚脐下约四指处）向会阴下行再上毛际一路往上。这条经脉有三个小周天训练的大穴：膻中、关元、会阴（即中丹田、下丹田和会阴穴所在区域），这三个大穴如果"通"了，连成一线，小周天就算"通"了一半了。

任脉上还有三个重要穴位：人中、肚脐和颐。"人中"，顾名思义，是"人体的中心"，因为它连接着任督二脉，连接人体的阴阳，所以一般急救，人们都懂得掐掐"人中"，晕倒的人就会醒来。古传中医有一个急救秘法，对刚刚晕死过去的人，往心脏的方向用力揉按鱼际（手掌里面，拇指根部至腕关

173

节中那块肌肉隆起的外侧肌群），同时用力掐人中，刚刚晕死过去的人就能活回来。

算命的书上常说，人中长而深的人会生男孩，算命先生多说不出个所以然，其实个中道理，就是因为人中是任督二脉的交汇地，人中深而长，是精气、阳气充足的表现，与"男性"相应。肚脐呢，是我们出生前连着母体的关口，随着脐带的剪断，我们从先天到了后天，历代道、医两家，都有丹田位置的争论，公说公有理婆说婆有理，但是所有的"争议"都是围绕着"肚脐"来，不管是"脐下三寸"还是"脐下四指"还是"前三后七"，无不是围绕肚脐来说事儿，可见肚脐的位置，对医、道两家都特别重要。其实，宏观点看，把丹田的位置理解为"肚脐周围"就行。中医常教人用艾草熏肚脐，道理就在这儿——培育壮大丹田之气。那么任脉上的"颐"又是什么地方呢？医书上少见记载。这个"颐"就是我们微笑的时候脸上"动"的地方！古传中医在教门人弟子用功时，总要求对方"眉心舒展，面带微笑"，这个"动作"是个"不法之法"，可以让"颐"这个部位放松，从而使任脉放松下来！所以大家以后多微笑吧，尤其是要生孩子的人，要养成微笑的习惯。别整天哭丧着脸，把孩子都给吓跑了。

督脉，总督全身的阳脉。为什么身体前方的任脉反而是"阴"，后背的督脉却是"阳"呢？用达尔文的猴子变人论来看比较好理解，爬行动物都是背部对着太阳的，正对着太阳的地方，自然是"阳"，背着太阳的，就是"阴"。当然，达尔文未必正确，大家也可以理解为人在田地里劳动时，是"面朝黄土背朝天"，背部对着太阳，所以脊椎骨的这条经脉——督脉，是全身的"阳脉之海"。医书一般这样描述督脉的起止："起于下极之输，并于脊里，上至风俯入脑，上巅，循额至鼻柱。"如果小周天"通"了，返观内察，便可见督脉随着我们的吸气上升。于一呼一吸之间，吸气督脉的真气由下而上，沿着脊椎骨上行到头顶，接着往下行至人中，呼气，人体中气从人中一路往下一路至会阴。按古传中医的说法，督脉上有小周天上的六大穴位：尾闾、命门、大椎、玉枕、百会、上丹田。这六个大穴道如果"通"了，连成一线，就是督脉"通"了。这就是为什么古人管"通"周天叫作"通督"，毕竟督脉上的大穴比任脉多了一倍。《庄子·养生主》中有句话叫"缘督以为经，可以保身，可以全生，可以养亲，可以尽年"，历代注释《庄子》多是乱注一通，其实庄子说的就是这条督脉。有点类似西医所说的中枢神经。我们从小就知道"人和动物的根本区别是直立行走和能够用手劳动"，古传中医则认为，人和动物的根本区别在于这条督脉是直立的，人体的脊椎骨是直立的，上面左右两侧挂满了五脏六腑，前后循行着任督二脉，如果能保证真气在这条督脉上通行无阻，可以直接强肾、补脑，使人得以颐养天年。那么这条督脉确切位置在哪里呢？千古以来很少人说得清楚。甚至那些能"返观内察"的人，也有不同意见。但总不离脊椎这条人体中枢，我比较认同的督脉位置，是在脊椎骨的骨髓中间那条比头发还细的"线"——这是普通人的督脉，经络极敏感的人，督脉相对宽、粗些，而修行有素、精气很足的人，则更宽大些。

现代男孩子似乎越来越女性化，就是因为终日不见太阳，整天对着电脑电视，加上肾精过早泄漏、亏损，使这条经脉阳气太弱，那些"娘娘腔"的男人也是同样的问题。对治的方法就是回归生命的本源，尽量多在太阳底下工作、生活，经常让阳光照射到背部。所以男孩子要"贱"点儿养，别让他们太过养尊处优，多赶出去外面"日晒雨淋"，另外别让他们太"聪明"，太早交女朋友。

冲脉，是我们五脏六腑十二正经的海，我们的五脏六腑都领受着这条经脉的气血濡养。返观内察这条经脉，可见其随我们的吸气上升。起于小腹，下出于会阴，向上行于脊椎之内，其外行者经气冲于足少阴肾经交会，沿腹部两侧，女人到胸部就散开（所以女人胸大与否就看这里真气是否充足），男人则继续上行达咽喉，环绕口唇。女人胸部大小、男人胡须多寡，都取决于这条经脉！如果女子胸部小，往往会长"胡子"，就是这条冲脉（也叫太冲脉）不够通畅。

女人若要隆胸，有两次机会，一次当然是在发育期间，调理调理这条太冲脉，另外就是怀孕生育的时候，胸部小的女子，哺乳期没有乳汁的女士们，如果能"狠心"点，不急于让婴儿喝奶粉，逼着嗷嗷待哺的婴儿尝试吮吸两三天（结合些催乳食物），就能迫使身体恢复其先天本能和母性，最后也有隆胸的效果。所以老百姓说，月子坐得好，可以是女人的第二次发育，道理就在这条太冲脉上。男子气血足的，胡子就多，为什么呢？因为气血足，这条太冲脉上行过喉咙后环绕于口唇的力量就强。金庸在《笑傲江湖》里刻画的东方不败，爱拿绣花针，不长胡子，原因就是他为了练《葵花宝典》上的武功而挥刀自宫了,为什么挥刀自宫后就不长胡子呢?因为任脉、督脉、足厥阴肝经三条大经都经过阴部,把这个宗筋给切了,等于把任督肝的阴阳、气、血一并伤了,气血伤了,太冲脉就无力,所以就不能长胡子,喉结也会变细。这么一个人,居然天下无敌,金庸的玩笑实在开大了。

在西方社会,光头、秃顶的男子越来越多,有一天我跟一位同事开玩笑说每周早会,只要你坐在最后一排,一定可以看到前面一个又一个的光脑袋或半光脑袋。为什么呢?因为头发是血之余(中药"血余"其实就是头发),是肾之华。所以头发的"枯荣",跟肝、肾、脾息息相关。如果头发干枯、发白,就是肝血不足,长期熬夜的人容易熬白头,就是因为熬夜伤肝。如果头发掉得快而多,就是肾的收敛功能变弱、脾的运化过度。西方人多较早"懂事",肾精亏损过早,且爱食重口味的咸食,又喜甜品(如巧克力),咸入肾,甜入脾,摄入过量,两败俱伤,自然光头来得早来得猛了。所以要对治掉头发,平时要注意少吃巧克力等甜品,饮食清淡些,同时注意保护好元气。国内有位养生名人说秃顶的男人性欲强,这是很误导人的。应该反过来说,性事过多的人,容易秃顶,因为精华、气血耗得多!

奇经八脉还有五条:

1.阴维脉,随吸气上升,起于小腿内侧,沿着大腿内侧上行到腹部,与足太阴脾经相合,过胸部与任脉相会于颈部。

2.阳维脉,随吸气上升。起于足跟外侧,向上经过外踝,沿着足少阳胆经上行髋关节部位,经肋后侧,从腋窝后上肩膀,行至前额,再到项后合于督脉。阴阳维两条经脉负责联系与调节六条阴经和六条阳经,因而有调节气血盛衰的作用。

3.阴跷脉,随吸气上升,起于足舟骨的后方,上行内踝的上面,向上直行至大腿内侧,经过阴部向上沿着胸部内侧,进入锁骨上窝,上经人迎的前面,过额部,到目内角,与足太阳膀胱经和阳跷脉相会合。

4.阳跷脉,随吸气上升,起于足跟外侧,经外踝上行腓骨后缘,沿着股部外侧和肋后上肩膀,过颈部上挟口角,进入目内角,与阴跷脉会合。这两条经脉共同主管眼睛的开合和下肢的运动。所以这两条经脉如果"通"了,也可以治疗失眠和下肢不灵活。

5.带脉。这条经脉最有特色,其他经脉都是"纵"向的,只有这条带脉是"横"的,它的具体位置,差不多就是我们穿裤子系皮带的那一圈。它起于季肋部的下面,斜向下到五枢、带脉、维道穴,这三个穴位刚好"压"在胆经上。带脉"横"着绕身一周,起到"约束"全身其他经脉的作用。这条经脉对女子尤其重要,差不多可以说,凡是妇科病,都与任、冲、带脉有关。古人常用带脉来调经止带、疏通肝气、化解淤积。现代从事中医、养生的人,提起带脉,多着墨不多,一言带过。古传中医有专门的秘法理"通"这条带脉,前段时间有网友提到他的小孙子有水疝,敲打带脉,有利于消除小腹肥肉、防治妇科疾病和对治小儿疝气。方法很简单:把皮带抽了,自然站立,两手握空心拳,用后溪穴(关于后溪穴,请参阅《人体有个纠正颈椎、腰椎毛病的开关》)沿着腰带来回捶打 108 下。

敲带脉法

Q&A

江涛:我孙有左鞘膜积液,有鸡蛋大,已一年多了,各种方案都实践过,就是不愿手术治疗,有法治吗?

胡涂医:江先生好!谢谢您的信任。我一般只诊病不治病。

按古传中医的观点看,鞘膜积液,不管有多大,就是一个气化物,肯定是有法治的。但是您的孙子要碰上"真正明白"的人才行。——而真正明白的人在国内似乎不多见,所以建议您还是就近看医生,听从医生的意见,不要延误病情。

祝您孙子早日康复!阿弥陀佛。

江涛:我孙才 3 岁 10 个月,我在网上已查看一年有余,总想用祖国中医来治,我多少懂一点,每天都在按摩对应点,都未有最佳效果,我也不灰心,进一步找最佳方案,为祖国中医探索出鞘膜积液治疗的方案。鞘膜积液就是一个气化物,按大师的方案,一定有一个开关,只要找到这开关,气一定能消,我要就近看医生,就等于把健康交给西医解体。望大师进一步指定。

胡涂医:本来我已经声明过凡是用带"师"字称呼的一概不回,但您对中医的坚持让人感动,我就回复一下。请先生千万不要管我叫"大师",我无德无能,连庸医也不算,怎会是大师呢!惭愧得很!

学习中医、热爱中医是好事,但不应该排斥西医。任何医学都是人类与疾病不断斗争的过程中学习到的学问。多些宽宏和包容,让中西医一起为人类服务,这是值得提倡的。

您的"一定有一个开关"的"方案",不知出于哪一位"大师"。我本人的观点,只是说它是一个"气化物"。要让它"气化还原",需要真正明白的人才行。古人说,"不遇真师莫强猜",如果先生不是"真正明白"的人,硬要去摸索这个"开关"(不见得真有这个开关),恐怕不妥。——若您那里没有真正懂的人,没有高明的中医,还是建议先生的孙子去看西医,以免延误最佳治疗时机。按照一些西医朋友的观点,鞘膜积液如不及时治疗,恐会影响小孩子睾丸发育。当然,这只是个人意见,仅供参考!

既然先生这么相信中医,我就再补充一点,感觉您的小孙子是脾脏虚弱,肾气不足,后天脾脏的运化功能不强,先天的肾气不足,再受寒湿之邪,就有了这么个"水蛋",您可以先找老中医看看(尽量别找那些很出名的"大师"级人物)能不能给他诊治诊治,实在不行,该看西医还得去看。好吗?

江涛:"前段时间有网友提到他的小孙子有水疝,敲打带脉,有利于消除小腹肥肉、防治妇科疾病和对治小儿疝气。"我一定照办。

胡涂医:也不一定对每一个人都有效,但是带脉的确是治疗一切疝气的常用经脉。

静悟:打通小周天以前在中里先生的书里也看到他写的那四种方法,可没用心当回事,因为看的那么多武侠小说里那些武功高强的人打通小周天都很难,感觉离我这个凡人遥不可及,看来又被误导了。今天看了先生写的当回事练去!

胡涂医:可别盲修瞎炼啊。记住一点:凡是好的方法,一定是非常简单的。如果是复杂的,您就别去练了。

云中岳:阿弥陀佛!才学疏浅,不敢随便妄言。依糊涂医所言勤修,反应很大,见对网友解惑,心中释然。感恩!唯经络一事不解,恩师公武当山祝华英道长所言经络是:左右阴阳正负运动。思考多日还是请教。顶礼!

胡涂医:说经络是"左右阴阳正负运动"这句话的人自己肯定看不见经络!——我很少这么"绝对"地讲话。

大头娃娃:还有几个问题想请教一下先生,现在很多女性都容易长子宫肌瘤和卵巢囊肿,年龄稍微大一些的为了怕病变,就干脆把子宫和卵巢切除,这样好吗?切除以后就没有例假了,人是不是就容易老了呢?由于动手术伤了任脉,还能恢复吗?望先生答疑,先谢了。阿弥陀佛!

胡涂医:切除身体的脏器当然不是什么好事情,但如果已经切了那就坦然接受吧,毕竟天下也没有后悔药。

伤了任脉还是可以恢复的,但是要内气很足才行。所以养好真气是必须的。

网友:请教您一个问题:我双手比较怕沾水,无论冷水热水,手伸进去最多不到一分钟就会感觉后腰酸疼僵直,时间长了直不起腰来,是寒?是湿?不知道如何调理。

胡涂医:不是寒,不是湿。补好肾就好。

"经络"是将错就错的东西

我多次用"将错就错"来评说中医的概念,这当然只是胡涂医的一家之说,未必就对,大家阅读时"将错就错"看看就好,不要太认真。这篇文章的标题不是为了哗众取宠,而是传统经络学说的古传中医版本。为什么说经络学说是将错就错的东西呢?不是说那些能够返观内察的人可以看到经络如何运行吗?怎么能说经络是将错就错的东西呢?

我在前面的文章里说过,经络,就是人体真气运行的通路。中医常用"如环无端"来形容经络"路线",这没错,真气在人体的确是这样运行。问题是,真气"只能"这样运行吗?千古以来,人们只知道人体真气总是沿着十二正经、奇经八脉在运行,仿佛经络"学说"就是"真理"。问题是,为什么上古的人类,只有中国人的老祖宗"发现"了经络学说,而别的民族却没有?别的国家且不说,四大文明古国中也只有咱们中国人发现了经络,难道别的民族的先民们就没有发现经络?

有网友质疑过我的"真传一句话"没有直接说出来,其实我已经说了太多句了,这是关于经络学说的一句话真传,大家看清楚了:经络学说只是中医"真理"的一部分,人体真气,可以完全不按现在大家所熟知的经络路线来运行!

古印度的先民们,没有发现经络,但他们照样了解人体、生命的秘密。比如古印度医学、人体科学中的"脉轮学说",至今仍为印度瑜伽、藏传佛教等学派所应用。我国西藏地区的高僧活佛们,用脉轮学说作指导,也能治疗疾病,养生延年,甚至探知人体、生命乃至自然的秘密和规律。

关于脉轮学说,因为与我们中医的大道之理关系不大,不展开论述,简单扫盲一下。见下图:

三脉七轮位置图

经脉 Nadis

A. 左脉
Ida Nadi

B. 右脉
Pingala Nadi

C. 中脉
Sushumna Nadi

轮 Chakras

7. 顶轮
Crown Chakra

6. 眉心轮
Brow Chakra

5. 喉轮
Throat Chakra

4. 心轮
Heart Chakra

3. 太阳轮
Solar Plexus Chakra

2. 脐轮
Sacral Chakra

1. 底轮
Base Chakra

　　古印度和今天的西藏佛教，都认为人体的真气运行方式是像车轮一样，做"横圆形"运动，脉轮学说把人体划成七个主要大"车轮"区，梵语叫 Chakras，就是 wheel（轮）的意思，这是"轮"，而"脉"则是指左、中、右三条直行的经脉，在藏传佛教里，三脉七轮全"通"了，就是大成就者，尤其是中脉真正"通"了的，简直就是"活佛"了。所以前一阵子有位加拿大的网友提到她的老师说她七轮全"通"了，我才有点讶异，追问之下，才知道她只是"通了百分之九十"，而且是在老师摸摸头顶十来分钟之后"通"的。这年头中医、养生、修炼领域里"一瓶不满半瓶晃荡"的大师们太多了。为了便于大家加深理解经络学说和脉轮学说，我列了一个表格稍做比较，大家可以举一反三。

	中国的经络学说	印度的脉轮学说
真气通路	12 正经 8 条奇经	7 个大轮 3 条大脉
真气走向	除"带脉"外，其他全"纵"行 "如环无端"	除左、中、右三脉，其他全"横"行 "如环无端"
主要不同	"纵"行为主 不同时辰由不同经络"负责" 每条经脉上都有些重要穴位，常用穴 365 个 "中脉"秘不外传，通常以"冲脉"搪塞	"横"行为主 不同的轮子"负责"不同的生命功能 每个"轮"附近都有重要的气脉、神经丛 中脉最难"通"
主要相同	都是"圆形"运动，都有"例外"走向的经脉 都被用来养生治病，修身证道 后人都认为自己老祖宗发明的才是"真理"并都为之沾沾自喜如享太牢	

（Source：糊涂医治糊涂病博客 http://blog.sina.com.cn/realtcm）

看出端倪来了吗？这两个学说哪个对？一个竖着走，一个横着行，有相同的，也有不同的，怎么回事儿呢？

学中医应像做任何学问一样，不能固守教科书上的"公式"，凡事要多问个为什么，"师古而不泥古"，如此不断积累小悟，最后才有豁然开朗融会贯通的一天。

不需再去绕弯了——经络学说与脉轮学说都对，都不全面！——换句话说，它们都是将错就错的说法。

经络学说里常说人体的真气"如环无端"，又是手三阴手三阳，又是足三阴足三阳，搞出那么多条"如环无端"的通路给真气"过"，千百年来人们都认为这理所当然，原因就是真正能"返观内察"看到经络的人不多，好比

181

注释《伤寒论》的人多如牛毛,真正弄懂《伤寒》的人却不多,今天拉《伤寒》大旗当虎皮的大师们,许多更是连《伤寒》的门也没摸着,如此学下去,哪有真正顿悟中医大道之理的一天!

不知道大家留意到没有,那些缺胳膊少腿的残障人士,他们的手足经脉没有了"回路",怎么还能活命,有的甚至活得比四肢皆全的人还健康得多?——这说明什么?

说明经络学说将错就错,还不是中医经络学说的全部内容!

那么经络学说的"全部"内容究竟是什么呢?

大家不要以为是长篇累牍的一大串学问,"大道至简",就是一句话!这句话是古传中医的千古大秘密,大家看好了——"全身无处不气路"!

人体任何地方,都可以是真气的"通路",绝不仅仅是那么十二条正经、八条奇经、七个轮三条脉!好比中医里的"阿是穴",按下去"啊"一声的地方,只要能治病都是"穴"。

说得再明白一点,您想真气往哪里走,它就往哪里走,您想它怎么走,它就怎么走!

说到底,还是需要您自己真气充足!

大家反复念叨念叨这句话:"真气从之,精神内守",看看能悟出些什么来。

江涛:中国走十二正经、八条奇经,印度走七个轮三条脉,是不是与各自处的地磁场有关,地理位置有关?

胡涂医:应该不是这个原因。

夜未央:"中国走十二正经、八条奇经,印度走七个轮、三条脉,是不是与各自处的地磁场有关,地理位置有关?"我估计,在印度也可以用经络思想指导治病,在中国也能以七轮三脉思想指导治病,所以应该不是与磁场或地理位置有关。

胡涂医:很对。

静悟:似乎有点明白,但好像又什么都没懂!正经、奇经八脉或三脉、七轮都是一个概念,把身体视作地球,经脉(或者叫真气)当作水,如果地球湿润,水源充足,每个大沟小沟细沟,低洼都会充满水;如果干旱,就会哪里都没水。在身体上理解就是真气足的话,哪里都有经脉!可以发明个三轮九脉,二十四经八脉!胡言乱语的,等着胡涂医批评!

胡涂医:您的理解没错,但"发明"错了。经络与脉轮是客观存在的,只是不"全面"而已。

夜未央:"全身无处不气路!"不论残疾或健全,人身就是浑圆一体,对吗(个人理解)?

胡涂医:可以这样说。但是"浑圆一体"却是难得的境界,人体若至此境界,则全是触处皆气路,全身触处皆弹簧,简单说,就是您轻轻碰他一下,您就会被"扔"出去,有点像金庸他们描写的"沾衣十八跌"。

一粒微尘:先生所讲的正是我之前有些疑问的地方,前几天看你的一篇文章里讲督脉比头发丝还细,就想同南怀瑾讲的佛家的三脉的描述相似,就在想道、佛讲的一些东西是不是相通呢。内观出的结果不同,是不是受不同的思想影响,而被导引着去看到的结果呢?

"精神内守",就是内观,就是达到虚空。"人神好清,而心扰之,人心好静,而欲牵之",心静后,真气会自己去寻找病灶区运行的,所谓外静而内动。方法主要就是静功,打坐。

"您想真气往哪里走,它就往哪里走,您想它怎么走,它就怎么走"这句话里"你"应该不是那个显意识或是潜意识的你吧? 应该是元神值班、识神休息。

胡说一些,还请先生指教!

胡涂医:内观出的结果不同,得问内观的人,这方面如人饮水冷暖自知。但可以肯定,不是受不同思想影响,否则岂不"迷信"? 好比 CCTV 发出来的电视信息,它是客观存在的,用黑白电视收看,它是黑白的,用高清电视看与用旧的普通电视看,效果是有差别的。明白吗?

"您想真气往哪里走,它就往哪里走,您想它怎么走,它就怎么走",这句话很明白,就是"您",不需过度解读,这是很老实、平淡、明白的大实话。不要去用元神识神的概念去瞎猜。

顺便说一下,普通人怎么可能用"元神"呢! 先生不要听"大师"们乱讲了。元神要在督脉真正"通"了之后,从后天返回先天,才会蓄力孕育,成语"脱胎换骨"其实说的就是这么一个过程。

清心:先生好! 不是您没讲明白,是我资质愚蠢,没看明白,先生是高人,大家都很佩服的。凡大道至简,这道理我也明白,但是悟性不够,先生说的"真气从之,精神内守","正气内存,邪不可干"的语句,每天多念几遍自己的身体是不是就可以强壮啊? 再就是怎样才能让别人的身体健康啊? 真希望能得到先生的明示,得到先生更多的真传,似乎有些贪婪,但是当我看到现在相当一部分人的身体状况、现在的医疗模式、激素抗生素对人体的严重危害,就会有些惨不忍睹。学生迂腐,希望尽自己的一份力量服务于民。拜谢!

胡涂医:身体要强壮与否,好比银行账户里钱多少,取决于您是存得多,还是取得多,人的福报也如此,一个人过去"存"得多,现在就更有得花,存得少,现在就捉襟见肘,所以我们要多存少取、整存零取。

光念什么句子是没用的，要给自己些功课，休歇六根，止息妄念。

自己发达了，才能兼善天下，有帮助别人之心是对的，但是要自己好好用功，才有能力去帮别人。天下的道理是相通的。对吗？好好用功吧。

痴迷中医："真气从之，精神内守"让我想到先生之前说过的"人体本身有大药"。文中提及"真气"就是大药，其服药办法就是"从之"加"精神内守"。那现在这个方法其实就是要练习充足人体的真气吧？

胡涂医：是的。

水中莲：我很想进入"恬淡虚无"，"致虚极，守静笃"的状态，但是，有时无法控制自己的情绪，甚至突然会因为一件小事而紧张焦虑，为什么会这样啊？我该怎么办？

胡涂医："很想"与"达到"是两回事，中间有一个不断精进的过程。

无法控制自己的情绪，是定力不足。

怎么办？凡事看破放下。当然，这不容易做到，慢慢来吧。

东方青龙："说得再明白一点，您想真气往哪里走，它就往哪里走，您想它怎么走，它就怎么走！"——呵呵，你试试呢，经络的运行不乱才怪。一些练习气功的人就是这样出的问题。

胡涂医：您自己试过了吗？出啥问题了？

我自己和身边的人试了多年也没有问题啊。

新浪网友：先生在表格中提到，"中脉"秘而不传，通常以"冲脉"搪塞，不知此"中脉"与南师在"南禅七日"中所讲的"中脉"有无关联？

胡涂医：这是个大问题。我不敢随便讲。南师说的中脉是真正的中脉。

宣传中医：小疑小悟，大疑大悟，师古不泥古。学了！请教先生，近来子时静坐，意守胸部陈伤处，有两个晚上感觉伤处像涂了清凉油般凉凉的，其他越守隐痛比平时明显，昨天用艾灸灸过，是否应百日筑基，望指点。

胡涂医：可能是气冲病灶，也可能不是。如果有发麻、发热、发胀的感觉，就是正气与邪气短兵相接的时候，麻热胀过后，才是气冲完病灶并"完胜"。

新浪网友：糊涂医你好，我认为你的解释很有意思，我从来没在这个角度考虑过这些问题。老师讲过，帮人调整时全心放空效果最好。看来还是世界大同这话不是说说而已的。我也试过帮人遥远治病，相信的效果很好，这些是有缘人。不信的就像有一堵墙，能量无法进入。我感到很幸运看到你的博客，因为很少人会像糊涂医你这样写出这种类型的心得，我对你的文章每篇都很认真地看，并加以实践。在看到你的博客之前我有帮我父亲调理身体一段时间（有用过放血、拍打、艾灸、中药等），他的身体好了很多，他自己也有做八段锦健身。但有一个问题我始终无法解决，就是他每天三餐后半小时会心痛，要吃药才好，我6月又回国帮他调理一下，你能给我点建议从哪下手比较好？先谢了。我父亲83岁了，退休老师。

胡涂医：您会不会针灸？若不会，可以尝试往他的第五节脊椎附近给他补补气，注意不要用意过猛，若有若无，就像圣人说的，"绵绵若存，用之不勤"。祝好！

经络本来就是"通"的

上一篇文章用了比较"重"的话说经络是将错就错的说法，这篇文章要为经络"正名"，圣人说"玄之又玄，众妙之门"，看来要把经络说清楚，还得"否定之否定"一番，才能让大家看出个中之妙来。这篇文章里谈的，都是些过去"秘不外传"的内容，有心学习的人，请放慢点去阅读。

我要再度强调一下——说"经络是将错就错的东西"，并不是说经络就"错"了，而是说大家所熟知的经络学说不够全面。

很多人可能受武侠小说影响，认为要打通任督二脉这个小周天，是件非常困难之事。道家的一些道长们和医家的一些前辈们还常常提出一个观点，就是小周天要炼"通"，必须经过严格的训练，先是"百日筑基"，即一百天内不能有男女之事，把下丹田的地基给打好养好精气，然后再"积气冲关"，把督脉上的三个大难关一个一个地攻克，经过漫长的训练（三个月甚至一年），把任督二脉打"通"。

事实上，古传中医认为，任督二脉本来就是"通"的！全身的经脉本来都是"通"的！全身的气路都是"通"的！

中医有句广为人知的"行话"叫作"通则不痛，痛则不通"，如果哪条经脉不通或者说哪个地方气路不通，哪个地方就"痛"就有毛病。这说明什么？——您哪有毛病哪儿才不通，只要没有毛病的地方，经络、气路都是"通"的！

经络极敏感的人的经络固然是"通"的，经络极不敏感的人的经络也是"通"的，若不通，就会"痛"，就会有疾病。

这是经络学说的又一层窗户纸，一捅就破。但千百年来，人们总在经络学说上兜圈。事实上，如果大家细心阅读我前面写的文章，说到通经络的问题，我都特别在"通"字上加双引号，原因就在这里，经络本来就是通的！如果经络本来不是通的，一天十二个时辰，哪有可能真气往特定的经络里走呢？必须是通的才行，不是吗？——这就是"真传一句话"。

只是，这个本来的"通"，因为我们普通人体内真气太过微弱，我们的身体对体内的真气太不"熟悉"（以致不够敏感），所以我们竟然终日与之为伍而毫无所知！怪不得圣人在《周易·系辞》里大呼"百姓日用而不知"呢！

现在问题来了，既然经络本来就是"通"的，那么古人为什么还要折腾出小周天（任督二脉）、大周天（十二正经和奇经八脉）让人炼？印度瑜伽和西藏密宗的先贤们还要折腾门人弟子去炼三脉七轮？

我上面说了——"我们普通人体内真气太过微弱"，虽然经络本来是"通"的，但我们感觉不到，更无法运用它，因此不能够变被动为主动，从后天返先天。

可以说，普通人的经络"本"通，与医家、道家专门去"炼"通，是有本质区别的。比如，没"炼"通的人，虽然他们的经络的确也是"通"的，但他们感觉不到——非常微弱的真气在细如发丝的经脉里"无力"地运行，更不能用它来治病，而那些"炼"通的人，却可以用它来从后天返先天，从而达到祛病健身延年益寿的效果。这里面最大的不同，说到底，就是四个字——真气强弱！可以说，整个中医的最重要本质，就是"真气"（而不是"中药"）！所以大家以后多在培养真气、正气上做文章，才是以身证道。我比较不赞同每个人都去拉筋，道理就在这里，您银行里的钱不多，却硬拉朋友出去请他们吃饭，短期爽是爽了，长期下去"信用"要出问题的，正确的做法是不断往银行里存钱。

现在社会上传出小周天炼法的人很多，方法也五花八门，为了让大家少走点弯路，提供些思路供大家参考：

1.凡是复杂的方法，尽量不要去练它。——大道至简，越是高级的东西一定越简单。

2.凡是能够"速成"的，尽量不要去信它。没有足够的真气，何来速成？——并不是每个人都可以遇到真正的明师的（得真传的明师们的确有办法让您快速"充气"，但这样的人国内、社会上实在不多且他们也不轻易教人）。

3.凡是要用"意念"去导引，让您"感觉"出来的，尽量不要去练它。——您体内没有足够的真气，用意念去"想"，这是空想社会主义的中医版，古人痛斥这是"空转河车"，对身体有害无益。

那么，什么样的通周天方法比较靠谱呢？

靠谱的人教的方法！

周天方面靠谱的明师必定有如下"特征"：

通达阴阳、五行、术数之理。

《黄帝内经》、《道德经》、《阴符经》烂熟于胸。

易理精熟，因为真正的周天火候，需懂"据爻摘星"才能用卦爻来表示（所以历代的大医都懂《易》而不算命）。

懂星相之理，不懂星相，能摘何"星"？（现代懂星相的人实在不多了）

深明"天人合一"的大道之理，不只讲"人身"，还讲天和地。周天周天，环天一周才是真周天。

所以大家下次遇到这样那样的大师，在交学费之前，先要考察考察，看看大师是否有以上学养，若没有，大家还是把学费节约起来做好事。

最后一个问题：生活在这样一个忙碌繁杂的现代社会，怎样培养强大的真气？

Q&A

以医入道：学习学习！读《道德经》可以长功夫的。

胡涂医：仁兄是明白人！练内家拳若不懂《道德经》，功夫再好也有限。

痴迷中医：先生在早期的博文中曾说过人体十二正经和奇经八脉上共有365个主要穴位，正好与黄道带的365份相对应。我仔细核对过目前的标准经络图，单是十二正经和任督二脉就有361个穴位（《针灸大成》上则只有359个穴位），如果再加上奇经八脉中的其他六条经脉，穴位数岂止365个！抑或是我的理解有误？望先生明示为盼。

胡涂医：365个穴位也是权宜之说，是比较常用的穴位。事实上，人身无处不丹田，连丹田都处处有，何况别的穴位。

行者："所以大家以后多在培养真气、正气上做文章，才是以身证道。"我原来理解真气是道家的称呼，正气是儒家的浩然之气，应该指的是同样的气，称谓不同而已，可是老胡您把它们分开说，看来还有区别，请您释疑为盼！

胡涂医：真气的"真"是对人体先天禀赋的表达。《灵枢·刺节真邪》所说的"真气者，所受于天，与谷气并而充身者也"。

真气、元气都是指人体内的由禀受于父母的先天之精所化生之气。一般称为先天之气，但必须得到后天之气的资助才能充盛并发挥作用。真气是一身之气的重要组成部分，也是正气的主要成分。

云淡风轻：又长知识了！期待先生继续教我们如何培养真气的方法！先生辛苦

了,阿弥陀佛!

胡涂医:其实已经讲过了,心肾相交法、养气法都公开了啊。问题是,练了吗?

云淡风轻:先生好,您那天说过后,我一直在做呢。而且家里专门整理了一个房间供全家练习静坐用。正好想问您呢,自按您说的调理后,这几天先是颈椎疼得厉害(主要在左侧),后来又窜到左后背冒凉风,然后这股风又窜到胳膊处,感觉整个左侧身体(特别是上半身)是凉、酸、胀、疼,不知道是否是正常反应。还有我现在每天泡完脚后就为自己做足底按摩(不知是否可行?),主要是做肾上腺、肾、尿道和膀胱反射区(感觉在做肾上腺及肾反射区时很胀疼)。第一天做完后就感觉左肾有隐隐的痛感,不知道这是怎么回事? 还有我的体质做这个可以吗? 谢谢先生,麻烦您了!辛苦! 阿弥陀佛!

胡涂医:凉、酸、胀、疼属正常反应,说明行之有效呢,别担心,也别高兴。

泡脚与做足底按摩不冲突,可行!

感觉左肾有痛感是对的,您左肾虚,左肾右侧疑似有结石状的东西。

渴望医理真谛:酉时"冬虫夏草"养肾法、午时养生法、申时膀胱经排毒法、亥时"嘻"字诀和"仰托一度理三焦"法、戌时"甩烦恼心经密法"以及"心肾相交法"等等,总之一句话:"二十四小时如何过"只要能够坚持练,就是在培养强大的真气! 不知对不对?

胡涂医:可以这么说,但不全是。

当归:恬淡虚无,真气从之。

胡涂医:这是句老实的大白话、真话,可惜今天的大师们不怎么提。

doriswang2007:糊涂医曾强调我若碰到明白人,半月板也能迅速好起来,大概就是说明白人能很快助我体内"充气",使得真气强大可以去疗我的伤吧? 无望啊!最近练心肾相交法,虽然总有杂念冒出,但好像腿通到脚底还是会有种麻麻的感觉,不知道那是不是加强了气的贯通啊? 可是我的右腿就不太有感觉,是不是就是右膝半月板受伤阻止了气的运行啊? 而且我的右胳膊、右腿内侧拍痧也容易出,而且多,是否都和同侧半月板受伤有关呢? 咋办啊? 如何快些把它打通? 糊涂医遥断病痛,实在是让人叹为观止!

胡涂医:1.明白人自有明白人的方法。不见得需要给您体内"充气"。——但这样的人可遇不可求,您也不需"无望"。自己把体内真气养足就好。

2.脚底有麻感是好的反应,是气到了的一种表现。

3.右腿不太有感觉多半跟右膝盖受伤有关,不需担心。

4.拍痧? 我不懂,不敢乱说。但不排除与您的伤有关。该看医生就去看,不要延误病情。

5.如何快速把它打通? 它本来就是通的,您要做的恐怕是养好气。要力戒性格里的毛躁。

6.胡涂医没啥了不起,遥断病痛,得真传的人一个晚上就能会。

188

最后几张窗户纸

写完上一篇文章《经络本来就是"通"的》,关于"经络",我该讲的话都讲了。今天回头看看大家的诸多提问,觉得还是送佛送到西,把本来不太该讲的话也讲出来,把经络学说的最后几层窗户纸也捅破,就作为这个"经络旁通"系列文章的总结吧。

1.经络虽然是将错就错的东西,但是它的确存在,三脉七轮也如此。只是当你体内真气充足的时候,真气完全可以在经络"以外"的地方"走出另外的经络"来,所有这些经络,就是"气路"。那么体内真气不充足的人,情况如何呢? 也是全身无处不气路! 只是这些真气运行的道路在经络图上没有被标示出来而已。"全身无处不气路",推导下去,便是"全身无处不丹田",甚至"全身无处不藏神"! 古传中医对经络的这个"认识",是治病、养生乃至感悟生命的密中之密,它有"划时代"意义。懂行的人会明白,这句话简直会令人如接天梯。举例:这个道理不明,大小周天的训练就要经过漫长而艰辛的岁月,有了这个原理作为"理论依据",明白人便能够让你在极短的时间里打通全身大小周天——只是这样的明白人国内并不多见,而且有这种学养的人,多半用不着以此为生,所以我才提醒大家不要轻易向社会上号称能周天"速成"的大师们交学费。

2.大小周天也是将错就错的东西! 真正的"通"有三层:表层的皮肤通,深层的组织肌肉层通,最深层的骨髓也通。若能全身"三通",人体会自然而然的"阴平阳秘",同时稍一激发,便可出现种种神乎其技的能力。人体如此这般的"脱胎换骨",有迹可循的特征是:头发会黑了白白了黑,牙齿会掉了生生了掉,愚痴固执的人一到这种人身边会被"一触即化"般"感化"。——大家以后又多了一些寻找明师的标准,同时也明白周天"通"的次第,"大师"们可能没那么容易忽悠您了。这类明白人虽然不多见,但还是存在的,大家不要失去信心,你准备好了,自然有机缘遇到他们(我说过,

189

也许他们在急于找您呢）。我去年在国内的一个山庄里就拜会过这样一位老人，与老人家长谈下来，他谦卑地笑笑说社会上的"大小周天很好笑"。

3. 全身无处不丹田。小周天训练的丹田一般指眉心附近区域的上丹田、两乳连线中点膻中附近区域的中丹田以及肚脐和脐下三四寸附近区域的下丹田。关于下丹田的争论千百年来没有停止过，古传中医则同时"肯定"和"否定"了这一点，认为全身无处不丹田。那么"丹田"究竟是什么呢？目前的中医、针灸学没有弄清楚这一点。丹田，说白了就是结丹的地方。什么是"丹"呢？"丹"就是人体内的"核反应堆"，很小很小的东西却隐藏着极大极大的能量，简单来说，它是真气凝聚而成，聚则有形，散则无形。能否长生久视，就看能否成"丹"。

参见《二十四小时如何过——申时（膀胱）》

4. 通经活络的简易方法。我文章里提到的"颤抖功"就是！大家练了吗？原理大家自己去悟吧。颤抖是动的，如果要静练，还有一个简单方法，一句话：呼气的时候把注意力集中在心窝处。个中原理，大家可以参考战国时期的《行气玉佩铭》上的 45 个字："行气，深则蓄，蓄则伸，伸则下，下则定，定则固，固则萌，萌则长，长则退，退则天。天几春在上，地几春在下。顺则生，逆则死。"

这个《行气玉佩铭》，多半就是《黄帝内经》被"师氏藏之"的"第七一卷"的部分内容。它把人体真气的运行理法讲得一清二楚，让人不能不惊叹老祖宗的无边智慧！做中国人真幸运啊。

5. 经络穴位的真气充足与否，还跟人的情志、行为息息相关。这几句话大家多琢磨琢磨：

真气从之，精神内守

正气内存，邪不可干

节精保精，返观内察

心存好念，口说好话，手做好事

不断修正自己的行为

三分炼，七分养

光静养不够，还要采气光和蓄能

处柔处低，处下处软

行气玉佩

190

　　经络的东西,就忽悠到这里吧,大家若有问题和想法,请多多讨论、探讨。阿弥陀佛。

小牛灵灵:注意心窝,指的就是心脏的位置?还是膻中穴的位置?

胡涂医:都不是。在胸骨剑突下一寸五分处,若实在不懂,就想成是胃部就好。

xrf99:请教先生,意守心窝和意守丹田对身体的作用有何区别?哪个作用更好?谢谢先生!

胡涂医:区别:意守下丹田用的是"文火"(不管呼吸),呼气注意心窝用的是"武火"(呼气"注意"),所以其作用也不同。简单说,呼气注意心窝,适合每一个人,尤其是女性。意守下丹田并不适合每一个人,比如经期中的女性,比如血压太低的人……至于作用,简单来说,呼气注意心窝,可以把心火降下脾土,见效较快。意守下丹田很难意守出个所以然。至于哪个作用更好,实在不好说,因人而异。不要急功近利,好好用功,自己体会就会知道。好吗?

新浪网友:"呼气的时候把注意力集中在心窝处",李少波真气运行法第一步就是这样要求的,我今天早上练了 50 分钟,不容易做到啊,因为我以前练瑜伽的时候注意吸气呼气,现在光注意呼气,吸气忽略做不到啊,不知道吸气时注意哪里了,就老在那里纠正彷徨……请问先生怎么处理这个问题?

胡涂医:李老是令人敬仰的百岁老中医,他那里有些真传,大家要学赶紧去兰州找他,他都 101 岁了。

　　如何处理这个问题?不处理它!

　　吸气忽略做不到就悠着点,慢慢训练到自己的心可以被降伏,需要时间,不着急。

doriswang2007:突然有一"悟":丹田有上中下丹田之分,是不是意守其中任一处皆可而并无实质性区别啊?

胡涂医:有区别。您找份解剖图看看就明白。

fy991231:胡涂医,我做了几次呼气注意心窝处后,就觉得胃部那里热热的,嘴巴里莫名多了点唾液了,要紧吗?我是女的。

胡涂医:这是好现象!

子非湖:请问一下先生,呼气注意心窝用不了多久会有恶心的感觉,不知哪里做错了。谢谢。

胡涂医:那多半因为您胃不好,继续用功一段时间看看。

子非湖:先生真厉害。我的确胃不好,而且很不好。佩服!冒昧问一下,可否有什么办法弄好这个胃?谢谢!

胡涂医:就用"呼气注意心窝部"!

梦中可知身是客:先生好,先生讲全身无处不气路,那么有些人讲练岔了,出现气包是怎么回事呢? 先生讲肿瘤是因为情志不开,受委屈,想不开,导致气聚,那么,如果抛去情志抑郁关系,有没有练岔了出现"气包"的可能呢? 按照先生讲的,很清楚不应该出现这种状况,不过末学愚钝,劳烦先生指点一下,心安一点。阿弥陀佛。

胡涂医:我这里的方法,只要依教奉行,没有"练岔"的可能。

兵马俑:先生好! 一直践行先生一些秘法,昨天开始腰眼下一片感觉麻、热,今天中午午休时"呼气注意心窝部",心窝部有热感,半小时起来后,正身,开始注意心窝,后注意小腹20分钟,感觉从心窝至小腹一路发热发烫,有时外肾都有点感觉。之后一下午都感觉腰部麻热,轻些,小腹热,重些。想请教先生,我这情况正常吗? 该怎么做呢? 谢谢先生! 阿弥陀佛!

胡涂医:如果认为不正常,会是什么不正常呢,身上没少块肉嘛! 以后出现一切情况皆正常!

枫剑:先生,是不是刚开始从心窝练起,然后慢慢意念下焦,对吗? 请教。

胡涂医:不对。

静悟:先生好,请问呼气注意心窝能不能练成呼吸的常态,就是啥时候呼气都注意心窝?

胡涂医:您试试就知道了。

莲花缘生:先生,平时吸气时想着吸入"丹田",呼气注意心窝,可以这样吗? 谢谢。

胡涂医:千万不可以自作聪明! 只管呼气就好!

xingyan:看到呼气注意心窝时,我想起先生文章里的"行气铭",已注意呼气了一段时间,请教先生,我呼气注意心窝时,心窝处会发热,另呼过后有时好像不会呼吸了,有点憋的感觉,是不是没放松? 人要是有个师父在身边该是多么幸福的一件事啊。

胡涂医:是没放松。

新浪网友:请问先生,我今年49周岁,正值更年期,现在让我苦恼的是潮热现象,不定时的浑身呼的一下热起来,持续1分钟左右,颜面发红,然后就出了一些汗(不多),请先生指教,多谢

胡涂医:您可以炼炼:1. 心肾相交法。2. 呼气注意心窝。

yunchuan:敢问先生,似我媳妇这样有宫寒症身子又虚的,痛经而经血色暗,在调养时需要特别注意哪些方面? 或者从古传中医的角度是否有什么治疗方法? 阿弥陀佛!

胡涂医:注意:别乱服药,找高明的中医开药可以,别听网上的人瞎说。古传中医的治疗方法很多,如果她比较能自律,就这句话:呼气注意心窝处。如果不能,那就泡泡脚吧。祝好!

微笑:先生,我发现我虽然在练"心肾相交法"的时候,尿管没有感觉,但是脚底

也会麻麻的,现在发现就是不练功,我只要想到脚底,脚底就会发麻,想到手,手就发麻,想头顶,头顶发麻! 这种现象,难道是我无意中用意念把气"想"到了那些部位吗?

胡涂医:这就是"全身无处不气路"的道理,您想到哪儿,真气就到哪儿。

云淡风轻:与楼上"微笑"那位博友差不多,我也有同感,这几天我每天下午在膀胱经当令时,在外面撞撞大树(或是在家撞门框),然后热水泡脚(还没来得及去买先生说的细辛等呢,只是用白水泡的),之后大约到肾经当令的时候,就接着做足底按摩(主要做肾上腺、肾、尿道、膀胱区),连续做了几天,感觉很好:①无论是白天还是晚上的睡眠都非常实;②手脚有温热感了;③三餐前有饥饿感了,心情好了;④还有就是随时都感觉脚底涌泉穴那儿有麻麻的、气动的感觉。不知道我这感觉是心理作用还是怎么的? 家人说我刚练几天就有感觉,说我心理作用,呵呵! 请问先生是这样吗? 谢谢先生! 阿弥陀佛!

胡涂医:您觉得呢? 要对自己有信心!

人家说是"心理作用"就心理作用呗,关键是"有没有作用",有作用,爱说啥说啥。好吧?

大头娃娃:一直以来就没有搞清楚什么是"丹",也不好意思问别人,今天终于明白了,还有就是"通",一直以为自己的经络就是不"通",起码不"全通",今天才知道都是"通"的,只是层次不同而已,一定争取更深层次的"通",谢谢先生透彻的解说。无量寿福!

胡涂医:结丹其实挺不容易的,不会像韩金英女士他们描述的由吕祖"给"她——那是鬼话! 这里面其实需要扎扎实实专门下过一番狠功夫才有望成功,而且必须精熟易理、术数、星象、天文以及《道德经》、《阴符经》、《黄帝内经》、《周易参同契》、《悟真篇》诸多经典,等等等等。不遇明师,不下苦功,不可能成功。现代公开谈论金丹的,几乎无一例外没有结丹!

ssyou:想问个问题,我刚刚生完小孩半年,之前一直照先生的方法做呼气时注意心窝处,很舒服,但前两天早上醒来突然头晕,脖子转一下会晕一下,然后就觉得胸闷无力,讲话的力气也没有,因为之前有过类似情况,查过心脏肺部都没有问题,吸吸氧就好了,这次去医院吸氧时我依然做先生的呼气注意心窝处,突然就觉得血全部涌向头部,手心出冷汗发麻,手冰凉,无法做到静静地呼吸。然后当晚睡觉时该情况出现几次,早上醒来坐起,马上大汗淋漓,说话多了就晕晕的。之前小孩3个月的时候也发生过半夜起来喂奶眼前一黑突然晕倒,然后就是躺下会晕,起来正常,当时3天就好了,想问下先生是什么原因,该如何做呢? 现在已经断奶了。不知是否与喂奶有关? 还是肾气不足? 真心觉得先生说的古传中医会给大家带来健康,阿弥陀佛!

胡涂医:这与呼气注意心窝部位无关。与喂奶也无关。与肾气不足也几乎无关。至于原因,您就近看看中医好了。祝早日康复。

不弦:请教糊涂医先生及其他同样练习的网友,练习"保护肝胆的妙法"和"呼气注意心窝"还有"心肾相交法"好几天了,也刚开始泡脚,这几天午时睡觉是练着"呼气注意心窝",心窝处热乎乎地睡着了,可是醒来后觉得上半身好燥热啊,尤其是后背的上半部热得很,手心也热。量了体温也不发烧,要好长时间这感觉才慢慢退去。请教先生可需要解决这个问题么,很燥热呢。叨扰了。

胡涂医:本来如果是自然产生的,是正常的好现象。但我细细看了一下,您是用意过重,气息偏重造成了气机有点儿紊乱,此外,您还有点儿脚气吧?

可以做做以下的练习:

1. 滋阴的练习:叩齿36下,搅舌头(沿着上下牙龈)12圈,用津液"漱口"并分3口咽下,想着津液送入肚脐以内。

2. 睡觉前按摩脚底涌泉穴,若图省事,用右掌打左脚36下,再用左掌打右脚36下。

3. 如果实在太燥热,再做做这个动作:两臂自然从身体两侧抬起,手心向上,至与肩平,再翻掌,收到胸前,然后往下按,按的同时发出"哈"音,连续几次,背上热度会马上减轻。

苏苏:先生,我在练习"三调"前练了一阵子呼气注意心窝部,现在感觉呼气时心窝部有热感,连着膻中穴那一块也有热感。但是,我的右腹部,好像是肝脏那一块吧,总感觉有个气团在那里,所以,注意心窝部的时候,老被那个气团吸引过去,变成了呼气注意右腹部了,请问先生,我是肝气郁结吗?怎么样才能消除那个气团呢?

胡涂医:不是肝气郁结,别理它,继续用功就好。

苏苏:先生,我汇报下练习呼气注意心窝部的感受,感觉如果深呼吸的话,心窝热得很快,但是上半身也会热起来,鼻子感觉要冒汗(我以前冬天的时候,稍一运动鼻子就出汗),我感觉可能是意念过重,就减轻了呼吸,慢慢地,有一阵子就自主呼吸了,但是,心窝也不热了,找不到心窝! 不知道把注意力放在哪里好了。请问先生,在练习这个功法的时候,怎么调整呼吸好呢?我现在每天尽早中晚各练习半小时,静坐练习,平常偶尔会想想心窝。任何一个功法只有深入练习,才能体会个中滋味,妙不可言! 感谢先生,愿您一切安好!

胡涂医:呼气注意心窝,生热是正常的! ——事实上,"生热"几乎是一切方法的根本!

热气积蓄够了,它会自动往下走,有些人走到肝脏,有些人走到胃部或别的地方,当然,大多数人还是会走到下丹田。您回过头去看看《最后几张窗户纸》,看看是否能明白过来。

怎么调整呼吸? 只注意呼气!

不弦:我也有类似的感受,我还能找到心窝,不同的是之前用意过重的时候,是心窝处一大片热乎乎。现在热的面积小了,但是热乎的感觉似乎往下延伸……我还自以为是"行气,深则蓄,蓄则伸,伸则下"呢。我想得挺美吧,呵呵。

　　胡涂医:阿弥陀佛! 其实是好现象。的确如《行气玉佩铭》上的那 45 个字:"行气,深则蓄,蓄则伸,伸则下,下则定,定则固,固则萌,萌则长,长则退,退则天。天几春在上;地几春在下。顺则生,逆则死。"

　　krjzz:采气光应该是说大自然的阳光和空气吧。不知这个有没有固定的时辰呢,还是只要身体感觉舒服,随时随地呢?

　　胡涂医:没有固定时辰,但是一般上午 12 点前采气为好。采光没有时间限制。

略说《行气玉佩铭》

古圣云："上药三品：精、气、神。"作为"上药"之一的"气"该如何"行"，我们普通人知道的并不多。胡涂医在前面《最后几张窗户纸》一文中提到古代的《行气玉佩铭》，虽然只有短短 45 个字，却把人体真气的运行讲得一清二楚。

此铭大约刻制于公元前 380 年，距老子骑青牛西去约 150 年。铭文内容，与医家秘传一脉相承。

我们且看《行气玉佩铭》全文：

行气，深则蓄，蓄则伸，伸则下，下则定，定则固，固则萌，萌则长，长则退，退则天。天几春在上；地几春在下。顺则生，逆则死。

显然，"行气"之要，在于"深"。何谓深？不少人把这个"深"理解为"深呼吸"的深，不能说全错，但却没多少道理。这里的"深"字含义颇广，第一个意思就是"历时久"、久久用功之意，诚如《周易》所说"圣人所以极深而研己"。

久久用功之后，真气就可以"蓄"——积蓄、积聚起来。英国近代生物化学家和科学技术史专家，有"名誉道士"之称的李约瑟（Joseph Needham）

博士把这个"深"字解释为"稳定"，闻一多先生也主张将"深"字训诂为"居"字以表达其稳定之意（见闻一多《神话与诗》）。这两位大学者的理解的确非常接近铭文的原意！因为整篇《行气玉佩铭》讲的都是炼气养气结丹之法，白玉蟾祖师有云"炼丹口诀，第一是聚气凝神"。久久用功真气积蓄起来，这是行"聚气凝神"之功！气聚而神凝，自然就"稳定"，身心稳固安定了，故"深"字的第二个意思就是"稳定"。唐玄奘法师在翻译《心经》时用了"行深般若"的"深"字，是否出典于此，不得而知，但其意思似乎是相通的。

聚气凝神积蓄能量之后，人体真气就会"蓄则伸"。啥叫"伸"？历代名家多解释为"扩张"或"运行"，有一定的道理，但显然没得真传。这里的"伸"其实就是"信"。许慎先生在《说文解字》中说："伸，古经皆作信。"那么什么是"信"呢？"信"就是老子在《道德经》里说的"其中有信"。在一番"窈兮冥兮，其中有精"的久久用功、真气积蓄圆满之后，"信"就产生！所以说，古传中医非得自己实修实证不可，没有一番实修实证的用功践行，再怎么研读经典，也不会明白古圣的本意。但"麻烦"之处就在于，过来人可以告诉你，你自己必须去践行才能印证、才能获益。好比吃饭，再怎么告诉你饭菜的味道和"功效"都不能代替你自己去吃饭。不像现代科学，一个药物或设备研发出来，后来的科学家可以在其基础上做进一步的探索或改进使其终至完善。而古圣前贤流传下来的中华绝学却不能这样踩在前人的肩膀上前进，每个人总得从零开始，而且要走这条路的话，还要你不断"归零"——放下很多吃喝玩乐和人世间的诸多欲望……所以这真的非大丈夫不能为也！

言归正传。"伸则下"呢，则是指有了"信"之后，人体真气下降丹田（参见《略说丹田》）！人体真气下降丹田才能真正做到凝神入静、入定，所以说"下则定"。也只有真正做到入静、入定了，才能使人体真气凝固起来，故说"定则固"！这就是古传中医世家所说的聚气凝固的第二步功夫，也就是魏伯阳真人在《周易参同契》中说的"先液而后凝"。

人体真气高度凝固之后，即"定则固"之后，它自然要"固则萌"。这个"萌"字也难倒了许多名家。郭沫若先生虽然被鲁迅先生骂为"流氓"，但他在解释这个"萌"字时却尽显其才子水平。郭老说其"如草木之萌芽"（见郭沫若《奴隶制时代》），这是很确切的！但恐怕郭老也是只知其一不知其二。

这里的"萌"虽然"如草木之萌芽",但却是古传中医及丹家所说的"大药将成"的隐语——"黄芽"。也就是《周易参同契》所说的"玄含黄芽,五金之主"的那个东西,可以理解为内气凝炼的"结果",所以古圣才说"丹头本是先天气,炼作黄芽发玉英"。行功至此,"黄芽"渐长,故说"萌则长"。发芽、长大之后,为什么说"长则退"呢?"长"难道不应该是往前"进"吗,为何又"退"了呢?所以说要背诵经典!——太上在《道德经》里说:"反者,道之动",《周易参同契》说"反者道之验"。"退步原来是向前"的道理就在这里!当然,历代名家多把它理解为此是真气打通了任督二脉,气从丹田往后"退",经过督脉上了头顶。郭沫若先生也持此观点说,呼出与吸入时的"路径相反而退,退到绝顶",这样理解也无不可,因为后面所说的"退则天"的确可以理解为真气自然在体内进行河车运转,通过三关而上升至头顶泥丸宫(参阅《古人如何发现经络》)。我曾于 2008 年专程赴兰州参访著名老中医李少波老教授,李老的女儿及传人李天晓女士特别点明这是李老实证出来的认识。一个现代人,在没有多少传承的情况下,摸通了这条路,真让人钦佩!

接下来的铭文比较不好理解。啥叫"天几春在上,地几春在下"呢?闻一多先生曾经把"几"按照篆文读为"其",而郭沫若先生则主张读作"机"。清代段玉裁先生在《说文解字注》中说"几俗作机"。胡涂医比较认同郭老的说法。

"天几春在上"的"天几",可以理解为"天机"。那么天机"春在上"又是什么意思呢?《说文解字》说"春,捣粟也",为什么"天机"要"在上"如春捣粟米一样呢?同样,为什么"地机"又要"在下"如春捣粟米一样呢?如果不熟读古圣经典且没有内证功夫,这两句话就如天书般不可解。李约瑟博士认为这里的"春"应该为"桩",是"四肢"的意思,郭老则认为"天机朝上动,地机朝下动"。显然郭老比李约瑟更接近正确答案。

在古传中医的千年秘传里,真气内炼的秘法以天为鼎,以地为炉,以泥丸宫为鼎,以下丹田为炉。"天机春在上",意指人体真气在经过久久用功、积蓄圆满、精满生信、萌芽发展之后,这个时候的这股"气"或能量叫"外药"。当"外药"沿着周天循环(参见《传统中医对经络的认识》)到了泥丸宫,还要进行一番"春捣"来去壳存粟,去矿存金,提炼为真正的药物,再让外药回炉到下丹田,使其结丹——成为人体内的真正大药或者说核反应堆! 顺此行之可得长生久视,逆此行之则无法长生久视而老死。故说"顺则生,逆则死"。

当然,以上谈的,也只是胡涂医的一家之说,不一定对。

一法通全身气路

我在前面的"经络旁通"系列文章里反复说过，经络是将错就错的说法，人体的经络"本来"就是"通"的。但普通人由于真气、正气不足，本来就"通"的经络、气路，仿佛江河湖泊因为缺水而干涸而给"堵"住了，要想真正获得健康，还是得从补足真气入手，真气充足，经络气路自然畅通。所以《黄帝内经》开篇便教导我们要"真气从之，精神内守"！要说最上乘的理法，"真气从之，精神内守"便是，其他皆是末技！

当然，最上乘并不等于最大众化，高级的东西往往并不适合根器不高的人。所以古人就想出了比较适合普通大众的方法。诸如针灸、按摩、导引等方法来使经络、气路畅通，从而保证真气运行流畅，确保真气在体内如环无端运行，慢慢发展壮大，达到祛病、健身、养生的效果。各家各派都有自己的通经活络的方法，比较有代表性的有华佗五禽戏、达摩易筋经、八段锦等。这些方法如果能够持之以恒地实修，一定可以重获健康。今天胡涂医再介绍一个医家秘传的简单方法，过去叫作"医家正椎法"，我后来接触了藏传佛教的大德之后才知道，医家的这个正椎法与佛家密教里的大礼拜几乎一模一样。不同的是，医家从医学的角度阐发，密教却多加了宗教修持的内容。其共同点是，习之得法，脊柱正直，身体健康。这个方法简直可以完治一切亚健康——尽管其真正功效远不止于此！

按照古传中医的观点，人体要重获健康乃至获得医道的"能力"（而不是"知识"），必须如太上所说的"复归于婴儿"。人类在婴幼儿时期，脊柱都是平直的，随着年龄的增长和各种劳作，尤其是不正确的体态（行走坐卧），很多人的脊柱都变成 S 形的曲线。尤其是整天坐办公室的白领，如果不注意"正身"，每天八个小时坐办公室，不用几年，人人腰背正中都呈现为一道竖钩，或者干脆就腰椎间盘突出，很多人头痛、头晕、腰腿乏力等等所谓亚健康症状，说到底，几乎都因为脊柱不正！脊柱不正，任督二脉这两条总督全身阴阳气血的经脉必定难以保持畅通，如果还不养养真气，不生病才怪！

我在《独立守神》里引用了《黄帝内经·上古天真论》里的这四个字："把握阴阳"。这四个字可不简单（参阅"阴阳"他说系列）！如果从讲脊柱的角度来说，腰腹和四肢内侧为阴，脊柱和四肢外侧为阳，把握阴阳，就是要使阴阳能够互相转化！如何互相转化？必须把整条脊柱重新调回婴儿的状态，直而不僵，柔而有力，阴松阳紧。练习内家拳的人，如果能够做到脊柱正直，腰背部肌肉达成一个弹性极强的表面（而不是一条竖钩）才有可能会"全身发力如弹簧"，而习练咱们这个"医家正椎法"，日久功深，也有相似的效果——至少，身体健康是有保证的。胡涂医在此奉劝广大中医大师和中医爱好者，学中医、讲中医，说千道万都行，但请别把身体搞垮！如果您是一位口若悬河的中医演讲大师但不想活不过一只学舌的鹦鹉，那么拜托您还是先回家把脊柱练直了再出来忽悠，免得名气大了却来个"英年早逝"，让人们对中医失望！

言归正传。这个"医家正椎法"怎么练呢？这个方法还真不好解释。

预备：1.手套。2.擦汗毛巾、待换内衣。

体态、运动形式：先分举双手，高出于头顶。随即合掌住于头顶上，然后移合掌于喉间，稍停，继续合掌向下住胸前，稍停。然后俯身分开两手，以手着地，向前直推出双手。此时五体均已至地，又再合掌于顶，然后起身立正。如此算1次或1个。

呼吸方式：自然呼吸。

意念活动：尽量啥都别想。

气的运行轨迹：不管。

功效：1.对治亚健康，尤其对腰椎间盘突出，脊椎骨的相关疾病有显著的辅助疗效。2.打开全身经络、气路。3.练者自知。4.有利于家里地板卫生。

适合人群：1.长期坐办公室的亚健康白领。2.只有"知识"而无"能力"的中医学者、专家。3.普通人。

注意事项：1.不要加入任何与宗教有关的想法、意念、观想。2.不要画蛇添足（比如练习过程不要念诵任何经典、咒语）。3.高血压、心脏病、体质太弱者，动作宜缓慢，尽可能不要一起床就练习。4.太饥太饱均不宜练习。

医家正椎法

5.练习后出汗要及时擦干、换衣。6.注意不要弄伤,比如磕头时不要太大力,免得功夫未成,先弄得头破血流,另外,尽量在木地板上或其他平滑的地板上练习,要防止割伤双手(可以戴手套)。7.孕妇及哺乳期女士不能练习。8.其他注意事项自己在实修过程中留意。

Q&A

尤不弦:啊,这么说上学时候老师讲的正常的"生理弯曲"其实是不正常的脊柱啦?

胡涂医:如果99%的人都有"生理弯曲",也很难说不正常了。但在医家来看,就是不正常!

胡桃甲子:觉得这篇和先生那篇关于"正身"的文章,连在一起,既可以纠正以前弯了的,又可以继续正下去。

胡涂医:正解!

ppeng:初学者一次做多少个为宜呢?

胡涂医:因人而异,看各人体质。亚健康者可以从几十个做起,逐日增加。

行者:感恩先生。独立守神时小腹有气团向上冲,脊柱有响声,和这个方法是一理吗?

胡涂医:也许是,也许不是。

阳光老猫:这不就是藏传佛教中叩拜的姿势么,学习了,谢谢胡涂医!

胡涂医:大同小异吧。我真不知道文成公主当年是否带了这个入藏……

人虫:如果这个法子有用,那藏区人民都很健康了,他们都这样朝圣的。

胡涂医:任何法子都不能保证"全体"人民都健康,毕竟健康有健康的因果。但藏区人民"亚健康"的的确很少!

双双:问候先生!每次做完,虽然数量不多,200个,但是出好多汗,尤其后背和头上,停下来还是一层一层地出汗,不敢用吹风机,只能毛巾擦擦,自然干,现在感冒了,不知道是出汗受凉了,还是本身我身上寒气重,在排毒呀?还有各位在练习后如何使汗快点干?似乎是擦不完呀!

胡涂医:一定要及时擦干汗水!

恬淡:请教先生,练习结束后,需要像练习"独立守神"那样的注意事项,半小时不能接触冷水或洗澡吗?

胡涂医:需要!

fishermanwy:真的不能喝水吗?俺每次期间都喝好几次呢。实在太渴了,受不了。

胡涂医:实在太渴就喝热水,不能喝冷的。

木棉花:请教,用一块大地毯会不会阻碍接地气?跪瓷砖膝盖很疼啊。

胡涂医:您家如果在地球上,就阻碍不了地气。

沉舟:看先生要求光滑地面或木地板似乎是针对防割伤,不是要求硬度。家里铺的防滑地板砖,没有木地板,却有10厘米厚的海绵一块,大小合适,铺上床单也很光滑,不知可以用作练习医家正椎法吗?

胡涂医:是针对防割伤。

漠颜:先生好! 还是有关"精神病史"的事情。我和老公结婚时公公早已去世多年,平时也很少聊到公公,偶尔一句半句的未曾放在心上。今看到您给光丫的回复忽然心中一惊,跟大嫂联系确认"文革"期间公公受到冲击患病,确诊为精神分裂,在医院还住了好久。

问题:

1. 家中四哥习武是有站桩、练功的,且公公患病前后也是。

2. 胖儿1996年出生,按中医大夫的话讲,小时候寒凉进食太多(我检讨),属灾难深重型,不健康。儿子看我在家摇山晃海的他也练,尤其最近几乎没有中断,练得精神状态好还瘦了几斤,他自己也很开心。是否没的条件可讲(比如只是当作运动)必须停练,且独立守神、医家正椎法都不能练啊?

真心希望四哥各方面都好好的。真心希望儿子能够条件,依教奉行身心健康。

胡涂医:这个可以练,但要注意观察,若有不好的精神倾向就要制止。

特特:先生在博文中并未提及家族有精神病史者不能练习,于是按照以往惯例理解为没提的就是不必在意的。可是看到前面有位朋友的明确回复,又去拜访了那位博友的博客,发现了这个问题。怯怯地问一下:这个家庭有精神病史的可以练习吗?(本想自己寻找到答案的,可是找了半天还是没找到明确的,只好麻烦先生。感谢!)

胡涂医:因人而异,没人指导,最好别自行习练。

Happyangels:先生,关于家族有psychiatric history的人能不能练习正椎法,你回复有些可以,有些不可以。那可以烦请先生帮我看看我能不能练习正椎法吗? 我是30岁小白领。如果我不能练习这个,那你建议我坚持练习哪个呢?

胡涂医:的确是有些人可以,有些人不可以。您的情况我不清楚。要不您自己折腾一段时间看看,若无不适就可以,好吗?

784663362:昨天做了10分钟,下去的时候脚绷直,推出双手,五体投地很顺利,起来的时候手要移动几次才能起身直立,继续坚持。请问胡涂医,经期可以练吗? 谢谢。

胡涂医:因人而异,不累就好。

小宇:先生您好,我完了一周多的例假,这两天又有重新来过的意思。我不用管它继续用功? 还是该怎样应对? 自己不知道了! 祈请先生百忙中指点。小宇拜谢!

胡涂医:顺其自然。

一叶望北辰:Mr Hu,If women are in the nursing baby's period,the "医家正椎

法"will influence their breast and body or not? Can they keep doing it ? Thanks a lot !

胡涂医: One should avoid doing such exercises when she is nursing.

雁渡寒潭:胡涂医,您好!可以请教几个关于本博文的问题吗?我今天去参加放生了,然后专程去请教了其中一个藏传法师,他所传授的大礼拜,确实和您的"医家正椎法"略有不同。我权且把它当成是"密教却多加了宗教修持的内容",不知自己理解对不对?若能得到您的指正,不胜感激!

1. 双脚始终并拢(您的文章里没有讲)。

2. 下去的时候要跪,起身不用(您文章里没有讲到要跪的动作)。

3. 合掌的时候,两手心不能相互紧贴,要合成宝瓶状(就是手捧宝贝供养诸佛的意思),那个藏传法师说,汉佛教是合成莲花状。我把它当成"多加了宗教修持的内容"。您的"医家正椎法",两手随便合拢吗?

4. 五体投地后,密教不是立即合掌拜佛,而是两手心朝上(由触地翻为朝上接引佛光/福智等?),藏传法师说拜不拜这个动作都可以。您这文章里似乎也没有讲拜的动作,但是文章最后,您又说:"通过合掌、触地、跪拜、抬头、挺腰等动作",又有跪又有拜的动作,我搞糊涂了哦。

5. 整个过程不能闭眼睛,否则见不到/引不进什么景象(难道是佛光/福智等?),这属不属于密教"多加了宗教修持的内容"?

叩谢! 祝平安愉快!

胡涂医:我实在不太愿意回答这些问题。社会上各种各样的教法太多,一般原则就是,跟谁学的,就听谁的。这东西包含了一种叫"传承"的东西,有传承就有力量,改不得的。

医家的正椎法,与密教的大礼拜异曲同工。密教要求先得灌顶才能修习,医家纯粹从医学的角度来练习。一般情况下,医家的老师们不会当面做给学生看,都是老师说了,学生(病人)自己去比划,在达到一定数量(比如总共 10 万个或 55 万个)之后,再来"纠正"(其实在这漫长的 10 万至 55 万个的过程中,学生/病人早就得摸索出"正确"的方法来了),现代人太急功近利,其实反而无法获得该得的东西……现代科技发达,各种影音资料多了,不见得是好事。许多该经历的无法经历,啥都拿现成,很难磨炼出真正的东西来。

您的问题简答于下:

1. 因人而异,一般是双脚的"脚跟两侧"挨着较好。

2. 跪不跪都各有用处,在"漫长的"习练过程中自然会体会到。

3. 在医家来说,怎么合掌都行。

4. 关键在筋骨的伸展。

5. 要看功夫深浅。

阿弥陀佛。

haina:昨晚我强忍着做了 20 个礼拜后,马上站桩,站了 10 分钟就坚持不住了,停下来后马上进入打坐,一坐就坐了 25 分钟双膝疼得就坚持不住了,搓热双手干搓脸 72 下后,马上进入晃海,晃海只做了 200 个就再也坚持不下来了,今天我的双腿、双脚没有感到一点点的疼痛,只是双手十指发胀,继续努力!

胡涂医:这样练法不行,还不如把所有时间拿来专练一个,一门深入。

hattie:连着练了 3 天,每天做了 40 多个。感觉这个方法对俺这样不爱动的懒人很有益呢,尤其在连衣服都晾不干的湿热天气,能全身活动汗流浃背地出些汗真是舒爽许多,谢谢先生。戴了双长手套,不会觉着双手摩擦疼。俺动作快了,又不协调,于是手腕有点蹩着了(好笨呀,大家引以为鉴吧)。我又想起先生写的《人体有个纠正颈椎、腰椎毛病的开关》(后溪穴那篇),突然有个问题想问先生:大家平时是不是要尽量睡硬板床和枕矮枕头,枕头该是硬点儿还是软点儿?先谢谢您。

胡涂医:"若有条件",还是睡硬板床好。

枕头也是硬点儿好。不过现代人都不太习惯了。有时 old fashion 未必是坏事。

VC 小门徒:昨天早上做了 18 个,到晚上时觉得肚皮有些痛,今早醒来,发现从肋骨到肚皮都很酸痛,想来是体质太弱了吧,请问先生,痛的程度是表示经络不通的程度么?

胡涂医:不是。

木易石:本来想做 49 个,结果做着做着就做到 108 个,全身大汗,从头到脚,通畅呀……

先生,不过在做的过程中有几个问题还是不解:

1. 起身时,脚尖发力才能起来,这个导致我的左脚的地筋昨天很疼,走路刺痛感觉强烈,是不是我的肝经很不好,做这个功法能直接刺激到?

2. 着地时,胃部先着地了,不知道对不对?每次做完起来胸口这里红扑扑的,这个是不是也可以锻炼胃了?呵呵。

胡涂医:这个方法的确对肠胃有好处!

琴韵:先生,这个方法是不是对心脏有好处啊?

胡涂医:不知道。要不您试试?

花瓣:先生好!站桩 20 分钟,到下午 6 点和凌晨 6 点左右出现流鼻血,正椎法才做到 8 个马上就流鼻血,并且都在左边鼻孔,从中医的角度来说应该是什么原因呢?期望得到先生的指点,谢谢啦!

胡涂医:您就尝试啥也不做看看是否还流鼻血吧。

笃行:先生好,改成标准版正椎法后,下午做完后,不知道怎么回事,右胸下肋的位置,一深呼吸就疼,像岔气似的。请问先生怎么能调整一下?

胡涂医:习惯就好。

晓雨:胡涂医,您好。我是从 5 月 3 日开始练习"医家正椎法"的,感觉这几天便血的情况稍好了点,但这两天我的右腿肿胀得相当厉害,连脚面都肿了。上个月试过跑步了几天后也是这样,后来停止跑步后消了些。以前有医生曾经说过我的右下肢水肿是因为手术后淋巴回流不畅造成的,那是不是运动会让回流更不畅才会更肿?还是这次仅仅是正邪两气相互斗争的结果?我还能继续把"医家正椎法"练下去吗?

这个周末又得去输血了,这次维持了两个月,也是从胡涂医您这里学到了一些调理方法有关,先谢谢胡涂医了。真希望能快点摆脱掉"吸血虫"的"雅号",也希望右下肢的水肿能有朝一日消除掉……

胡涂医:您就做摇山晃海好了。

向上生长的叶子:请问先生,我这几天右手手背发出一个疹子,尤其是半夜特别痒,这是不是因为练习了大礼拜而通过手在排除病气的表现?

胡涂医:多半不是。

艾香:先生我每次做 108 个后就会头晕,分开两次做就不会头晕,是不是我的气血太差了啊?

胡涂医:您去量量血压看看正不正常吧。

艾香:先生我量了血压有些偏低,我就每次少做几个正椎,慢慢调理吧。

胡涂医:果然是血压偏低! 没关系,继续用功吧。

行胜于言:先生吉祥! 我于 2011 年 12 月 31 日与您博客结缘。上月下旬开始实修"医家正椎法",每天坚持 400 个以上,不断练习,不断看您的方法说明,不断调整动作,到现在身体的酸疼感已完全消失,对您提到的功效体会越来越多,越来越好。真的是练者自知。感恩先生的妙法! 但有一事还望先生指引:头 10 天左右由于初练,身体酸疼,所以睡觉不好。现在身体酸疼感已经完全消失,可睡觉还是不如以前好。

胡涂医:慢慢来吧,坚持 100 天再看看好吗?

齐飞:先生好,践行"医家正椎法"46 天,左肘尖内侧起了个大包,用手搓这几天扩散出红肿青紫一大片,疼痛。是否排体内毒素? 感谢。

胡涂医:也许是,也许不是。

花瓣:先生好! 一阿姨患骨质增生很痛苦,去医院也解决不了问题,请问先生,做这个动作对她身体有帮助吗?

胡涂医:那要看她练不练呀! 练了就有帮助,不练就没帮助。

mishally:先生,我知道在这里向你发问可能很不合适,但是我没有办法,遇到了很难以选择的问题。我 1979 年生,育有一个两岁的孩子。最近检查出乳房有不良包块,医院建议不论这是良性还是恶性都要切除。我的问题是,如果再检查出来是恶性是否意味着一定要做手术?我知道切了一边,另一边很有可能也会再长,我真的非常不想用这种方法处理,但是我却不知道我能怎么去彻底治好它。我非常希望能用不手术的方法治好它,并发愿如果能如愿,我将大力发扬这种好理念方法。感恩先生!

胡涂医：那就好好做做正椎法吧，做足 10 万个再去看看医生怎么说。祝好！

茉莉：先生慈悲大德！我女儿 10 岁，一个半月前做前空翻时窝到脖子，症状：脖子痛，恶心，眼睛疼，头晕，喉部偶有堵塞感。拍片显示：寰枢关节旋转不稳。现一直在新医正骨冯天有的弟子陈医生那里做正骨调理，他说颈椎第一、二节稍有错位。已经调治三周，她自己感觉有好转。她可以用这个医家正椎法做锻炼和矫正吗？如果可以，是现在就开始还是等过一段再做呢？做多少为适？向先生叩头！阿弥陀佛！

胡涂医：冯天有将军得双桥老太太真传，他的弟子应该也不差，您就请教请教他吧。

建议治愈之后再练习这个正椎法。祝好！

暖暖光：知道先生不在网上看病，不过还是厚着脸皮请先生帮忙问个诊。前天夜里睡觉被左胸后的疼痛惊醒，以为只是我睡姿不好抽筋了，昨天白天疼痛也不明显，只是笑的时候特别疼，是从内疼到外的那种。前天还有练摇山晃海，昨天怕疼就停了，改做了正椎法 20 个（前几天做了几十个觉得肩膀都不紧了，后背也很舒服，所以昨晚就想做正椎法看看后背上的疼能不能减少），后来也让我老公都忙艾灸了三四分钟，在左侧膈关穴附近一小圈。结果睡觉的时候疼痛更严重了，一整晚都没睡好，只能右侧着，随便动动都痛，不能仰睡，心会不自觉地跳，然后一阵剧痛……睡不着醒了坐会儿又去睡，幸好睡着了，疼痛还减少了。只是一醒来还是照样痛，痛是一直持续的，深呼吸，用力的时候会特别痛。其他症状也没有，没有发烧咳嗽什么的，上网查了好像说是胸壁什么炎症，没去看西医，一来不知道又会被冠上什么乱七八糟的病，二来我跟我老公的学生保医也不能 cover 多少的医疗费……唉，还是不好意思，来麻烦先生。先生，这个不知名的病会自愈吗？怎样才能治好呀？还想问一下我这样还能练功有帮助吗？还是不要练了？

胡涂医：1. 可能会自愈，可能不会。

2. 可以尝试用这个正椎法。

3. 有帮助。

4. 练就是比不练强。

詹飞：先生早上好！我老婆今年 24 岁，这几个月一直坚持泡脚，以前每个月月经都比较正常的，时间也比较规律。但这个月不知道是什么原因，她月经期间肚子一直喊疼，问她呢，回答说是饿了感觉肠子疼那种感觉。另外她还有个小毛病就是一直说她的耳朵里面很痒，去医院查了，也不知道是什么原因导致的！麻烦先生帮忙看看，有什么方法可以根治呢？

感恩先生！

胡涂医：试试"医家正椎法"吧！

小蛋黄：向先生汇报：由于这几个月来，左侧的脖子肿得厉害，我本人知道左侧身体有一处经络阻塞或都是本人身体的正气不足，昨天做了 108 个正椎，今早也做了108个正椎,做完后左侧的脖子肿胀的程度就好很多了,今天工作时发觉自己的小腹总是咕咕作响,意念集中在下丹田补气的感觉一样。

胡涂医:"左侧的脖子"——您右侧也有脖子? 有两个"脖子"的"小蛋黄"多半叫"双黄"吧。

不要追求啥感觉! 如果"脖子左侧"肿,可以揉按揉按脖子右侧以及肩胛骨下的肌肉看看效果。

小蛋黄:先生真幽默,我被先生幽了一把,不过,刚刚才试了下,真神,按了一阵子,脖子的左侧舒服很多,肿也好了些。继续按,不过有点想不通这法子的原理。

胡涂医:想不通就别想,好了就好。

小蛋黄:先生,汇报情况,今天单位体验,去年检查还有乳腺增生,今天医生反复检都说没有了,我都觉得奇怪了,医生说你想有乳腺增生呀。我除了做先生教的正椎功法,没做别的,除了走点路,每天没有做别的运动哟,我想是先生的正椎功在起作用。继续练,废话少说。

胡涂医:没有了就是好了,有啥好奇怪的? 如果您还想要,我可以马上让它长回来。

一分钟测试经络类型

圣人说："大道至简"！越是高级的东西一定越简单，越是真理必定越明了。太多人问胡涂医，如何测试经络类型。其实测试经络类型太简单了，就因为太简单，如果轻易说出去，人们不珍惜，会轻慢了医道，所以我才一直隐忍不把这些简单方法公开。再说，现在网上的"梁上君子"也实在不少，所以有些秘法实在不便太公开，免得教出一些骗人的家伙。据一位道长告诉胡涂医，北京有位"老师"上课就直接拿我的文章去讲，还不告诉他的学员那不是他自己的东西，如此"推广"中医，还不让反中医人士有话说？不管如何，今儿我就偷个懒，把测试经络的秘法公开。

古传中医的很多内容，都是一两句话的事儿。"真传一句话，假传万卷书"嘛！我在前面的文章里提到，被"师氏藏之"的《黄帝内经》的"第七一卷"，虽然历代"授学犹存"，但明师们还是慎之又慎。那多半就因为第七卷里没有废话，每一句话都十分"厉害"吧。

测试经络类型的"一句话"如下：

伸出左手，右手握成剑指，在离左手掌心约10厘米的地方对着左手掌划圈。

就是上面这句话！判断的标准呢，基本如下：

一比划就有感觉的，是极敏感型。

比划一会儿才有感觉的，是敏感型。

比划一分钟还没感觉的，是不敏感型。

怎么比划都没有感觉的，是超不敏感型（迟钝型）。

剑指

再结合我前面的文章《如何判断经络类型》，就可以基本判断出您的经络类型了。

阿弥陀佛！

第四编 至道之宗,奉生之始——《黄帝内经》点滴

然而其文简,其意博,其理奥,其趣深,天地之象分,阴阳之候列,变化之由表,死生之兆彰,不谋而遗迹自同,勿约而幽明斯契,稽其言有证,验之事不忒,诚可谓至道之宗,奉生之始矣。

——王冰《重广补注黄帝内经素问序》

德全不危

与一位毕业于耶鲁的音乐家吃饭,她问及 2012 年是否真的有大灾难。我笑说我只偶尔诊治一下人体疾病,不会去理会地球的事儿。朋友据理力争,因为胡涂医在序文里就说过"万物皆可疾,万物皆可医",地球是否有"疾病"——灾难,应该也"可医",可以诊断出来,所以她非要我给起个卦啥的来说说。我告诉她,自古医家传人,虽然都要深通易理,但古传中医家学《易》可不是用来占卜的! 再说,"善易者不卜",诚如太上所言"善数不用筹策",若得医道之至极者,何须起卦、筹策? 若不得医道之至极,起卦、筹策又有何用? 我劝她不要杞人忧天,但也告诉她在 2012 年的某个时间段不要去某些地方——不是因为我会"算",而是因为我深知,如果不整出一点类似算命先生的话来,她是无法安心的,为了消除她对 2012 的"疑心病",只好如此这般了,这就是"糊涂医治糊涂病"。

事实上,与其去担心会有什么灾难发生,不如好好过日子,在每个当下活得明明白白,活得人我无争!

从 2011 年开始,便陆陆续续有朋友问胡涂医,万一 2012 年真有灾难,医家有何妙招可以自救? 我常让他们去读《黄帝内经》第一篇,因为妙招就在里面。可是朋友们一遍又一遍地读经,就是找不到这个妙招。没办法,我只能给他们一句南师怀瑾老人的著名"咒语"——管他妈的! 南师曾经戏言,"管他妈的"这个咒语,也"是无上咒、是无等等咒,能除一切苦,真实不虚"呢(见南怀瑾先生讲述的《维摩诘的花雨满天》)!

"管他妈的",就是在每个当下,活得明明白白,洒洒脱脱,有了"管他妈的"的胸怀,可以少去许多人我纷争,与人无争的世界,自然少灾少难! 每每重温南老先生的这句话,我常叹服明师教育徒众的不拘一格,诙谐之中藏至理,棒喝之处醒人心,前辈智慧,令人为之心折。"管他妈的",是把世事"想当然"而已,一切自然而然,荣的让它荣,枯的由它枯,不去挂怀,不去

213

担忧。诚如《心经》所云——"心无挂碍，无挂碍故，无有恐怖，远离颠倒梦想"，自然能得自在。当然，"管他妈的"，是一种心态，一种"修养"，大家可别乱学乱喊，到处去嚷嚷，要不就不是"咒语"而是"咒骂"了，慎之！

那么，医家是如何规避灾难的呢？

《黄帝内经·素问·上古天真论》有这么四个字："德全不危"！——这就是趋吉避凶的无上妙招。这四个字，源自天师岐伯回答黄帝的一段话，全文如下：

> 是以志闲而少欲，心安而不惧，形劳而不倦，气从以顺，各从其欲，皆得所愿。故美其食，任其服，乐其俗，高下不相慕，其民故曰朴。是以嗜欲不能劳其目，淫邪不能惑其心，愚智贤不肖，不惧于物，故合于道。所以能年皆度百岁而动作不衰者，以其德全不危也。

"德全不危"，至简至易，这就是咱们老祖宗的智慧！只是咱们后代子孙就像太上在《道德经》里说的，"信不足焉，有不信焉"而已。太上用天地之理，感叹"同于德者，德亦乐得之"。得"德"而"全"，就合于至道，那时还有何危难、欠缺？

那么这个"德"是什么？现在注解《道德经》的大师很多，却很少有人把"德"讲清楚，他们往往把"德"理解为我们平时所说的"道德"（morality），所以往往见大师们下笔千言，离道万里。试想，各个时代有各个时代的道德标准，不同国家也有不同国家的道德规范，把"德"简单地理解为现代汉语里的社会意识形态、行为准则与规范，那怎么可能"同于德"而合于道？

我们且来看看《黄帝内经·素问·上古天真论》的这段话，我在《医道之至极》里解释了前一部分，这里再接着忽悠一下。

所谓"志闲而少欲"，就是说的让自己的心志空闲下来，别去瞎担忧，一切顺其自然（或"管他妈的"），心不随外境所动，内心深处一片轻安、平安、祥和，如此情志可以得到舒展，心安神宁。按照中医的说法，心安、神宁，则气自足，气足则肝胆不虚，肝胆不虚，自然不惊不惧，所以说"心安而不惧"。

"形劳而不倦"呢，许多人把它注解、理解成"形体辛劳而不倦怠"，这是不太对的。其实这里说的是形体、身体要适当地劳作、运动，但不要过量。这就是孙思邈真人说的，修心养性之道，应该常常稍事活动身体、劳动锻炼，但不要使自己太过疲劳，或者超负荷消耗自己的体力（见孙思邈《千金

此"德"不是现代意义的"道德"

养性之道

214

要方·道林养性》："养性之道，常欲小劳，但莫大疲及强所不能堪耳"）。

"气从以顺"，说的是身心空闲下来，就像太上在《道德经》里说的，"致虚极，守静笃"，在至静至虚处，先天一气从虚空中来，其气机不可逆，应该如《内经》开篇所说，"真气从之，精神内守"，使体内真气和顺，它爱怎么走就怎么走，"各从其欲"，如此才能"皆得所愿"，得到自由解放。

有了如此解脱、放下、"管他妈的"胸怀，"故美其食"，不管吃的食物是粗是精，是中餐还是西餐，都能甘之如饴。"任其服"，衣服是名牌也好，是杂牌也罢，一任自然，不迎不拒。

"乐其俗"，这句话也常被注解成"喜欢自己的风俗习惯"。没文化，真可怕。这里的"俗"，是指自己的世俗生活状态，是咋咋地，在什么位置上就认了，而且快快乐乐安住在那上面。所以才有后面的"高下不相慕"，不论各自的社会地位高低，都不要羡慕忌妒恨。"其民故曰朴"，这样的人才能说是心神恬淡，见素抱朴，活出自己本色的人！

"是以嗜欲不能劳其目"，这样的人才能对各种嗜好、欲望"视如不见"，如太上在《道德经》里说的，"不见可欲，使民心不乱"。

"淫邪不能惑其心"，各种淫邪、乖谬、突发之事，都不能迷惑、扰乱他们的心——因为他们已经志闲、心安如虚空呀！

"愚智贤不肖，不惧于物"，千古以来，这句话注解得最好的是明朝大医张景岳先生，因为他老人家几乎不加注解，照抄原文于其《类经》中，哈哈！（见张景岳《类经》："无论愚智贤不肖，但有养于中，则无惧于物。"）这不是开老张的玩笑，所谓"焚经经在，注经经亡"，古圣先贤的经典，不去注解，可能还不至于因为自己的"误解"误导后来人，使后世众生亡失原经真义。《黄帝内经》的这句话，其实与太上《道德经》里的话一脉相承："不尚贤，使民不争，不贵难得之货，使民不为盗，不见可欲，使民心不乱。"这句话是说，志闲、心安了，愚与智、贤与不肖，各种分别心安闲、泯灭了，不去分别了，就不会再为物惊惧、恐怖、震撼了。这也就是佛门的《心经》说的，"无挂碍故，无有恐怖"，这样才能合于道，所以说"故合于道"。

"所以能年皆度百岁而动作不衰者"，能够合于道者，道恒生之。如太上在《道德经》里说的，"故道生之，德蓄之，长之育之"，有老子这句话，活一百岁自然不成问题，即使活个百来岁，也不会老态龙钟。

"乐其俗"，知足常乐

215

"以其德全不危也",因为他们"德全不危"。

德者道之用

德者,道之用。太上在《道德经》里说,"孔德之容,惟道是从"。德全则合于至道,合于至道,则无危、无缺,吉祥圆满!

所以,2012,或者以后任何一年,规避灾难,还是这四个字——"德全不危"!至于如何全其德,本文已经天机泄尽了,各人自悟吧!实在无法悟通,那就谨记"三好"——存好心、说好话、做好事,自能消灾免难。

补充一句,南师口里的"管他妈的",是一种心态,一种"修养",大家可别乱学乱喊,到处去嚷嚷,连评论博客也大言不惭骂骂咧咧,那就是"咒骂",不是"咒语"了,别以一己之浅薄无知,辜负前辈大德的良言美意,慎之!

Q&A

龙的心:不知市场上谁编译的《黄帝内经》最正宗?想买本自学,请博主推荐,多谢。

胡涂医:唐太仆令启玄子王冰先生注解的最好。

人有多种

"人有多种"，这句话是我们在家里互相揶揄的习惯用语，一般是用来表示"异议"或对周遭一些不合理的事儿表示"理解"。每每遇到不合己意的事，我们往往会异口同声来一句"人有多种"，大家哈哈一笑，省去很多不必要的争吵。事实上，"人有多种"这句话，考据起来，应该出典于《黄帝内经》第一篇《上古天真论》的末尾。从这一篇开始，广成子和黄帝师徒两人便把人分成多种——有真人、至人、圣人、贤人等。

说起黄帝和广成子，就不能不提一下《庄子》。在《庄子·在宥》中，庄子说黄帝做了十九年天子，政治上十分有成就，诏令下来，天下通通执行，威望如日中天。黄帝听说广成子先生在崆峒山上修道，便前往拜见他，向他请教宇宙大道之理。大名鼎鼎的黄帝，却被广成子老先生劈头盖脸狠骂一通回去。广成子老先生骂黄帝这位贤明的君主是坏人、心理不健康的人，他说对你黄帝这样的人，我老人家怎么能说大道之理呢？（"佞人之心翦翦者，又奚足以语至道？"）黄帝被骂得如此难听，不但不动怒，反而虚心忏悔，暂弃王位，搭个茅房，把自己隔离起来，闭关三个月，反省忏悔，返观内照之后再去拜会广成子。（"黄帝退，捐天下，筑特室，席白茅，间居三月，复往邀之。"）今天的各级官员，要是也有如此胸怀，何愁中华民族不复兴？呵呵。

没想到黄帝此时再去，广成子还是理都不理他，只管自己呼呼大睡（"广成子南首而卧"）。没办法，黄帝只好恭恭敬敬，从他睡的脚下，低头跪着爬过去叩头请教（"顺下风膝行而进"）。这次不敢再请教大道之理，只敢问问如何让这个肉身活得长久（"治身奈何而可以长久？"）。这时广成子老先生才蹶然而起，说你小子还算会拐个弯来问问题，我老人家这就给你讲讲"至道"！（"善哉问乎！来！吾语女至道。"）——每次读这篇《在宥》，我都感慨万千。贵为天子的黄帝，求道还如此谦卑，而明师们考察传人，也从来都是老实不客气,该骂就骂,不留情面。要不是有黄帝如此谦恭下问,中华民族几千年来也不可能靠着一本《黄帝内经》祛病延年了。当然,后代的读者,总说《黄帝内经》成书于春秋战国时代,小时候读历史,教科书上还说是广大人民群众的集体智慧,说《黄帝内经》是假托黄帝之名而作。倒是北宋熙宁年间医名大著的朝廷高官林亿先生说的一句公道话颇合我的胃口。他说若非大圣上智,怎么可能如此通达大道?战国那些人有啥子本事?并说,《黄帝内经》这么厉害殊胜的经典,最应该出自远古的得道高人!(皇甫谧《针灸甲乙经·林序》:"非大圣上智,孰能为之?战国之人何与焉?大哉《黄帝内经》……最出远古。")

那么《黄帝内经》是如何分别"人有多种"的呢?且看《黄帝内经·上古天真论》第一篇原文:

黄帝曰:余闻上古有真人者,提挈天地,把握阴阳,呼吸精气,独立守神,肌肉若一。故能寿敝天地,无有终时,此其道生。

中古之时,有至人者,淳德全道,和于阴阳,调于四时,去世离俗,积精全神,游行天地之间,视听八达之外,此盖益其寿命而强者也,亦归于真人。

其次有圣人者,处天地之和,从八风之理,适嗜欲于世俗之间,无恚嗔之心,行不欲离于世被服章,举不欲观于俗,外不劳形于事,内无思想之患,以恬愉为务,以自得为功,形体不敝,精神不散,亦可以百数。

其次有贤人者,法则天地,象似日月,辨列星辰,逆从阴阳,分别四时,将从上古合同于道,亦可使益寿而有极时。

胡涂医同样把上面这些话给串讲一下。

"黄帝曰:余闻上古有真人者",黄帝说的"上古",恐怕不是我们现在历史学上的时间了,黄帝距今大约四千多年,他讲的"上古"和"中古",少说也离我们现在几万年。他说上古的时候,那些得道的高人们,他们才是真正的人,我们现在似乎都是"假人"了。黄帝说的,类似佛学的"真我"与"假我"。这些"真人"们,能够"提挈天地"。所谓"提挈天地",就是《阴符经》里说的,"宇宙在乎手,万化生乎身",天地仿佛在我一掌中,万物变化,也像生于自身。"真人"能够把天地万物握在手里、心里。

　　"把握阴阳，呼吸精气"，他们洞悉自然界的规律，掌握着天地阴阳变化的机理，能够把握光速（参见《"阴阳"他说（续）》），懂得呼吸整个天地间的精华之气。

　　"独立守神，肌肉若一"，千百年来人们总把这句话注解为真人们能够超人独处以保持精神内守，其实"独立守神，肌肉若一"，恐怕说的不只是"独处"，真人们固然能够独处，他们更能够处众而超然！"独立守神"其实是用功、修行的方法，是指生活中，尤其是练功时超然独立（比如站桩），心里的念头永远专一，类似于佛学说的"不动定"，心如明镜不动，清净明朗。这样才能够"肌肉若一"，全身肌肉骨骼都仿佛与大宇宙浑然一体，精力、内力绵绵不绝。

　　"故能寿敝天地，无有终时"，所以才能够与天地同寿，长生不老，永无终结！

　　"此其道生"，得道的真人们，必定可以有此征候，有可以与天地同寿的"特征"产生。

　　"中古之时，有至人者"，中古的时候（反正是距今好几万年前的事儿了），比真人稍为差一等的，就是"至人"。

　　"淳德全道"，他们德、行都十分合道，所以他们"德全不危"（参见《德全不危》）。

　　"和于阴阳，调于四时"，他们一切行为，深合阴阳大道，总跟天地阴阳、春夏秋冬四季相调和。

　　"去世离俗，积精全神"，他们懂得拥有一颗出离心，离开世俗纷扰，不去纠缠男女情怀，这样才能够"积精全神"，养好自己的精、气、神这人身三宝，专门去养精蓄锐、去修持。

　　"游行天地之间，视听八达之外"，如此修持成功之后，他们可以不买飞机票不坐宇宙飞船，而游行于天地之间，时间、空间也对他们没有任何制约，可以听到一切，看到一切，类似于佛门所说的拥有了五眼六神通，尤其是"神足通"、"天眼通"及"天耳通"，看来神通非究竟，早在佛法传来中国之前，中国的老祖宗就在《黄帝内经》里说了，他们只是"至人"而已，还没有成佛、成真人。

　　"此盖益其寿命而强者也"，黄帝在这里再次强调，这是由修道、练功而

真人

至人

219

获得的。

"亦归于真人",这类人迟早也会归入到"真人"的行列中去,只是还要好好修持才行。

"其次有圣人者,处天地之和,从八风之理",其次就是比较"普通"的"圣人"了,他们看上去不修道,也不练功,只是自然而然地在天地间安适、祥和地生活,他们懂得注意冷暖天气的调整,注意卫生及身体乃至周围环境的调节、保养。

☞ 圣人

"适嗜欲于世俗之间,无恚嗔之心",即使是世俗间的吃喝玩乐,他们也能够随缘自在,该住五星级酒店就住,该乘坐商务舱就乘坐,当仁不让。但值得一提的是,他们不管世俗之事如何,均无恚嗔之心,世俗之事,在他们心里不起涟漪。

"行不欲离于世被服章",所以他们既没有表现得神奇怪异,也没有非要去出家修行,同普通人一样穿衣吃饭。

"举不欲观于俗",当然,他们的行为举止也与普通人不太一样,人们拼命去赚钱去当官,他们能避则避,尽量不受世俗牵制,不看人脸色行事。

"外不劳形于事,内无思想之患",他们不会使身体因为外在的俗事而辛劳,生活其实过得很简单、恬淡、清净。他们也不会使心内有压力、仇恨、怨尤等负面情绪。

"以恬愉为务,以自得为功",他们以恬淡、快乐作为生活要务,以自然、自由自在的生活为满足。

"形体不敝,精神不散,亦可以百数",因为具备了这些修养,他们身体不容易衰疲,精、气、神都很足,精神不会散乱,这样也可以活个百来岁。

"其次有贤人者",再其次呢,比"圣人"更差一等的,就是颇有修为的"贤人"了。

"法则天地",贤人懂得因天之序,合道而行,不像我们现代人这样日夜颠倒。

"象似日月,辨列星辰",他们上通天文,下达地理。贤人懂得观察日月星辰的运行与人体气机进行取象比类,懂得分辨星辰的位置以及其运行状况对人体的影响。他们的生活跟从太阳和月亮,昼夜分明,该睡则睡,该起则起,该练功就练功,该干啥干啥,从不乱来。

"逆从阴阳，分别四时"，贤人懂得如何对付天地阴阳的消长，懂得在一年二十四个节气以及春夏秋冬四个季节，分别应该如何"过"。如何适应节气、四季、气候的变化来吃喝玩乐行走坐卧等等都搞得清清楚楚，并依此合理安排自己的生活。

"将从上古合同于道，亦可使益寿而有极时"，他们努力将自己的方方面面生活，安排得合乎上古时代的做法，追随上古真人，力求使生活合于上古人，合于自然之道，合于修道的真人们，这样寿命也可以很长，甚至也可以自己把握寿命到极致的年龄。

可见，"真人"最牛！他们能与天地同寿，长生不老。"至人"次之，但也可以算是半个"真人"，他们能游行天地之间，视听八达之外，懂得如何增益、延长自己的寿命。再其次是"圣人"，他们看上去不修道，也不做功夫，但是活得恬淡自然。最"差"的是"贤人"，也能够做到"我命在我不在天"，让自己活到极致的年龄。我们现代人呢？在养生修道方面比老祖宗们差得太远了！但老祖宗留下来的经典，却给了我们上求医道、大道的无比信心。

祝福大家生活快乐，做个好人！

221

略说"象数"

在我写了《如何用"数"来治病》之后,常常有朋友问起"象数"方面的问题。这些问题五花八门,有想找胡涂医给"算命"的、有找胡涂医给"看风水"的,还有找胡涂医给小孩子"起名字"的。承蒙大家看得起,以为胡涂医会干这些活儿。其实,"象数"还真不是如此低层次。真正的象数,是老祖宗们上观天文,下察地理,远观诸物,近察己身,最后取"象"比"类"——将观察到的这些现象进行归纳整理并用一定的"数"理模型(比如易卦、河图、洛书等)表达出来的大道之理。在《黄帝内经》里,老祖宗们就是用这些玄之又玄的象数理论,来对我们这些不懂得天文地理,不懂得返观内察的人们进行谆谆教诲。

《黄帝内经·素问·阴阳离合论》有这么一段话:

> 阴阳者,数之可十,推之可百,数之可千,推之可万,万之大不可胜数,然其数一也。

我曾看过国内某个著名中医学院的学者把这句话注解为:天地阴阳的范畴很广,在实际运用中,经过进一步推演,可以由十推到百,由百推到千,由千推到万,甚至一直演绎下去,无穷无尽,但其原则终归只有一个,那就是对立统一。

这样的注解,虽然也不能说完全错了,但说了等于没说。比如,为什么"阴阳"是"数之可十"?然后又如何"推之可百"、"推之可万"?全不清楚。

事实上,上面这段话,正是医家的千古不传之秘,它道出了学习古传中医的诸多大秘密。同样的话,在《素问·五运行大论》中,岐伯又对黄帝说了一遍:

> 夫阴阳者,数之可十,推之可百,数之可千,推之可万,天地阴阳者,不以数推,以象之谓也。

类似的话,在《黄帝内经》中,多有提及。比如在《素问·灵兰秘典论》

中,岐伯对黄帝说:

> 恍惚之数,生于毫厘;毫厘之数,起于度量;千之万之,可以益大;
> 推之大之,其形乃制。

黄帝甚至在听了这番话之后,郑而重之,选个良辰吉日,沐浴斋戒之后,把这些话记录下来,珍藏于灵台兰室内,留传后世(这也是"灵兰秘典"的由来)。

古人有句话叫"依文解义,三世佛冤",意思是说,如果你看佛经,自作聪明去按照文字表面上的意义解释佛法,那么恐怕过去世、现在世、未来世的所有佛祖都要大喊"冤枉"了,因为佛的原意可不是你解释的那样。若上面这些话真如专家学者们那样注解,恐怕黄帝和岐伯也要喊冤了。

我曾在《"玄关"VS"先天一气"》里说过:"玄关就是区别一个人是真懂《道德》、《阴符》、《参同契》三经,还是只一知半解的一关",这句话其实透露了一个医家大秘密——象数之理一旦通达,《道德经》、《阴符经》、《周易参同契》三部经书就可冰释,用之"破解"《黄帝内经》,则可得医道之至极,成就道医的种种不可思议能力。

那么,象数具体指什么东西呢?就是《周易·系辞》里说的,老祖宗们在"仰则观象于天,俯则观法于地","近取诸身,远取诸物",最后取"象"比"类"出来的大道之理的数理模型。如果简单点说,"象"可以理解为"形"——形状、情形,而"数"可以理解为"数理"以及根据数理模型推断出来的"必然性"。比如普通所说的望、闻、问、切,其实就常要用到象数。中医常讲脉象,脉象其实就是"象"的一种,根据某种脉象、情形,有经验的中医师就可推断出病人的各种疾病。《红楼梦》中,曹雪芹先生借太医们之口对林黛玉、秦可卿、尤二姐等诸多人物的相关"脉象"的描写,令人叹为观止。可见中国古代真正的读书人,几乎都是通才!当然,曹雪芹先生只写了"脉象",古传中医则认为,人体的任何一个器官,任何一个部位,乃至任何一个细胞,都有一个相关的"象"——都包含着人体的"全部"信息!那些得真传的人,懂得通过窥天鉴地,洞阴悉阳,自然可以根据哪怕最细微的"象"来获取想要获取的信息。——医家颇为神奇的"千里诊病"的原理(参见《说说千里诊病》),其实也可以在"象数"上找到解释。

把"象数"解释得比较好懂又文字优美的,千古以来应首推唐太宗李世

"象"与"形"、"数"与"理"

民了。李世民的《大唐三藏圣教序》,经过怀仁法师收集"书圣"王羲之先生的墨宝刻成碑文,流芳千古! 在《大唐三藏圣教序》中,唐太宗对"象数"这样解释:

> 四时无形,潜寒暑以化物。是以窥天鉴地,庸愚皆识其端。明阴
> 洞阳,贤哲罕穷其数。然而,天地苞乎阴阳,而易识者,以其有象也!
> 阴阳处乎天地而难穷者,以其无形也。故知,象显可徵。

唐太宗不愧为一代明君,寥寥数语,极其精辟地论述了"象"与"数"的关系。

那么,《黄帝内经》上的这些多次重复的话,究竟说的是什么呢? 下面我就以第一段为例,简单讲讲。

什么叫"阴阳者,数之可十"呢? 千百年来,人们的注解莫衷一是,云里雾里,大家都在猜,懂的人却由于种种原因不会公开说。今天胡涂医就来简略地忽悠一下。

其实,这里的"阴阳"就是指"道"。《易经》说:"一阴一阳之谓道。"至于"数之可十",则是一个数学问题。早在黄帝、广成子时期,我们的老祖宗就已经懂得了"对数"的运用。"数之可十"就是指数到幂的转换问题。所以这整句话"阴阳者,数之可十,推之可百,数之可千,推之可万,万之大不可胜数,然其数一也",说的就是,道,就是一! 如果用象数模型来表达,则是:

$10^0 = 1$(阴阳者,数之可十)

$10^2 = 100$(推之可百)

$10^3 = 1000$(数之可千)

$10^4 = 10000$(推之可万)

$10^n = \infty$(万之大不可胜数)

$n^0 = 1$($n \neq 0$,然其数一也)

这其实与太上在《道德经》里说的一脉相承:"道生一,一生二,二生三,三生万物。"即"道"为"无",为"天地之母",故可用象数来表示为"十的零次幂",即 10^0。它等于"一"(我们知道,任何非零实数的零次幂都等于一),故"道"为"一"。由这个"10^0"的"道"开始,其象数模型为:

$10^0 \rightarrow$ 道

$10^1 \rightarrow$ 道生一

$10^2 \rightarrow$ 一生二

$10^3 \rightarrow$ 二生三

$10^4 \rightarrow$ 三生万物

太上直接把指数"三"和数字"万"结合,成了"三"(即 10^3)生"万"(10^4)物。老子的"三生万物"的"三",其实也等于"五",即我们耳熟能详的"五行",五行就包含了天地万物!

当然,以上顺便忽悠的,也只是"象数"大海的点滴而已,不一定对。而更精妙的理法,恐怕就要大家去寻得明师才能得真传了。比如,为什么古人知道是"十"的多少次幂而不是其他数字?为什么黄帝一听广成子如此说就恍然大悟乃至郑重珍藏于灵台兰室?是否可能感而遂通这一切?等等。

《周易参同契》云:"如是应四时,五行得其理",得了真传之后,自可顿悟大道,应合四季,逆用五行,使衰老病死的过程逆转,归根复命,获得身心的高度自由解放。

225

和以所宜

前些日子本来自告奋勇,要友情客串一下"风水佬",去朋友公司,一家跨国大银行讲讲风水及养生。但因为"行有行规",为了避免未来可能有的麻烦,我们还是就此打住。用医家的行话来说,自告奋勇友情援助叫"佐以所利",为避麻烦而不做,就叫"和以所宜",做与不做,都合乎医道。

"佐以所利,和以所宜",有所必为,有所不为,正是医家本色。这八个字谨记在心,人生就不会太寂寞,不会缺少朋友,人人心存这八个字,社会自然和谐。这八个字,典出《黄帝内经》。

在《黄帝内经·素问·至真要大论篇》里,黄帝向岐伯老先生请教如何治疗疾病时,岐伯的回答。请看原文:

> 岐伯曰:高者抑之,下者举之,有余折之,不足补之,佐以所利,和以所宜。

这句话在目前通行的中医院校的书上常被翻译成:对于气向上逆行的疾病,用抑制降逆法治疗。对于气下陷的疾病,用举陷升提法治疗。对于气有余的疾病,用折减法治疗。对于气不足的疾病,用补益法治疗。辅助药物用所利之品,并用所宜之物调和。

这样的翻译,当然也似乎说得过去,但是对《黄帝内经》若只是如此教如此学,教的人固然远非良医,学的也多半终成庸医。现代人学中医,往往把人体与大自然对立、分离起来看待,更惨的是把"医"与"药"几乎等同起来。把人身、万物、万事都分离开来,这样的教学法,当然只能出庸医。学习中医,一定要谨记"天人合一"这个中医的本质!这一点,我在文章里多有提及,请参阅《你也可掌握些医道》、《经络本来就是"通"的》、《如何用"数"来治病》、《春季养生,以使志生》。我们的老祖宗是把人体与国家、人体与宇宙完全"等同"起来,非常宏观地看待的。古人常有"治气如治军"、"御心如御政"的训诫。既然能治病、能治身,就一定能治业、能治国。当

226

然，"治国"并不是每个人都有兴趣和福报去干的，但最少治企业总该会嘛。

《黄帝内经·素问·至真要大论篇》里的这句话，其实说的不只是一种对治疾病的"治疗方法"。用现代的话来说，它是一种思路，一种思维方式，一种大气磅礴的宏观调控理念。学古传中医，就是要学这样的思路，这样的思维方式，才能都豁然开朗，否则一招一式一方一药，学到驴年也学不成良医，更别说成为神医了。

类似的话，或者说理念，在《黄帝内经》里多有提及。比如，《黄帝内经·素问·气交变大论篇》也说：

> 高者抑之，下者举之，化者应之，变者复之，此生长化成之理，气之常也。

这句话，是岐伯在向黄帝讲解五运之气（木、火、土、金、水）太过和不及所引起的气候变化以及其对生态的影响、对人体生理病理产生的作用的一个总结。顺便说一下，很多人都在谈论 2012 年是否有大灾难，胡涂医是不在乎不管它的，"德全不危"嘛，管它干啥呢！但因为很多人都挺关心这个话题，尤其是从小语文没学好的人，硬是看不懂我前面写的《德全不危》篇，我就再说几句。按照《黄帝内经·素问·气交变大论篇》的理论来看，2012年是"岁木太过"之年。木运太过的年份，风气流行，木胜则克土，脾土容易受邪发病。脾胃虚弱的人，容易有飧泄、食欲不振、肢体沉重、烦闷抑郁、肠中鸣响、腹部胀满等毛病。这是土衰，化气不能布政于万物，木气独胜的年份。这种年份往往在东南方向容易有"地气"震动，上半年的金融行业表现会见好，下半年会一塌糊涂……

我常提醒大家，一定要让《道德经》烂熟于胸。《黄帝内经》与《道德经》是一脉相承的。像上面这些话，太上在《道德经》里也说过：

> 天之道，其犹张弓欤？高者抑之，下者举之，有馀者损之，不足者补之。（《道德经·七十七章》）

古圣先贤的经典里，本来处处有学问，可惜我们的教育缺失了这一块。胡涂医真诚呼吁大家，不管是否能遇到明师，都请深入经典去学习。

魏伯阳真人在《周易参同契》里不无感叹地说："文字郑重说，世人不熟思。世人好小术，不审道深浅。"信然！

学医之道，在大气、宏观

Q&A

古典主义:恭请先生解惑:

1. 文中所讲东南,是以何地为中?

2. 化者应之,变者复之,化与变作何解释?

胡涂医:问得好!

1. 我只讲了东南方,其实还有不少方位,不想被人做过度解读。至于以何地为中心,我不便说,见谅。

2. 化者运化,变者交变。

四爪白:请教先生,木运太过之年,木对应的是肝,是不是也容易得情志病啊?我理解假如当情绪波动时,脾气暴躁时——"高者抑之",郁闷消沉时——"下者举之",遇事包容淡定、心存善心,让肝气疏泄,通达,如此才能"和以所宜"地来养生。春天了,正是养肝的好时节啊。

胡涂医:可以这么说,尤其是农历二月底。

行者:老胡,请教您"岁木太过"之年,应该是多练习养肝之功法,疏理肝气,还是应该多练习养肺之功法以金克木呢?

胡涂医:多养正气!

木易石:我儿子5岁,上周三发烧了,我自己给他开了服大青龙汤,当天中午才喝的,睡觉前喝了3次,第二天就退烧好了。可是下午他爷爷带他出去,结果晚上又开始发烧,我今天早上给他抓了服小柴胡,烧好像是不烧了,但是还是闹脾气。看了先生今天的文章,我这孩子也是脾胃虚弱,看来先生说的"烦闷抑郁、肠中鸣响",今天也发现了,今天肚子也是一会儿咕咕咕咕地叫个不停的,都被先生说中了。关于发烧,其实他刚开始我也是退六腑,清天河水,清肺金,但是不是很管用,还是很烧,但是绝不出汗。他夏天也不怎么出汗的……烦请先生出手一下。另外明天还有一服小柴胡要不要给他喝?

胡涂医:我不太主张给孩子那么多药喝。求医问药,您就近请教医生好吗?

木易石:先生,小孩这样半夜不断地呓语,肠鸣,能帮忙指点一下吗?实在心焦。

胡涂医:可怜天下父母心。别太担心,小孩子让他们受些罪也好,从小不要太顺。

可以尝试搓热双手,给他捂着肚脐和命门。

平时可以教他念念0011999或者药师咒。

祝好!

辨列星辰

我在《人有多种》中解释"象似日月，辨列星辰"时，只是简单地把这句话解释为上古的贤人们，上通天文、下达地理，懂得观察日月星辰的运行与人体气机进行取象比类，懂得分辨星辰的位置以及其运行状况对人体的影响。他们的生活跟从太阳和月亮，昼夜分明，该睡则睡，该起则起，该练功就练功，该干啥干啥，从不乱来。

事实上，我们的老祖宗们如何通过"辨列星辰"来养生，这对现代人来说已经是非常难懂的东西了。有朋友抱怨胡涂医写的东西很难懂，其实我谈的也只是《黄帝内经》智慧大海里的"点滴"而已。古传中医的学问，不经过一番身心完全投入去"体证"，永远会"纸上得来终觉浅"。我只是希望通过这一点一滴的介绍，能够使大家放下心来，深入经典并用自己的身心去体证我们老祖宗留下来的经典，最终获得身心高层次自由解放。有人不懂行，以为历代明师们秘传着的"授学犹存"的那部分绝学，在现在这个人心浮躁的时代就应该公开拿出来济世，这个想法固然很好，但这真是外行人说外行话。须知如此上古传承下来的天人之学，福德智慧不够的人，就算明师们愿意教，你也未必学得会、学得好，有时甚至教你一个秘法，反而害了你一生，这真的不是危言耸听。胡涂医深信，身怀这些绝学的明师们，一定会慎之又慎，因地因人因时施教。他们也许默默无闻，但是一定会在各自的领域里"润物细无声"，造福一方的。

言归正传。在《黄帝内经·素问·五运行大论》里有这么一段话：

> 丹天之气，经于牛女戊分；黅天之气，经于心尾己分；苍天之气，经于危室柳鬼；素天之气，经于亢氐昴毕；玄天之气，经于张翼娄胃。所谓戊己分者，奎壁角轸，则天之门户也。夫候之所始，道之所生，不可不通也。

因为咱们现代教育缺少了对老祖宗的天文学传承，所以这段话特别不

深入经典，
体证经典，
此为要道

229

好懂。胡涂医得先简单扫盲一回。

我们的老祖宗认为,"人"与"天"是同体共生的、可以互相感应的一个"整体"。这就是"天人合一"的中医本质观念,也是咱们整个中华文明的根!上古之人养生修道,一定要懂得这一点。所以那些拥有超高智慧的老祖宗们,由人及天,由天及人,通过返观内察,与天地互相感应,在没有任何现代科学仪器的遥远的古代,洞悉到我们用今天的科技也未必完全了解得到的浩瀚星空。

☞
人体是一小宇宙

我们的老祖宗,从自身开始,观察了以地球为参照物的天体运动,认为天体是地球的扩大,地球则是天体的缩小。而人体,则是整个宇宙天地的缩影!

老祖宗们认为,天球的南北极所形成的天轴与地球南北极所形成的地轴处在同一条直线上,无论地球运行到公转轨道上的哪一个点,地轴与黄道平面的倾斜方向始终保持不变,北极总是指向北极星附近。而地球南北两极的大磁场,分别与天体两大磁极发生磁感应,所以天地的轴心倾向相同,在一条直线上。这就是老祖宗们发现的"天地感应"!天与地感应,人体也有天地相互感应,这就是天地人合一,简称"天人合一"。古传中医的所有传承,都建立在这个基础上。所以我才在《学习中医——四诊八纲一把"明师"》中说:"明师一定上通天文下明地理,深通易理,契合大道"。中

☞
气,炁

医所说的"五运六气",其实就是天、地、人的相互感应、交感适应。而这种感应性、这种磁力,都属于无形的能量,我们的老祖宗笼统地管它叫"气"。

在《史记·天官书》中,司马迁把天球分为三垣二十八宿。又把二十八宿归为东南西北"四象",每一象为七宿:北方玄武七宿(斗、牛、女、虚、危、室、壁)、南方朱雀七宿(井、鬼、柳、星、张、翼、轸)、东方青龙七宿(角、亢、氐、房、心、尾、箕)、西方白虎七宿(奎、娄、胃、昴、毕、觜、参)。这"四象"就是后代的风水师们嘴里经常念叨的话。

所谓"丹天之气",说的是宇宙天体间形成的"丹"朱色、赤色的"气"。

☞
从立秋到冬至,"戊分"对应奎壁

"经于牛女戊分",从这句话开始就不好懂了。这里的"牛女"——"牛宿"和"女宿",同是北方玄武七宿的星宿。而"戊分"呢,则是奎、壁两宿所处的方位。那么为什么《黄帝内经》不干脆说"经于牛女壁奎"呢?这正是老祖宗的高明之处!这要通过自身的返观内察,与天体一起进行磁场对练

才能"言之有物"。有返观内察、天人合一能力的人，可以清楚地察觉到，这股能量是在西方七宿与北方七宿"斗转星移"般从立秋到冬至之间进行"换岗轮值"时产生的能量。它从"奎宿"搬运到"壁宿"再到"牛宿"和"女宿"之间。过去医家有一张秘图叫《太始天元册五运图》，准确地描绘了这一天文现象。从下图可知，"戊分"便是西北方的奎、壁二宿所在。

"黅天之气，经于心尾己分"，有了上面这份秘图，这句话就很直观了。一股黄色的宇宙能量，聚集在"心宿"和"尾宿"之间。心、尾二宿同属东方青龙七宿，"己分"是指东南方的角、轸二宿。这是一股土气氤氲的能量。有内证能力的人，可以在夏秋之交时体察到。

"苍天之气，经于危室柳鬼"，这股天地间的能量，横亘于危宿、室宿、柳宿和鬼宿之间。"危宿"和"室宿"同属北方玄武七宿，"柳宿"和"鬼宿"则皆属南方朱雀七宿。从十天干的角度看，这股宇宙能量处于丁壬的方位。用医家秘传的体感能力察之，是一股天青色的宇宙能量，其性为木，可见于从冬季到春季的转换间。

"素天之气，经于亢氐昴毕"，这是一股白色的宇宙能量，徘徊于亢、氐二宿和昴、毕二宿之间。亢、氐二宿属于东方青龙七宿，昴、毕二宿属于西方白虎七宿，在天干上位处乙庚。这股能量表现出五行中"金"的性质。

夏秋之交，
土气氤氲

冬春换季，
木气滋长

金

231

水

　　"玄天之气,经于张翼娄胃",这是一股深黑色的宇宙能量。它横亘在张、冀二宿和娄、胃二宿之间。张、翼二宿同属南方朱雀七宿,娄、胃二宿则同属西方白虎七宿。天干位居丙辛。其性若水。

　　"所谓戊己分者,奎壁角轸,则天之门户也。"这里岐伯慈悲点明,"戊"就是奎、壁二宿所在的方位,"己"则是角、轸二宿所在的方位。奎、壁正当秋分时,日渐短,气渐寒。角、轸正当春分时,日渐长,气渐暖,所以是天地阴阳变化的时刻——"天地门户"——天门地户开启的时刻。

　　"夫候之所始,道之所生,不可不通也。"这就是用功的火候、时令推算的第一步,是道之所生,不可不通。

　　明白以上的"天文地理",对我们养生修道有何指导意义呢? 以后有机会再忽悠。

Q & A

　　雁渡寒潭:胡涂医,您好! 我曾经道听途说,说人睡觉的床,应该南北方向摆放,如果东西方向放置,地磁场就会切割人体生物磁场。可是咱们中国,最好的房子不是坐北朝南的吗? 这样的话,房间里床的摆放,好像一般是东西方向的吧? 很文盲的提问,见笑了!

　　胡涂医:坐北朝南是对的。床的摆放顺其自然就好。其实也不必去纠结这些问题,"管他妈的"。

　　老阳儿下晒晒:太好了,又能读先生的博文了。虽也不断读书,还抄了遍《楞严经》,但智与慧都不够,终还是糊涂。"神"字的偏旁不用说祭天的都用,而"申"字中的那一竖是否是您讲到的天与地的轴? 日暮的玄黑的一竖,懂得了就是神。"诸风掉眩,皆属于肝",从初十开始的每次躺下或起床时如晕船般地晕,吃了十服名医堂专家的中药也没用。在这个春季,不知该如何与天气对应。或者,管他妈的去!

　　胡涂医:练练"嘘"字诀或保肝护胆的方法吧。

　　兵马俑:先生好! 有几个问题想请教先生:1.敦煌遗书陶弘景《辅行诀脏腑用药法要》是真书还是伪书? 2.如是真书,"味辛皆属木,味咸皆属火,味甘皆属土,味酸皆属金,味苦皆属水"的论述与《黄帝内经》"东方青色,入通于肝,其味酸,其类草木,肝色青。南方赤色,入通于心,其味苦,其类火,心色赤。中央黄色,入通于脾,其味甘,其类土,脾色黄。西方白色,入通于肺,其味辛,其类金,肺色白。北方黑色,入通于肾，其味咸，其类水，肾色黑"的五行归属论述不符，我们初学者该怎么理解？
3.《辅行诀》的五脏补泻法则论述与《素问·脏气法时论》的论述有较大出入，谁的准确？是否《黄帝内经》有错简或传抄之误？还是其他原因？拜谢先生！

　　胡涂医：初中学数学，任何数的平方都大于或等于零，到了高中，老师开始说虚数"i"的平方等于－1。

象似日月

既然写了辨列星辰,干脆也写写"象似日月"。在前一篇文章《辨列星辰》里,我只是把"辨列星辰"结合五运气交理论、二十八宿的天文知识粗略地做了一下介绍。很多人反映没有看懂,这也真难为大家了,我们现在的教育缺失了这些传统文化的东西,胡涂医也挺惭愧自己不够智慧去把这些难懂的东西解释得更明白。这篇文章要讲"日月",恐怕也非得"讲到天上去"不可,大家委屈一下,慢慢看吧。有心学习古传中医的人,这些是非懂不可的。

先简单扫盲一下。

1. **朔月**:《说文解字》说:"朔,月一日始苏也。"这说的是"朔"为咱们的农历每月初一。这一天月亮在轨道上绕行到太阳和地球之间,月亮的阴暗的一面对着地球。咱们的老祖宗管这时的月相叫"朔月"或"新月"。

2. **上弦**:到了农历初八左右,从地球上看,月亮已移到太阳以东90°角。这时我们可以看到月亮西边明亮的半面,这时的月相叫"上弦"。上弦月只能在前半夜看到,半夜时分便没入西方。

3. **望月**:到了农历十五、十六时,月亮在天球上运行到太阳的正对面,日、月相距180°,即地球位于太阳和月亮之间,从地球上看去,月亮的整个光亮面对着地球,这时的月相叫"望月"或"满月"。黄昏时满月由东边升起,黎明时向西边沉落。

4. **下弦**:农历每月二十二、二十三日只能看到月亮东边的半圆,这种月相叫"下弦",老祖宗们管这时的月亮称为"下弦月"。对应上弦月,其月相盈亏状一样,但它们出现的时间、位置及亮面的朝向不同。

上弦月出现在前半夜的西边天空,它们的"脸"是朝西的,即西半边亮;下弦月出现在后半夜的东边天空,它们的"脸"是朝东的,即东半边亮。在古人写的诸多经典里,有时候把上半月的娥眉月笼统地称为上弦月,即农历初二到初八、初九。上半月娥眉月有时也被称为新月。大家阅读古人经典的时候要留意辨别。

我们知道月亮是地球的卫星，它围绕着地球公转一周需要花 27 日 7 小时 43 分 11.47 秒，现代科学管这叫作"恒星月"（Sidereal months）。月亮绕地球旋转，地球又绕着太阳旋转，三者之间有规律地相对位移，使月亮表现出月廓空、月始生、月满、月始虚等形象，老祖宗们把这四种情况分别称为：朔、上弦、望、下弦。每次从"朔"到"望"的反复循环一周，间隔时间为 29 日 12 小时 44 分 2.78 秒，这就叫"朔望月"（Synodic months）。

古人认为太阳发出的光是金黄的，故把太阳在视天球运动的区域叫作"黄道"，而月亮本身不发光（这也是中国人最早知道的），它只是"转播"了太阳的光辉，月亮反射出来的光是白色的，所以把月亮在视天球上运动的区域叫作"白道"。

为什么要明白这些呢？古传中医认为，人体与宇宙并没有任何不同。用现代语言来说，人体信息和宇宙信息是"一"不是"二"。这一点医家、道家、佛家都有高度共识。《黄帝内经》多次提到"一"，《道德经》更是不厌其烦地多次说到"一"，佛教丛林的山门一般都有个"不二门"。——"不二"就是"一"。日月是人们最容易见到的，人体的"信息"、真气、能量等却不是我们凡夫俗子所能随时"见"到的。所以我们那些拥有超高智慧的老祖宗只能通过"象似日月"的"取类比象"来教化后代子孙。《周易参同契》说："悬象著明，莫大乎日月。"魏伯阳真人在讲天人之学的时候就直接用日月来类比。上面所说的"黄道"和"白道"，与人体任督二脉的运行规律相吻合。所以魏伯阳真人在《周易参同契》里说："天地之雌雄兮，徘徊子与午"！我在前面的文章《经络本来就是"通"的》里说，人体的任督二脉本来就是通的，它不仅是通的，而且还跟随天地的气息运行，在子、午两个时辰各有真气"通过"这条通道。只不过五脏六腑不够健康的人，这条气路比较窄、比较容易"塞车"而已！——我反复提到的给小孩子捏脊椎，其实就是加快这条通道的气血流通的方法，孩子是纯阳之体，督脉总督全身的阳脉、阳气，所以常捏脊椎，可以帮助小孩子防止、"延缓"督脉塞车，从而保持任督二脉畅通(参见《经络运行的规律》)，如此自然容易把营卫之气养好，保持正气旺盛，祛病健身。学习古传中医呢，则要时时保持这条通道畅通无阻！所以平时要"以身证道"，养足正气，让这条通道"出入终复始"。

大家阅读古代医家、道家经典，提及"日月"的地方很多，一定要注意，有些时候古人讲的"好像是"天上的日月，其实说的是人体的任督二脉甚至是左右两只眼睛。而有些时候看上去说的好像是人体，却偏偏说的是天文。

《黄帝内经·素问·六节藏象论》有这么一段话：

> 天度者，所以制日月之行也；气数者，所以纪化生之用也。天为阳，地为阴，日为阳，月为阴，行有分纪，周有道理，日行一度，月行十三度而有奇焉，故大小月三百六十五日而成岁，积气余而盈闰矣。立端于始，表正于中，推馀于终，而天度毕矣。

这段话的意思很明白。"天度者"就是天体运行的"度"，可以理解为天文学。"所以制日月之行也"，古代天文学就是研究日月运行的，用的是十进制(参见《略说"象数"》)。"气数者，所以纪化生之用也"，气数呢，则是研究日月运行对人体真气影响的学问，用的是普通的二进制。"天度"与"气数"，是从不同的角度，用不同的数理方法，研究同一个问题——日月的运行及其对人体的影响。医道的至极，也是天人之学的至极，所以历代真有传承的医家、道家甚至包括佛家的学人，无一不是上通天文下达地理的。佛门最有代表性的人物，应该是唐朝的神僧一行和尚。他老人家把释迦牟尼佛传下来的密教彻底"本土化"，这就是著名的佛教唐密。一行大师在修炼之余，还"票友"了一把天文学和科学测量，他第一个测算出地球子午线的长度。他老人家一生颇多神迹，为历代史家所津津乐道。一行大师的智慧如日月，拜读他的著作，总有一种日月在他手中的感觉。

"天为阳，地为阴，日为阳，月为阴"，这个就不解释了吧。

"行有分纪，周有道理"，天地、日月、阴阳的运行有其特定的纲纪、规律，其循环反复的圆周运动，更是吻合大道之理。

"日行一度，月行十三度而有奇焉"，这就是本文开头说的了。月亮绕地球运动，表现为它在星座间自西向东移动，一个恒星月，移动一周，"平均"每天向东移13度，所以说"月行十三度而有奇焉"，而"日行一度"，其实我们知道，太阳是恒星，它本身并没转动，是地球在绕着太阳公转，其轨道是一个椭圆，太阳位于这个椭圆的一个焦点上，每年1月3日前后，地球离太阳最近，现代名词叫"近日点"。在近日点附近，受到太阳引力最大，公转速度最快，所以冬季的一个节气的时间略短。每年的7月4日前后，地球离太阳最远，现代名词叫"远日点"。在远日点附近，受到太阳引力最小，公转速度最慢，夏季一个节气的时间也略长。地球公转周期为365日6小时9分9.5秒（这就是现代说的一个"恒星年"的长度）。地球公转，两次经过春分点的周期，现代名词叫"回归年"，一个回归年为365日5小时48分45.6秒。虽有微小的差别，但也是365日，所以说"故大小月三百六十五日而成岁"。——老祖宗们的智慧，真不是我们现代子孙所能测度的。

"积气余而盈闰矣"，这个对咱们中国人来说就好理解了，这就是我们大家熟悉的"闰月"，闰月是月大月小的积余，反映在人体上，则是气机的"气余而盈"。

"立端于始，表正于中，推徐于终，而天度毕矣。"通过观察日月运行的所谓"视运动"，我们就可以确定一年第一个节气的开端，也可以用圭表来测量勘正一年的中气，从而推断出年终的气机运行，这就是岐伯对黄帝说的天文学原理。

一般学习《黄帝内经》，理解到上面这一层次，已经很了不起了。而医家的真传，却远不止这些！简而言之，就是人身自身是一个小宇宙。这听起来可能像一句再普通不过的话，但是它在整部《黄帝内经》里被反复提及，是一句提醒人们回归自然的理和法。《黄帝内经·素问·咳论》说："人与天地相参",至于如何"相参",这就要放下身心去与道合真了。

再捅破一层窗户纸:日月者,光明也。养生修道,先要谨记做个光明磊落的人! 而日精月华,愿君多采撷,此物最"象似"。

是谓"象似日月"!

魏伯阳真人在《周易参同契》中说:"别序斯四象,以晓后生盲。"希望这次扫盲能让大家提起深入古籍经典的兴趣。

延伸阅读:

1. 视天球:天球是研究天体的位置和运动而引进的一个假想圆球,并不是真的存在这么一个球体。根据所选取的天球中心不同,有站心天球、日心天球、地心天球等,各个天体同地球上的观测者的距离都不相同。天体和观察者间的距离与观测者随地球在空间移动的距离相比要大得多,人的肉眼分辨不出天体的远近,所以看上去天体似乎都离我们一样远,仿佛散布在以观测者为中心的一个圆球的球面上(站心天球)。实际上我们看到的是天体在这个巨大的圆球的球面上的投影位置,这个圆球就称为天球。

2. 一行禅师道影传赞:

一行禅师。钜鹿人。姓张氏。卯岁不群。博洽记诵。读书不再览。初从嵩山普寂禅师。乃悟世幻。遂礼出家。剃染受具。尝传密教于金刚无畏。结集毗卢遮那经疏。登坛灌顶。受瑜伽五部法。又寻究于阴阳谶纬之书。访算法于天台国清寺异僧。尽得其蕴。自此声名藉甚。开元三年。诏入见。咨出世道。及安国抚民之法。对称旨。号称天师。以国为问。答曰。銮舆有万里之行。社稷终吉。以金盒进日。至万里即开视。乃当归少许耳。后禄山作乱。上幸成都。至万里桥。悟当归之谶。洒然忘忧。终吉者。至昭宗而绝。昭宗曾封吉王也。开元九年。朝廷以历不验。诏师改撰新历。师推大衍历书五十二卷。入唐书律历志。先是有邢和璞者。道术人也。谓尹愔曰。一行和尚。真圣人也。汉洛下闳造历时云。八百年差一日。当有圣人定之。大衍历出。闳言验矣。开元十一年。师制水浑天仪成。古未之有也。师嗣北宗普寂。又以学灌顶故。为密宗五祖。赞曰:

显密之宗,谶纬之故。
大衍一成,阴阳合度。
世出世法,靡不该练。
五地之行,于师乃见。

独立守神

一直有人抱怨 2012 年的文章开始变得很难懂,有一位朋友甚至怀疑这是胡涂医要在这个"特殊的年份"过滤掉一些文化水平不高的网友。其实,从《黄帝内经》及《周易》的道理来看,2012 年也不会有啥大灾难。大家不要被电影或大师们骗了,更不要被胡涂医忽悠了,2012 年是正常的一年,只是从医道的角度看,木运过盛而已(参见《德全不危》)。大家谨记德全不危就好。这篇文章,咱就讲点至简至易的。

大家再来复习一下《黄帝内经·上古天真论》里的这段话:

黄帝曰:余闻上古有真人者,提挈天地,把握阴阳,呼吸精气,独立守神,肌肉若一。故能寿敝天地,无有终时,此其道生。

我在前面的文章《人有多种》里把这段话解释了一番。今天再简单讲讲。这就好比大家年轻时学物理,初中学力学,到了高中也讲力学,大学物理还讲力学,每个阶段都讲力学,但讲的深度显然不一样。

今天我们就重点讲其中的四个字:"独立守神"!

过去医家教徒弟,光这四个字就要讲个一年半载。很多人盼望遇到明师,真要遇到明师,你得问问自己,如果有人拿四个字跟你讲半年,你还能不能谦恭有礼求"教"若渴一如最初? 一个徒弟如果不能时时刻刻不忘初心,怎堪承受上古绝学传承? 一个明师如果不能诲人不倦启人智慧,不厌其烦"治"人愚痴,如何能调教出经天纬地之才? 所以想拜师的,想当老师的,举凡好为人徒及好为人师的闲杂人等,最好掂量掂量自己的斤两,免得贻笑大方。

"独立守神"这四个字,我在前面的文章《人有多种》里解释时说过这句话,可惜没几个人看进去:"独立守神"其实是用功、修行的方法,是指生活中尤其是练功时超然独立(比如站桩),心里的念头永远专一,类似于佛学说的"不动定",心如明镜不动,清净明朗。

在医家千年秘传里，"独立守神"就是一个专门的用功方法。明师们用这个方法来对门人弟子进行"磨性"训练。凡是练习一年半载以上的，身体一定非常健壮！这个方法是医家诸多治病能力的基础。比如医家秘传的"神针大法"，给人随便扎一针，多年的沉疴往往能不翼而飞，其"内力"就来源于这个"独立守神"的训练。没有三五年的"独立守神"傻站，就算把患者给扎成刺猬，也很难见效。所以在医家来说，出来混，是迟早要"站"的。

独立守神的方法：

1. 体态形式及要点：

体态形式：

(1)站立：两脚分开与肩同宽，脚尖向前，两足在两条平行线上（有别于不少桩法，不内八字也不外八字），两脚平吸。两膝微曲，站好之后，两手从自然下垂的最低位起来做"抱一"。

(2)抱一：两手像要往外拉似的抱圆于胸前，手心向内。太上曰："是以圣人抱一为天下式。"

要点：

(1)整个过程脊柱正直。

(2)头部：像眼镜蛇似的，往上顶，下颌微收，仿佛要把喉咙给"藏"起来似的。面带微笑。

(3)上肢：肩膀略高于上肘部，肘部略高于手，肩膀放松。

(4)手：如上所说，两手"抱一"于胸前，指尖相对，指尖相距约自己的一个拳头大的距离，手心朝内。

(5)腿：两腿微曲，仿佛坐于高凳上，会阴要放松。肩膀和会阴放松，这两点做到了，全身就都松下来了。

(6)膝盖：略弯曲，仿佛坐在高凳上，体会那种"坐着但要站起来"的感觉。

2. 呼吸方式：自然呼吸，尽量做到吸气微微，呼气绵绵。

3. 意念活动：别做任何"意念"，让其自然入静。诚如晋代孙绰先生在《喻道论》里说的："耳绝淫声，口忘甘苦，意放休戚，心去于累，胸中抱一。"

4. 功效：提挈天地，把握阴阳，呼吸精气，独立守神，肌肉若一。故能寿敝天地，无有终时，此其道生。

独立守神功法

241

5.**适宜人群**:不懒惰、能坚持的男女老少。

6.**不适宜人群**:偷奸耍滑、无恒心的人,家族有精神病史的人。

7.**注意事项**:

(1)练习结束后,要擦干汗水,尤其是大椎处的汗要擦干,夏天不能立即去洗澡(最少要等半小时)。

(2)尽量避免在电风扇下和空调房里练习这个方法,易感风寒。

(3)练习结束后最少半小时内不可以接触冷水,尤其是在夏天,要尽量避免在此期间喝水和洗澡等,而且最好不要在练习结束后半小时内大小便——所以最好是在正式练习前喝水,排便!

(4)练习期间最好减少或者避免房事,切忌练习结束后立即房事!

(5)初学者应尽量避开刮风、下雨、雷鸣时练习。

(6)心脏病人不可过度练习。

(7)此法没有"收式",站完平缓走动就好。也可以搓热双手,抚摸抚摸膝盖,甩甩手臂等。

关于此法,若有任何疑问,请自行参阅其他的系列文章及问题回复,尤其是《正身、内省、止息——且说医家如何用功》一文。

小茶:胡涂医先生,我有几个问题:

1."初学者应尽量避开刮风、下雨、雷鸣时练习",这个是什么原因呢? 最近上海一直下雨,真的很想站站。

2. 我比较怕冷,有时候就开着空调,把风速调节到最低来站桩,这样可以么?

3. 因为是上班族,没有很多的时间,我通常是下班后,晚上6点半至8点半用来站桩,然后9点半以后简单吃一点,长期这样,会有问题么? 目前坚持了一个多月,好像没有太大问题……

胡涂医:1.因为是初学者呀。

2. 尽量避免。

3. 晚餐不应该那么晚才吃。

面朝大海春暖花开:先生,问个傻问题,站桩这是个损耗性还是补益性的功法,能代替睡眠吗? 另外发现我两个锁骨不对称,有些偏移,站桩时右臂感觉不通畅,可以坚持站下去吗? 谢谢!

胡涂医:吃饭能代替喝水吗? 如果不能,站桩就不能代替睡眠。

可否坚持站下去,要看您自己的感觉。以不累为度吧。

sophie:能否找张得真传的图让咱开开眼? 身体抖是虚得厉害? 俺大概站个 10 分钟腿也会抖,但身体会自动有细微的调节,然后就不抖了。目前只能站二十几分钟。

胡涂医:不能。医家传这个独立守神法时都是"守身如玉"的,学的人听着自己比划去,教的人不做给他们看的。为什么呢?

身体抖是自然的事,一般因为:1.经络比较敏感。2.平时思虑过多。3.身体阴阳不平衡,上实下虚(这一条最严重也最常见)。4.古人说的"体自申束"。5.其他原因。

梦中可知身是客:请先生解惑,以前静坐,虽然时间不长,那时也无人指点,只是看了几篇文章觉得挺好的,就自己瞎练起来,逐渐摆脱一些静坐时及静坐后出现的稀奇古怪的反应后,一静坐就出现极其真实的幻境,定力极差,佛号经文也摆脱不掉,后来一位修行者讲我不适合静坐,应该活动起来。此后也几乎没有连续一段时间静坐了。

胡涂医:您这种情况是绝对不可以自己练习静坐的! 您应该多做运动,多晒太阳。

希夷微:另外,对于这个功法,还有几个问题想向先生请教,请先生不吝赐教:

1. 每次站桩的时间是否根据个人的情况,尽量越长越好? 比如能达到一个小时最佳,然后逐步延长时间?

2. 在不同的时间段,站桩功效是否有差别? 比如早上站比晚上站效果好,又如,睡前饭后站桩有没有注意事项?

3. 适应人群的问题,孕妇是否可以长时间站桩,小孩子 7 岁前是否能练习?

这些问题可能过于琐碎,成大器者应不拘小节,不过像我这样的初学者,起步时形成好的观念并养成好习惯可能会事半功倍。多谢您了!

胡涂医:1. 正确。

2. 不同时间段站效果多半不同,但关键在"用心"与否,时与地都问题不大。睡前饭后均可站。当然,如果吃撑了,还是要饭后 1 小时才站好些。

3. 孕妇应该尽量避免,若要站,也应以不累为度。小孩 7 岁前就让他们玩儿吧,别折磨他们了。

如一:站了不到 20 分钟的桩,便感觉左臂如负重百十斤,怎么也抬不起来了。先生,这是否表明我左臂经络不通呢?

胡涂医:如一开始就这样,就是肩膀没放松!

sophie:问一下胡涂医,站桩一段时间,右膝盖疼是姿势没站对吗?

胡涂医:也许是,也许不是。

记得膝盖不要超过脚尖。您尝试每次站后搓热双手,"安抚"一下膝盖。

xyzjl:先生,唉,昨天下午站了半小时吧,感觉不是很累。然后晚上又遗精了,人真的很虚弱,怎么办啊?

胡涂医:可怜的孩子!坚持站下去就好,这个方法可以治疗遗精。

sophie:有事请教胡先生,前几天有问题没敢问。实修这几天里,独立守神后上火严重,而且眼睛都肿了,几天之后右眼流泪要舒服些了,可左眼这眼泪有就是不流出来,所以还是肿胀得难受,是否站得有点不得法?

胡涂医:眼球要放松,站的时候尽量不要睁大眼睛,站完做 3 分钟午睡的"山寨版"。

☞
午睡的"山寨版"见《二十四小时如何过——午时(心)》

呼吸定息

《黄帝内经·素问·平人气象论》有这么一句话：

> 人一呼脉再动，一吸脉亦再动，呼吸定息脉五动，闰以太息，命曰平人。平人者不病也。

一般学中医的，总把这篇"气象论"当作只是说明平人的脉息至数与其变化，及各种疾病的脉象和诊察方法。事实上，这段话是岐伯在教育黄帝具体的"呼吸"理法，远非脉象诊断层面上的东西！今天胡涂医就拿这段话来忽悠一下大家。

"人一呼脉再动"，人呼一次气，经脉、脉搏运动、跳动两次。

"一吸脉亦再动"，人吸一次气，经脉、脉搏也运动、跳动两次。

"呼吸定息脉五动"，人体一呼一吸叫作一息，在这一呼一吸之间，经脉、脉搏又运动了一次，所以说"呼吸定息脉五动"，一呼（2 次）、一吸（2次）、呼吸之间（1 次），加起来经脉、脉搏刚好动了五次。

"闰以太息"，这句话不好理解，明朝名医张景岳先生做了这样的解释：闰，就是余，与闰月的道理相同，这说的是平人、身心健康的人在正常呼吸之外，间或有一次呼吸特别长些，这就叫作"闰以太息"（见张景岳《类经》："闰，余也，犹闰月之谓。言平人常息之外，间有一息甚长者，是谓闰以太息"）。老张的这个解释，几百年来似乎没人怀疑过。现在学中医的，更把"太息"理解为"深呼吸"。这样理解当然也有道理（我们总难以相信张景岳老先生也会解释错《黄帝内经》），但却不是医家之真传！试想，如果"太息"就是"深呼吸"，那这样的"平人"怎么可能是"不病"——不会生病的人呢？

那么什么是"命曰平人"呢？平人，其实就是已经从此岸到达彼岸的人！正如《黄帝内经·素问·生气通天论》里说的"阴平阳秘，精神乃治"，懂得把握阴阳、转化阴阳的人！这样的人，才是岐伯对黄帝说的，"平人者不病也"，那些从此岸到了彼岸的人，懂得把握阴阳、转化阴阳的人，就是

平人，身心完全健康的人

不会生病、身心完全健康的人！

所以，"闻以太息"里的"太息"，其实就是"胎息"！关于胎息，请参阅我《胎息、打坐及辟谷》。胎息，简单来说就是一种"内呼吸"，是修习医道——古传中医的必经之路！所以魏伯阳真人在《周易参同契》中说："呼吸相含育，伫息为夫妇。"张景岳老爷子说的"一息甚长者"，多少也说得过去，只是没有胎息这样的内呼吸能力的人，无法明白这个"甚长者"有多长。

☞ "太息"即"胎息"

呼吸，在古传中医的真传里，概括为三种：天地呼吸、人身呼吸和医道呼吸。

天地呼吸，就是说天地也在呼吸，这是"天机"！古人说"天机不可泄露"，在天地为"天地的呼吸"，在人体为一阳来复的气机，这是医家千古不传的大秘密！一阳来复的真元，不应该外泄，而应该养藏、炼化，这就是"天机不可泄露"！并不是大家以为的什么算命的不能说破。关于"一阳来复"，请参阅《冬季养生，无扰乎阳》和《二十四小时如何过——子时(胆)》。

☞ 所谓"天机"，在天地为"天地的呼吸"，在人体为一阳来复的气机

那么什么是"天地呼吸"呢？宋朝易学大家(事实上也是宋朝以来的易学第一大家，未来三五千年内恐怕也没人能超过他)邵雍先生在《皇极经世》中说："冬至之后为呼，夏至之后为吸，此天地一岁之呼吸也。"

人身呼吸，一呼一吸为一息，如果能做到与天地呼吸"息息相关"，便可以天人合一！

我们无时无刻不在呼吸，却对自己的呼吸所知不多，这真是现代人的悲哀，正如现代的许多人，一有毛病就把小命交给医生去处理，很少懂得返观自身去寻找解决的方法，诚可叹也！胡涂医真诚地希望大家在看了这篇文章之后，能够开始关注自己的一呼一吸，这对养生、健康，乃至修道悟道都大有裨益。我们的老祖宗们，对这一呼一吸，了解得无比透彻！《难经》云："呼出心与肺，吸入肾与肝，呼吸之间，脾受谷气也。"老子、庄子都深入谈过呼吸(《老子》："绵绵若存，用之不勤"；《庄子》："真人之息以踵")。佛陀也在很多经典里都谈到了呼吸，有兴趣者可以从拜读《佛说大安般守意经》开始。

☞ "命在呼吸间"

人的心神，多用于认识身外事物，一旦离境就不能自立，所以要用调息——调整呼吸的方法，拴系此心，使心息相依，久而久之便无息可调，唯"绵绵若存"而已。所以张三丰祖师在《大道指要》中说："后天呼吸起微风，

引起真人呼吸功。"

呼吸之功如何做呢?

大道至简,"差额"就行! 一句话,就是不要像平时那样呼吸,要有意识地呼长吸短,或呼短吸长!

呼长吸短,古人叫"降阴",呼短吸长,古人叫"升阳"。降阴与升阳,如席慕蓉的那棵开花的树,总会长在修习医道者必经的路旁,学习古传中医者,不应该无视地走过。

一般来说,中医所说的阳性病(不管是太阳病还是少阳病),比如发烧、脸红,乃至高血压、高血糖,就用呼长吸短来对治。如果是阴性病,不管是厥阴还是少阴,诸如怕冷、脸色苍白、低血压等,就用呼短吸长。基本原则就这么简单,剩下的就是各自用功实证了!

过去医家秘传有四个所谓"不死大法",其中有一个就是呼吸法,医家认为达到真息之后,生命可以"不死"。当然,这个"不死"大家不妨理解为生死不由阎王管! 要走谁也拦不住,不走谁也奈何不了你。这是中国文化才有的泼墨豪情!

再强调一下,这句"差额"呼吸方法,有心学习古传中医的人不要等闲视之! 魏伯阳真人在《周易参同契》里说:"世间多学士,高妙负良才,邂逅不遭遇,耗火亡货财。据案依文说,妄以意为之,端绪无因缘,度量失操持。"闻者珍之、勉之、持之!

Q&A

ppeng:呼,吸。再呼,再吸。呼短,吸长。一下子好像心静下来了。谢谢胡先生。

胡涂医:我们总做自己"心"的奴隶,要学会做身心的主人。思考问题的主体并不是您自己,懂吗? 不懂就站桩去!

木棉树:闹了半天这还没学会呼吸呢,该学该练的太多了,慢慢学,抓紧练。感恩先生。

胡涂医:呼吸至关重要。佛陀曾教导过弟子,明白了"生命在呼吸间"的道理才算知"道"。

《四十二章经》云:"佛问沙门:人命在几间? 对曰:数日间。佛言:子未闻道。复问一沙门:人命在几间? 对曰:饭食间。佛言:子未闻道。复问一沙门:人命在几间? 对曰:呼吸间。佛言:善哉,子知道矣!"

神机气立

恩格斯在《劳动在由猿到人的转变中的作用》中有这么一段话：

> 我们不要过分陶醉于我们人类对自然界的胜利。对于每一次这样的胜利，自然界都对我们进行报复。每一次胜利，起初确实取得了我们预期的结果，但是往后和再往后却发生完全不同的、出乎预料的影响，常常把最初的结果又消除了。(《马克思恩格斯选集》第4卷，人民出版社1995年版第383页)

恩格斯的这番话，与中国传统文化何其相似！医家、道家历来主张天人合一，不要妄想"人定胜天"，要按自然规律办事，顺其自然。当然，医道两家提出"我命在我不在天"的豪言壮语，也是建立在这个基础上，明白了不能"胜"天，但也要不"由"天，自己做生命的主人，但前提是要懂得把握、顺应天机。

天机即是《黄帝内经》说的"神机"。在《黄帝内经·素问·五常政大论》中有这么一段话：

> 岐伯曰：根于中者，命曰神机，神去则机息。根于外者，命曰气立，气止则化绝。故各有制、各有胜、各有生、各有成！故曰：不知年之所加，气之同异，不足以言生化，此之谓也。
>
> 帝曰：气始而生化，气散而有形，气布而蕃育，气终而象变，其致一也。

上面这段话，学中医的人最好烂熟于胸。下面我就简单讲讲。

"岐伯曰：根于中者，命曰神机。"岐伯说，"根于中者，命曰神机"。这句不翻译成现代汉语最好，但是不翻译它，现代人却少有人懂。现代的中医专家一般把这句话理解为，人体乃至一切生命体的生命，其根源藏于内的叫作神机。这样的注释也不能说全错。

王冰真人在注释这段话时说：生命源于天，其一动一静，都是神机所主宰，所以它的所作所为，潜藏着神机的生命体本身是察觉不到的，也正是因为这个原因，神机一旦离开人体，那么气机发动就会停止，言下之意，生命体也就死亡了。（王冰："生源系天，其所动静，皆神气为机发之主，故其所为也，物莫之知。是以神舍去则机发动用之道息矣。"）

张景岳先生在注释这句话时也说，生命乃至万物的根源来自"中"，是以神为主，而其知觉运动，就是神机发出的，生命乃至万物的根源来自"外"，必须假借外在的气机才行，而其生、长、收、藏，就是气机的生化所为。（张景岳《类经》："物之根于中者，以神为主，而其知觉运动，即神机之所发也；物之根于外者，必假外气以成立，而其生长收藏，即气化之所立也。"）

"根于中者，命曰神机"的"中"若搞不清楚，这句话怎么理解都不好懂。其实这里的"中"与太上在《道德经》里说的一脉相承："多言数穷，不如守中。"这个"中"，在天为"中道"，在人为人体的"中脉"。在佛教的密教里，一般修炼至中脉"通"了的，就会被认为是成佛了。而这条"中脉"，既在人体"中"，又在天地之"中"——这是医家真传的大秘密！所以王冰真人才说"生源于天"。

"神去则机息"，这个神机一旦离开人体，则生化的机能就会停止。

"根于外者，命曰气立，气止则化绝"，其根源藏于天地之"中"（而非人体之"中"）的那一部分，就叫作"气立"。如果这样的气立歇止了，则生化也会随之绝断。

可以这样简单理解，"神机"是生命存在的根本，是主宰调控生命活动的机制。而"气立"则是生命得以维持的条件。这两者相辅相成，共同维持着生命体的一切生命活动。但它们又"各有制"。

"故各有制、各有胜、各有生、各有成"，所以神机与气立演化出来的五运各有制约和相生，各有生和成。

"故曰：不知年之所加，气之同异，不足以言生化，此之谓也"，所以岐伯告诉黄帝说，假如您不懂得天道，不知道某一年的岁运与神机气立的加临，不了解气机的异同，就不要去胡说八道什么生化，这个道理您要懂！

"帝曰：气始而生化，气散而有形，气布而蕃育，气终而象变，其致一也。"岐伯的这一声棒喝，让黄帝颇有感悟地说，生命源头的那股能量、气机，看来是从一开始就能生化，这股能量、气机一"散发"开，一流动，一运动,就能造就有形的万物,气如果能布散开,就能使万物生机勃勃。而这股能量、气机一旦离去、停下来,万物、物体的形象就马上改观(生的变死,壮的变弱),这一切,看来就是先天一气的功用了!——关于"先天一炁",请参阅《"玄关"VS"先天一气"》。

魏伯阳真人在《周易参同契》里说:"审思后末,当虑其先。人所秉躯,体本一无,元精流布,因气托出。"说的也是这个道理。

讲完了,"神机"何在?恐怕有人还是一头雾水。我就再唠叨一句:在《黄帝阴符经》里,有这么一句话:"天性,人也。人心,机也。"又说:"机在目。"——这两句话其实就已经把天机说尽,我不再赘述了。

本文开头引用的恩格斯的那段话,最好也熟记在心。宇宙年龄约 150 亿年,人类年龄最多也就 600 来万年。如果把宇宙年龄压缩成一天 24 小时的话,则人类的出现,是在最后 35 秒的事。出现在最后半分多钟里的人类,如何能"认知"一天 1440 分钟的全部宇宙生化?那些从此岸到了彼岸的古圣先贤的话,我们是否该"虚其心,实其腹"去学习、接受、践行?我们是否该好好想想是否该敬天尊贤、爱护自然、保护环境?

这个《黄帝内经》点滴系列就到此为止吧,该说的都说了。

Q&A

自在人生:感觉这个"机在目"的"目",并不是指眼睛。天目什么的,可能是那个"心"?

胡涂医:就是"目"。

枚暖:先生,你里面提到的"中"是指肚脐那里吗?

胡涂医:不是。

户外工作者:胡涂医,您好,我觉得"中脉"就是任督两脉"运行"的路径,打通任督二脉就是打通"中脉",对吗?

胡涂医:您这么说如果对的话,那"户外工作者"也就是户内工作者了!

第五编 因天之序，合道而行——古传中医养生

夫四时阴阳者，万物之根本也。

所以圣人春夏养阳，秋冬养阴，

以从其根，故与万物沉浮于生长之门。

逆其根则伐其本，坏其真矣。

——《黄帝内经·四气调神大论》

二十四小时如何过——寅时（肺）

不少读者"投诉"我用了太多中医术语，有位北京的大姐更是说我像个老学究，引经据典太多。因为人们上网不就是图个乐子，顺便学点东西吗？为了不让中医高深的大道之理最后变得曲高和寡，我想我应该尽量做一些"中医扫盲"，把道理讲得简单些。

今天就谈谈中医的另一个本质——一天十二时辰，即二十四小时，人体内的气血如何运行。我们如何根据这个规律来祛病、养生。

首先从寅时讲起。为什么从这个时辰讲起，请参阅《从糊涂医治糊涂肠炎说起》。

寅时，即早晨3—5点，心法药方：谨防小偷，不要在这个时间段熬夜或锻炼。

这是一个我们大多数人睡得最香的时辰，也是广大小偷朋友们最喜欢作案的时间。人体真气和新鲜血液注入肺部，并从我们的肺部开始，一路向下流转输布至全身。古传中医有一个词儿，叫作"肃降"，啥意思呢？我在前面的文章里说过，肺在上半身主干的最上端，好比社会上身居高位者都有一股肃杀之气，肺这哥们儿也一样，不管你高不高兴，他老兄就是要往下"压"你，所以我们才容易进入深度睡眠，因为我们睡得香，小偷自然喜欢这个时间来偷东西。明白了这个道理，你就懂得为什么西医治疗失眠总治疗不好，因为他们不懂得从肺部做文章。一个人要睡得好，秋天的时候就要对肺进行锻炼、进补，这样一年四季才有好觉睡。等秋天到了，我再专文讲这个。

需要值夜班的朋友们，一夜之中最难熬的时间肯定是这个时间段，如果老硬撑着不睡觉，就等于跟你的老板——肺——顶着干，你体内的真气就会不断从身体各个地方被硬是往肺部上调，这就违背了人体气血在这个时间段向下的运行规律。好比你老是违背老板的意思，迟早要被炒鱿鱼！

寅时肺当值，真气走手太阴肺经

参见《秋养肺阴好安眠》一文

253

肺一般会"炒"出什么"鱿鱼"呢？如果你秋天不好好拍他马屁，寅时也不好好让他睡觉，那他就会对你进行"秋后算账"：让你皮肤变得容易干燥，容易手脚冰冷，容易得庤疮，脸无光泽，手足冰冷，麻痹，咽喉干，气喘咳嗽，肩背酸痛。如果有这类"被算账"的症候，就要多吃梨子、豆腐、豆浆、白菜。年龄大的人，这个时间点最容易醒来，原因就是他们体内的"真阳"不足，精气耗损，没有足够的真气让肺部来进行肃降的工作。老年人这个时候睡不着怎么办呢？乖乖在床上右侧卧躺着，呼气的时候注意一下胃部，就做这个事儿，对养生健康非常有好处。为什么呢？肺在五行中属金，胃在五行中属土，而土生金，胃是肺的老妈子，当肺的力量不足时，就回家让妈妈疼一疼呗。这个事儿对肺、胃、心脏都特别管用，可别小看了这个简单的"事儿"哟！

☞
土生金，安
胃以养肺

　　子时快到了，我睡觉去啰。有空再继续唠几句。给大家看看寅时真气如何自手太阴肺经开始走，这条经脉随我们的呼气由胸走手，它起于中焦下络大肠，还循胃口，上膈属肺，从肺系横出腋下……最后循鱼际，出大指之端。

　　顺便提一下，给大家伙多一个 Tip：古传中医常叫人大便时要"咬牙"、"握固"、"便不能言"，为什么呢？"握固"就是握紧拳头，"不言"即是大便时候不要讲话（大陆男士很多喜欢躲厕所里打电话，这绝对伤身体），就是为了让肺气肃降，所以小孩子大便的时候才需要"憋红了脸"，把肺气充实起来。因为"肺与大肠相表里"。因此，拉不出大便，读了这个文章，一定知道问题在肺，肺气足时，大便就粗，肺气不足时，体内就容易积毒素。子时到，搁笔！

Q&A

车在旅途：您好。您说的养生的时间在所有地方都一样吗？以前在西安觉得这些很吻合，但是想在新疆哈密日照时间比口内多两小时（天空是亮得早黑得晚），忽而觉得不太适合。

胡涂医：应以您当地时间为准。比如新疆用乌鲁木齐时间会比用北京时间准确。

sophie：还想请教先生，养生要顺应节气，可是如果在北美比如多伦多，阳历 3 月还在下雪，4 月份树木才开始发芽，这个节气也按照中国农历来看吗？

胡涂医:一般来说,应按照当地的时间来。简单来讲,就是中国农历在当地的时间。

ay—yang:很想问您,经常在南北半球之间飞的人,该如何顺应时节来保养身体呢?这南北的季节完全是相反的。父母过来后这边儿是春、夏天,而回国后(那边)又快到夏天了。

胡涂医:这个的确是现代国际旅行者的常见问题,人体有一个自动调控装置,它懂得"入乡随俗",到了哪里身体会自动调整的,只要按照当地的季节来养生就好。

scorpion:多吃梨子、豆腐、豆浆、白菜养肺,也是取白色入肺的道理吧? 我家宝宝脾胃先天不好,是不是也是她们长得比较慢的主要原因呀?

胡涂医:中医就像经济学,怎么理解怎么有道理。

脾胃本身是"后天"之本,脾胃虚弱,还是"先天"之本的肾气虚的原因。

此外,古传中医还认为,父母的行为,也会影响孩子的脾胃呢。

新浪网友:请教先生,有的练功人寅时打坐,这个时辰打坐是否合适呢? 多谢。

胡涂医:我不懂练功,这个时辰最应该做的事情是睡觉,但历代都有人在这个时辰专门用功。

fy991231:胡先生,请问"妇人手少阴脉动甚者,妊子也"(《素问·平人气象论》),这句话中的手少阴就是您文章图画中的手少阴路线吗? 能说说这句如何理解吗?

胡涂医:王冰真人在注释《黄帝内经》时说:"手少阴脉,谓掌后陷中者,当小指动而应手者也。"历代对此不时有不同的看法,但本人倾向于相信王真人的注释,这里的手少阴,指的是小指内侧手少阴心经,这里说的具体位置是神门穴处之动脉。不过这个地方的动脉,不得真传者很难测知,深通打脉的人会知道,此处指下有应,亦极微弱,常在似有似无之间,若能返观内察内境隧道者,必定相信王真人之说。

这句话就是说,妇女的神门穴处之动脉若指下分明,清晰可辨,便是怀孕了! ——这是古人的"验孕"秘法,我年轻时教同学用这个方法去验证他们的女朋友,百发百中。

其实,患有严重神经衰弱的人,心血虚耗,心阳亢盛的人,也可见神门脉动,但没有妊娠脉缓滑冲和,转展流利之象,所以是"病脉"。当然,对于真正得诊法真传者,压根儿不需要去搭脉的。

hutaomu:一年十二个月也是从寅开始的,正月建寅。只是不明白其中的道理,可否赐教?

胡涂医:我们的祖宗在返观内视参天究地的证道过程中体悟到,体会到天人合一,"人法地,地法天,天法道,道法自然"。人体与天地是"相应"的。这个认识过程,可能也经历过漫长的时间。在夏、殷、周,每年把哪个月定为"正月"是不一样的,周代是十一月(称"建子"),殷代是十二月(称"建丑"),夏代才是一月(称"建寅"),现在的农历沿用夏历,所以就是"建寅"。——真正要学古传中医,天文、摘星都要懂。估计"失传了"的《黄帝内经》第七卷就有这方面的厉害知识。

二十四小时如何过——卯时（大肠）

卯时，即早晨 5—7 点，心法药方：喝喝小酒，排排大便，采采阳光，不要在这个时辰吵架。

这是白居易最喜欢喝酒的一个时辰（当然，这哥们儿似乎一天到晚都喝酒），他写过一首《卯时酒》：

佛法赞醍醐，仙方夸沆瀣。

未如卯时酒，神速功力倍。

一杯置掌上，三咽入腹内。

煦若春贯肠，暄如日炙背。

岂独肢体畅，仍加志气大。

当时遗形骸，竟日忘冠带。

似游华胥国，疑反混元代。

一性既完全，万机皆破碎。

半醒思往来，往来吁可怪。

宠辱忧喜间，惶惶二十载。

前年辞紫闼，今岁抛皂盖。

去矣鱼返泉，超然蝉离蜕。

是非莫分别，行止无疑碍。

浩气贮胸中，青云委身外。

扪心私自语，自语谁能会。

五十年来心，未如今日泰。

况兹杯中物，行坐长相对。

在现今浙江省的平湖市一带，过去便有一种吃"卯时酒"的习俗，估计便是受白居易这首诗的影响，在早晨 5—7 点，睡得早起得早的人们（过去没有电视也没有 internet，生活习惯更接近自然），步行到乡镇上，喝上三五口热酒,唠上三几句家常,便开始了一天的幸福生活。那么"卯时酒"为何能使白居易觉得"神速功力倍","煦若春贯肠,暄如日炙背"呢?

因为这哥们儿爱喝酒——而且胃肠偏寒。

正如我在前面的文章里说过的,寅时,人体的 CEO 是肺。卯时,主管人体的老总是"大肠"。这个时辰是天门初开的时候,古传中医在教徒弟练"望"法的时候,必定在这个时辰让孩子起床,洗漱排便后,要求其面向太阳,看着太阳慢慢从海面升起,吞服太阳的精华,叫作"采日精"。

在上一个时辰(寅时),肺气肃降下来输布全身之后,这个时辰(卯时),人体真气注于手阳明大肠经,气血开始由大肠主导输布。手阳明大肠经起于大指次指之端,循指上廉,出合谷两骨间,上入两筋之间,循手臂上廉……一路上络肺部,下膈属大肠,最后交人中,挟鼻孔。随我们的呼气由手走头。

中医讲"肺与大肠相表里",所以肺气不足,大肠必有毛病,反之亦然。肺气足的人,大便必定既粗又长,肺气弱的人,大便就细就稀,很多人一上了年纪,大便变得又细又稀,那就是肺气虚弱的表现了。——不管您肺气强弱,这个时辰最应该干的事就是大便! 把身上调整了一夜的废物、废气、疲劳、烦恼全排出体外,开始崭新的一天。然后,会喝酒的人不妨喝上三小口温酒,不会喝酒的人,喝一大杯温开水。实在没酒喝也没水喝,就闭嘴、上下叩击牙齿(36 下或 N 下),等到口内生津后,把口内津液咽下。总之,得有点东西下肚,温润大肠。在中医里,大肠的主要工作之一,就是"津液"进出体内。如果平时感到口干舌燥,而且有失眠、多梦、眨眼,很多中医生认为是"肝火旺",事实上,真正的问题出在大肠上,所以这类"肝火旺"的人才常有便秘或热痢。调理的方法很简单,寅时好好睡觉,卯时好好大便,清早饮点儿小酒或温开水,平时多吃竹笋、香蕉、柚子、番薯、海带及粗粮就好。

另外,为什么这个时辰最好别吵架呢? 因为吵架浪费"口水"——津液! 这个时辰人体的"老板"是大肠,而大肠的主要工作就是主管津液异常所导致的疾病。如果"津液"不足,大肠要花的力气就大,所以大便就干燥、就容易便秘。有便秘的读者,建议养成在这个时辰排大便的习惯,并经常沿着手阳明大肠经拍打手臂。另外参考我前面的文章《从糊涂医治糊涂肠

卯时大肠当值,真气走手阳明大肠经

晨起排大便

大肠燥则便秘

257

炎说起》里讲的简单方法。

古人还特别强调要在这个时辰里静坐练功,称为"卯时功"。历代大医,很多都身怀绝技,这都是练出来的。

祝大家新年天天有好酒喝,天天吐旧纳新。

Q&A

lanhai:我卯时不大便,总是吃饭之后才会,这个要怎么调理好呢?也按时睡觉的啊。

胡涂医:训练自己 11 天左右就好了。

dhyejing:我自己一直想不明白,我自己这些年来一直都是在中午 12 点半至 1 点半之间才便,卯时倒可醒来但没便意,也拉不出来!我儿子呢,老是在晚上 7 点前后才拉。

胡涂医:排便时间可以稍加"训练"调整过来的。实在不行,顺其自然就好。

二十四小时如何过——辰时(胃)

辰时,即早上 7—9 点。心法药方:拍打全身以通胃经,喝大米粥以防长胖。

这个时辰人体的真气注于足阳明胃经。人体的 CEO 是胃,就像天下所有的老板一样,你不好好款待它,它就可以让你工作起来很不顺。如何款待呢? 我们得先来看看这条经脉怎么走。

卯时的时候,真气注于手阳明大肠经,该经脉随着我们呼气由手走头。而这条足阳明胃经正好倒过来,呼气由头走到足。

现在的上班一族,经常要在 7 点前后就急急忙忙从家里出发,那么你大可改变一下作息,早一点起床,悠着点出发。中医养生,不是头痛医头脚痛医脚,它讲究一种整体的思维观和行为习惯,讲究身心并治。药物事实上并不能治病,它最多只是帮你调整五脏六腑,使真气恢复其"本来的"运行方式不受阻碍,从而使人觉得病痛减轻或消除,严格讲,人体本来是没病的,或者说,人体本来就可以自我调理疾病,只要我们因天之序,合道而行就行。太上说,"人法地,地法天,天法道,道法自然",再精确不过了! ——话说回来,上班一族,早上 7 点的时候,建议用空心掌沿着这条足阳明胃经,从头到脚,把身体拍打个三五遍,然后吃上一碗大米粥,一天的能量就差不多够了。

沿着经络拍打,古传中医叫"循经拍打"。其目的十分明显,就是借助拍打的力量,使气血循环加快,经络畅通。在特定的时辰,拍打特定的经络,这就是"因天之序"。在辰时拍打足阳明胃经,使这个时辰的老板——胃——觉得爽,你才有好日子过。天下的乌鸦一般黑嘛。

顺便提一下,这条经脉是非常重要的大脉,古传中医把胃称为"仓廪之官",说的是胃接受了食物之后并不是自己"享用",而是还要向外疏散,你看这条胃经,从头走脚,经过鼻、面、喉、乳中、胃……一直到脚。凡是胃经

辰时胃当值,真气走足阳明胃经

真正治病的是药物调动的人体正气

按时循经拍打

所经过的地方有毛病，都可以通过拍打这条经脉来治呢。比如现代女性容易犯的乳腺增生，问题其实就出在胃上，不从胃经治起，哪怕动过手术也容易复发。所以《黄帝内经》对胃推崇备至，说"胃者，五脏六腑之海也"。历代名医，无不对胃经赞叹有加，神医华佗在《中藏经》中所说："胃者，人之根本也，胃气壮则五脏六腑皆壮也。"张介宾亦指出："凡平人之常，受气于谷，谷入于胃，五脏六腑皆以受气，故胃为脏腑之本。"在《景岳全书·论脾胃》中亦指出："凡欲治病者，必须常顾胃气。胃气无损，诸可无虑。"——可见古圣先贤对"胃气"的重视。

对付胃，最好的贿赂就是食物。所以这个时辰一定要吃早餐！道理就这么简单。

当然，您也可以这样理解，寅时肺气肃降，卯时大肠输布，忙乎了四个小时，也该饿了，而且到了辰时，太阳彻底从海平面升起，大地阳光普照，阳气充足，这时就要给点"阴"性的东西，以平衡体内的阴阳。而大米粥属阴，非常"应时"。那么问题就来了，北方人或老外不喝粥怎么办？很好办，"因天之序"，说的是要因时、因地制宜。你那地方、那季节盛产什么，你就吃什么。医家训子弟，总有一句金玉良言——"什么东西便宜吃什么"！天地在

什么季节盛产什么东西，这些东西对人体就最有益！因为"盛产"，必定容易导致供过于求，按照经济学的基本原理，供过于求，商品的价格必定便宜。所以我在北美念书时，有位经济学教授说中国人是跟着西方人才学到经济学，我立马反对他的说法，中国文化最了不起的地方在于她融合了天、地、人的整体哲学思辨。我们的先辈虽然没有发明西方经济学，但是看看先秦诸子的智慧，哪一位不比现代的诺贝尔经济学奖强？《管子》中就有很多"现代"经济学思想呢。古代的大学问家，往往都通医道，就是因为中国文化可以让人一通百通。——大家以后到超市里看到正在打折卖的东西（只要是新鲜的），都可以买回来放开肚皮吃。昂贵的、反季节的蔬菜水果，要尽量避免。比如冬天就不应该吃西瓜，而应该多吃白萝卜，夏天就应该多吃生姜。

为什么辰时喝大米粥反而不会长胖甚至可以减肥呢？下次再聊。

Q&A

Zorro："比如冬天就不应该吃西瓜，而应该多吃白萝卜，夏天就应该多吃生姜。"白萝卜不是寒性的么，吃多了不太好吧？

胡涂医：我在前面的文章里有解释，您再去看看好吗？

简单来说，冬天，人体气机顺应大自然，闭藏起来，在体内就有一种"内热"的格局，寒性的白萝卜正好宜开体内的内热和滋腻。

疯狂大花神：在此向胡医请教一个问题，望胡医给予解惑，好像是题外话哦。中医理论认为，阳明无死症，不知这该怎么去理解呢？

胡涂医："阳明无死症"的观点，源于《伤寒论》，清朝医家陆九芝先生把它发扬光大。具体请参阅他的著作《伤寒论阳明病释》。陆先生是位博览群书的医家，是晚清难得的几位良医之一。

所谓"阳明无死症"，说的就是，如果病入阳明经，就像小偷被警察追进了死胡同，一定可以被捉拿归案被治好，跑不掉，所以说"不死"。但陆先生这一派的学问，也有很多反对的声音。这位陆老爷子最可爱之处是推崇复古精神，他甚至打击温病学派，认为"伤寒"就包括了温病——可见中医就像经济学，谁都可以另立一说。

"阳明无死症"的观点，对现代妇女常见病如乳腺增生一类的疾病还是很有指导意义的。比如，有些女性乳房有硬块，西医多数会比较紧张，甚至动不动就切片，那会被折腾出大病来。根据"阳明无死症"的观点，如果这些女同胞的乳头没有陷进去，就是病在"阳明"，因为足阳明胃经经过乳头，这个时候就可以用中医的方法来调理，很容易就解决问题。

不过对于像您这样可以自己看病的人来说，不管是阳明还是厥阴，都是些似是而非的说法。伤寒也好，温热也罢，其实就是"诊病"和"辨病"的理论。如果直接就"知道"问题出在哪里，要这些理论干吗？好比用手指月，看到月亮才重要，看手指没大用。

261

二十四小时如何过——巳时（脾）

巳时，即上午 9—11 点。心法药方：*存好心，说好话，做好事*。

☞
巳时脾当
值，真气走
足太阴脾经

这个时辰人体的老板是脾脏。巳时，人体真气注于足太阴脾经。这条经脉随着我们的吸气由足部走向腹部，它起于大脚趾之端，循指内侧白肉际，过核骨后，一路入腹，属脾络胃，上膈挟咽，连舌，散于舌下，其支流再从胃往上走，注于心脏。

我们都喜欢"脾气好"的人，不喜欢"脾气不好"的人。在中医看来，"脾气不好"就是一种病态，说明你的脾出了问题。脾出问题，五脏六腑都要出问题，因为"脾为后天之本"，不能不慎重。中医养生，非常讲究情志调理，脾气不好的人，在这个时辰就要多注意存好心、说好话、做好事，一天下来才会快乐，五脏六腑才能和谐。现代人总会在这个时间忙碌于生意公务，

☞
做个"三好
学生"

许多人会说做不到这"三好"。其实这个时辰如果你多注意，心存善念，口说好话，手做好事，不仅你的脾气会改观，人缘也会自然变好。所以我给这个时辰开出的药方就是存好心、说好话、做好事，做个三好学生、三好员工、三好老板、三好朋友……三好 everybody。这可以从生活中的一点一滴小事做起，比如，你的员工干了蠢事，你本能地要收拾他，这个时候你就要提醒自己："这一刀下去可能是错的，迟些再说他。"这对自己的脾气有益，对事业也有益。

☞
脾主运化

因为脾主运化，你的"气不顺"，它运化起来就不舒畅。脾脏这位老兄本事说大不大，说小不小。"脾"字的一大半是"卑"，它处于心脏和肺部之下，自然要十分"谦卑"，生活中，有好脾气的人也多半是谦和的人。人体在辰时通过胃接受食物之后，巳时就由脾来负责帮胃"运化"五谷，所以古人说"脾者，裨也，裨助胃气以化谷"，胃主受纳水谷，脾主运化精微。《黄帝内经·素问·刺法补遗篇》有一句很有意思的话论述脾脏说："脾者，谏议之官，知周出焉。"在中国文化中，由下而上提建议才叫"谏"，你看，足太阴脾经不也是由下往上走吗？脾脏是位谦卑的哥们儿，它在身体的中央，从经脉走势看，它要对心脏和肺部进行"谏议"——协助心神决定意志，而且全

身上下的大小问题，这哥们儿都能知道并明白问题的原因所在（"知周出焉"），所以脾是位很能"待人处事"的好兄弟。这么好的哥们儿，难道不值得我们用"好脾气"对待他吗？

那么脾是如何做到"谏议"和"知周"的呢？通过勤勤恳恳的工作做到的——在上午9—11点这两个小时，它不断运化水谷精微！所以那些为了减肥而不吃早餐的白领，反而会长胖，这种虚胖就是因为你早上7—9点不吃大米粥，现在脾要开始运化，而你体内没有东西给它运化，你老让脾处于空运状态，脾脏自然受损，你越想减肥，它越让你长胖，因为脾气受损，必然散漫，一散漫，就虚胖。所以有志于减肥的同志们，早上上班前一定要记得喝一大碗大米粥。

减肥者注意了！

现在很多人吃饭不香，尤其是老外，总得往食物里加很多盐或调料，原因就是脾脏被他们折磨得够呛了。脾脏的运化功能不强时，吃东西就不香。所以检验您的脾脏是否有问题，就看您"尚能饭否"。

此外，脾还主肌肉，人体肌肉方面的问题，几乎都可以归根到脾脏的运化功能上来。而且，脾在情志方面主思，忧思伤脾，所以我才建议大家存好心，说好话，做好事，只要做到这三好，就能轻轻松松，开开心心，从而达到健脾和胃，养生祛病的效果。

脾主肌肉

顺便说一下，很多人伤心哭过一夜之后，第二天眼皮准是肿的。为什么呢？就是因为：1.脾主肌肉，哪怕小到眼皮，也由它管（所以经常眼皮跳的人，要注意脾脏）。2.忧思伤脾。两个加在一起，脾阳不振，湿邪难化，自然眼皮要肿了。所以有志于做"美眉"的人，要常保持开朗、乐观，眼皮才不容易耷拉下来，才不容易显老。

希望看到这篇文章的读者，不仅在已时做个存好心、说好话、做好事的三好人，在一天二十四小时中都能因天之序，做个合道而行的好人！

Q&A

yxpo：*晕哦，坏脾气到底是病态还是性格的问题？奉行"三好"能改变吗？"三好"之说好话有点难度。*

胡涂医：在医家看来，坏脾气就算不是病态，也是病因。

天瑞：老胡，脾虚练什么功？我舌头有齿轮边，中间有纵缝，舌胖淡。

胡涂医：脾虚练细嚼慢咽吃饭神功。

二十四小时如何过——午时（心）

午时，即中午 11—13 点。心法药方：吃点儿午饭，睡一会儿觉，炼炼午时功。

这个时辰非常重要，是阴阳相交的时辰。《说文解字注》中说："午者，阴阳交……阴气从下上，与阳气相忤逆。"这说的就是中医的道理了。中国文字很有意思，一个字里就包含我们的先辈对宇宙、自然、人体的感悟，英语的 noon 虽然也表示"午"，却全然没有这个意义。

午时，人体的老板是我们的"心"！在这个时辰里，人体真气注于手少阴心经。这条经脉随着我们的呼气由胸走手，它起于心中，出属心系，下膈，络小肠，其支流从心系，上挟咽，系目系，再从心系上肺，从腋下出，后循臑内后廉，行太阴心主之后下肘内，最后循小指端出。

我们的"心"在五脏中的地位最尊贵。《孟子·告子上》说："心之官则思"，认为"心"是我们所有思维活动的"官"，而《黄帝内经·素问·灵兰秘典论》则说得更干脆："心者，君主之官，神明出焉。"直接把"心"当"君主"来看。君主就是皇帝，人体之内，它的权力范围最大。这位皇上最喜欢在午时行使其至高无上的权力。古代的皇帝处决乱臣，总喜欢让人把犯人拉出"午门"去问斩，而且斩首喜欢选在"午时三刻"，原因就是因为"午"含"忤逆"之意，对付忤逆皇上的人，自然必须在午时"被解决"。因此我们就要学乖点儿，在午时千万别激怒皇上，那怎么办？

洗洗睡呗！午时要韬光养晦，不与"心"正面冲突，不要去劳"心"，让这位皇上按照它的意愿去办事，你睡你的，它忙它的！

心不但主宰人体的心理活动，而且主宰着形体官窍、五脏六腑的所有生理活动，当我们入睡或入静的时候，它就能更好地发挥它"君主"之威德。中医讲"心藏神"，在你高度入静或入睡时，心神便能最大程度地完成它的主宰和协调功能，人体的各部分功能才容易被协调一致并相互合作，从而使人体这个小宇宙风调雨顺,使我们全身安泰。所以午睡,哪怕是只有一小会儿,也能够让人身心安泰。现在时不时可以看到一些调查报告说午睡使人健康长寿,道理就在这里。公务员多半还有午睡的时间,在外企、私企工作的白领们就没那么好的福报了。

医家秘传有两个简单方法,可以说是午睡的"山寨版"。

要求: 1.你闭目养神3分钟的话,你的老板不炒你鱿鱼。2.你这9分钟内不会被别人打扰。

做法: 1.搓热双手,用空心掌"罩"住双眼,心里啥也不想(我知道这超级难),3分钟。2.再搓热双手后,十指交叉,抱着玉枕穴,含胸拔背坐直了,如此闭目养神3分钟。玉枕穴大家可以找个穴位图看看在哪里,如果实在找不到,就糊糊涂涂抱着后脑勺好了。3.再重复第一个做法,搓热手捂眼睛3分钟。

这9分钟做下来,看看你是否神清气爽! 如果真的睡着了,被老板炒鱿鱼可别说是我教的。

大家不要小看了这个山寨版午睡方法! 所谓"真传一句话,假传万卷书",好的东西历来都是"简单"的。大家好好珍惜这个方法,它的道理很深呢。古人说"午时一刻,乃一阴之生",午时对应着"子时"的"一阳之生",人体是一个小天地,天地之气和人体之气是相应的,这个简单的方法,事实上暗含着古传中医注重时间条件,以自然界周期现象,与人体气血周流的情况相配合的思维方法。

有些人可能会问,如何知道3分钟到了? 做多了或做少了是否有问题? 做不够9分钟怎么办? 都不要紧! 糊涂医治糊涂病,说的就是一种"大事清楚,小事糊涂"的思维方法,不要去斤斤计较。这个方法的目的就是要你放松入静那么一会儿,让您的心神履行天子的权力。

天子虽然高高在上,但是他还受制于"天",天子天子,说的就是皇帝的老爹就是天嘛。也就是说,"心"虽然在人体内的地位最尊贵,但还有人管着他呢! 谁呢?

天——我们的先天元气——受之于父母的与生俱来的真气!

人体的元气藏之于肾。——很多中医都知道这一点,可是很少人知道古传中医所说的"肾"的概念与西医的肾大大不同,比如,人体元气藏身之处，便不完全是在西医概念里的"肾"的位置，准确地说，是在下丹田。午时睡觉，有利于使心肾相交，子时睡觉也如此！所以历代养生家都讲究炼子时功和午时功。心脏的病，根源必定在肾，所以好的中医治心脏病，都懂得从肾治起。"肾为先天之本"，它凝聚收藏，心则主疏通流布。

顺便提一下，我在前面的文章《糊涂医治糊涂肿瘤》提到过，肿瘤、结石、包块等的成因，就是"气"在人体上凝聚的结果。大家留意到没有？很少听说过有人心长肿瘤的，对不对？为什么呢？就因为心主疏通流布，它无时无刻不在"动"，就算有病，病气也不会凝聚成块。明白了这个道理，我们是否有理由相信，据说"失传"了的《黄帝内经》第七卷，也有这类高明的方法，来让别的脏腑也"动"起来，从而使人们获得长生久视呢？

Q&A

凌波：心不长肿瘤是否也与心属火有关？

胡涂医：主要是因为心主疏通流布，当然，您的理解也不无道理。

学习学习：先生好，我想问一下先生，十指交叉，抱着玉枕穴，含胸拔背坐直了，如此闭目养神3分钟，是否可以随时做？

胡涂医：可以随时做。

新浪网友：先生，玉枕穴跟腰腹相通吗？怎么练午时功的时候朦胧有这个感觉？

胡涂医：全身的经脉都是"相通"的。

新浪网友：悟性太低，没看懂，请教糊涂，心脏有问题是不是心经也有问题？但为什么能联系到与心经没有关系的部位呢？

胡涂医：可以这么说。

五脏六腑哪一个出问题，都会"牵连"到其他脏腑。

痴迷中医：再请教先生，您的博文很多时候都谈到了真气运行，您在下愚钝未能理解真气、精气、元气（您曾提到小儿捏脊不能太大力否则会伤元气等）、正气等的不同。既然有中气（文中为中焦之气，如中气十足），那会不会还有上气、下气呢？——是不是常说的"上气不接下气"？同时身体中的病气、邪毒等和自然界的六淫及人的七情有什么必然的联系吗？如能拨冗指点，感激不尽！

胡涂医："上气不接下气"说的恐怕是"上一口气"接不上"下一口气"，形容呼吸短促，与中医的"气"没太大关系。

身体中的病气、邪毒等和自然界的六淫及人的七情有联系。身体的病气由"心"生。邪毒和六淫都是因为体内正气不足。七情（喜、怒、忧、思、悲、恐、惊）如果是突然地、强烈地或者长时间持久地刺激并超过人体所能承受的临界点，就会导致五脏六腑的真气运行轨迹变化。我们熟悉的范进中举的故事，他那个就是典型的七情伤脏。一听中举，暴喜一场，伤了"心"，因为"心藏神"，"神"藏不住，癫狂也就不奇怪了。

所以学中医的人，要学习心态平和安乐自在。

沧海云雨:博主：您好！

《黄帝内经》中的《灵枢经·本藏》说道："心小则安，邪弗能伤，易伤以忧；心大则忧不能伤，易伤于邪……"又说道："赤色小理者，心小；粗理者，心大……"小时候听大人说，人的心大小与左手握拳的大小差不多，这里《灵枢经》所谈的心"大"和"小"是指形状大小吗？如何理解上面的言语啊？"赤色小理"的"理"指的是什么？能通过普通肉眼看得出来吗？

当然，《灵枢经·本藏》还谈到了肺、肝、脾、肾。我是一名业余中医爱好者，自己觉得《内经》这篇文章应该是古人"以身证道"得出来的结论，如果理解错误希望博主见谅！盼望先生能在百忙之中予以指点一二！谢谢！

胡涂医:"窘乎哉问也"。

1. 是指脏器大小。

2. 这样理解：心脏小的人，容易神气内敛，因而情绪容易安定，邪气就不容易侵害他，但这样的人容易忧愁伤感，从而伤于忧愁。心脏大的人呢，则反之。

3. "赤色小理"是说一个人的肤色红，纹理细的人，心脏往往偏小。——这些可以通过普通肉眼看得出，当然，这看各人"经验"。

4. 《黄帝内经》没有一句话不是古圣先贤以身证道得来，这一点不需怀疑。

医海探秘:我目前在读《黄帝内经》，有些问题不明白，很想请教先生：

1. 在《金匮真言论》中：心开窍于"耳"，肾开窍于"二阴"；而在《阴阳应象大论》中：心开窍于"舌"，肾开窍于"耳"。不知道以哪个为准？

2. 在《阴阳应象大论》中，五变动：握、忧、哕、咳、栗，应该都是属于相对应病情的动作，而"忧"属于情志类的，想象不出是什么样的动作……

胡涂医:1.《金匮真言论》说到这句话的原文："南方赤色入通于心，开窍于耳，藏于心，故病在五脏"——这里说的是"南方赤色"的宇宙能量进入人体，与"心"气相通，该能量开窍于耳，这与其文后面所说"其数七"可资印证。举一反三，便可明白"开窍于二阴"所指为何了。——所以心开窍于舌，肾开窍于耳之说为准，没错的。

2. 忧是情志，不是某一具体动作。

医海探秘:谢谢先生回复！但本人愚笨，还是不很明白，请原谅，还望先生再指教。

1. 按说人只有九窍：眼、鼻、耳各二窍，再加口和二阴共为九窍，舌不算窍啊！

2. 我问的意思是说"握、哕、咳、栗"都是相对应病情的动作，而"忧"不是！所以可能有错，心的"变动"应该是另一个词，而我现在看书还太少，所以请教先生。

麻烦先生再次指教，非常感谢！！

胡涂医：事实上无变动也是"心路历程"，不见得非有动作不可。当然，人生气的时候喜欢挥舞拳头，这是因为肝气变动为"握"之故，但也有人生气了不握拳的。举一反三，忧也是"心志"的"动作"——动作可以有形，也可以无形。

您治学严谨，这是很好的习惯，值得赞扬！

二十四小时如何过——未时(小肠)

未时，即下午13—15点。心法药方：摸摸腹部，吞吞口水，喝喝清茶。

这是一个小肠当人体老板的时辰。在这个时辰里，人体真气注于手太阳小肠经。这条经脉在我们吸气的时候由手走头。这是一条非常重要的经脉，它起于小指之端，循手外侧上腕，一路向上，络心脏、循咽、下膈、抵胃、属小肠，其支流则循颈、上颊、至目、入耳、络颧。未时真气走手太阳小肠经

小肠是身体里的"共产党员"，它彻底奉行毛泽东"取其精华，弃其糟粕"的理念。王冰在注《黄帝内经》时说它"承奉胃司，受盛糟粕，受已复化，传入大肠"，小肠总是受纳来自胃的水谷，把食物中能消化的精华毫不客气地接纳，把剩下的糟粕甩给大肠。简单来说就是将食物中的精华部分，包括饮料化生的津液和食物化生的精微，进行吸收，再通过脾之升清散精的作用，上输心肺，输布全身，供给营养。《黄帝内经·素问·灵兰秘典论》称小肠为"受盛之官，化物出焉"，张景岳也说："小肠居胃之下，受盛胃中水谷而分清浊，水液由此而渗入前，糟粕由此而归于后，脾气化而上升，小肠化而下降，故曰化物出焉"。小肠接受、盛载食物的时候，对水谷进行"化物"、运化。最后运化成了什么东西呢？后天之"精"，它可做人体内的"药"。小肠是位好同志，它吸收来的水谷精华，"取之于民，用之于民"，把精微交给脾去运化于人体各个部位，把"精"交给肾这位"先天之本"。那么，又是"谁"让小肠如此"听话"来完成这份"共产党"工作呢？小肠主运化水谷

心！在上一篇文章里，我们谈到心为"君主"，它主神志，"心与小肠相表里"，心的阳气下降于小肠，帮助小肠分清泌浊。如果心火过旺，便会移热于小肠，反过来，如果小肠过热，也会导致心火亢盛，许多人"习惯性"口舌生疮，买了很多西瓜霜喷也没用，问题就出在这里。要根治它，就必须从"摸小肠、降心火"做起。尤其在未时，要多摸摸腹部，做到"腹宜常摸"，并常念"呵"字以降心火。此外，小便短赤，尿道灼热甚至尿血，也是因为心火心与小肠相表里

太大,移热小肠所致。——因为"心与小肠相表里",所以心脏有毛病,小肠就得多干活。现在大家明白为什么中国有个词语叫"心腹大患"了吧?

日常生活中我们常听说某某孩子的吸收能力差,吸收能力差,就是指小肠的"运化"能力不强。如果是成年人,吸收能力不好,就容易在体内堆积垃圾,体内垃圾堆积多了,身体就容易百病丛生,好比官员公款吃喝多了就容易贪污腐败。现在很多年轻人脸上长老人斑,问题就出在小肠吸收不好上。所以古传中医在治疗脸上长斑时就从小肠治疗起。医家及道家高人会特别训练徒弟们时不时进行"服气辟谷"(这是听起来很难,其实人人都可以很快学会的"功夫",以后有机会我再另文专述),目的就是为了减轻小肠的负担,同时有利于排出体内"积蓄"多年的垃圾宿便。现代人吃得太好、太精,对小肠反而是一个伤害。

小肠除了负责吸收食物精华,还要负责把食物残渣向大肠输送,在吸收五谷精微的同时,也吸收大量水液,并将剩余的水分经肾脏气化作用渗入膀胱,形成尿液,经尿道排出体外。所以中医理论说"小肠主液"。道家和医家在打坐结束的时候,都要把口里的唾液咽下并用意念送入下丹田,这叫"玉液还丹",可以治疗很多现代病,所以我给这个时辰开的药方才有"吞吞口水"。若无口水怎么办?有个简单的方法可以马上产生口水,想想吃青梅就好了,如果想了青梅还没口水,可以上下叩击牙齿 36 下,再用舌头在口内从上到下转上 9 圈就有了,把口水分三次吞下去就好!这个简单方法可以治疗牙齿病、口腔病、便秘、脾胃病等等。大家在未时多多做吧!此外,这个时辰也适合喝上两杯功夫茶,尤其是那些中午饭吃太多吃太好的人,这个时候最想睡,两杯清茶有利于提神、解渴、生津、促消化。

顺便提一下,"液"对脏腑、筋脉非常重要,它是一种具有滋养作用的精微物质,脏腑和筋脉通过"液"来得到滋养、滋润。坐办公室的白领经常有人抱怨腰酸背痛,就是"液"的濡养不足,导致筋脉不能发挥它们柔韧舒张的特性。喜欢喝上一两杯咖啡的小资更容易有这个问题,就是因为咖啡使人脱水,使体内"液"不足。在欧洲,好的咖啡厅在给你端上一杯咖啡的时候,会给你一小杯白水,这是国内小资们需要学习的,喝咖啡可以,但要补足水!现代人所谓"三高"症其实也可以归根到"液"不足上来。三高症的主因是虚火旺,虚火旺了,脏腑里的液就收不住,脏腑的液都往外排,就容易导致血糖、血脂、血压"三高"。所以大家别小看了未时的这个药方：摸摸腹部，吞吞口水，喝喝清茶！

"三高"人士要注意"补液"

Q&A

痴迷中医：请教先生，在下虽然坚持练习未时叩齿法20多天，松动的牙齿也略略坚固了一些，但是每次叩齿后牙龈都会出血，现在仍然如此。所以叩齿后的津液虽多，却有一丝丝的腥味。这是否也是在量变的过程中呢？谢过先生先！

胡涂医：是正常反应。

流云随风：先生，有时候叩齿舌头口中转并不都是津液，半津液，更多的是一种似泡非泡，似沫非沫的。"液体"？这个是什么原理啊？也是跟肾水不足有关系吗？

胡涂医：一般是脾、肾两虚。

新浪网友：胡涂医老师好！最近发现自己牙龈萎缩得很厉害，还有结石，请问胡涂医老师有没有好方法治疗？

胡涂医：问题在肾，还有，您是不是比较爱忧虑？嗓子是不是经常不好？可以早晚叩齿36次，然后用舌头顺时针顶着牙龈划9圈，把口水小口小口吞下。坚持一段时间就会好。

举杯向月：先生好！女儿让我向你求一治疗教师咽炎及声带受损的药方或一简单练功方法。谢谢！

胡涂医：好的。您让那位老师每天早晚叩齿咽津一段时间看看好吗？

llpemily：心肾相交法练了后，发质变好了，肾气足了吧。比以前常常打喷嚏。呵呵，我可能比较笨，只能从外在变化来看效果了。最近也开始做保肝的功法，真的助睡眠啊。我经常做着做着就想睡了，睡眠质量提高了，哈哈，一定会坚持下去的。谢谢先生！

另外，先生泡脚的方子对治疗慢性咽炎有帮助吗？一直被这个折腾着……

胡涂医：谢谢分享！

泡脚对慢性咽炎应该有帮助，但来得较慢。对治慢性咽炎，建议早晚叩齿36遍，用舌头沿着牙龈顺逆时针各搅9圈，然后把口水分3口吞下，想着口水吞到肚脐内。祝好！

阅读者：先生好！现有一困惑自己多年的事请教：我有一小疾——口腔溃疡，十余年了，曾经吃数月中药仍无好转。还望先生指点迷津！

梦中可知身是客：关于口腔溃疡，先生在《二十四小时如何过——未时（小肠）》这篇文章清楚地讲过。也可以先用生姜煮点水漱口，也可以把姜弄碎敷在患处，一般晚上做，早上就几乎不影响吃饭了，试过，不过最关键还是看先生的文章，将病根去了，不然去得快，来得更快，早上好了，下午就复发。另外建议将文章中的玉液还丹法每天尽量能做7次，咽下21口。

胡涂医:谢谢!

振豪 ZHENHAO:先生您好。2011 年 2 月 9 日的《中华医药》节目里面讲了四位国医大师的日常养生之道,最后讲的李济仁国医大师的养生茶配方:"黄芪 10—15 克、枸杞 6—10 克、西洋参 3—5 克、黄精 10 克,用开水浸泡 5—10 分钟即可服用,喝完再续,直至无味食之。"李老的这个配方应该是有针对性的,不是任何时候都适合任何人的。想请先生能不能给我们一个养生茶的配方,我们日常也随时随地可以天天喝以养气血。感谢先生,阿弥陀佛!

胡涂医:几乎没有一种中药是适合每一个人的(冬虫夏草似乎还行),哪怕大米饭也不是能餐餐吃的嘛,谨慎点好。

古传中医世家秘传的养生茶就叫"饮刀圭",就是四个字:叩齿咽津。

静心:请教先生,高血压症在这个时辰按心法药方多练,补足"液"就可以治好吧? 谢谢先生!

胡涂医:高血压可以通过意守脚底心涌泉穴来调理。

qfj01:先生您好,想问问先生鼻子部位和脑后的玉枕穴有什么关系吗? 我最近鼻子部位不舒服,意念集中到鼻子部位的时候,玉枕穴后脑那个部位就会有感觉。请先生指点! 拜谢!

胡涂医:意念不要轻易集中在鼻子上,尤其是高血压的人千万不能这样,否则血压会马上升高。

水中莲:尊敬的胡先生,最近我感觉不舒服,你可以帮我诊断一下吗?

胡涂医:看来您是"考"我千里诊病来了,那我就试说说吧。

您最近风邪外袭,肝胆之火上逆,引起耳鸣。此外,这两天是不是右膝盖撞了一下?

水中莲:对,年前理发头发未干,出门受凉感冒,耳鸣,最近两天耳朵轰鸣严重,我该怎么办? 很担心。

胡涂医:不用担心,小毛病而已。"风邪外袭",把风邪赶走就行,"肝胆之火上逆",把火放下就好。在当地找个中医看看就好。如果当地没有好中医,编一些方法供参考:

1.买个全新的旧式热水瓶(不是后来改进的按压式的那种),里面装上花椒和茉莉花茶,装半瓶或八成就好。装上后盖紧放着。

2.在下午 17—19 点,打开热水瓶,把耳朵凑到暖水瓶口"听",听完一个耳朵换一个。

3.睡觉前,平躺或端坐,舌抵上颚,口微闭,两手食指塞住耳朵,不用太紧,以不透气为度,听自己的"呼气",长长地呼出三口气,想着把气呼到脚底板。然后就不要离它,过一会儿后"猛"地拔出手指。平时也可以做,以睡觉前为佳。

jxgh:请教一下,这个茉莉花茶和花椒装半瓶左右,那要加开水么? 这一瓶东西大概用多久要更换呢? 听多少时间?

胡涂医:没说要加开水啊!

二十四小时如何过——申时（膀胱）

申时，即下午 15—17 点。心法药方：抖抖身、排排毒，谈谈生意。

申时，人体的老板是膀胱。这个时辰人体真气注于足太阳膀胱经。这条经脉呼气由头走足。它起于目内眦，上额交会于头顶百会穴，并从头顶入脑、下行项后，沿肩胛部内侧，挟脊柱，到达腰部，从脊旁肌肉进入体腔，联络肾脏，属于膀胱。因为这条经脉流经头、项、目、背、腰、下肢，所以这些部位的病都可以通过它来治疗。

申时的"申"字，在甲骨文里"画"成这样：

台湾有位古文字学者认为这是古人表达"闪电"的意思，不无道理。上古的人认为电闪雷鸣等自然现象都是鬼神作祟，所以"申"字通"神"，许慎在《说文解字》里说："申，神也。七月阴气成，体自申束。从臼，自持也。"可是清代大学者段玉裁在注《说文解字》时却颇不以为然，这位段老兄说"神不可通，当是本作申。"在古文字上，我是个门外汉，但许慎的观点似乎已经很清楚明白了，"体自申束"，身体自我伸缩，就是动动筋骨，锻炼锻炼嘛。"自持"，就是自我把持，即保持身体的平衡，像一个人两手叉腰站着。好比未被我们折磨之前的"学"字写作"學"，它的上半部就是一双手捧着"爻"才是学习的开始，"申"字就是两手叉腰，您站起来两手叉腰看看，自己是不是像个"申"字？

依我看，这个"申"字不仅可以解释为闪电，而且还可以解释为一个人在练功。申字的甲骨文写法就像一个人在那里"抱圆守一"站桩呢，或者也可以看作是人在跳舞，有点像今天中国农村还存在的巫婆神汉的"跳大神"，目的就是让"体自申束"，身体得到锻炼，至于能不能通神或通电，那多半要看功夫的深浅吧。许慎在《说文解字》里还说"申旦政也"，古代的官吏一般选择在申时处理政务，这在中医看来是有道理的。我上面讲过，这个时辰我们的真气——太阳之气从头顶流注入脑部，工作和学习的效率自然

273

就高,所以我给这个时辰开的药方才有"谈谈生意",在头脑最高效的时候去做谈判。《母仪传·鲁季敬姜》说博达知礼的莒女敬姜教导她的儿子文伯时说:"士朝而受业,昼而讲隶,夕而习复,夜而讨过,无憾,而后即安。"就是强调早晨学完东西,到下午申时一定要好好复习并付诸实践,到了夜里,再检讨一天有无过失,不要把遗憾带到床上,才能安心入眠。同样的道理,学中医,如果只是"学"而不能"习",那也没有多大用处。有些网友表示要好好学习中医,这很好,但是我希望大家学了能"习"之,不是复习,而是"实习"、"实践",用到实处。

学而不能致用,何乐之有?学中医的人如果不能做到自己养生,也不能给人诊病,不能为人解除病苦,学的只是中医的"知识"而不是"能力",那就好比练武的人只懂花拳绣腿而无法做简单的防身,一个练武的人如果总被不会武功的歹徒追着打,岂不是笑话?如果说武术本来就是"打人"的技术,那么中医本来就应该是"治人"的东西,在此我也奉劝那些不能诊病治病的中"医生"们赶紧转行,该种地种地,该经商经商,别到处去谈养生、讲穴位,中医界目前讲养生的一大群,真能诊病、治病的却没几个,能够随便从一个网络名字也能在千山万水之外做诊断的就更少,这些不具备"中医能力"的人去大讲特讲中医养生,迟早给中医丢脸!

言归正传。申时还要尽可能多伸展筋骨。有些人建议 15—17 时这段时间内最好能做运动到出汗为止,我坚决捍卫他们言论自由的权利,但却愿意给出更切合实际的建议!《黄帝内经》开篇便教人要"独立守神,精神内守",没有要你去运动出汗嘛,而且对于现代人,尤其是打工一族,你叫他们在办公时间整出一身臭汗来,恐怕也没这个条件,毕竟这个时辰中大多数的人都还要老老实实地上班上学。既然这个时辰是膀胱当人体的老板,比较符合逻辑的做法是,有的放矢,服侍好这条足太阳膀胱经!所以医家秘传有一个简单方法,能在这个时辰快速疏通膀胱经。古传中医的明师们在教这个方法之前,总得先讲一通中医的大道之理,把徒弟们忽悠得"恍然大悟"之后,方法便让他们自己去编,"理通法自明"嘛。——有一位网友问我,他学的"退六腑"方法是从肘关节推向手腕横纹,怎么我却教大家从手腕横纹推向肘关节,他怀疑是门派不同所以手法各异。我告诉他,往哪个方向推其实问题不大,关键是治病者的心念,是否有一颗治病救人的心、一颗让病人好起来的父母心才重要呢,往上推或者往下推,不外就是要通经活络排出病气嘛,"糊糊涂涂"就行,不必太较真,要较真的是有没有一颗医者的慈悲心、父母心! 你给人治病时的心念如何,对治疗效果是有影响的。

我也得学学先贤们先来忽悠一下大家,再让大家去悟这个方法。我们先来看看膀胱经这哥们儿的葫芦里卖什么药。

毒药! 没错,这哥们儿卖的是毒药。

膀胱经是人体的排毒主干线! 人体内的邪毒,总是归到膀胱经来排出去,尤其是申时,膀胱经当令,排毒的功用更强大。很多人都有这样的体验,被人在后背和大腿按按捏捏敲敲打打之后会觉得浑身轻松,这主要就是因为膀胱经流经背部和大腿(当然,还有其他经络),它所经之处被人折腾一番之后加快了气血的运行,排毒更快更彻底,自然觉得舒服受用。问题是,这种舒服和受用的感觉无法持久,很快又是该疲劳疲劳该烦恼烦恼,这又是什么原因呢?

问题就出在肾上了——肾与膀胱相表里,又与膀胱相通。膀胱的排毒功用是通过"气化"来实现的,《黄帝内经·素问·灵兰秘典论》说:"膀胱者,州都之官,津液藏焉,气化则能出矣。""州都之官"是用来比喻膀胱的生理功能特点的。历代各大注家在解释这个"州都之官"时莫衷一是,或以膀胱"位当孤腑"(王冰等),或以膀胱为"三焦水液所归",或以膀胱是"同都会之地"(张介宾等),或以州、都分别通"洲"、"渚"二字,而解为水液积聚之处来解释"州都之官",公说公有理,婆说婆有理,怪不得有位老科学家一再警告我说中医不科学,是一种广泛的"包"(潮州话,"猜测"的意思)。事实上,这些大注家们都没有得真传——我知道这句话一说出去会招来不少谩骂,但我说的这不是开玩笑的话。得真传的人不会在"州都之官"上浪费时间。这句话说的就是,我们体内的邪毒、杂物在膀胱的气化作用下才能源源不断排出体外,"津液藏焉"是指膀胱经在排毒时把对人体有用的"津"和"液"藏起来储存在人体内了。而"气化则能出",是说因为体内真气的作用而使津液能发挥作用。道家讲究打坐所产生的津液为"金津玉液",必须把它们吞下去,可见津液之重要。膀胱"气化"的"动力来源"就在于肾气的蒸腾。肾有毛病就容易导致膀胱的气化失司,引起尿量、排尿次数及排尿时间的异常。肾气不足,膀胱经气化的力量就不足,道理就这么简单!

明白了这一层道理,我们要做的,就是"帮助"这条膀胱经排毒,同时温养肾的力量。

如何做呢?民间一般用刮痧或拔火罐的方法,这是一条无可奈何的不归路,依靠外力,永远是"外求法",我一直强调,学中医就是学道,而学道的方法,非向内求不可!对于上上根器的人,内求法的精髓,就是真传一句话,"全凭心意用功夫",您就在申时的这两个小时内,找个时间让自己静下来,"用心意"把这条膀胱经给"观想出来"并有意无意地"听"着体内的病气邪毒从头到脚源源不断往下排,经络敏感的人,浑身都有麻麻热热胀胀的感受,就对了。那么不敏感,根器不高的人怎么办呢?那就只能自己编些方法了。先贤编了一个颤抖功,法简而效宏,方法如下:

1.好好看看甲骨文的"申"字写法,你就站成那样就行。两腿微曲,略宽于肩膀(身体好能站得稳的人两腿可与肩膀同宽),这样身体上下就是一个长长的三角形,我们知道三角形有稳定性,这样站着比较稳。

2.站稳之后,全身放松,身体上下自然颤抖、抖动,杂念比较多的人,这个时候可以想象着自己仿佛骑着一匹宝马奔跑在草原上。颤抖时间自定,以不觉得累为度,可以是 3 分钟、6 分钟、9 分钟、15 分钟……自己定。

3.抖完自然站立,闭目"聆听"身体的气血从头到脚往下奔流的"声音"(感觉),可以想着体内的病气、邪毒之气等您不要的东西源源不断从头到脚往地下排。时间自定。

4.最后,两手抚腰,体会气从手掌心注入两肾、气在两个肾间动的感觉。

这个简单的方法可以治疗很多毛病,比如神经衰弱、失眠、腰腿痛、头痛,等等,同时还能美容呢。大家每天都做一做吧。事实上,申时做最好,别的时辰也可以做的,特别是睡觉前,抖一抖,睡得好。

Q&A

痴迷中医:我实践了一次,感觉很特别:才抖了不到一分钟(估计),双手就在身上背上等到处拍打起来了,后来两只手臂像风车一样轮转,双手强烈发胀发麻,之后又继续拍打一会儿,估计这样做了大约 10 分钟才停下来。最后就按照您说的意念想象那些东西往下排,马上就感到脚底涌泉处发凉。不过做完了非常舒服!感谢博主的"真传",我准备连续实践10天,再来反馈感受!

胡涂医:这就是"体自申束",恭喜。

这些东西最好实践一辈子,10天不够的。

痴迷中医:我最近练习申时排毒法后,有三个地方出现了反应,呈现淤块状和梅花状的小黑点,而且这三个地方都是我曾经受过伤和目前正感到不适之处。不知是否与排毒功法有关?因为我同时还在练习亥时功以及未时叩齿功。

胡涂医:这是对的。体内的正气与邪气在互相"较劲",邪气可能正处"劣势",所以被"表"了出来,继续用功吧。

痴迷中医:我昨天又练了申时排毒法,结果双手手背上都是红色大大小小的血点,因手臂转了太多圈,血液都跑到手上去了。效果很好。感谢感谢!将继续实践下去。

胡涂医:练完后不要马上接触凉水。

举杯向月:请问先生,做完颤抖功结束后是否也是最少半小时内不可以接触冷水或不要在练习结束后半小时内大小便?

胡涂医:不用。但最好也等几分钟后。

*yanzi:*想请教先生一个问题,气动多久为宜呢?

胡涂医:气动多久为宜?以舒服、轻安为度。

新浪网友:先生您好。读您的文字有一个多月了,坚持做了你说的那个治大便的功法,我是反过来做,因为我是便秘,但不干、黏,就是不往下走,练这个功法也一个多月了,还是三四天一次,费劲不顺利,总觉得没便完。为了这个便秘,我什么方法都试过,真是无语了,有时真想买些拉肚子药来个痛快。请教先生我这到底是哪的问题?还有我月经一直量很少,两天就完了,间隔时间每个月都往后拖,这次更糟,两个月没来了。请先生指点。

胡涂医:如果实在难受,可以找些补中益气丸混合一点泻药来吃吃。您的问题笼统点说就是气血两虚,把气血补足了就好。您右侧的卵巢有一块0.63厘米大小的瘀血块。多做做颤抖功就好。

二十四小时如何过——酉时(肾)

酉时,即下午 17—19 点。心法药方:拍拍腰、补补肾,不要在这个时辰抽烟。

酉时真气走足少阴肾经

酉时,"肾"当人体的老板。这个时辰,人体真气注于足少阴肾经。这条经脉随着我们的吸气由足走腹。它起于小脚趾之下,斜行向脚底心涌泉穴,出于舟骨粗隆之下,经然谷穴、照海穴、水泉穴,沿内踝之后的太溪穴,别入脚跟中,上向小腿内,出腘窝内侧,上大腿内后侧,通向脊柱,属于肾,散络膀胱。其支流有二,向上行的一支,从肾向上,通过肝、膈,进入肺中,沿着喉咙,夹舌根旁。而胸部的一支,从肺出来,散络于心,流注于胸中(接手厥阴心包经)。

这是一个非常重要的时辰,古传中医和道家的先贤们都非常注重顺天应时,尤其注重子、午、卯和酉时进行养生修炼,先贤们专门编排了一些诸如"子午抽添,卯酉沐浴"的功课让门人弟子在这四个时辰进行训练。酉时的修炼被认为可以"收内药",为什么呢?因为经过上个时辰"申"时的"排毒",酉时就该把人体内的"药"收回,负责药物回收的"老板",便是这条足少阴肾经。

为了帮助大家更好地理解这个时辰和这条经脉,我给大家讲个小故事。

前不久我到昆明看望一位老友,因为时间十分匆促,老友知道我来一趟太多人想找我,便问能否帮忙看看他们家的一位亲戚 Z,但明言这位亲戚 Z 先生是一位房地产老总,理工科出身,对中医不怎么相信。吃饭间我笑问 Z 是否最近一到下午 17 至 19 点便两颧呈红、手足心发热。他大惊,这是最近才发现的,连他老婆也不知道,问我何以知之。我告诉 Z 这并不需要太多神医奇术,我一眼看出他肺和肾都有毛病,就可以知道这点儿"隐私"了。在中医看来,Z 是典型的阴不恋阳,水亏火越的现象。道理何在呢?就是因为在酉时，即 17 至 19 点，人体真气传注于足少阴肾经时，因为这位老兄肺有毛病且长期吸烟，消耗了人体太多阴液，他肾气也虚，肾在五行中属水，而肺属金，按五行生克制化的道理看，金生水，肺为肾的上源，经过长期消耗，老板（肾经）来收"药"的时候交不出"货"自然要跟他"脸红耳赤"争论一番了。——至于手脚发热，也是因为足少阴肾经随着人体吸气由足上行入丹田与冲脉合并，挟肚脐上行至胸部，注入心包经与心气相交，古人管这叫"肾水上潮以济心火"，而这位 Z 先生肾水不足，心火无法合理得"济"而必定火旺，所以手足心发热也便在情理之中了。当然，这是基于中医理论进行"推理"得到，好比学《周易》的人通过摇铜钱起卦。古传中医还有比这简单得多的方法呢，可以随时随地、当面或不见面，诊断出一个人最近是否手足心发热！好比宋朝大儒邵康节先生，他老人家占卜哪里用得着起卦！

因为 Z 不信中医，我故意再唬一唬他以示"劝诫"，问他是不是没有赶上 2009 年房地产疯升的末班车，他更是惊讶，问我怎么知道。我在前面的文章里说过，"万物皆可疾，万物皆可医"，如果说上医连国都能治，我这种糊涂医起码也应该能看出一个人的事业顺不顺才不愧对光辉灿烂的中国古传医家文化！我一直强调，学中医要用学道的精神来学才能通，因为只有你用以身证道的精神来学习与领悟，才有从渐悟到顿悟的一天，中国文化是一通百通的，哪怕是懂得读《说文解字》，也能悟到修成"神医"的方法呢。那么我是如何知道 Z 错过了房地产热潮的呢？

还是这条经脉告诉我的！足少阴肾经异常变动，在 Z 上就表现为肾气虚。肾气虚，人就容易发生恐惧，有些人甚至会心慌得好像有人要来追捕他，所以肾气足的人就有临危不惧的精神（比如小婴儿啥也不怕，就是因为他们是纯阳之体，肾气足，而且他们在"意念"上也不懂得需要怕）。经过 2008 年的金融风暴，2009 年肾气虚的企业家就容易成为惊弓之鸟不敢在 2010 年初低价拿地，因为与 Z 是第一次见面，我不好意思直接下"诊断结果"，所以才"问"他（这才是真正的望闻问切呢），给自己留点儿余地，也给他一个思索的时间和面子。后来昆明的老友告诉我，Z 现在特信中医。

这个小故事给我们什么启示呢？

最大的启示就是，要养好肾气——尤其是酉时！

如何养好肾气呢？

　　那就要因天之序，合道而行了。按我给这个时辰开出的药方做就好：拍拍腰、补补肾，不要在这个时辰抽烟。

　　方法：

　　1.两腿跨开，挺直，弯腰，用两手手心拍打两肾，噼里啪啦打个49下或N下。

　　2.身体慢慢直立，注意要先起臀部，后抬头，尤其是有血压病的人更要注意这样。

　　3.自然站立（两腿与肩同宽），两手叉腰，体会肾间气动的感觉。

　　以上方法对肾的作用不比冬虫夏草差，可以叫作"冬虫夏草法"。

　　有空再专门论述肾的功用。

Q&A

　　阿黎：先生，你好，我想问一下，我按涌泉穴的时候，感到两肾处发热，不知这样好不好？望先生解答，谢谢。

　　胡涂医：很好。古人讲"两肾煎烫"，是生精的表现。

　　烙印："两腿跨开，挺直，弯腰，用两手手心拍打两肾，噼里啪啦打个49下或N下。"拍打两肾，是指拍打后腰还是拍打前面的丹田两旁呢？

　　胡涂医：后腰。

　　笨人：拍打之后，按摩太溪、复溜穴等肾经穴位可以吗？

　　胡涂医：可以。

　　尘缘如梦：对了，请教胡涂医，因为刚看完《如何用"数"来治病》才知道这个"数"的重要性。那么这个"冬虫夏草法"的49下和"甩烦恼心经密法"的108下，是左右两只手的和？还是左右各"拍"49下或左右手各甩108下？或者不需要这么"斤斤计较"？谢谢！

　　胡涂医：左右手"一起"算一下。

　　风雨送春归699：胡医好！请教您，"冬虫夏草法"弯腰弯到何种程度呢？

　　胡涂医：弯到不能弯的程度。

二十四小时如何过——戌时(心包)

　　戌时,即晚上19—21点。心法药方:心里阳光点,想点儿快乐的事,把烦恼甩掉,不要在这个时间寻愁觅恨。

　　戌时,人体的老板是心包。这个时辰人体的真气传注于手厥阴心包经。这条经脉随着我们的呼气由胸走手。它起于胸中,出属心包络,向下通膈,从胸至腹依次联络上、中、下三焦。其支脉循胸出胁肋至腋下,一路行至腋窝中,沿上臂内侧行于手太阴和手少阴经之间,经肘窝下行于前臂中间进入掌中,循中指端出,掌中支脉从掌心分出,沿无名指到指端,与手少阳三焦经相接。

戌时真气运行于手阙阴心包经

　　现在许多人认为心包是一包裹心脏及出入心脏大血管根部的囊样结构,但在古传中医里,认为心包是无形但又确实存在的,好比数学里的虚数,它是一个"虚存在",《难经》就持有这样的观点。后世的学者认为它是有形的,"脂膜之外,有细筋膜如丝,与心肺相连者,心包也"。但是这个"有形"的东西,据我自己的体证,也可以说是无形的,它就是道家和医家所说的"中丹田"所在地——膻中穴及其周围。现在中医所说的膻中穴,是在两个乳头连线的中点,古传中医却"糊糊涂涂"地认为是"膻中穴及其周围"这一块地方,包括我们平常说的"心窝",这个说法更加"宏观"。

心包约在中丹田

　　不管心包是有形的还是无形的,我们都可以糊糊涂涂地理解为它是位把心"包"起来的保护神,它的主要工作是保护心脏正常履行天子的使命。既然说心为君主,那么就可以说心包为御林军,《黄帝内经》说心这个君主"其脏坚固,邪弗能容",邪气攻击不了坚固之"心",自然就要攻击它的外围,所以心包是个代替心脏受邪的中南海保镖。如果邪气攻击了心,人就会死亡。这是我们的老祖宗在数千年前就白纸黑字写下来的。《黄帝内经》讲得很清楚,邪气若为心脏所"容许"的话,藏于心的神就会离去,神一离去,人就死亡("容之则心伤,心伤则神去,神去则死矣")。所以,要养生长寿,就不能不养心,要养心,就不能不养护好这位代君受邪的中南海保镖!

如何养护呢?

还是要顺天应时,因天之序善待这条经脉。古传中医有专门的方法训练它。下面我们按惯例,先来谈谈心包经的大道之理,方法放最后。

戌时,晚上7点开始,太阳已经彻底下山了,天地阴气正盛,人体这个小宇宙需要一点儿喜庆之气来平衡一下过重的阴气。所以这个时辰,顺天应时的做法,就是让自己快乐起来,毕竟这个时辰主事的老板是心包,它的主要"发源地"就是我们上面所说的中丹田——膻中及其周围,这位老板喜欢快乐(谁不喜欢呢!)。《黄帝内经·素问·灵兰秘典论》说:"膻中者,臣使之官,喜乐出焉。"历代有不少人拍这句话的马屁,解释什么"喜笑心火所司,喜乐之意,正与心应也"。说的就是膻中是喜欢快乐的保镖,它的喜乐与它的后台老板心脏正好相应。

怎样让自己快乐起来呢?现在有一些养生名人主张这个时辰应该让男女在一起……这是胡说八道,可见他们不懂得"顺为凡,逆为仙"的道理。现代人的生活,在这个时间段倒是十分"正与心应"的,每次回大陆出差,总能看到一些朋友们喜欢在晚上这个时间段(戌时)出去 happy 一下,但是他们耗的太多。正确的做法是,尽可能找点能让自己放松、感觉轻松的事儿来做,比如听听相声看看小品,沏壶好茶看本好书,跟家里人、身边的人好好谈谈心。在"心法"上,要让自己阳光一点,凡事往正面上想(positive thinking),此时阴气盛,心里阳光点,就是最好的"阴平阳秘",而不是找个男人或女人去行男女之事。此外,平时待人处事,要多给人赞美,多给人鼓励,给别人快乐的人,自己也会快乐,这是一个回报率特高的投资,何乐而不为呢?尤其是听演讲的时候不要吝啬自己的掌声,我们鼓掌的时候,要拍打到这条心包经呢。

好了,传个方法给大家在这个时辰练练吧,叫"甩烦恼心经密法"。

做法:

1.两脚略宽于肩站立,曲腿52度或90度(总之,腿得弯着点儿,想减肥的就弯成90度)。两脚的脚趾"抓"地。

2.两手从体侧自然举至胸前,两手十指自然松开,手心向地。

3.然后想着中指、无名指好像要扯下一块窗帘似的，往下、往后甩手，把手一直甩到不能再甩（的身后）。

如此做个108次（也可做更多次）就可以停下来。如果能够每天坚持做，49天后，很多人会发现手上、手指上出现黑青黑青的颜色，不要害怕，那是身体在排毒和自我调节，尤其是心、肺不健康的人，会更加明显。

如果不能站立、身体较虚、不能做激烈运动的人或者比较懒的人怎么办呢？

"以音助气立掌法"

很好办，坐在椅子上，两手从自然下垂的最低位"立掌"——手心向地下，慢慢地把手拉上来，拉到不能再拉为止，拉的同时长长地吸气，呼气的时候配合着把手往地上放，同时发出鼻音"嗯——"，这个方法可以治疗很多与心肺口舌鼻有关的毛病，先贤管这叫作"以音助气立掌法"。一并供养大家。

那么非常忙碌的都市人，没有练功的"闲情逸致"的人，这个时辰做些什么呢？哎，实在没办法，就打打麻将吧，既动手又动脑。要不就去卡拉OK唱唱歌，娱乐娱乐。更精进的人，就做个"健康"人，上慈下孝，做个好爸爸好妈妈好儿子好女儿，在这个时辰要着意去营造一个健康的家庭关系，一家人其乐融融最有利健康。

Q&A

友厘头：我比较愚笨不懂啥叫"立掌"，手掌怎么个立起来法啊？"坐在椅子上，两手从自然下垂的最低位'立掌'——手心向地下，慢慢地把手拉上来，拉到不能再拉为止……"这个拉上来是从身体前面往后拉呢，还是手臂往两侧拉呢，望您指点啊，谢谢。

胡涂医：1. 立掌，相当于让手掌与手腕垂直，成90度。在这个练习里，是两手自然下垂，手指头从向下下垂的位置"立"向前方（双臂仍然在体侧）。

2. 拉上来，就是弯曲肘关节，仿佛双手提重物般向上拉，垂直拉，不向前，不向后，就在自然下垂的基础上直线往上（往肩膀的方向）拉。

妖精：我散步的时候也做类似的动作，就是耸肩（站立着做立掌）。做的时候我也是觉得，如果双手是平放的，指尖就没什么气感，但是如果手掌立起来气感就很明显。另外想问一下，先生说要坚持49天，如果中间间断一两天可以吗？或者如果这个时辰练不了，换别的时辰练可以吗？

胡涂医：可以中断。别的时辰练当然也可以。要"大气"些看待，不要太拘泥于一格。

没名儿:我太粗心了,"甩烦恼心经密法"已经练了50来天了,今天才发现我一直是直着腿练的。晚上重新来过。

胡涂医:没有关系的,站着也没问题。

零点:请教先生,甩手是一直弯曲着腿连续甩,还是甩一次站起来,再曲腿,再甩呢?

胡涂医:一直弯曲着腿连续甩。

二十四小时如何过——亥时（三焦）

亥时，即晚上21—23点。心法药方：笑嘻嘻像中彩票，zzz睡得像头猪，尽量不要在这个时辰尤其是22点后行房。

亥时，人体的老板是三焦。这个时辰人体的真气传注于手少阳三焦经。这条经脉随着我们的吸气，由手走头。它起于小指次指末端，上行小指与无名指间，沿手背出小臂后侧两骨间上行，过肘尖，沿上臂后侧向上过肩部，交出足少阳胆经后入缺盆，分布于膻中、散络于心包，通过膈肌广泛遍属于上、中、下三焦。其支流，从膻中一路上项，系耳朵后直上，绕耳后直上，出耳上角，屈下脸颊，再有分支从耳后入耳中，走出耳前至目。

亥时真气运行于手少阳三焦经

三焦的"名分"比心包好，但其"形状"千百年来却被争论不休（所以学中医千万要博览群书，不能偏信一人，包括本"胡涂医"）。张景岳在《类经·脏象类》便说三焦是实实在在存在的（"三焦者，确有一腑"）。可是有些攻击中医的人还是喜欢拿三焦来说事，因为西医的解剖形态没有三焦，这真是强人所难，中医的脏腑概念与解剖学的脏器概念本来就不同。对三焦解剖形态的认识，历来有"有名无形"和"有名有形"之争。即使是有形论者，对三焦实质的争论，也无统一看法。用糊涂医治糊涂病的思维方式看，只需要对三焦生理功能的认识一致就行，没有必要做无益的争论。

中医脏腑概念与西医脏器概念是有区别的

三焦是哪三焦呢？它们有何特征呢？下面我就简单介绍这上、中、下三焦：

1. **上焦**：为膈以上的部位，包括心、肺；《黄帝内经·灵枢·营卫生会篇》说"上焦如雾"，因为肺司呼吸、心主血脉，心肺一起将饮食物所化生的水谷精气输布全身，如雾露一样可以滋养全身脏腑组织。上焦若有"火"，表现出来就是口唇干燥、口中生疮、目赤肿痛、耳鸣等。

2. **中焦**：为膈以下、脐以上的部位，包括脾、胃；"中焦如沤"，因为我们知道，脾胃负责腐熟水谷，运化精微，以化气血（"沤"是饮食水谷腐熟时的泡沫浮游状态）。中焦若有"火"，表现出来就是舌面生疮，食不知饱，呃气上逆，脘腹胀满，不思饮食，口臭、口苦。

3.**下焦**：为脐以下部位，包括肾、膀胱、大小肠等。"下焦如渎"，因为膀胱和大小肠等是负责分清别浊和排泄大小便的（"渎"指沟渠）。下焦若有"火"，表现出来就是大便干结，小便短少，尿色黄赤、混浊味重。

三焦为什么这么容易火旺呢？大家别忘了，这条经脉叫作"手少阳三焦经"！所谓"少阳"就是小小的火、温度，它保证了人体内部有一个相对恒温的状态，这个温度如果过低或过高都不行，必须是"少阳"才刚刚好。因为人们难以顺天应时做到"食饮有节，起居有常"，容易导致三焦失调、上火。《黄帝内经·素问·灵兰秘典论》说三焦是人体的"水液运行"的通道（"三焦者，决渎之官，水道出焉"），这条"水液运行"的通道不畅通，人体还容易出汗，很多家长都抱怨自己的小孩子睡觉时出汗太多，有些小孩子流汗能把整个枕头流湿掉，问题就出在三焦经上，所以这类孩子经常会口臭口苦，火气较大。其实这个问题很好处理，父母在他们睡觉前，用手心从小孩子的心窝一直往下推到小腹49下，再给孩子捏捏手臂，平时多有意识地让孩子发出"嘻嘻嘻"的读音，也有帮助。中国字的"嘻"字一发音，就能调理三焦，洋鬼子可就没这么好的福报了。三焦经也被叫作"耳脉"，原因是这条经脉绕了耳朵半圈，人老了，耳朵不灵光，除了因为肾气虚（肾开窍于耳），就是因为这条三焦经不通。现在的中年人尤其是更年期妇女非常容易出现耳鸣、突发性耳聋或听力减退，很多是同样的原因。

☞
推腹法（对治口臭口苦）

三焦要如何调理以保证其畅通无阻呢？有两个简单的方法，在亥时可以做：

☞
嘻字诀

第一："嘻"字诀。各家各派有不同的练法。教大家个简单的：练之前想象自己刚刚中了大奖，发自内心地发出"嘻嘻"声，不用去管呼吸。但以呼气时念"嘻"为佳。很多父母在帮小孩子把尿的时候都会自发地长长地念"嘻"字诀，那个状态就很好，"水道出焉"。

☞
仰托一度理三焦

第二：一段锦。从宋代开始，医家便流传着"八段锦"，其第一段便是"仰托一度理三焦"，就是用来调理三焦的。这一小段，最适合在亥时做，方法：

1.两脚与肩同宽站立。

2.两臂自然松垂身侧，然后徐徐自左右侧方上举至头顶，两手手指相叉，翻掌，掌心朝上如托天状，同时顺势踮两脚跟，再将两臂放下复原，同时两脚跟轻轻着地。如此反复多遍。若配合呼吸，则上托时深吸气，复原时深呼气。

这个"仰托一度"的动作可以很有效地调理三焦。其道理何在呢？

我们得从亥时的"亥"字说起。

《说文解字》在解释"亥"字时说亥是"微阳起，接盛阴"，并说亥字"从二，二，古文上字。一人男，一人女也"。现在有些搞养生的人于是得出结论，这个时辰应该是男女行房的最佳时刻，西方人也认为晚上10点半是做爱的最佳时间。西方人这样说就算了，毕竟他们不懂！如果搞中医的也这么说，那就真的太"业余"了。亥时，人体随着地球旋转到背向太阳的一面，进入一天之中的"严冬"，在一天十二个时辰中，这是最后一个时辰，人体处于极阴阶段，"阴极生阳"，好比太极图里，阴鱼头最大的地方（即最多阴的地方），有一个阳鱼眼，也就是"微阳起，接盛阴"的道理，并不是说这个时候微微有点阳气起来了，就得去找个女人行男女之事。现代的"养生家"们，大家还是少相信点儿吧，甚至从现在算起，倒推到180年前，这近200年的时间里，中医生们的话，大家以后马马虎虎参考参考就拉倒——在乱世中，得真传的太少了，与其跟着一班盲人去骑瞎马，不如老老实实做人更能"养生"！如果大家对阴阳的概念不大熟悉，总该听说"秋收冬藏"的道理吧？冬天是万物应该闭藏的时间，人体到此时也应该闭藏，亥时是"微阳"，到了下一个时辰（子时），是"一阳来复"，阳气开始真正地萌生、滋长，就更加要避免男欢女爱。社会上甚有人在胡说能教人什么"采阴补阳"，那真是骗人的鬼话，真有内证功夫的人，肾气必足，肾气足的人，压根儿就可以不去想男女之事。

那么这个"仰托一度"与"亥"字有啥关系呢？

对不起，一点关系也没有！这个动作与"亥"字没有关系，但与"亥时"有关系。我们上面说了，亥时，人体真气传注于手少阳三焦经。这个双手交叉、上举的动作，就是拉三焦经用的，脚跟一踮一放，是调肾用的。在这个时辰里做，既通三焦又强肾，最"应时"！仅此而已！

顺便提一下，亥时对应着十二生肖中的猪，古人有"亥即豕"之说，豕就

亥时是一天中极阴之时

287

是猪,猪吃饱饭就睡觉,这个时辰最好能睡得像头猪。

总之,要保持心境平静,让身心得到休息。实在睡不着,可以看看经书,写写日记,做做功夫。

对于那些晚上应酬和饭局实在推不开的人,可以把应酬的时间控制在9点多10点钟之前,然后尽量避免把这个时辰消耗在卡拉OK和夜总会等喧嚣不堪的场所,这对养生实在是大有裨益。现在很多人一面耗着自己的元气,一面却又迷信市场上各种补肾补血的药,实在是舍本逐末。

在长白云之乡:胡涂医好,小儿4岁,睡觉时头背全是汗,我用先生所教之方法每晚用手心给他从心窝一直往下推到小腹49下,再捏手臂,已经两个月了,不见改善? 另外他三四天才大便一次。他还有一个很不好的习惯就是老去摸他的小鸡鸡,有大半年了,劝导、责骂均阻止不了,我问他为啥要摸,他说"小鸡鸡很大",难道这么小就手淫? 恳请先生指点一下,叩谢。

胡涂医:1.您做的方法不对,您用力太重,要轻抚着推。

2.下次发现他去摸的时候,装作没看见,不要去劝导更不能责骂,在家里内外也别提,一发现就马上分散他注意力,让他去做他平时最喜欢的事。

3.平时多多有意无意,念佛给他听。

似水:5岁小孩子容易大便干结,尿液黄,家长给洗外阴时有油腻的感觉,是否尿液营养太丰富了(不爱喝水)? 是否下焦有火? 也可以练"仰托一度"吗?

胡涂医:不是尿液营养太丰富了。多半是脾肾两虚。给她捏脊椎吧。

二十四小时如何过——子时（胆）

子时，即晚上 23 点至凌晨 1 点。心法药方：睡觉、"炼"子时功，千万不要在这个时间行房！

关于子时养生，可以说的东西太多了，我们这里简单谈谈。

子时，人体的老板是胆，这个时辰人体真气传注于足少阳胆经。这条经脉随着我们的呼气由头走足，它非常复杂。

人秉天地之气而生，天地阴阳流通演变，支配着人体的生理活动。子时正是天地阴阳演变的关键时刻，这个时候的养生就至关重要，不可不慎！

国内现在有些养生名人说人体的生发之机是从子时开始的，这不能说不对，但是不太正确。我在上一篇文章里谈到，从亥时开始，已经有"微阳起"，生发之机，在亥时尾已经微微开始了，这就是"阴极发生阳"的道理。事实上，一天二十四小时，时时刻刻都有生发之气，否则我们还能活命？只是到了子时，阳气已经开始重新到来（复来），古人叫作"一阳来复"。宋朝大儒邵康节先生有句千古名言"一阳初动处，万物未生时"，说的就是一阳来复，在一年中，是指冬至，在一天中，就是亥时尾、子时初。因为此时天地阴极生阳，开始了一阳。所以这个时间如果不能静坐用功，起码应该处于睡眠状态，才能偷得天地之先机，让人体与天地同步，进行阴阳大交换，接受天地间的"一阳来复"，培养元气，守护先天真气。

要解释子时的"一阳来复"，就不能不解释一下八卦中的"复"卦。复卦是《易经》六十四卦的第二十四卦，却是十二辟卦之首。这个复卦坤上震下，画成这样：䷗

《易经》中的阴阳概念，在卦象上通过"爻"来表达，中断的爻，是阴爻，连着不断的，是阳爻。大家看上面这个复卦，六爻中有五爻是阴爻（断开的），最下面的一爻是阳爻，"一阳来复"就是说的这个卦象，阳爻这一"横"，代表了生命的一个阳能，代表一个生命生发的力量，子时，天地和人体都从

子时真气走足少阳胆经

亥时尾、子时初，一阳来复，宜静坐练功，宜安眠

䷗

极阴处生起一阳。圣人说"道生一",这个时辰就是"一"阳的开始。古传中医和道家都要求门人弟子在这个时辰炼子时功,目的就是为了在这个时辰"夺天地之造化,侵日月之先机",学古传中医的,甚至许多练内家拳的,这个时辰必定是用功的宝贵时间。对于一般现代人,这时间最应该做的事情是睡觉!同时避免吃消夜、行房!

子时宜做、不宜做的事

复卦在《周易》中的地位特别重要。古代明医、大儒或道家的大师们,在教徒弟学《易》时,多从这个复卦开始教起,著名理学家朱熹的师父刘子翚先生在他的《圣传论·颜子》中就指出,复卦是《周易》的门户,学习《易经》应该从复卦这个门户开始("复卦易之门户也,入室者必自户始,学易者必自复始")。现代著名学者冯友兰教授指出:"一切事物皆始于复。《易传》认此为宇宙之秘密。"——这个秘密是什么,冯教授没说,我今天把窗户纸点破了,就是一阳来复,生命生发之气在这里发展走向壮大!东汉末年的经学大师郑玄老先生,是我十分崇拜的大师,他一生遍注儒家经典,以毕生精力整理古代文化遗产,我们今天的所谓"读书人"跟他老人家比起来,真是羞愧无地!从他注释"复卦"看,他是位真正懂行的人,他认为"复"就是"回来",一天二十四小时天地运行到最后因为阴气侵阳,阳气的地位丢失,直到这个时辰,阳气才回来,所以这个时辰非常重要("复:反也,还也。阴气侵阳,阳失其位,至此始还反")。复卦的这一阳爻,实际上象征阳气回复,此一阳虽微,然而依据自然之理上行(阳气升发),生命能量的复兴之势不可阻挡它,所以这个时辰的养生要点是千万别损耗真阳,如果不懂炼子时功,就应该进入深度睡眠,千万别在这个"一阳来复"的时辰行房,消耗生命里的那一点纯阳,是要折"阳寿"的,不是我吓唬大家,明朝著名道医冷谦道长说得更狠呢:"切忌子后行房,阳方生而顿灭之,一度伤于百度……独犯阴阳禁忌,不惟父母受伤,生子亦不仁不孝。"

子时不宜行房

这个时辰的子时功怎么炼呢?所谓"真传一句话,假传万卷书",我今天就给大家一句话:把自己的心念平息下来,听其自然,念头空了,"一阳来复",进入虚无态,先天一气自然来(这个"气",正确的写法其实应该是"炁")!

先天一气是什么?这是一个大问题。千古圣贤不轻传!

你要等到心念止息下去才能体悟到。心念止息之后心神也随之进入恍惚窈冥的状态,这个状态下才能体察到。

为什么呢?因为心念止息了,神才能凝住,神凝则气聚,气聚了就是"复卦",一阳来复,生命就发展、升腾,身体自然就往健康长寿的路上走了。"道自虚无生一气,便从一气产阴阳。"现在很多养生名人都认为先天之气是无法"补"的,那是因为他们没有得真传!先天之气虽然无法通过"药"补或"食"补来获得,但是却可以通过特定的方法训练(比如炼子时功)来"夺天地之造化,侵日月之先机",培养、壮大这股能赋予万物生命能力与活力的能量。

以上说的是一天之中天地间的"子时",其实,人体也有"子时"!而且人的身体,一天可以有多次"子时"呢,这是千古不传之秘!

人体的多次"子时",古传中医和道家高人叫作"活子时"。活子时是什么时候呢?小小男婴睡觉睡着睡着,小生殖器会翘起来,或者父母早上给他换尿片,他的小鸡鸡也会翘起来,小婴儿可不懂得男女欲望,这"无欲而刚"的瞬间就是人体的"活子时"。这就是太上在《道德经》里阐述的道理,小小婴儿,最饱含道德,最合于道,毒虫猛兽恶鸟都不伤害他们,他们虽然筋骨柔弱,但懂得时时掐金刚印(关于"金刚印"请参阅《人体有个拒绝病毒的开关》),未懂得男女欲望的事儿而能让小生殖器刚硬起来,是因为先天之精气到了,他们终日号哭声音也不沙哑,也是因为这个原因。("含德之厚,比于赤子。毒虫不螫,猛兽不据,攫鸟不搏。骨弱筋柔而握固。未知牝牡之合而朘作,精之至也。终日号而不嗄,和之至也。")

那么,什么是成年人的活子时呢?大家参照上面圣人的话自己去悟吧,自己悟出来才是自己的,别人说的是别人的。不是我故弄玄虚,而是真的"言语道断",无可言说啊!齐梁时的著名隐士陶弘景先生写过一首诗,也许可帮大家参悟:

> 山中何所有?岭上多白云,只可自愉悦,不堪持赠君!

不仅"不堪持赠君",我还得留一个问题给大家:子时一阳来复,从哪一个地方来?如果说是从身体里来,那么是身体的哪个地方?如果不是来自身体,它来自哪里?欢迎大家讨论!

顺便说一下,子时人体的老板是"胆"。古传中医所说的胆,不仅仅是西医解剖出来的胆囊,而且包括我们上面说的整条胆经。现在有些养生名

人体的"活子时"

291

人动不动就拿"凡十一脏取决于胆"来说事儿，但总不见他们说出个所以然，这不怪他们，他们的"学问"是从教科书上学来，不是"以身证道"得来的，自然说不明白。其实不仅现代的这些所谓的名家们说不明白，古代很多人也说不明白呢。可见学习中医就像学习经济学，很好"浑水摸鱼"，不懂的人也可以尽管忽悠大家，真正懂的人多半没时间去瞎忽悠。今天的养生名人，动不动就上电视上媒体忽悠大家，大家马马虎虎听听就拉倒，不要太当真，请记住法国天才经济学家让·梯若尔（Jean Tirole）的一句名言，以作提醒：一流的经济学家都在埋头苦干做实业，二流的经济学家都在大学里带学生，不入流的经济学家才有时间上电视去瞎说。——大家可以举一反三，把梯若尔先生话中的"经济学家"改为"现代养生名人"就行了。

我呼吁大家，学中医要有一种"哥学的不是中医，哥学的是道"的意志。要学，咱就学真传的中医，要把学中医当成学道，去悟去实证，才有可能"为生民立命，为往圣继绝学"！

自《黄帝内经·素问·六节藏象论》提出"凡十一脏取决于胆"的理论以来，千百年来也众说纷纭，莫衷一是。胆的功能固然重要，但我们在前面的文章里已经知道，"心为五脏六腑之君主"，而肾为先天之本，脾为后天之本，肺为相傅而主一身之气，为何十一脏均不由其取决？现代养生家们如果不懂复卦、没有实证的功夫，就无法说清楚。

我们知道，复卦是"一阳来复"，应在人体就是子时，我在前一篇文章里说过，亥时是人体的"严冬"，子时则是人体的"初春"。初春是什么？按照《黄帝内经》的话来说，春天是"天地俱生，万物以荣"（"春三月，此谓发陈，天地俱生，万物以荣"）的季节，初春是"少阳"，子时人体的老板正是胆，这条经脉叫"足少阳胆经"，胆正是少阳春生之气，它是"一阳来复"的开端，复卦的初爻（即第一爻，最底下那条）。正如"一年之计在于春"，春气生则万物安，胆气于一天中的"初春"生，自然万分重要了，这就是"凡十一脏取决于胆"的道理，并不是说身上的五脏六腑都得听胆的！

当然，胆在子时这么重要的时辰当老板，它还是得有两下子的。古传中医认为"肝与胆相连，附于肝之短叶间"，与今天西医解剖出来的胆囊的概念基本相同，但是古传中医所说的"胆"，远远不只是胆囊。相同的我们就不去谈了，下面我就简单谈两点古传中医对胆的更深层认识：

第一，胆主决断、分勇怯。中国话里的词语诸如"胆量"、"胆识"，说的就是胆的"决断"功能。而"胆大"、"大胆"、"胆小"、"胆怯"等等，说的就是胆的"分勇怯"功能。《黄帝内经·素问·六节藏象论》说胆是居中得正的官儿，任何决断都是这哥们儿来做（"胆者，中正之官，决断出焉"）。——很明显，中医对胆的这个认识，已经不是西医解剖学意义上的胆囊所能相比的了，中国的老祖宗对生命的认识，早已上升到精神领域的深层次上了。所以骂中医的中国人实在该好好看看老祖宗的东西，懂的人不骂，骂的人不懂。顺便说一下，中国人常常说"被吓到睡不着觉"，就是因为胆气虚弱，什么人最容易长期失眠？终日"提心吊胆"的人！什么人能一碰到床就睡？多半是胆气足的人。电视剧《长征》里敌人的飞机在屋顶上飞，警卫员紧张得不得了大呼敌机来了，毛泽东却满不在乎说"不还没炸嘛"，蒙起头来就想继续呼呼大睡，这是何等的胆识过人！

第二，胆与肝是一个战壕里的兄弟，肝胆解剖位置毗邻，两者的关系比仅通过经脉互相络属的脏腑更为密切。胆与肝这两兄弟互相协调，哥们儿之间的关系十分清净。肝像个将军，负责谋虑，胆是善于归纳总结而且比较中正的官儿，负责做决定。《素问·灵兰秘典论》中有关肝胆的调控神志功能有这么一句话："肝者，将军之官，谋虑出焉。胆者，中正之官，决断出焉。"所以中国话里的"肝胆相照"，说的就是这个道理（在国外呆了这么多年，我一直找不到合适的外文来准确表达"肝胆相照"的意思）。中医认为，大小肠、胃、三焦和膀胱里装的都是"浊"的脏东西，只有胆装的是清净的胆液。明朝大医张景岳说胆是位中正的官儿，它贮藏清净的胆液，所以说它是清净之府（"胆为中正之官，藏清净之液，故曰中清之府"）。当然，这不是老张的独家发明，《黄帝内经·灵枢》早就说过胆是"中精之府"，《难经》也说胆是"清净之府"。不过我似乎至今还没听谁能清楚解释为什么胆液是清净的。道理很简单，胆液（即我们平常说的胆汁）的状态就是胆腑的状态，它本身的特点是"藏而不泻"，负责协助肝来做决断。决断不仅有情志上的决断，而且有生理上的决断，主要是协助肝主疏泄促进消化饮食，运化水谷精微，只有清净的胆液才不致聚液成湿成痰，而且，胆液的气味是苦的（要不然勾践也不会"卧薪尝胆"了），它没有其他体液的腥臭之味。——当然，这是胡涂医的糊涂解释，不一定对，欢迎行家赐教！

胆为清净之府

顺便提一下,有人平时看上去面目乃至全身发黄,或者常常口中发苦,常口吐大气,大声叹息,甚至呕吐苦水,一定是胆火上逆,若有条件可在自家的花园里栽些山栀子花。顺便教大家一个非常"简单"的医家秘传动作修理胆经,对于需要上夜班、子时不能睡觉的人非常有帮助:

方法:把左脚搬到右腿内侧(筋骨太硬的人不用搬太近右腿内侧),左手握空心拳,从臀部沿着大腿外侧敲打大腿,一直敲到膝盖,甚至连小腿也可以一并敲下去,敲打个3分钟后,再把右脚搬到左大腿内侧,依样画葫芦也敲上3分钟。

敲胆经法

以上方法"严重"适合现代白领阶层,在办公室里,时不时敲它几分钟,尤其是中午的时候,可以多敲打敲打。大家别小看了这个简单的方法,它可以治疗很多毛病,同时能减掉大腿的肥肉呢。

Q&A

痴迷中医:男婴有显著的特征表明人体活子时,那女婴如何呢?特请先生指点!

胡涂医:一阳初生来自何方,还是要有自我体证才能知道。举男婴的例子,只是为了说明一阳来复。事实上,男婴在8岁以前,女婴在7岁以前,都是八卦中的乾卦。

初入杏林不知返:先生好。先生回答"痴迷中医"的提问时说过:事实上,男婴在8岁以前,女婴在7岁以前,都是八卦中的乾卦,但是在《"法于阴阳,和于术数"》的正文中,却说"从十二消息卦看,人从呱呱坠地开始,每经过32个月,肾中增加一阳,到了16岁的时候,人体从原来的纯阴坤卦,变为纯阳的乾卦",似乎有些矛盾之处。是我理解得不对吗?烦请先生指点。

胡涂医:没有矛盾。一个是从身体的气机看,一个是从十二消息卦看。

疯狂大花神:如果子、午、卯、酉就是活子时,那就不活啦!我给点一下吧,望胡医正正。你是否有某个时候忽然感到全身有种酥酥的,很舒服的,充满了真气的感觉呢?甚至会出现想人间好事的情形?可能练过气功的人体会较深,这时候要抓紧时间把气引到丹田或你想让它所归的地方。

胡涂医:哈哈,还是花神厉害!"活"就因为不是"死"的。不能再泄天机了。

中意还是中医:既然如胡先生所说,人体既是一个小宇宙,那这一阳来复应该来自体内,其余还是沉默的好,个人拙见,呵呵。

胡涂医:既然您这么好奇,我就再说明白点,听好了:不来自体内,不来自体外。

新浪网友:会阴?

胡涂医:的确有人认为是会阴,藏传佛教中也有人认为是海底轮。总之,都对都不对啊。

如水幽兰:"活子时",是否就是子时时分,心静向东,自有"紫气东来,心悟自取",自造化阳气。但子时却是应该深度睡眠才好。不得瞎猜,用心体证为上。见笑。

胡涂医:相差不止十万八千里。

夜未央:"一阳欲动子时活"。慢慢悟吧。

胡涂医:这句话有水平。

相心泥巴:先生好,如果子时深度睡眠算不算进入虚空状态,先天之炁会到来吗?还有此时的先天之炁是天地之气吗?

胡涂医:这个问题问得好!

但问题就在"深度睡眠"!此时人无知觉。不过已经很"像"那个虚无状态了……

育化:前几天在校园内散步,心里想着修炼的事情,想起了:心有灵山莫远求,须向灵山塔下修,这时也不知从哪里来了一股气突然充满了小腹,小腹就像一个充满气的气球,我心里想难道这就是气从虚无一处生吗? 心里想着保持那种状态,心念一动那股气也就没了。请教先生这能算是您前面文章里提到的先天之气从虚无中来的那种气吗? 谢谢先生,阿弥陀佛。

胡涂医:不是。验证是否先天一气很简单,看看能否把家里的锁头用"意念"打开,或者能否把不锈钢的勺子想弯,如果能,那就是,如果不能,就不是。

二十四小时如何过——丑时（肝）

丑时，即凌晨 1—3 点。心法药方：能睡就睡，不能睡就躺着！不要熬夜、熬血。

丑时，人体的老板是肝。这个时辰人体的真气传注于足厥阴肝经，这条经脉随我们的吸气由足走腹。它起于大脚趾丛毛之际，上循足背内侧一路上行至大腿内侧，再沿着大腿内侧，分布于阴毛部位，绕过阴器，到达小腹，挟着胃的旁边，属肝、络胆，再向上贯穿膈肌，分布在胁肋部，沿着喉咙的后边，向上进入鼻咽部，联系眼与脑相连的组织，上出额部，与督脉在头顶会师。其支流从肝分出，贯穿膈肌，进入肺中，另外一支流不会于巅顶，但从目下面颊里环唇内。

中医对于肝的认识，常常被西医及反中医人士攻击，这篇文章我们就来做做"平反"，并恶补一下中国传统文化。

我们知道，子时，人体"一阳来复"，阳气开始在体内生发。中国文化讲究的是一个"中"字，凡事不要太"过"，怎么讲？在一阳来复的时候，我们要睡觉来让人体真气跟天地一起生发，而不要去行房、熬夜，耗费了它。到了

丑时，阳气已经生长起来了，我们还要"潜龙勿用"，继续睡觉，不让阳气散发掉，这样才能养好气血。肝气主生发，在它生发的时候，我们最好啥也不干，让它放松了去生发，所以才要睡大觉，好让肝完成非常微妙的御侮抗邪、情志调节的工作。古传中医说肝是大将军，可以抵御外敌（"肝者将军之官，其气刚强，故能捍御"），这讲的就是，肝是人体内的化工厂，负责对体内的各种物质进行分解合成、解毒和排泄。

肝的解剖位置在右肋下，这是反中医人士攻击中医的一大话题。因为中医有"左肝右肺"的说法。在解释这个说法之前，我们得恶补一下五行的知识。

我们的老祖宗把人体当作一个小宇宙来看，人体这个小宇宙，与天地

这个大宇宙相对应。人体内的五脏六腑、五体五官，对应着自然界的五方（东西南北中）、五味、五色、五音和四季等等。所谓五行，是老祖宗在对宇宙万物进行宏观分类、归纳、组合并表述它们之间相互联系，生克制化，循环运行的五大类物质。这五大类物质就是大家耳熟能详的五行——木火土金水。太上在《道德经》里说"道生一，一生二，二生三，三生万物"，说的就是宇宙未生之前，已经有了一个现代天体物理学所说的"混沌蛋"（能量团），圣人说的"有物浑成，先天地生"的就是这东西，这是"道生一"，这个能量团"周行不殆"地运行，能量高度集中时产生了现代物理学所说的宇宙大爆炸，清阳上升，浊阴下降，这就是"一生二"，之后由于天地阴阳交媾而产生万物，这就是"三生万物"，而这个"三生万物"的"万物"，其实就是五行。

"道生一，一生二，二生三，三生万物"与宇宙爆炸说

　　为什么是这五种物质呢？中国文化的一个最大特点是，根据事物的特性对万事万物进行取象类比。这五种物质，就是老祖宗对宇宙万物取象类比的结果。简单来说，树木有向上生长和向外舒展的"象"，凡是具有生发、条达、舒畅和伸展等属性的事物，都归属到"木"类。而火有温暖、上升的"象"，凡是具有温热、升腾、活动、上升属性的事物，都归属到"火"。土有孕育、滋养的"象"，是大地万物生长的基础，凡是具有承载、受纳、孕育、生化属性的事物，都归属到"土"。金有沉重、沉降、收敛和稳定的"象"，凡是具有清洁、肃降、收敛等属性的事物，都归属到"金"。水有滋润、向下、寒凉的"象"，凡是具有寒凉、滋润、向下运行属性的事物，都归属到"水"。

五行对应五象

　　五行对应在五脏上，就是肝属木，心属火，脾属土，肺属金，肾属水。它们之间逐一相生，隔一相克，相互依存，同时又相互制约。

五行对应五脏

　　五行间的相生关系是：木生火，火生土，土生金，金生水，水生木。如何记住这个相生关系呢？可以这样理解，木头可以生火，火烧后就会有灰烬最后变成泥土，大地泥土底下孕育埋藏着各种金属矿藏，金属熔化以后就变成液体，即"水"，植物离不开水的滋养。五行对应在五脏上就是：肝生心，心生脾，脾生肺，肺生肾，肾生肝，相生关系使得各脏器能得到其他脏器对它的滋养，从而可以发挥出最佳的功能状态。凡是"生"的，就是"母"，被生的，

五行生克关系

当然是"子"。母旺则子盈,母虚则子亏,好比父母有钱,子女不穷。算命的常说,某个人适合在某个行业发展,就是根据该行业的五行与这个人的五行属性是否相生来判断的。有些网友给我"说中"了一些事情后非常震惊,其实我压根儿不是啥大师,只是略懂一点阴阳五行的道理而已。古人能够"不出户,知天下",就是因为先贤们学通了中国文化。

五行间的相克关系是:水克火、火克金、金克木、木克土、土克水。这个也不难理解,水能灭火,金属做的刀锯可以伐木,树木要从泥土里吸收营养,水来土掩,做一番这样的取象类比就可以记住了。对应在五脏上,就是肾克心,心克肺,肺克肝,肝克脾,脾克肾。所谓相克,是指一事物对另一事物的生长和功能具有抑制和制约作用。现在谈论五行相生相克的人多,能说出个所以然的不多。其实相生中也有相克,相克中也有相生,知道这个道理的人不多。事实上,相克,有时是为了更平衡地相生,好比父母责骂孩子是克,这个克就是为了生,在家庭上是这样,在治病上也同理,学中医就要这样学才能"通"。所以说"上医治国"是不无道理的!大道之理悠然,天下的道理都是相通的。

五行生克的最终是要达到一种平衡

那么为什么中医说"左肝右肺"呢?往学理上说,原因就出在"肝属木"上,木有生发舒展的特性,应在五方就是东方,古人看地球,是左为东方,右为西方。东方在风水学上是青龙之位,所谓"左青龙,右白虎",所以中医才会说"左手心肝肾,右手肺脾命"。而且中医所说的肝,是指肝经、肝气,肝经不仅身体右边有一条,身体左边也有一条,而肝气主要行于肝经,那么说肝在右边固然是对的,说肝在左边也无不可,基于文化习惯,说肝在左边就在情理之中了!所以那些用这一点攻击中医的人,显然对中国传统文化了解太少,咱不怪他们。

以上谈的是五行,现在接着谈谈肝。肝有主藏血为体阴,行疏泄而用阳的生理特点,肝与胆相表里,"肝胆相照"。

肝属木、主血,"人卧血归于肝",所以熬夜容易血虚

肝的这种疏泄开滞、舒利条达、喜欢向上向外伸张的特性如树木,古人把肝归入"木"类显然是高明的。肝在人体内主血。血液化生后贮藏于肝脏,根据人体需要向全身输布,以维持各个脏腑功能及全身筋骨运动。在这个肝当人体老总的丑时,我们最应该做的事情是躺下睡觉,哪怕不睡也最好躺着休息。为什么呢?因为人躺下来的时候,血就归于肝脏,血归于

肝脏，眼睛、手脚、全身脏腑和筋骨才能得到血的滋养，这一点《黄帝内经·素问·五脏生成论》在几千年前就说得很清楚了（"故人卧血归于肝。肝受血而能视，足受血而能步，掌受血而能握，指受血而能摄"）。我们知道，人一动，气血就加快，所以如果受伤出血，一般都不能乱动，古人说"人动则血运于诸经，人静则血归于肝脏"。现代人尤其是坐办公室的高薪白领们，很多人面有菜色，一看就是气滞血虚，这是因为他们经常熬夜，血没藏养好，血藏不住就会血虚甚至失血。可以说，熬夜就是在熬血！尤其是丑时，如果不睡大觉，就是在跟自己的肝、血过不去！我有一个爱喝茅台酒的朋友告诉我，贵州茅台镇得肝癌的人口比率为全国最低，因为"茅台酒喝得多"，这多半是爱喝茅台酒的人给自己编的挡箭牌，如果茅台镇的人得肝癌的人比全国其他镇的人少，那只能说明他们比全国其他镇的人睡得早、酒喝得少喝得好（至少假茅台少些），过量喝酒绝对是伤肝的。

要养肝，就得着就它老人家的性子来。肝喜欢条达舒畅，讨厌抑郁遏制，你就得往这方面做文章才行！怎么做呢？

一方面是在情志上调，另一方面是根据五行的道理来养！

在情志上，要注意培养柔和舒畅的品格，避免"大动肝火"的暴怒，避免抑郁，这样就能在"精神上"支持肝去行使其疏通宣泄的功用。大怒虽然要避免，但我们毕竟是凡夫俗子，生活中难免遇到非要我们发脾气不可的时候，如果是这样，那也不要硬憋着，因为憋着就是"遏制"，遏制是肝所不喜欢的，反而伤肝。当然，最好能懂得时时在心中有个"回转"，把不好的想成好的，让心去转境而不要老让外境来影响我们的心情，这需要不断"修行"。如果您身边有人在一段时间内总爱莫名其妙发脾气，稍微有点儿不爽的事就大发雷霆，那您要明白，这哥们儿是伤着肝了，他多半只是因为工作压力太大，熬夜太多。那时您就不要跟他过不去，用一颗柔软的心去对待他，让他尽量舒畅心情，同时鼓励他在丑时一定要躺下来休息。自古良医都讲究身心并治，这就是身心并治！顺便说一下，肝喜欢条达舒畅的秉性与春天生发之气相应，我们不应该压抑其生发的气机，但也不宜过亢，肝阳过亢的人，性格必定急躁易怒，肝气不足的人，则不敢承担，容易胆怯恐惧。也正因为肝在四季应春，现在正是春天，很多人容易发生肝阳上亢，如果您身边有人常常头晕目眩，眼目红肿，两肋胀痛，性情烦躁，就是典型的肝阳上亢

抑郁伤肝

肝气过亢易怒，肝气不足易恐

299

的症候。您可以教他没事就念"嘘——呵——吹"三个字,念的时候最好别出声,吐气加上口型就行了,很适合在办公室里练。"嘘"字可以平肝气,"呵"字能够去心火(心属火,肝属木,木生火,"实则泻其子"),"吹"字润肾(肾属水,水生木,肾为肝母,"虚则补其母")。春季正是养肝的黄金季节。

☞
春季养肝

这个季节一定要保证丑时有好觉睡,而且最好能少用眼,平时上班对着电脑是没办法的事,连续剧就一定不要追看了,博客也少写些。因为肝开窍于目,眼睛看得多了,就伤肝,因此在春天,要经常闭目养神,我在前面文章里(午时养生)提到的"午睡山寨版"中的熨眼睛方法其实就是养肝的妙法。

从五行上看,肝属木,肝这棵树木要得到滋养,必须拥有足够的肾水和不多不少的优质脾土,这样肝木才能茁壮成长!也就是说,养肝要从补肾、健脾做起。这绝不同于西医的头痛治头脚痛治脚。大家可能经常听到"被某某某气到吃不下饭",为什么人生气了容易吃不下饭呢?生气伤肝,肝木过旺就要过度地克制脾土,从而影响脾的运化功用,自然容易气到吃不消了。——这就是五行的道理!那么从五行的道理来看,如何补肝呢?对不起,肝损了就损了,它只能养不能补,肝为将军,大将都是可杀不可辱宁死不屈的,所以大家以后不要折磨肝了,丑时好好睡觉,平时好好调养情志。顺便提一下,大家以后如果听说什么什么补品可以补肝,就不必再花冤枉钱了,天下没有补肝的药!最简单的养肝方法,就是少喝酒多睡眠,少用眼多养神。那么平时应酬多、工作忙,要常加夜班的现代人怎么办呢?很好办,我教大家一个简单方法,在办公室里就可以做。

要求:1.你没有脚气,不会熏倒同事。2.你脱掉鞋子,不会"不雅"。

☞
踩太冲穴养
肝法

方法:把皮鞋脱了,用右脚跟去蹭去踩左脚背,从脚脖子沿着大脚趾蹭过去,到了大脚指头与第二脚趾之间的地方狠狠踩下去。折腾三五下之后再换脚做。

这个简单的方法可以非常好地养肝,而且能养个好脾气呢!很想发脾气的时候这样磨蹭一下就发不了脾气了。发完大火,也可以这样"补救"一下。为什么呢?道理太深了,简单讲,肝经起于大脚趾,我们一路踩下去会打通太冲穴,它是我们肝气冲动的开关!古传中医认为"肝主身之筋膜",肝气表达于脚和手,肝经的变动为握,所以人一生气才很容易握紧拳头,我们这样蹭一蹭踩一踩,就是要"踩平"肝气!这个方法对广大女白领更加重要，建议女同胞们每天在办公室里多这样�踩几回。道理很简单，肝经与冲任二脉相通，肝的疏泄功能是通过冲脉和任脉来进行的，冲脉为血海，任脉为胞胎，女子的毛病，基本都能从肝经及任冲二脉上找到原因。比如现代女性常见的乳腺增生，就是郁闷出来的，一郁闷，就肝郁气滞，肝郁气滞，冲任二脉就无法履行肝经交给它们的疏泄任务，就会在乳房形成增生，所以治疗乳腺增生，非调肝经不可，我们这个小方法，能非常有效地防治这个毛病。事实上，在发育的时候如果能懂得这个open踩方法，长大了就不用去做隆胸手术。古代文学作品中，描述妇女"月经不调"时会很文雅地说"冲任失调"，说的也是这回事儿。古传中医有"女子以养肝为先天"之说，是有深刻的道理的。

差点儿忘了，有一位网友催我写这篇文章，想了解皮肤瘙痒是否与肝风有关。顺便谈谈肝风。自从《黄帝内经》说"诸风掉眩，皆属于肝"之后，几千年来的中医们便"发展"了一系列肝风内动之说，把本来很大气很宏观的中医发展得既微观又小气，我一直对这个观点不以为然。皮肤瘙痒，如果伴有肢体麻木，关节拘急，一般认为是血虚生风引起。血虚，当然是肝经、冲任的问题了。调理的思路，应该是息风补血，建议这位网友这些天多些躺着养肝血，同时配合静坐，呼气的时候，把注意力集中在心窝，累积用功10个小时试试。至于个中道理，大家可以讨论讨论。

此外，还可以多按摩太冲穴（在足背，当第一、二蹠骨结合部前方凹陷处），它是足厥阴肝经的原穴，有疏肝利胆、息风宁神、通经活络的作用。

P.S. 补充一下，丑时尾，人体真气开始准备传注于手太阴肺经。这一股从子时的"一阳来复"生发起来的生命阳气，到丑时的生长伸展，至寅时，即从凌晨3点开始，已经颇具规模的了，所以我们这一系列文章才从寅时开始写起。因为我特别提到要避免或杜绝在亥时和子时这两个时辰行房，有几位网友问，一天之中什么时辰行房最好。这个方面我是外行，不敢乱说。按学理，子午卯酉四个时辰和亥时尾（晚上22点后）是应该尽量避免房事的，尤其是正子时，要彻底杜绝。但对于现代人，一天下班回到家，忙乎完吃饭孩子家里人，一天都快过去了，如果这几个时辰都不能行房，限制就大了。怎么办呢？我只能说个大原则，如果是想要孩子的年轻夫妇，可

乳腺增生，
必调肝经

以选在周末,在亥时入睡,丑时醒来进行,以保证有足够的时间休息。为什么丑时比较适合呢?古人讲房事最好在"夜半后,鸡鸣前",古人睡得早,到了子时已经睡了快一半了,所以夜半后鸡鸣前,也应该是丑时开始之后。大家看看丑时肝经的走向,左右两条肝经绕着阴部走了一圈,而且肝是将军之官,有耐力持久之象,古圣先贤认为,女子月事后的 15 天半(也有认为 3 天半的)的丑时受孕的孩子会健康长寿,孝顺正直,在学理上也是说得通的。总之,不邪淫(不在夫妇以外行淫)、不纵欲,无疑是正确的。

Q&A

小王:认真学习了,谢谢! 文中"说肝在右边固然是对的,说肝在左边也无不可",能理解为左边也有一个无形的肝吗? 假如是的话,会不会出现肝病在左腹也会出现疼痛的现象?

胡涂医:的确如此! 肝阳上亢的人,两肋都会胀痛,就是因为肝气也走左边。我们老家那边一些学内家拳的有一招制敌的绝招,就是攻击"左肝"的,可见肝在左边的道理也被运用在武术上呢。

友厘头:学习啦,谢谢老胡。我读完后还没完全消化,还有些疑问就是:没事就念"嘘——呵——吹"三个字,前面两个字都蛮好理解的,因为发音后能比较直接地出气,但就最后这个"吹"读 chuī,这个音是绕弯的哦,似乎感觉那也并没怎么发出啊,你说的那个"吹"字到底是读音是 chuī,还是嘴巴吹气发出轻轻的"呼"声呢? 另感觉那五行图当中那个辣是不是和辛有点点区别呢……请老胡指点,谢谢啊!

胡涂医:要的就是 chuī 这个音的口型啊。经络敏感的人能够体会到肾在动。

痴迷中医:针对先生文章中的图示,我还有一个一直不解的问题:例如肝,味酸,那酸味的食物到底是伤肝还是养肝呢?

胡涂医:谢谢提问! 酸味的食物可以伤肝,也可以养肝,就看怎么用了。中医确有"酸入肝,苦入心,甘入脾,辛入肺,咸入肾"之说,但中国文化就是讲究一个"中"字,不能偏胜。时下的一些养生名人学问没做通,总鼓励肝有毛病的人多吃酸的东西,这是错的。大医李时珍老先生在《本草纲目·五味偏胜》里说得很明白:"酸先入肝……久而增气,物化之常;气增而久,夭之由也……气增不已,则脏气偏胜,必有偏绝;脏有偏绝,必有暴夭。"

所以真正深入医道的人,不敢轻易给人治病、用药,好比内家拳练得好的人轻易不敢跟人打架。我认识一位内家拳高手,在北京中日友好医院附近遇到小流氓抢单车,"灰溜溜"交出单车就走人,我抚掌大笑,只有绝顶高手才有这样的量度。

现在是春季,万物发陈,酸主收敛,所以春天要适当避免吃太多酸的东西,到了秋天,则可以多吃点儿酸的东西。

夏季养生,无厌于日

有位网友问我,如何理解"夏三月,此谓蕃秀,天地气交,万物华实,夜卧早起,无厌于日"。

这句话讲的是夏季如何养生。这篇文章就谈谈古传中医对夏季如何养生的看法。

上面这句话的原文出自于《黄帝内经·素问·四气调神大论》。完整的句子如下:

夏三月,此谓蕃秀,天地气交,万物华实,夜卧早起,无厌于日,使志无怒,使华英成秀,使气得泄,若所爱在外,此夏气之应,养长之道也。逆之则伤心,秋为痎疟,奉收者少,冬至重病。

下面是胡涂医版的白话文翻译,欢迎大家批评指正:

夏季这几个月(古时是指农历四、五、六这三个月,事实上现在的夏季要稍微长些了)是天地"蕃秀"之时。"蕃"是繁荣茂盛,"秀"是精气外达。怎么知道呢?因为此时天地之气相交,阴阳相交,天气垂降,地气升腾,万物该开花的开花,该结果的结果。因天之序,合道而行的做法是,不要贪图阴凉,多采天地之间阴阳相交的能量与阳气。如果不懂得怎么做,那么简单来讲,就不要睡那么早(古人没有电视电脑,早早就洗洗睡了),以便采足阳气,早上起早点儿,别睡懒觉,这样就是"无厌于日"——不白白浪费夏日好时光,把阳气采足,使心里阳光灿烂,不要使真气运行不畅郁结,要像夏季这几个月期间天地的繁荣蓬勃一样,让身心生气条达,也要像万物开花结果一样,让生生不息之真气四通八达,不要压抑它,让阴阳两气在体内聚能结丹,通灵顿悟。同时,夏天还应该尽量让体内的病气浊气疲劳之气排出体外,该文学文学,该出汗出汗。普通老百姓该如何做到不贪凉,不怕热呢?那就想象着您有贵重之物在外面放着,您就只好早出晚归,尽量出去采足阳气,别整天躲在阴凉的家里贪凉,尽量少用空调(当然,那个年代

夏季养生,采足阳气。不贪凉,不怕热

303

没有空调）。这样才能使人体真气与夏季之气相应,这样才暗合养生益智之道。不这样去合道而行,则会伤着我们的身心,到了秋天啊,身体就容易有寒热往来之病,秋天之金气肃降就会乏力,夏秋之交,很多人都会咳嗽甚至上吐下泻的,就是夏天贪凉惹的祸,出来混,迟早是要还的嘛!到时若还不懂得调理,冬天一来,病情就会加重,历来冬至前后病死的人较多,其根源就是夏天贪凉没注意养生,秋天没啥东西让肺部的金气收敛气机,当冬天来临,身体气机需要在您自身元气收敛后转而生发起的时候,"一阳来复"来不了,冬至自然就病重去见阿弥陀佛了。

很明显,上面这些话说的是夏天的养生之道。其关键之处就是:1. 顺天应时,采足阳气。2. 不贪凉。3. 秋冬之病,可以在夏天治之。

下面我就侧重讲讲"夏不贪凉"。因为别的都好理解,现代人最贪凉,许多人没有空调简直没法活,不来点冰镇饮料、冰淇淋之类的东西仿佛夏天就无法过。

我们知道,夏天在五行中属"火",在五脏中,"心"属"火",所以夏季对应在人体的五脏,就是"心"。火旺自然就要"烧"掉一些"水",水是哪一个脏腑呢?——没错,"肾"!所以古传中医认为,夏季心火旺,肾水衰,哪怕是大热天,也应尽量避免吃冰冷的东西。全真七子之一的丘处机道长甚至规定门人弟子不许在夏天吃凉粉、凉粥呢。这哥们儿在《摄生消息论》里这样说,夏天不宜吃冷淘冰雪、蜜冰、凉粉、凉粥,理由是"饱腹受寒,必起霍乱"——可见自古医道不分家!比丘处机道长早些年的北宋医学家陈直先生更彻底,这位医家大孝子甚至连扇风取凉、屋檐下纳凉都禁止了,他老兄在《养老奉亲书》里说,夏月暑热,不宜在屋檐下、过道处乘凉,露天躺在外面看星星数月亮的浪漫之举更是使不得,至于睡着让人摇扇取凉,更容易招致邪气入病("不得于星月下露卧,兼使睡着,使人扇风取凉"),如果夏天贪凉,逞一时之快,容易让邪风进入组织肌肉甚至骨髓里,轻则恶寒头痛,肌肤发热,关节酸痛,重则诱发中风偏瘫等严重病症("一时虽快,风入腠理,其患最深,贪凉兼汗身当风而卧,多风痹,手足不仁,语言謇涩,四肢瘫痪")。

这听起来似乎相当严重,现代人是不大愿意相信的。有人甚至会反驳古人的说法,认为现在人人用空调,个个吃雪糕,不也没事吗?有那么严重吗?

如果按照医道学理来看，古人多半是对的。古传中医认为夏季"阳气外发，伏阴在内"。夏季这几个月，阳气具发于表，内里（比如脾胃）因此反而是寒凉的，如果您再不断地进食寒凉的食物，人体就需要动用太多的阳气来对付这些寒凉的东西，那样就不是顺天应时，而是违背自然之举，会消耗太多元气。有一句话叫"冬吃萝卜夏吃姜，不用医生开药方"，夏天为什么要吃生姜呢？道理就在这里！夏三月，人体的阳气溢于体表，体内阴寒，吃点姜，可以温热散寒。举一反三，冬天主收藏，热气全蜷缩在体内，吃点儿理气的萝卜，可以把体内结滞的热气驱散开。所以夏天在饮食方面，要记得多往饭菜里放点姜。此外，由于夏天气血运行旺盛，阳气活跃于肌体表面，皮肤毛孔开泄而使汗液外排，这才是自然反应，过多的空调和风扇，人体通过出汗来调节体温的功能就会被抑制，不生病才怪呢！有好几位网友，提及其小孩有下肢溃疡，脘腹胀满，食欲不振，脚气或皮炎加剧诸症，这其实就是贪凉导致湿邪之气入侵。古传中医有一个观点，认为长夏的主气就是"湿"，尤其在南中国，炎热多雨，空气湿度大，加之贪凉伤阳，阴遏气机，导致湿邪伤脾阳，脾阳不能遏制湿邪，自然导致脾气不能正常运化水谷精微，自然气机不畅，出现脘腹胀满、食欲不振诸症便在情理之中了。湿邪之气的形成往往与地气上蒸有关，故其伤人多从下部开始，所以下肢溃疡、脚气乃至皮炎加剧当然与湿邪有关了。

講了这么多，目的就是要大家不去贪凉。那么是不是就从此不用空调不开风扇了呢？恐怕也不现实，尤其对于那些坐办公室的白领们，"中央空调"也不是他们的错。怎么办？

那就要注意调情志，调饮食，强体魄了。

调情志，要做到精神饱满。夏季属火，属心，而心主血藏神，所以夏季最宜"养神"。养神如何养？想想"闭目养神"吧，多闭目，少用眼，这是"技术上"（technical）的养法。战略上的养神，就是要注意对自己的性格进行陶冶，多多检查自己是否活得脱腔走板，独处常思己过，处众常谈他好。即便生活对您不够大度，您对生活也要足够豁达，用一颗柔软心对待不称心如意的人和事，活得阳光些，"无厌于日"！

调饮食，目前谈饮食的大师太多了，大家上网找找吧，我就不多啰嗦了。——有个大原则，就是要补充水、无机盐、维生素，多吃清热利湿的食

冬吃萝卜夏吃姜

脚气病根在脾湿

305

物,菜里汤里多放点儿姜。

强体魄,简单来说就是养正气!这在我前面的文章里多次提到了,大家举一反三可也。——大的指导思想就是本文开头的那几句话,"夜卧早起",以顺应大自然的阳盛阴虚,穿衣要注意衣料能透气散热,以浅色衣服为佳,居家环境宜用淡绿色、浅蓝色、乳白色来装饰窗帘、沙发、墙壁,如果非要开空调或风扇,记得不要让风直接吹到自己。

Q&A

紫阳:不是不想"夜卧早起",现代人你要他多夜卧都可以,但要早起来真是件难事啊,睡了8小时起来还是晕晕的,我想是种病态吧。胡涂医,请问怎么提高睡眠质量? 谢谢。

胡涂医:真正的休息是"休歇六根,息止妄念"。如此用功,睡眠质量自然好。

一泓:先生说得很好,拜读了。其实,夏天能不能做到"无厌于日"、"不贪凉",还跟身体状况有关系,我见过身体好到冬夏盖同样厚的被子的人,而体弱的人,气温高一点,可能就会有中暑症状,这样的人,没法不贪凉,而贪凉的结果呢,自然是身体更弱——我曾经就是这样的反面教材。因此,对体弱的人来说,如何实施干预,破坏掉这种恶性循环最关键。如何干预呢? 我觉得就是养神,也就是先生所说的"调情志",这是最根本的强身健体之道。

好像有点跑了"夏季养生"的题了,我想说的是,任何季节的养生,关键都在养神……我们普通人,有时候没办法一举一动都做到与经典一致,定要拘泥,一定与环境格格不入,由此招致的负反馈反而不利于养生,还是随顺他人些比较好。所以,还是那两个字——养神。在先生的地盘上胡说一通,还请先生见谅!

胡涂医:很对! 因为您是明白人,我还是"反驳"一下。

养生也不是叫人"一举一动都做到与经典一致"。应该是学习"精神",然后随方就圆,此其一;其二,就算真按经典去做,也不见得就会"与环境格格不入",若能"和其光同其尘",不见得就会"招致负反馈"。当然,这是一种心地的功夫,普通人还是应该学会老老实实养生的。

关键的关键,就是养神与养心。

您讲的很好,请多多来批评指正!

善心一生:马上到了冬病夏治的三伏天了,博主能不能谈谈三伏贴适合哪些人?

胡涂医:一般适合那些虚寒证的支气管哮喘、慢性支气管炎、肺气肿、慢性咳嗽、慢性鼻炎等多种"肺系"疾病。

寻找:先生你好,粘贴个方子,请先生点评一下,好吗? 时至长夏,对于养生的人来说,此方如何呢? 也请先生说说方义,多谢先生!

　　如无特殊情况，小暑(7月7日)到立秋(8月7日)期间(六月初一开始亦可)可饮生化汤补气生精：黄芪3克，党参3克，白术3克，茯苓3克，炙甘草3克，上下午开水泡代茶饮。期间如咳喘有痰可加陈皮、杏仁各2克；如失眠多梦可加枣仁、莲子各2克；舌尖红可加麦冬2克，五味子1克；如胃寒腹胀足下凉可加干姜2克、黑附子1克；如腿软无力可加菟丝子、枸杞子各2克；如虚烦多汗可加侧柏叶、浮小麦各2克；如受风感冒可加防风、苏叶各2克。以上加味症状消除即可去之。饮生化汤期间可每餐食粥(大米小米同煮为佳)，饮食尽量清淡。(作者：三七生)

　　胡涂医：本来不想公开评论这个所谓的"生化汤"的，但既然您问起，我就说两句吧。

　　中医认为"瘀血不去，新血不生"，您所说的这个"生化汤"有点儿欺世盗名。真正的生化汤源于《景岳全书·卷之六十一长集妇人规古方》，到了清代，傅青主在《傅青主女科》里将景岳先生的原方随症加减，用来治疗妇女产后血虚、寒邪凝淤诸症，而且一般是用童便或黄酒煎服，现在的"大师"居然把这个方子做了不合药理的"革新"，您要我怎么"说说方义"呢？拜托以后别拿这类方子来找我了！谢谢！这次就例外。

　　药有君臣佐使，这个"大师革新版"的所谓生化汤，每味药都一样的量，把能补气益血的草药呼啦子放一块，我真不想去评论它。

　　比如黄芪佐人参，的确有补气益中的作用，有内证经验的人会知道，黄芪因其味轻，专于气，分而达表，故景岳先生用其来固气止血治劳伤。"大师"用等量的黄芪配党参，估计是为了"包"进"补气益中"之效吧！

　　白术虽有健脾益气之效，但景岳先生用白术，是取其燥湿利水，止汗安胎之功效，"大师"这样配置给男女老少"代茶饮"，是何"方义"，还请您自己问大师吧！

　　此外，茯苓性甘味淡，通过内证体验，可察其入心、肺、脾经，渗湿利水，但茯苓的"利水"是通过健运脾肺功能而达到的，与其他直接利水的中药不同，而且也不是每个人都能服用的，《本草经疏》说"病人肾虚，小水自利或不禁或虚寒精清滑，皆不得服"。

　　炙甘草汤是用来治动悸，气虚血少的。医圣张仲景在《伤寒论》里说"伤寒，脉结代，心动悸，炙甘草汤主之"，但胃肠虚弱，脉细数者，也不宜使用。

　　以后请真的别再拿这类方子来找我"说说方义"！

　　善意提醒：黑附子有毒，绝不能"开水泡代茶饮"，尤其是肾脏不好的人，这样"水泡代茶饮"会把肾饮坏掉——今天的黑附子可不比古代的黑附子，那时没工业污染没农药……

秋季养生，无外其志

写完《夏季养生，无厌于日》，我就知道偷懒不得，还得写写秋季养生，有位网友催促我说："立秋将至，先生可否给众博友介绍些秋季养生的妙招"，妙招胡涂医是没有的，秋季养生倒可以谈谈。

关于秋季养生，《黄帝内经·素问·四气调神大论》有这么一段话：

> 秋三月，此谓容平，天气以急，地气以明，早卧早起，与鸡俱兴，使志安宁，以缓秋刑，收敛神气，使秋气平，无外其志，使肺气清，此秋气之应，养收之道也。逆之则伤肺，冬为飧泄，奉藏者少。

这段话的意思明白不过，为了便于大家理解，我还是来个胡涂医版的翻译吧，欢迎大家拍砖。

秋季这三个月（古时指农历七、八、九三个月），天地万物都处于包容、容纳、饱满、平定的待收纳状态。天上的气机比较"急"，什么叫"急"呢？就是说，秋天的气机比较"急躁"、"干燥"、"收敛"，天上的阳气迫不及待要收敛，地上的阴气也停止蒸腾而开始收藏，所以天地之间既有一股肃杀之金气，又有一种神往高处走越觉得神清气爽的容纳、平和之气，成语"秋高气爽"说的就是这回事儿。我们普通老百姓呢，则要顺天应时，早睡早起。睡多早起多早呢？最好晚上 10 点半前就洗洗睡，清晨公鸡打鸣的时候就起来，对于上班一族可打个折扣，晚上 11 点睡，早上 6 点半起来吧。现代人要多晚睡都可以，要早起就不容易了，为什么古人的理论老跟咱现代人"过不去"呢？因为我们现代人活得拖腔走板违反天时呗！

早睡早起，尤其在秋天，可以使肾的元精不妄动，中医认为，肾藏志，肾精不妄动，"志"才能得安宁！那些终日杂念纷飞，神志不安的人，问题都出在肾精妄动上。现代人的"抑郁症"更是如此，古传中医管这叫"情志病"，都是肾精妄动惹的祸。这种病的治疗不能用药物，而应该在秋天气机肃杀的时节，用"欢喜心"来对治，让这类人多听些欢快的曲子——尤其是以"2"

为主音的"商"调式音乐,或到电影院看看喜剧片(千万别看冯小刚的《唐山大地震》)或像白云、黑土两位东北老人一样跳跳二人转,活动四肢百骸,实在没有欢乐的文娱活动,就干点儿粗活、体力活,远离琴棋书画,尤其是那些悲悲戚戚的诗词歌赋更要远离。文人骚客们写得最好的"悲歌"肯定是在秋天作的,原因就是古时文人多为男人,男人的阳气在秋天与天地的阳气肃降相应,秋天是一个花果飘香硕果累累的季节,许多文人往往事业没啥成就,睹物思人,由物及己,反差大了,难免要慷慨激昂"悲秋"一番的。所以古时的明君,都懂得在秋天征兵,把男人们快被肃降的阳气集合在一起,用秋天的肃杀之气来激发他们的杀气。毛泽东那首著名的《西江月·秋收起义》有这样的句子:"秋收时节暮云沉,霹雳一声暴动",何等传神。

如果能够不妄动肾精,使心志安宁,身体被"秋后算账"的机会就不大了,所以不要过度消耗自己(房事要尽量减少、避免),就可以减缓秋天的"刑罚"。为什么说秋天有"刑罚"呢? 因为秋季的气机总体上是收敛而不生发,是把生机回收(withdraw),这就相当于"杀生",好比银行开始收回贷款,你兜里空虚资不抵债,自然要受刑罚了。秋天的生气被回收,杀气便重,所以历代统治者都懂得要"秋后问斩"以顺天应时,政客们也喜欢"秋后算账"。人体就更应该要收敛神气,不要外散精气神,这就是"无外其志",使自己的元精、元气、元神得以安宁、收敛,才是最好的秋季养生!

秋天的气机与肺的肃降之气相应(请参阅我前面的文章《二十四时如何过——寅时(肺)》),秋天要顺应天地"收敛"、"待收"的气机,不去外散肾精所藏之志,"无外其志",就可以"使肺气清",肺气清了,秋天固然好过,冬天也不容易患肠道疾病(肺与大肠相表里)。所以秋天养生,要养好肺的肃降、宣泄的功能。在饮食上,要多食用润肺、生津、滋阴的诸如雪梨、芝麻、蜂蜜、银耳等东西。着装上要注意在早秋时不穿太厚的衣服,所谓"春捂秋冻",尤其是小孩子,刚入秋时,别急着给他们加衣服,以激发其机体逐渐适应寒凉的本能,入深秋后就要注意别着凉。——当然,这些都不重要,最重要的还是上面那句话:"无外其志",使自己的元精、元气、元神得以安宁、收敛,才是最好的秋季养生!

顺应秋天的收敛之机,才是养、收之道。违背它,冲撞它,必定受到大自然的惩罚! 首先肺气先受伤,秋天没有好好收敛、积蓄,到了冬天,你拿

秋养肺

309

什么来过冬呢?

以上算是对《黄帝内经·素问·四气调神大论》里关于秋季养生这段话的"翻译"。事实上,这也只是一个"大论"——大概理论,整部《黄帝内经》其实都是在告诉我们一个大道理,大原则,并没有跟我们讲具体的方药、讲治病的技术。人们历来有"秋季进补"之说,尤其是广东人,秋天一到就马上开补,事实上不是每个人都适合,我们不应该去迷信什么补药,顺天应时,合道而行才是正道。现在很多人都在讲《黄帝内经》,都在用《黄帝内经·素问·四气调神大论》讲四季养生,这是好事,但是很多人不懂,《黄帝内经·素问·四气调神大论》最重要的"大论"不是春夏秋冬的养生原则,而是末尾一段话。原文如下:

> 夫四时阴阳者,万物之根本也。所以圣人春夏养阳,秋冬养阴,以从其根,故与万物沉浮于生长之门,逆其根则伐其本,坏其真矣。故阴阳四时者,万物之终始也,生死之本也,逆之则灾害生,从之则苛疾不起,是谓得道。道者圣人行之,愚者佩之。从阴阳则生,逆之则死;从之则治,逆之则乱。反顺为逆,是谓内格。是故圣人不治已病,治未病,不治已乱,治未乱,此之谓也。夫病已成而后药之,乱已成而后治之,譬犹渴而穿井,斗而铸锥,不亦晚乎?

一年四季,好比天堂地狱,虽分"四"季,实则只有阴阳"两"个,或者说"冷热"两个东西,相信那些已经从此岸到了彼岸的人,压根儿就没有这种区别!巨赞大法师晚年驻锡北京,寒来暑往,只着一件薄薄的僧衣,北京的冬天有多冷不用我说了,大法师的这种"单衣过冬"的功夫,其实就是没有了寒热的"分别"。十多年前,我在郑州见过他的再传弟子,大热的夏天穿着厚厚的棉袄,身上还有淡淡的香味,颇为震撼!为什么说一年四季好比天堂与地狱呢?引用一则禅宗故事供大家思考。

有一位武士向白隐禅师问道。

武士问白隐禅师:天堂和地狱有什么区别?

白隐禅师反问:你乃何人?

武士答:我是一名武士。

白隐禅师听后笑道:就凭你粗鲁之人也配向我问道?

武士勃然大怒,随手抽出佩剑,朝白隐砍去:看我宰了你!

眼看佩剑就要落在白隐头上，白隐却不慌不忙轻声说：此乃地狱。

武士猛然一惊，然后若有所悟，连忙丢弃佩剑拜倒：多谢师父指点，请原谅我刚才的鲁莽。

白隐禅师又微微说道：此乃天堂。

一念恶是地狱，一念善是天堂，善恶两不思量，虚空粉碎，还有啥四季？还分啥阴阳？

天堂与地狱，我们一天之中不知来回转悠了几趟，春夏秋冬，寒来暑往，我们一天之中也经历了几回，这个道理，很多"养生大家"就不懂了。你从炎热的大街走进空调开得很猛的办公室，这就是从暑到寒从夏到冬呀！

按照医道学理来讲，一年四季，确实就是阴阳两季，我在前面的文章里多次提到过，"冬至一阳生"，人体也在活子时"一阳来复"，而"夏季一阴生"，这些都是大自然的真相。在农村生活过的人多半有这种经验，夏天再怎么炎热，水井深处的水也是凉的，冬天再怎么寒冷，水井里的水也是温暖的。我们人体也一样，在"阳"的季节，人体的阳气散发于体表，内里的胃却是寒凉的，在"阴"的季节里，人体阴气散发体表，阳气藏于内，胃是热的，所以才有"冬吃萝卜夏吃姜"之说。夏天一到，很多人没啥胃口，这就是因为胃里阳气不足，到了冬天，什么麻辣火锅，滋补食品皆可下肚，就是因为胃的阳气足，消化得了，就是这个道理。所以养生当养"把握阴阳"。这就是为什么《黄帝内经·素问·四气调神大论》要在末尾点明："春夏养阳，秋冬养阴，以从其根。"

最后把上面这段话也翻译一下，清末民初的大学者严复（1854—1921年）先生提出翻译要做到"信、达、雅"，下面的翻译是为了那些从小语文没学好的朋友，所以没有什么"达"和"雅"可言了，若有点"信"，胡涂医就安心了：

四时阴阳，是万物生长的根本。所以圣人春夏懂得养阳，秋冬则懂得养阴，日子过得顺天应时，从根本上维护了身体健康。如果人们违反了这个根本，自然会摧残本元，损坏体内真气。所以说四时阴阳，是万物的终始，死生的本源。违反它，就会生病，顺应它，就获健康。懂得这个道理，才可以说是得到了养生的真谛，才可以说是得医道。医道这东西啊，圣人与上上根器的人，能够勤而行之——依据"道"的法则来生活。愚痴的人和下下根器的人,则顶多只是记在心里,像一个佩玉一样挂着而已。要知道,顺应阴阳则生,逆背阴阳则死。顺从则得以使体内真气阴平阳秘,逆反则会使体内气机紊乱。经常违反四时阴阳变化的规律来生活,就是在慢性自杀,从自身内部开始破坏健康的堡垒!所以圣人对待疾病,从不去等到得病之后再治疗,而是重视未病之前的预防,好比贤明的政治家治国一样,不去等老百姓从全国各地到北京去"上访"的时候再去抓他们,而是让各个地方政通人和,使老百姓用不着一级一级去"上访",那才是"和谐社会"!天下大乱的时候再去平定天下,那不是什么高明的政治家,能够使国家社会不用平定而永远不乱,那才是贤明的政治大家啊!圣人说,"治大国如烹小鲜",治国与修身的道理是相通的,病已经形成了再去治疗,动乱已经发生了再去治理,就好比口渴了才掘井,南京大爆炸了再去救援,临阵大战时再去铸造兵器,美韩的核航母都开到黄海了才去"抗议",岂不是太晚了吗?

P.S.有位网友看了这篇文章后问胡涂医:"无外其志,是不是秋天也最好别谈恋爱?如果是,赶紧告诉我妹妹,暂时停止谈恋爱。"恋爱不是请客吃饭不是做文章,马虎不得,不得已,我就再唠叨几句。

秋天其实是比较适合谈婚论嫁的。我在上面说了,秋天的气机肃杀,男子容易在秋天抒发悲情,"为赋新词强说愁"就是发生在"天凉好个秋"的季节!秋气急而燥,容易使男子烦躁焦虑,从而引发心、肺方面的疾病。古传中医把这类病归入"情志病",治疗都是不用药,而用"欢喜心"来对治。古人常常在秋天的时候给男子订婚,古人没有现代人那么开放,结婚前没啥机会与心仪女子卿卿我我,一旦订婚,男子就会有欢乐、幸福等期盼,这样能把"悲秋"转化为"喜秋"。当然,现代人哪个季节都能郎情妾意,哪个季节都开放得很,订婚与否似没多大差别,订婚是否为一件愉快的事,也就难说得很了。

奉劝这位网友,情情爱爱是别人的因缘果报,不要去多管闲事,更不要在秋天去棒打鸳鸯。

Q&A

大头娃娃:现代都市人很少有早睡早起的,特别是年轻人,晚上不睡,早上不起,觉得睡够 8 小时就行,岂知"谬之毫厘,差之千里"。不到身体出问题,绝不悔改,但真出问题时,恐怕连改正的机会都没有了。现在大部分人都只有一个孩子,二三十岁突然病故,让做父母的痛彻心扉,这真是大不孝啊! 我们这一代不求孩子能为我们做什么,只求他们平平安安,开心快乐就好。我把先生的博客推荐给儿子了,但愿他能认真研读,收获多多。无量寿福!

胡涂医:很多人黑白颠倒,迟早身体要付出代价的。圣人说:"人法地,地法天,天法道,道法自然。"人必须效法天地,顺应自然规律来生活才行。

313

冬季养生，无扰乎阳

　　我在前一篇文章《秋季养生，无外其志》的末尾把《黄帝内经·素问·四气调神大论》的最后一段话做了介绍，有了那段话，本来是不必再去写冬季养生了，但有几位加拿大网友，希望胡涂医还是谈谈冬季如何养生。这篇文章就简单谈谈。

　　在《黄帝内经·素问·四气调神大论》里，每一个季节如何养生养啥生，都讲得很清楚，比如春天，就是养的"生发之气"，夏天则是养"生长之气"，秋天养的是"收敛之气"，到了冬天，则应该养"闭藏之气"。关于冬季如何养生，《黄帝内经·素问·四气调神大论》有这么一段话：

　　　　冬三月，此为闭藏。水冰地坼，无扰乎阳，早卧晚起，必待日光，使志若伏若匿，若有私意，若已有得，去寒就温，无泄皮肤，使气亟夺。此冬气之应，养藏之道也。逆之则伤肾，春为痿厥，奉生者少。

　　我还是照样来个胡涂医版的翻译，顺便串讲一番吧。

　　冬天这三几个月（加拿大等北国冬天不止三个月），如何养生呢？很简单，顺天应时，学习大自然把生机全闭藏起来，关闭所有能让我们的身体元气开泄的开关。圣人说"大道似水"，你看到了冬天，极似大道的水都结冰了，所谓"水无常形，兵无常势"，连水这种本来没有"常形"，本来就很"散"的东西，都懂得要结成冰以发挥它的收藏之机，你怎敢还耗费生命呢？大地底下本来是闭藏万物的，到了冬天，人们都可以看到地面上的裂痕，那是为什么呢？不是说要闭藏吗，怎么土地还裂开了呢？你就理解为那是因为大地把闭藏发挥到了极致吧，闭藏太厉害，把地表都"撑破"了！冬天来临，天地之间的阳气，也在冬至之时"一阳来复"，这个时候，我们千万不可扰乱它的到来，不可挥霍、扼杀了它，否则来年春天，必定要有麻烦。这究竟说的是啥呢？简单来说，如果就人体来说，冬天的"一阳来复"，正是好好用功的时候，应该做到精不离宫，及时采炼，把这点天地阳气闭藏起来，所谓"冬

314

不藏精，春必温病"，冬天没有藏好精，春天就容易得温病，你看看周围的
人，很多人到了春天，总是毛病不断，病因就是冬天不藏精种下的！那么对
于大自然来说呢？亦复如是！冬天，万物应该闭藏以养天地的阳气，不可
"打扰"它，所以春天常常"春雷滚滚"，冬天却不应该有雷声轰鸣，如果哪一
年的冬天某个地方突然有很多电闪雷鸣，来年的春天多半就会有瘟疫横
行。为什么呢？因为本来"冬三月"是应该"无扰乎阳"的，雷电一来，就把
天地的一点真阳给"扰"了，万物自然就要遭殃的。所以历代大医，必定懂
星象和天文，以预测来年是否有瘟疫。2002年冬天，有位广东的朋友在电
话里说大冬天的，怎么会连续几天都电闪雷鸣，我当时就开玩笑说，从天象
上看，来年可能有瘟疫，让他赶紧移民加拿大，没想到2003年广东地区还
真爆发出"非典"来，朋友于是再不敢找我"谈天说地"了。大家不妨多留意
一下，禽流感猪流感等瘟疫的前一年冬天，是不是常可听见雷声。

　　言归正传，冬季如何养生呢？除了节欲保精"无扰乎阳"，还要做到每
天晚上早早睡，每天早上迟迟醒，"早卧晚起"。睡多早起多晚呢？如果是
在古代，日落就睡觉，日出才起来。现代人自然做不到"日入而息日出而
作"，那就尽量在子时前睡觉，在太阳升起来之后才起床吧。为什么非要
"必待日光"，非要等到太阳升起来再起床呢？因为天地的阳气在太阳升起
来之时是闭藏的，如果你起太早，那就是"扰乎阳"，违反了"无扰乎阳"的原
则，就是违背养生之道。圣人说，"人法地，地法天，天法道，道法自然"，就
是这么回事儿！

　　顺便说一下，有些养生大师说冬天不宜洗澡，这虽然听起来"节水环
保"，但是不现实，对于有条件的现代人，冬天还是应及时清洁皮肤，以免影
响气血运行。当然，冬天要尽量避免皮肤出汗，避免用太多热水洗澡，洗澡
水不能太热，因为太热的洗澡水的确容易让皮肤开泄，不符合冬天闭藏之
道。

　　我们上面说了，冬天要节欲保精，可是要现代人"节欲保精"简直无异
于"与虎谋皮"，冬天如何做到节欲保精呢？这就要在"情志"方面对自己进
行"再教育"了。如何调养情志从而保精节欲，《黄帝内经·素问·四气调
神大论》上面这段话用了一个很漂亮的词语——"若伏若匿"。我们知道，
中医认为"肾藏志"，这个"使志若伏若匿"，讲的其实是使冬天"一阳来复"

冬天洗澡水
不宜太热

315

的这一点藏之于肾宫的真阳好像"来复"——动了起来,但实际上让它好像自然埋伏在那儿,又好像埋伏不住要再匿藏起来。怎么理解呢?就是要让肾的那点儿真阳真精真元,保持在两肾之间,停留在动与不动,伏与不伏之间。好比刚动情的青少年男女,有点儿美滋滋的快感般"若有私意","若已有得"。——这其实就类似是"活子时"的采炼,当然,它还不是活子时呢,"一阳来复",真阳已经动了,不得真传的人,万劫也不可能知道如何控制住,如何追得上,所以只能叫大家"无扰乎阳",不去打扰它了。我在前面的文章《二十四小时如何过——申时(膀胱)》里教过大家,申时排毒的练法里,最后有一句话:"两手抚腰,体会气从手掌心注入两肾、气在两个肾间动的感觉。"在《二十四小时如何过——酉时(肾)》里介绍"冬虫夏草法"时也有这句话:"两手叉腰,体会肾间气动的感觉。"——大家现在明白是用来干什么的了吗?这些千古大秘密,点破了竟然如此"简单"。

精气保住了,就能够"去寒就温",古人说"精足不畏寒",精足之人必定能够去寒就温。有些养生大师不懂行,把这句话理解为"别冻着,天气寒冷了就多穿几件衣服",实在让人哭笑不得。——当然,把去寒就温理解为避寒就温也无不可,毕竟到了冬天,人体的阳气全"闭藏"起来放在精宫和丹田里,全部内敛了,体表的气血全回归了体内,所以我们就要多吃点儿萝卜("冬吃萝卜夏吃姜"的道理),多吃些甘肥滋补的东西,让体内的阳气去宣开滋腻,使人体阴平阳秘。以前巨赞老法师在北京的冬天总是着一件薄薄的僧衣,就因为老法师身体的阴阳彻底平衡了,把全身都"炼"得像眉心一样不怕冷,这才是真正的"去寒就温"!

弄懂了"去寒就温","无泄皮肤,使气亟夺"就不难理解了。中医所讲的"皮肤",并不是我们现在所说的皮肤(skin),而是指"皮毛"。皮主收敛,毛主宣泄,冬天到了,皮当然是收敛的,这里的关键是"毛"不宣泄。我们黄种人相对来说毛少,即宣散的少,收敛的多。这也是为什么东方人往往比较内敛,西方人比较开放。话说回来,皮毛由"谁"管?肺!没错,肺主皮毛。所以肺的功能主要有两个,一个是肃降、内敛,一个是宣发,主要还是肃降和收敛。那么冬天不是主"肾"吗,为啥要劳驾肺来"无泄皮肤"呢?因为冬属水,主肾,而肺属金,生水。冬天到了,要让肺的肃降和内敛功能发挥得更好,才有利于"金生水",才有利于养好精气!这样才能不"使气亟夺"，正气内存，外邪不干！

不过分"开泄皮肤"，冬天的"一阳来复"才能养得住！这才叫"冬气之应，养藏之道"。如果没有对"冬气之应"进行养藏，就会"逆之则伤肾"，所以说到底，冬天伤了肾，来年春天就会容易手脚抽筋，四肢冰冷，从而得各种各样的疾病。冬天没有养藏好，春天生发之气就无法彻底，好比种玫瑰或兰花，冬天的时候，就要把枯枝剪掉，来年春天鲜花才能开到末梢。很多人春天睡觉，极容易抽筋或厥冷，就是因为冬天没有做好收敛养藏，气不到末梢。

冬天用什么方法来温养最好呢？每晚睡觉前用汤药泡脚最好。附上一个古传中医的泡脚方子供大家参考（前阵子批评过一位网友不该提及我私下里告诉她的古传中医泡脚方法，现在想来还是要感谢她提起，要不我还真不想公开这个方子呢）。

准备：用绿茶（家里喝茶喝剩的茶叶渣就好）、新鲜姜片、花椒、白米醋各 2 两，放进"适量"的水里煎开（所谓适量，就看你家里的洗脚盆大小了，以能没到脚踝为准），过滤掉"药"渣（可以留着第二天再次使用，节约些）备用。

方法：1.把滚烫的药水倒进洗脚盆，双脚在盆上熏蒸个几分钟，至水温可以忍受的程度，把双脚泡热水里浸泡。如果水太热就抽出脚来别烫着。泡的时候时不时用脚跟去踩另一只脚的脚背，常发脾气的人，肝不好的人，都踩太冲穴。2.泡至水温大减至已不怎么温热的时候把脚抽出。用右掌心狠狠击打左脚心 9×N 下（总之必须是 9 的倍数），再用左掌心击打右脚心 9×N 下，记得两边击打数量要保持一致。3.打完就静坐最少 15 分钟。4.睡觉。

注意：1.别烫着。2.别冻着。在打一只脚的时候，另外一只脚要注意别着凉。

适应人群：所有人，尤其是阴阳不调，虚实不调，高血压，高血糖，高胆固醇，糖尿病，不孕不育诸症等人群。

效果：练者自知，坚持 100 天不间断者到时候来这里分享经验！

古传中医的这个泡脚法有何道理呢？原来秘传的方子中有其他两味中药——桂枝和细辛，被我改掉了。古传中医讲究的是"取象类比"，医圣

冬天温养泡脚法

张仲景在著名的"桂枝汤"里"颇不经意"地用小字注明桂枝要"去皮",这是取其伸展开泄之意,并不适合冬天"养藏"之气,因而用绿茶代替,细辛因为有较大的毒性,被改成了花椒,更加安全。撇开药理不说(胡涂医历来比较不喜欢用药),泡脚有什么好处呢? 有认真读过我前面写的"二十四小时如何过"系列文章的读者会明白,足三阴、足三阳,六条正经都走"脚"! 如果对比针灸图,可以看到大约六十来个穴位集中在脚部。冬天泡脚,可以使两肾和丹田得到温养,用这个方子泡脚的人,常常会觉得小腹部暖暖的,就是这个原因。泡脚后用掌心击打脚心,其实也是起到"心肾相交"的作用,我们知道十指连心,肾经走足底,脚心涌泉穴正是肾经的穴位。

顺便提一下,泡脚或击打脚心的时候,如果发现脚面疼痛,那就是胃经在调整,如果大脚趾外侧疼痛,那就是脾经在调整,如果是小脚趾外侧疼痛,那就是膀胱经在调整,如果第二、第三脚趾疼痛,那就是肝经在调整。换句话说,足三阴足三阳走到的地方哪里有痛点,就说明你哪个相应的脏腑有问题,而且还在"双向"调理,这是这个简单方子的"厉害"之处。当然,如果您哪个脏腑有问题,也可以在相应的地方多踩踩,多按按。总之,"勤而行之"的人才会知道个中三昧!

冬天的"养藏",其实也不是不能有"生发",须知阴极生阳物极必反的道理。如何炼养生发之气呢? 有空再说吧。

Q&A

新浪网友:请问先生,花椒+姜+绿茶+白醋泡脚的方法是每次煮的时候都放醋吗?

胡涂医:是的。

江涛:一般食用醋行吗?

胡涂医:就是一般食用的白醋! 您看上面方子哪个不是"一般食用"的东西?

疯狂大花神:花椒用量不少呢,已经收藏了大红袍花椒的淘宝网址了,买来冬天用。先生说的我都要照着去实践。哈哈,若能练出个天山童姥来那多好!

胡涂医:普通的花椒就好,越便宜的越好。

llpemily:先生,我想问一下泡脚用的花椒,可以用其他椒来代替么? 我之前买错了,买成了 malagueta(allspice),而且也没找到花椒。后来在中国城看到很小包的花椒都要4—5美金,好贵啊……最近在用你教的方法来养生,感觉蛮好的。谢谢!有个问题就是后腰,肾附近,偶尔会感觉到里面神经触动了下,有点痛。不明白是什么原因呀。

胡涂医:花椒可以用中药细辛(10克)代替。

肾附近的神经触动,应是正常反应。观察一段时间看看。

morningbirdfly:谢谢胡先生无私分享。请问这个泡脚的方法是否也适合做过心脏搭桥的人?

胡涂医:适合所有人!

lyice:请问胡涂医先生,这秘方是不是冬季能用吗?另外在广州天热时间长,天冷时间短的地方,四季养生是按每季三个月算还是按天气的温度算,谢谢先生。

胡涂医:一年四季都能用,以冬季最佳。

xingyan:糊涂医先生,我从书上看到艾灸关元养生,不适合在冬季吧?最佳季节是7月底到9月中,这指的是北方。

胡涂医:现在中医养生界狐禅遍野胡说八道的人太多了。不必如此事无巨细,大气些,想艾灸关元就艾灸,哪个季节都行!东南西北一年四季都可以。把一招一式学得这么死何时能学完?

dorisvip:现在想问先生,怀孕了也可以泡脚吧?不过先生俺的湿疹又犯了,是不是与我前段时间用一些激素的药有关呢?并且孕早期头晕恶心呕吐,整天没有食欲。

胡涂医:怀孕了就别泡了吧。激素还是尽量别用!

竹影清风:先生,我是来问病的。最近几个月我的胃一直不舒服,吃过西药,中药也吃过,一直不见好。吃过饭之后胃一直胀疼,而且感觉中脘部位随心跳而跳,按下去疼,感觉里面有东西。而且头也不舒服,也一直蒙蒙的感觉。舌质发紫,舌苔发白。请问先生有什么好功法能帮助恢复的吗?

胡涂医:您可以用一个大木桶,让泡脚的热水泡到膝盖下足三里处。坚持一段时间看看。

妖精:先生您好!我坚持泡脚有一段时间了,两个手的无名指和尾指经常脱皮,我查了手部的保健图,无名指指尖对应的是肺部,是不是反映出我肺不好?

另外,我右脚脚丫处一直长水疱,很痒很痒,之前泡脚它脱皮好了,我可高兴了!可是没过几天又冒出一堆,就这样不停地重复,一直到现在泡脚那么久都没好。请问先生,这究竟是什么原因呢?有什么治疗的方法么?

胡涂医:泡脚也不是包治百病呀!

您多半是肝阳过旺,思虑过多,脾湿。

治疗方法:1.坚持泡脚法。2.做做保肝护胆的练习。

祝早日康复!

xyzjl:来麻烦胡涂医了,奶奶因为中风,我就用您教的泡脚法泡半小时和按摩脚上肝肾经的穴位一个小时,坚持一个多月吧!情况有好转,可以走路了,尽管有些不稳。现在的问题是她的左手会不由自主地乱动,是气机紊乱吗?还一直生气,病情有恶化的趋势。我自己心很乱,有点无力感啊!请问先生有什么办法?能否给个建议?先谢谢了!

胡涂医:像老人家这种"手不由自主地乱动",不是什么"气机紊乱",而是脑血管有堵塞。建议:1.要及时治疗。2.坚持泡脚,平时多做干梳头、空心掌轻拍头部的动作。祝好!

冻干:先生还是请您先赐教个治老母亲失眠的方子,已失眠十来年了,属于严重失眠,现在老母亲已有自杀的念头,吃了许多西药,治失眠的、精神抑郁的都不管用,在此跪谢了,谢谢!!

胡涂医:就那个泡脚的方法就好。

手心海洋:阿弥陀佛,博主您好,母亲因脑梗死先后住院两次,这次又因有复发症状,不得不放弃在外打工回家照顾,心里乱了,不知您能不能帮忙看一下。

胡涂医:阿弥陀佛。您真孝顺!

最省钱的方法:1. 每晚泡脚,击打涌泉穴(参照《冬季养生,无扰乎阳》)。2. 经常搓热双手,给老人家捂着脑袋。

祝好!

春季养生,以使志生

既然前面写了夏、秋、冬三季如何养生,干脆把春季养生也写写吧。关于春季如何养生,《黄帝内经·素问·四气调神大论篇》里有这么一段话:

> 春三月,此谓发陈,天地俱生,万物以荣。夜卧早起,广步于庭,被发缓形,以使志生,生而勿杀,予而勿夺,赏而勿罚。此春气之应,养生之道也。逆之则伤肝,夏为寒变,奉长者少。

这段话看似简单,但并不好懂。我同样来个胡涂医版的翻译,希望能帮助大家弄懂春季如何养生。

春季三个月,是指农历的正月、二月和三月,从立春开始,到立夏结束。拿 2011 年来说,就是从阳历的 2 月 4 日午时(具体时间是中午 12 点 33 分)开始,到 5 月 6 日寅时(具体时间是早上 4 点 23 分)结束。这三个月,可以说是"发陈"——陈旧的发散了,变成新鲜的、有生机的,所以这三个月,天地的生机、生气都一起逐渐生发起来了。这个"陈旧的"的"陈",就是胡涂医在前面文章《冬季养生,无扰乎阳》里说的,"冬天没有养藏好,春天生发之气就无法彻底"的那个东西,一个人如果冬天没有养藏、积累、储蓄好精气神,春天的生发就乏力。为什么呢? 因为我们的身体,与天地的气机是相匹配的。这就是"天人合一"的真谛。我们中华文化最了不起的地方,就是"天人合一"的哲学观、生命观! 我们的老祖宗在参天究地、返观内视的生命实践中,认识到人体是个小天地,它与整个宇宙的大天地息息相关,所以古圣先贤才敢提出来,我们人类的生命可以"与天地同休,与日月同寿",这是西方文明所不敢吹、不懂吹的牛皮。——当然,这里的"陈",也包括陈旧的"老病根",所谓"百草回芽,百病发作",说的就是春季容易旧病复发,尤其是偏头疼、哮喘、咽炎、高血压等病,若冬天没有养藏好,春天也不注意的话,就特别容易"发陈"——旧病复发。

春季的特点,是天地的"阳气"开始生发,万物复苏,天地之间呈现一派欣欣向荣的新气象。根据"天人合一"的原理,人体的阳气也顺应天地,向上、向外"发芽"舒展。因此春季养生的要点是让春之气机向上、向外舒张,不断充实、壮大人体的阳气,尽量避免耗伤、阻碍阳气的生发。

　　具体怎么做呢?首先要做到"夜卧早起"。有些养生名人把"夜卧"理解为"晚睡、少睡",认为春天应该睡少点,晚上晚睡,早上早起,这是没有完全理解圣人本意!早上早起是对的,因为早晨草木释放的是氧气,早上起来进行有氧运动,"广步于庭",在栽有草木的庭院里或林子里大踏步行走,轻松洒脱地顺应春天的生发之气。而"夜卧"呢,则是指到了晚上,花草树木释放二氧化碳了,要尽量在屋里静养,别去外面运动、耗阳了。晚上别一上床就睡去,要先练练卧功——养肝护胆的睡功(请参阅《保护肝胆的妙法》),而不是说让你晚睡、熬夜或少睡。早起之后呢,则要"被发缓形,以使志生"。这是啥意思呢?

☞ "夜卧早起"正解

　　"被发",就是把头发散开。古人的头发一般都是绑束起来的,春天到了,则最好把头发散开,让它去自然生长。在春天里,还要多多梳头,没有谭木匠的,可以做做"梳头功",即用自己十指尖,从额头往后脑勺"梳头"。这有宣发意志,舒畅气血,使阳气舒展条达的功用,与春气相应!因为春季是自然之气萌生的生发季节,人体的阳气顺应自然向上向外舒展,毛孔向外舒展,循环系统加强,代谢旺盛,生长就快,春天多做梳头的功课,可以使头部得到滋养,还能缓解春天的老病根"偏头痛"等毛病,梳头还可以散风湿,使头发乌黑,同时可以起到舒缓脑血管硬化,健脑提神、解除疲劳、延缓衰老的作用。

☞ 多做"梳头功"

　　"缓形",就是要放松身心。比如穿宽松的衣服,做轻柔舒缓的运动。春季在穿衣上要注意遵循"春捂秋冻"的原则,因为春季是风气主令,风为百病之长,在引起疾病的外感因素中,"虚邪贼风"是主要的致病因素,所以春天要"捂"好以"避之有时"(《黄帝内经·素问·上古天真论》:"虚邪贼风,避之有时")。春季养生的关键就是防风,尤其是早晚用功静坐的人,更加要注意防风,静坐时要注意腰部和膝盖、脚心保暖,特别是早上用功,要注意把大椎穴附近的汗水及时擦干,因为春季天气转暖,温热毒邪也开始"发陈",大椎处最易为风邪热毒入侵。以前医家常要求门人弟子们"避风如避剑",尤其立春之日,用九宫八卦推算,风应该从东北方向吹来才是顺

☞ 春季养生须防风

令之风，其他非顺令之风一概要退避三舍（《针灸大成·卷二》："立春一日起艮，名曰天雷宫，风从东北来为顺"），大椎一出汗，就要立即擦干，千万别让不顺令的风吹着，是为至要！

　　不论是"被发"还是"缓形"，说到底，都是为了顺应天时。在春天里，让身体轻松自在，让体内阳气向上向外舒展开来。夜卧、早起、广步、被发、缓形，这五件事，都是顺应春季的生发之气，其目的就是"以使志生"——使自己的意识、情志精神焕发，如春季万物般"俱荣"起来，而不是像上一个季节冬季那样"使志若伏若匿"。我们知道，中医认为志藏于肾，一个人的意志、志向的大小乃至事业的成功与否，几乎可以说都是取决于其肾精的充足与否，冬天里藏纳的肾精，到了春天，就要让它复苏、生发起来。过去医家、丹家教徒弟，这个季节是"抽坎填离"、生发生命真元的最佳季节，原因就在这里！所谓"一年之计在于春"，春季是"以使志生"的黄金季节，冬天没有养藏好的人，如果春季能够尽快做到"以使志生"，比如生发起健康、快乐的情志，春季就不容易得病。好比一个人在青少年时期如果已经懂得立志做好人、好事，一生就容易有善缘、好运！养生、修身、治国的道理，都是相通的。

　　春天万事万物都在生发，人体这个小宇宙与大自然大宇宙相应也在生发，所以这个季节不能动杀生的念头。杀生是任何圣人之教所不允许的，尤其在春季，更是要"生而不杀"！在春天里，二六时中，心法意念都应时时谨记像春天的气机那样，在心里多多培养欣欣向荣的生发气机，善护念周围万物，哪怕是一朵春天的花儿，也不要轻易去采摘，而应该尽可能去浇水、保护，秋天才能够收获累累硕果，同时也能培养自己的慈悲心。"不杀生"说到底就是"不侵犯"，不仅指不去侵害众生的生命，还指不去侵犯别人的信心与希望，所谓"公堂之上好修行"，对于身处高位的人，春季是"养生"——养护生命力最好的季节，对下属要多多鼓励，尽量不要轻易炒人鱿鱼，周围一团和气，有利于事业，也有益于健康。这看起来似乎与养生没多大关系，其实细细品味，还是可以领悟个中三昧的。多年前我的一位老师曾开示过胡涂医这样一句话："养狗与治国，看似风马牛不相及，但个中道理，非悟至道者无法理解。"春季的养生心法与养生效果亦如"养狗与治国"，非悟道者不明也！在春季里，对于身边的人，要尽量温言慰语，让人感觉"如沐春风"，多多给人信心、欢喜，处处给人方便、希望，让周围的人和物,都从你这里得益,这就是"予而勿夺",生活自然和谐,身心也就放松下来了,不至于肝气郁积。如此,才是真正的养生。

在春天里,如果懂得常常给人赞美、赞赏,尤其对家里的小孩子、自己的门人弟子,他们就像春天一样,处于生长、舒展的季节,要常常赞叹、鼓舞、栽培他们,如此人生的春季才不会白白度过,这就是"赏而勿罚"的道理。这个道理明白了,勤而行之,就是最自然的养生之道了。如此这般,才是"春气之应",与春天的气机相应,也才是养生益智之道啊!如果不这样做,就容易在春天里伤了肝气,所以才说"逆之则伤肝"。为什么是"伤肝"而不是伤别的脏器呢?因为春天属木,肝在五行中属木,季节属肝,肝气应于春季,所以在春季,最适合练习"嘘"字诀以养肝,具体请参阅胡涂医的文章《保护肝胆的妙法》。嘘字诀,可以早晚各练一遍,对于没时间的上班族,平时对着电脑,也不妨扭头离开电脑一会儿,怒目圆睁,做做"嘘"的口型,这也大有裨益,可以起到清肝明目的作用。春天要是伤着了肝气,肝木受伤,就不足以生火,而夏天属火,所以说春天如不养好肝气,就会导致"夏为寒变",夏天怎么会"寒变"呢?就是因为春天肝木的生发之气没有养足嘛,这个生发之气不足,必定导致夏天养"长"之气缺少,因此才说奉献给夏季的养长之气缺乏——"奉长者少"。可见养生是一个系统工程,一环扣一环,无法偷工减料。

我在这个四季养生系列的文章里提到,夏季养"长",秋季养"收",冬季养"藏",春天则是养"生",前面夏、秋、冬三季养好了,春季也就自然"养生"了。

以上谈的,是春天养生的"心法"、原理和技术(嘘字诀养肝护胆秘法)。我在前面的系列文章里几乎都没有谈到饮食方面的调养,但留意到有不少名人在谈及春季饮食方面时错漏百出,干脆也说一说春季饮食如何调养,以正视听。

春季在饮食方面要注意遵循"养阳"的原则,适当进食一些"补阳"的食物。许多讲养生的人都以为"酸入肝",春天属肝,主张多吃酸味,这是错误的!酸味的确入肝,但酸味有收敛之性,有悖于春季"生发"而不"收敛"之气机,所以春季不应该进食酸味食品。相反,春季阳气初生,适宜进食辛甘之品以补阳气。什么食物比较"补阳"呢?根据医家"什么最便宜吃什么"

的训示，春季里最便宜的食物，一般都是补阳的理想食物，因为当季的时令食物，应春季的气机生长出来的，必定产量大，根据经济学的基本原理，供过于求，价格必降，所以这个季节越便宜的食物往往越适合人体需要，比如韭菜、葱、蒜(吃素的人这些都不能吃)、芹菜、荠菜、蒿菜等。立春当天，还比较适合吃南瓜，中国北方有些地方有"打春吃南瓜，活到八十八"之说。此外，还可以多吃大枣、香菜、花生、豆豉等。有慢性病的人，春天要注意少吃辛发的食物，比如香菇、公鸡等。医家还秘传着立春之日的食疗方，因为要吃到保护动物，就不提倡了。

春季还可以多喝明前茶(清明前采摘的茶)，常饮春茶可以生津、提神、解毒，尤其是常常面对电脑的人，明前茶含有丰富的脂多糖物质，对造血功能有明显的保护作用，能提高白细胞，有很好的抵抗辐射危害功能。

祝福大家春天生机勃勃，健康发财！

"万里春风吹佛面，一轮红日照禅心"！

Q&A

scorpion：谈到春的生发之机，我就想到我家的俩丫头，在冬天时她们早上能睡到8点才醒，但一过春节两人每天6点多就闹着要起床，看看日历才恍然大悟，原来立春了呀，是到了晚睡早起的时候。看来小孩子对天气之气的感应应该是最敏感的了。还有，我打算把她俩睡前的捏脊改到早上进行，是否也算是顺应了春天的气机呢？是否能更助于气机的生长哩？更有利于夏天的长个头。

胡涂医：捏脊其实在晚上进行就好。

小玄子：看到先生给别人的回复是说晚上给孩子捏脊比较好，为何早上不好呢？

胡涂医：早上也没不好。

倒提壶：请教先生，我母亲开始泡脚头三天，感到脚背很痛，血压下降很多，继续泡又回到原来的状态；泡脚之后，我已为她停了所有治疗高血压的药，只服用治疗支气管炎的药。春天来了，我想增加一些方法给母亲练，不知用哪几种好？不能治好母亲的病，是我学医以来最感愧疚的事。有劳先生。

胡涂医：做颤抖功、养气法就好。

2595651：请问先生，春季和夏季都是"夜卧早起"，为什么含义却不一样呢？

胡涂医：这个问题问得很好！那您就理解为一样的含义好了。

不弦：请教糊涂医，可能是因为精气神太差了，在春天很容易犯困(晚上已经按时睡觉啦)，尤其是出门回家的时候，是不是有条件的话可以困了就随时睡，一直睡到自然醒呢,还是白天的时候要克制一下?

胡涂医:古人说"玉人春困倚东风",如果您是"玉人",可能要"倚东风"了。

春天里容易春困的人不应该"困了就随时睡",尤其是肝功能欠佳的人,应该多一些到田野里去走走(城里人没这个福气了,就到公园或松柏树林里去吧),让肝气得到舒展条达。

建议喝喝春茶,游游泳,做做运动,实在没条件,就在家颤抖一把也好。

秋养肺阴好安眠

我在《二十四小时如何过——寅时(肺)》里讲过这句话:"一个人要睡得好,秋天的时候就要对肺进行锻炼、进补,这样一年四季才有好觉睡。等秋天到了,我再专文讲这个。"既然秋天已经到了,现在正是胡涂医兑现"承诺"的时候,免得被朋友们"秋后算账"。

人要睡得安稳,肺气要养足了才行。肺气足了,它的"肃降"功能才能得到更好的发挥,人们才容易进入深度睡眠,尤其是在肺经当令的寅时。——熬夜的人都懂,晚上十一二点甚至一两点都好熬,甚至越熬夜越有精神,很多人写文章或做决策,非得在这个时间段不可,因为此时人体真气由肝胆主导,主决断,常常可以想出些好主意,写出好文章。而到了凌晨3点,便很容易开始熬不过,就是因为肺在此时当令,全身气血要自上往下"肃降",人体要顺应自然进入深度睡眠。相反,那些年纪大的人,则容易在这个时间段醒来,因为他们已经肺气虚弱,肺的肃降功能变差了。因此,对治失眠,实在应该从养肺气治起。

中医认为,肺在五行中属"金",对应"秋季"。所以秋季养肺,是对治失眠的好时节!秋天如何养肺,其实我在前面的文章《秋季养生,无外其志》里已经谈过了。这篇文章公开一点儿医家秘传的简单方法。

以往医家教徒弟,总会先忽悠一番大道之理,然后才传授秘法。养肺的大道理,请大家参考我前面的文章。我这里再忽悠一点你从现在的中医教科书上多半看不到的道理。

什么人最容易睡不着睡不安稳呢?

心事多的人?烦恼多的人?杂念多的人?整日钩心斗角,斤斤计较的人?身体不好的人?答案很多,大家自己就能找到很多原因。什么叫以身证道?这就是以身证道!自己找原因,自己对自己开刀,不要让那个"我"给骗了,勇敢面对自己、解剖自己,很多病因就能找到。病因找到了,才能

失眠应从养肺气治起

"辨证施治"！

还是同一个问题,换另外一种问法:什么人最容易睡得安稳呢?赵本山、宋丹丹他们在《昨天、今天、明天》的小品里说了:"没心没肺的人都睡得好!"——这句话还真的有道理!心底无私,胸怀坦荡的人,以及"比较简单"的人,都最能睡。所以,治疗失眠的最根本大法,就是做个简单的人,做个心底无私,胸怀坦荡的人!

这样说来,失眠似乎是精神、心理上的原因,与肺气充足与否无关。这种说法对不对呢?在古传中医看来,精神与物质,其实是可以互相影响、互相转化的。早在几千年前,古传中医就认识到过度审慎思虑会伤神,神被伤了,人就会患得患失,惊恐畏惧,五脏六腑的真气就会流散不止,使神乱无度。神乱了,就会伤魄,魄伤了,就会使人"行为失常",该睡的时间睡不着!我们知道,中医认为"肺藏魄"。肺主一身的气,而魄居气中,肺气虚弱了,魄就无承载之力。我们常常说一个人"很有魄力",或者说一个人"没有魄力",按古传中医的观点看,就是说这个人肺气很足,或者肺气不足。肺气足的人,往往会有过人的胆魄,肺气弱的人则相反!失恋或事业失败的人,很多时候会表现得毫无魄力,皮肤枯燥,毛发憔悴,甚至容颜枯槁,就是伤了"魄",伤了肺的真气!这方面西医讲不清楚,在中医看来却很简单:肺藏魄,肺主皮毛。《黄帝内经》就说:"魄伤则狂,狂者意不存人,皮革焦,毛悴色夭"。

> 肺藏魄,肺气足则有魄力

说到底,要睡好觉,先得做个简单快乐、坦荡开朗的人,尤其在秋季,要注意让自己别多愁善感去"悲秋",别"殚精竭虑"去伤人。下面我就介绍一下秋天如何养肺阴,好让自己一年四季睡好觉的方法。——须知任何方法都是"技术"层面的东西,真正改变一个人的,除了技术,还是"精神"、心理、心灵层面上的改变!如果你一边练着这些古传中医秘法,一边偷鸡摸狗,就算你能睡得着,身体还是会受"制裁"的,"大道无私"就是因为"大道至私",不会偏袒任何人!

方法有两种:早上站着练,晚上躺着练。

> 养肺功法

先讲早上如何站着练:

1.早上起来,在空气清新处,两脚分立与肩同宽,两手高举过头以使肺部尽量扩张。

2.然后，先口呼后鼻吸。呼气时，舌尖轻抵牙齿根部，默念"呬"字吐气，同时小腹回收。当呼气尽时再用鼻子吸气，吸气时闭口，轻叩齿，丹田随吸气自然鼓胀，吸到尽头就再呼"呬"字诀。

以上反复进行，每次练个 30 分钟。

再讲晚上如何躺着练：

1.仰卧，全身放松，两脚分开，双手自然放于身体两侧。

2.用鼻子呼吸。吸气时两手紧握"金刚印"（关于金刚印，请参阅《人体有个拒绝病毒的开关》），同时两脚十趾往脚心方向扣，仿佛也要握"拳"一样收紧。呼气时，手、脚"同时"放松。

以上反复，一吸一呼算一次。一边做，一边数，做 49 次，然后静静体会心安神灵，无牵无挂的感觉，接着就可以睡去。有人练习几天就能睡得很好了，有人则需要练一整个秋天。总之，不要急躁，才不上秋天的"当"。

顺便说一下，古传中医还有一个很"惊人"的观点，认为人的一切行为都会引起身体的变化。比如说，"遮师光明得肺鼻果"，就是说肺部和鼻子的问题——尤其是绝症，几乎都可以归根到"遮师光明"上来。那些不尊重师父，遮盖老师光明，偷老师的东西出来蒙人，忘恩负义，背叛师友的人，容易得"肺鼻果"。现在得鼻炎的青少年比以前多，很多人都认为是环境污染的原因，如果按照古传中医的观点来看，问题出在对上不孝、对师不敬上！如果不懂得从尊师重道、敬师重义上"调理"自己的行为，很难"根"治！

孙思邈真人有句诗："安神当悦乐，借气保和纯。寿夭休论命，修行在本人。"

补充一下，有网友问及秋天是不是应该多吃酸的。因为肺属金，应于秋气。肺气容易盛燥于秋季，少吃辛味，才能防止肺气太盛。我们知道，肝脏属木，而"金克木"，肺气太盛可能损伤肝的功能。所以秋天的确要"增酸"，多吃酸的东西，以增加肝脏的功能来抑制过盛的肺气——养足肺气并不是说养"盛"肺气，而是养足肺的"正气"、"真气"。

祝愿大家过个快乐的秋天，收获身心健康、财富！

Q&A

yanzi："呬"怎么读呀？五笔都打不出来。

秋宜食酸

胡涂医:念成"四"就好。

求悟:请问先生,这两种方法和早晚时辰有关系吗?

胡涂医:有点儿关系。您不用管它。

雁落平沙:请教先生问题,我在练你教的养肺的功法:早上起来,在空气清新处,两脚分立与肩同宽,两手高举过头以使肺部尽量扩张……我现在练完的感觉是胸部又痒又胀的,但比较舒畅,想问:1.头部的动作是怎样的,自然地平视吗? 2.有收式的动作吗?

胡涂医:自然平视就好。没有收式。

雨花:两脚十趾往脚心方向扣——昨天做的时候左腿和脚有点抽筋,做了几次好一些了。请问糊涂医这是怎么回事呢? 原来早上醒了伸懒腰的时候左腿也会抽筋。谢谢先生!

胡涂医:这正常,肝的反应为"握",说明您本来肝这个将军较弱,肾也虚。

新浪网友:糊涂医先生,请教几个问题。

1. 做完保护肝胆的方法,可以马上做养肺阴吗? 前一个动作是斜躺,后一个是平躺。2. 11岁的小孩可以做养肺阴动作吗?

谢谢!

胡涂医:可以。

没名儿:谢谢先生! 春夏秋冬息息相关呀,当下每日的养肺法可不能马虎。顺便请教,我每天早上练完养肺法后,紧接来一遍养气法,没问题吧? 阿弥陀佛。

胡涂医:您早上赚了钱,紧接着能不能再赚点钱?

yanzi:两手高举过头30分钟? 呵呵,多半人都坚持不到吧,先生真会折腾人,不过我会去实践的,嗯,加晚上的也一起练了吧,努力去做个简单开朗的人。先生有很多功法都是适合晚上练的,到底哪个睡前练最好,睡仙大法?

胡涂医:看您自己情况,若有失眠就练,若肺部、呼吸系统有问题就练。

新浪网友:有点糊涂了,秋天肺气盛,肺气盛不是肺正气足,那是邪气盛吗? 或者是肺气太盛五脏生克不平衡? 那么四季的变化也是人致病因素之一吗? 还有秋天到没到是看立秋节气还是看温度呢? 我们这儿天天39度也算是秋了吗? 比夏至还热呢,好苦啊。

胡涂医:肺气容易"盛燥"于秋季——盛燥不是正气足。"肺气太盛五脏生克不平衡"的理解比较对。四季的变化不是人致病因素,但是如果不顺应变化来生活,那就是致病的因素了。

xingyan:肺气盛是不是表现在燥气向上走,形成口鼻干燥感,而肺气足是气下沉,说话沉稳,不浮躁? 谢谢先生。

胡涂医:可以这么说吧。

清澈小溪:我近几年一到秋天就对一些花粉过敏引发哮喘,以至此间不得不离开本市,到异地就好。请教先生有什么方法可以治疗吗?

胡涂医：花粉症很好治的，就近找个大夫做几次针灸就好。

如果自己锻炼，每天按摩迎香穴 3 遍，每遍按摩 64 次。再配合这个"呬"字诀就好。

eric：不知先生有啥方法可治花粉热（Hay Fever），十年前在纽约患过，没想到十年后在伦敦又再度发生。感恩，阿弥陀佛。

胡涂医：在欧洲长住的人很喜欢得这个病，西医没啥好办法。其实中医的整体针法治疗这个那叫一治一个准。建议您就近找个中医诊所，请大夫扎针。如果大夫这方面经验不够，您就告诉他在这些穴位上扎上针：印堂、太阳、迎香、曲池、合谷、太冲和足三里。自己也可以多揉按这些穴位。此外，还可以早晚往 Evian 中放些海盐，按住一个鼻孔，用另外一个鼻孔"吸水"，从口里吐出，再换鼻孔如法操作。祝好！

1788814415：我三年前由于母亲病重，自己既要带她去看病，又要在医院照顾她，还得上班，精神十分焦虑，开始要服安眠药睡觉，结果量越吃越大，药性越吃越强，看了好多中西医，都无法戒掉，现在已经出现了头晕、脚无力等副作用，十分痛苦。恳请先生能指一条明路，帮我戒掉安眠药，感激万分！

胡涂医：您受苦了！请先试试我上面介绍的躺着的练法一个月再看看效果如何，好吗？

1788814415：万分感激胡涂医先生给我关于戒掉安眠药的回复，看到"您受苦了"几个字，我感激得眼泪都掉出来了，先生真是菩萨心肠，我一定按先生的方法去做并到时把效果反馈给先生，祝先生吉祥如意！

胡涂医：先生真是性情中人！不用感激我，我啥也没做。

除了上面介绍的方法，也请您参考我的文章《教你如何少做梦》中的方法。

祝早日有好觉睡！

第六编　返观内照，千里诊病——古传中医秘传

然内景隧道，惟返观者能照察之，其言必不谬也。

——李时珍《奇经八脉考》

说说千里诊病

F是我在加拿大念书时的邻居好友,这段时间他们一家子回了昆明,今天电话里聊起她妈妈前几天因为心脏问题住了院,我就在电话里随口说了她妈妈还有几个问题:肠胃不好,脊柱的第六、第七节都有问题,左耳朵偏上的左半脑有几根血管不太通,右手时有不能控制的手颤,两脚板皮肤干裂,而且牙齿,尤其是右边的牙齿,几乎全坏了。"基本都对了!"——F惊呆了!我一边下诊断结果她一边给我确认西医的病名。我没有见过她妈妈,也没有跟她妈妈通过话,怎么把她妈妈的情况说得这么准?她在电话里笑称我不是"糊涂医"而是"胡半仙"了,我说还好是有个"半"字,要不可就成"狐仙"(胡仙)了。

其实,这才是真正的中医"诊法"!只是目前得这个诊法真传者不多而已,能够神乎其技者也少,大家少见多怪罢了,没啥了不起。我知道,反伪斗士们会指摘这是"伪科学",因为就算国内现在的名中医们也多半做不来这样的诊病方法。

现在的中医,言必称"望、闻、问、切"。他们只是面对面看看舌头、脸色、指甲等,以为那就是诊法中的"望",这也怪不得他们,因为他们的老师教授们也不懂。有网友给我留言,问我敢不敢单挑中国最权威的中医大学。(留言原文:"但得一席谈,入道无遗憾。先生可有单挑中国中医科学院的信心?")我早说过,学中医就是学道。圣人说,"大道似水",因为"水善利万物而不争",一个有道的"明医",应该有起码的"不争"品性。你懂医道,你就去善利大众呗,何必去争一时之长短呢?再说,拿自己的长处去跟别人的短处相比,有意思吗?就算要争,也不能让我一个人去"单挑"呀。那是打赌、摆擂台,不是科学研究的方法。如果我也去单挑,你也去单挑,那岂不是与近些年那些反伪科学的所谓"专家"成一丘之貉了?近些年,把中医斥为"伪科学"的几名"斗士"——于光远、司马南、何祚庥等,他们反

"伪科学"的方法便是打赌、摆擂台,而不是科学方法!我这么说,很多人会惊讶,他们不都是"科学家"吗?难道他们也不用科学方法?

没错,他们几个人用的都不是科学方法(且不说他们除了何祚庥懂物理学,其他的都不是啥科学家)。因为得到任何科学技术结论之前,都得有个基本前提,那就是——观察分析的样本数量(quantity)必须满足一定要求,手段和仪器必须可靠(reliable measures and devices),有观察步骤和统计数字的记录,还要提供论证和反证。可是这些年来,这几位"斗士"的大作和报告,恰恰连这个基本前提的影子也没有。他们既没有使用科学技术来做数据统计,也没有用科学仪器来做检测记录,他们的有关记录基本上都是自己的肉眼观察,司马南这哥们儿的专业特长是新闻记者(于光远的专业特长是马克思主义社会科学),这位司马老兄干脆就用魔术表演,表演后告诉大家,我做的是假的,所以他们的也是假的。这是哪门子逻辑?难道你手中的人民币是假的,别人手中的人民币也一定是假的?你不能一拳把人打趴下去,你怎么知道别人也不能?你不能在千山万水之外给人诊病,怎么知道别人也不能?就基本统计原理来说,就算观察了一亿次,只要有一次观察到了某个事物的存在,尽管成功率只有可怜的亿分之一,我们也必须承认该事物的存在,而不能因为失败次数多就说那是伪科学。如果那样,那么今天的 iPhone 也是"伪科学"了,因为在推出市场之前,iPhone 经过多次测试失败。司马南等老兄们可好了,既没拿出科学实验报告,又缺乏分析论证,却用打赌和摆擂台的方法来代替科学研究,以魔术表演失败次数作为否定结论的依据,把他们自己不会的东西都戴上"伪科学"的帽子,这样的非科学方法,我们怎么能学习他们呢?所以我不会去"单挑"中国的任何一家医学院,学中医的人,应该提倡的是一种互通有无,百花齐放,百家争鸣的学术氛围,容得了别人,自己才能进步。

那么我是如何给 F 的妈妈作出如此精确的诊断的呢?有些读者可能会说不够"精确",因为我没法说出"西医的病名"。——这是一种"糊涂医"的医学观,宏观上知道个七七八八就可以了。至于我如何诊断,我只能说,这就是传说中的"千里诊病"法。

解释这个诊病法的原理之前,有必要给大家复习一下《扁鹊见蔡桓公》的故事。本来想引用古文原文,有读者建议我写得通俗些,喜欢读文言文

的朋友们请委屈一下:

扁鹊进见蔡桓公,在蔡桓公面前站着看了一会儿,扁鹊说:"您有小病在皮肤的纹理中,不医治恐怕要加重。"桓侯说:"我没有病。"扁鹊退出以后,桓侯说:"医生喜欢给没有病的人治病,把治好'病'作为自己的功劳!"过了十天,扁鹊又进见桓侯,说:"您的病在肌肉和皮肤里面了,不及时医治恐将更加严重。"桓侯又不理睬。扁鹊退出后,桓侯又不高兴。又过了十天,扁鹊又进见桓侯,说:"您的病在肠胃里了,不及时治疗将要更加严重。"桓侯又没有理睬。扁鹊退出后,桓侯又不高兴。又过了十天,扁鹊远远看见桓侯就转身跑了。桓侯特意派人问扁鹊为什么转身就跑,扁鹊说:"小病在皮肤的纹理中,是汤熨的力量能达到的部位;病在肌肉和皮肤里面,是针灸的力量能达到的部位;病在肠胃里,是火剂汤药的力量能达到的部位;病在骨髓里,那是司命管辖的部位,医药已经没有办法了。现在病在骨髓里面,我因此不问了。"又过了五天,桓侯身体疼痛,派人寻找扁鹊,扁鹊已经逃到秦国了。桓侯就病死了。

这个故事出自《韩非子》,神医扁鹊因为韩非子的广告而为国人所熟悉。但大家都把它当"故事"听听就过去了,很少人去想一想,神医扁鹊也没有像我们今天的中医那样"望、闻、问、切",他是如何知道蔡桓公的病几时到了皮肤、肌肉、肠胃、骨髓的? 更厉害的是,他最后居然是"远远看见桓侯"就知道桓侯不可医转身溜了!

你可能会说,人家是"神医"嘛,神医自然不同凡人了! ——因为你以为那是"神医"才有的能力。

其实,这就是古传中医诊法中真正的"望"的内容! 根据我们医家的经验,人群中百分之七十五的人——是的,普通人——若得真传,一个晚上便可学会这个能力,而且不仅仅是能"远远看",远隔千山万水也照样可以!

那么这是什么原理呢? 这就涉及中医的诸多"本质"(或者说特有理念)——天人相应、真气运行、阴阳五行、人我一如等等与"道"相关的观念。我当年学这个的时候,被告知"二十年有二十年的学法,二十分钟有二十分钟的学法",真的是"真传一句话"的问题。我前面的文章说过,医家教徒弟,有一至三年的教法,也有一个晚上让你全会的教法。这些"本质"可以全职地讲上三五年也讲不完,就像在中医学院学习一样,三五年听下来,理论是理论，能力是能力，两者毫不相干。好比你学了一大堆金融知识，炒起股票来却血本无归，而那些比较"业余"的股民，反而赚得盆满钵满。

我就用现代人能接受的方法，简单讲讲千里诊病的机理机制：

第一，中医认为人体是一个完整的小宇宙，用现代的话来说，人体是一部精密得不能再精密的生物仪器，它里面所有的现代仪器都有，你可以理解为，人体内有 iPhone，有 X 光，有 B 超，有杀毒机，有音响，有摄像机，有接收开关……总之，人间有的，体内都有。只是"人间"的仪器是有形的，体内的是无形的，用中医的行话，外面的是"阳"的，体内的是"阴"的。——所以，我们体内有一个"千里诊病机"，或者理解为，有一个这样的"开关"，你一打开就能用，仿佛电视机的遥控器，你一按就能接收到远在千里之外的电视台信号。

第二，我们身体这台机器，与别人的机器是互相可以进行信号联系的。好比你的手机和我的手机可以互相通话一样，尽管我用的移动，你用的是联通。关键就是开关有没有开，里面有没有电，号码拨对了没有而已。

圣贤讲"理通法自明"，明白了以上的道理，有些悟性好的读者可能也会千里诊病了，恭喜你，但还请别把那一句话轻传出去。——能诊病与能治好病是两回事，我不想在网上教出一些骗钱的家伙。

道理似乎容易懂，功夫却非十年二十年练不出来

Q&A

小丫：想问先生，古传中医真的可以不用看人治病吗？也不用药吗？无论什么病和什么人？我知道人体有大药，可是在我病得最重的时候，我觉得只有药才能平衡阴阳了。难道我错了吗？？希望先生能指点。

胡涂医：千里诊病是确实存在的。以前在这个博客里玩过一百天。

古传中医治病，乃至任何一门医学治病，不可能对任何病人任何病都不用药。毕竟每个人的经络类型不同，个体的差异是客观事实。

当然，如果可以通过自己学习古传中医的方法，坚持自我锻炼、养生，慢慢减少自己吃药的机会，这倒是可以肯定的。

艾米：胡涂医你好，我最近躺在床上经常有想上厕所的感觉，昨晚还梦到了，但是一去到厕所，甚至一站起来就完全没有了，要坐很久，然后是一个球一个球的便便，一天要去两三次。我 3 月做了个腹腔镜手术，带有肠粘连松解，3 月还很正常，这个情况就是开始上班的一周才有的。真的很苦恼，睡觉都睡不好。想问您一下，是不是肠子有什么问题了？麻烦您了！

338

胡涂医:这是手术后气虚所致,您肠子的确还是有点儿问题,大肠上有四个米粒大小的白色斑点,小肠有一节有轻微炎症。就近找个中医开点健脾和胃的药吧。

祝好!

新浪网友:大便总是不干净,虽然每天有两次,而且晚上十一二点还要蹲厕所,总是要蹲上半个多小时才会出来一些,每次都要蹲到腿酸脚麻,而且还耽误了早睡。可是不蹲,总觉得肠道里有便便,也很难受。您也能帮我千里遥诊一下吗?

胡涂医:不用诊了,您揉按一下肚脐往上一寸的地方,看看是不是疼痛难忍? 多揉揉那儿就好。

治神与养身
——说说古传中医的"五知"

这两天因为回复一位网友的评论让胡涂医来了兴致,于是便搞了一次"千里诊病",随后又做了一个网络调查,想看看大家对千里诊病的看法。从调查的情况看,大部分人还是相信有千里诊病这回事儿的——也有人坦言这玩意儿是"伪科学"。

千里诊病的理法,我在前面《说说千里诊病》一文里谈到了。这种在千山万水之外诊断疾病的能力,就是古传中医的"入门"诊法。这种濒临失传的诊法,其背后的理法,在医家的经典里其实多有论述,它们恐怕才是中医的本来面目!我知道这种说法会引起人们——尤其是中医界的专家学者们的质疑。毕竟专家学者们就算别的本事不大,读书钻故纸堆的本事应该还是有的,要不如何一篇篇发表论文呢?当然,要专家们相信他们自己不会的或没听说过的东西恐怕也不是件容易的事儿。

那么,这种神乎其技的诊病方法,在公开的医家经典里有没有提到呢?我们来看看《黄帝内经·素问·八正神明论》怎么说:

帝曰:何谓神?

岐伯曰:请言神。神乎神,耳不闻,目明心开而志先,慧然独悟。口弗能言,俱视独见,适若昏,昭然独明,若风吹云,故曰神。

上面这番话,千百年来都被人们理解成是岐伯在向黄帝解释什么是"神"。其实人们似乎忘记了,作为中华民族的始祖之一,黄帝在得天下之前就已经"且战且学仙",啥是"神"恐怕不是他这里要请教的——而且岐伯回答的,也并非神是啥!黄帝老人家这个时候问道于岐伯的"何谓神"其实问的就是:如何才是神奇的诊病方法!所以才有了岐伯的这番珍贵开示:

既然黄帝您问起了如何才算神奇的诊病方法,那么就请让我老人家告诉您吧!神乎其神的诊法,就是那种不需要望闻问切的诊法!耳朵虽然善听但却不用去听，眼睛虽然明亮但也不用去看，而诊病的人却心开脉解，所以其精神意志能够从后天返回先天。因此才能慧然独悟，哪怕病人在千山万水之外不能开口跟你说话，你也能洞若观火，全部病情病因都俱视独见，尽收眼底。在给人千里诊病的时候，你看上去仿佛昏昏默默、窈窈冥冥，其实你内心雪亮，一点灵光昭然独明，其内心仿佛大风吹散了白云般乾坤朗朗，宇宙万物就像一个大圆镜般展示在你眼前……这样的诊法才算是神奇的诊病方法。

如果自己不能做或未见识过千里诊病的古传中医能力，就很难正确理解上述这番话。经典之中，处处有明师，只是没有明师给你点破，纵然把经典读烂也未必见真章。所以专家庸医们无法读出这层意思也就不奇怪了，毕竟古圣有云"饶君聪慧过颜闵，不遇真师莫强猜"。

事实上，在古传中医来说，具备千里诊病的能力，只能算是"入门技术"。在古代，一个真正好的中医，必须具备五个"基本"条件——古传中医的"五知"。

是哪五知呢？请看《黄帝内经·素问·宝命全行论篇》中，岐伯是如何教导黄帝的：

> 一曰知治神，二曰知养身，三曰知毒药之伪真，四曰知砭石之小大，五曰知脏腑血气之诊。

千百年来庸医们习惯把这"五知"当作针灸的要领去看，可见庸医们也是"没文化，真可怕"！第一个条件"知治神"，这里的"治"字，是老子所说"治大国若烹小鲜"的"治"，是说一个明道的中医，首先要懂得驾驭、管理自己的"神"（就先理解为精神意志吧），使其从后天返回先天以呈现其近乎神性的能力。只有这样才能真正做到"知养身"，知道用功的方法，知道如何先把自己的身体折腾"通"。如果没有从后天返回先天的返观内证的能力，就不可能真正把自己的身体折腾通达，缺少这两个首要条件，那么"知毒药之伪真"—— 一眼看穿毒药之真伪的能力就绝无可能了（古传中医有非常神奇的辨别中草药药性、归经的方法，古传所谓"神农尝百草"的功夫就是"知毒药之伪真"）。同样，"知砭石之小大"（各种不同砭石的功效大小及其相关适用病症等）和"知脏腑气血"如何运行，知五脏六腑乃至经络气血哪里出问题等等古传中医的诊法，没有前两个条件也压根儿不可能！

　　所以，说到底，"五知"的前两个"知"——"治神"和"养身"最重要！一个人如果连自己的精神意志也无法驾驭好，连自己的身体也无法折腾健康，再怎么吹牛也不会是真正的明白人！所以大家以后又多了一条判断明师的标准，以免被大师们似是而非的"理论"忽悠。千里诊病和古传中医的各种能力之所以神，全在"治神"和"养身"。诚如《阴符经》所言："人知其神之所以神，不知不神而所以神。"

　　有心学习古传中医的人，应该在"治神"与"养身"上下功夫。这两个做好了，其他三个就是边角料了。所以请众多网友们不必再打想跟胡涂医学习千里诊病的主意了，这玩意儿只有在你治神和养身的功夫做足了以后才可能真正有因缘被教会。

人体有个拒绝病毒的开关

中医本来没有"病毒"（virus）之说，《黄帝内经》也只是说"虚邪贼风，避之有时"。人体内本身就有一个避虚邪贼风——拒绝病毒的开关。这个开关，我们在婴儿时期就运用纯熟了，这是医家秘传的内容。

我在前面的文章里说过，中医的一大本质就是"人体本身有大药"。事实上，人体的奥妙，正是古传中医的精华所指，只是得真传者不多而已。现在自学中医的，都知道要学《黄帝内经》，却少人知道还有一部《黄帝外经》！两千多年来，中医界的人都知道《黄帝内经》第七卷失传了，而《黄帝外经》干脆整本都失传了。至于神医扁鹊的《扁鹊内经》、《扁鹊外经》等更是失传得不能再失传了。——古圣先贤传下来的东西，怎么说失传就失传了呢？那么重要的学问怎么就这么容易消失于历史的长河中了呢？我们现在所知道的中医，是否只是古传中医的一部分内容而已呢？

这些问题留给研究中医史的人士去慢慢回答吧。

我可以肯定地告诉大家，传说中的古中医，几千年来一直在民间默默流传着，只是他们的后人，不一定在"从医"而已。如果你的第一反应是，"怎么没听说过？"那么恭喜你，你现在可以听个明白了。班固在《汉书·艺文志》中说："《黄帝内经》十八卷，《素问》即其经之九卷也，兼《灵枢》九卷，乃其数焉。"唐朝宝应元年，即公元762年，王冰注释《黄帝内经》时便提到："虽复年移代革，而授学犹存，惧非其人，而时有所隐，故第七一卷，师氏藏之，今之奉行惟八卷尔。"可见在唐朝的时候，《黄帝内经》第七卷不但没有失传，而且还"授学犹存"呢，只是怕误传了坏人，才"时有所隐"——明师们把它秘藏起来了！

大家想想，这第七卷究竟是啥厉害东西啊？连讲究医德的历代大师们也要把它藏起来，害怕被坏人学了去？是不是学会了可以拿去"害人"？——我今天就公开一个不"害人"的简单方法：拒绝病邪毒气进入体内的方法。学了这个方法,什么 H1N1、SARS 以及未来可能出现的病毒都会被你挡于身外。

医家在正式传这个方法之前,都要先讲一番大道理,让你明白个子丑寅卯,方法你就自己会了。我也得简单讲讲。

中医认为,人的神志活动包括五神(即神、魂、魄、意、志)和五志(即喜、怒、思、忧、恐),这五神和五志的所有精神意识活动都依靠五脏的功能调节,而且由"心"主导。前段时间看到一个新闻,说一个人做了心脏移植手术之后发现性格与心脏原来的那个主人变得很像,西医们于是非常震惊,觉得心脏可能有"记忆"。早在几千年前,中国人就知道了,心脏不仅有记忆,而且还是我们"神"的"房子"呢。《黄帝内经》就有"心藏神,肺藏魄,肝藏魂,脾藏意,肾藏志"之说。而虚邪贼风最容易在我们"失魂落魄"的时候侵犯我们。

这是什么意思? 大家回忆一下,在你的朋友圈中,是不是经常有这样一部分人,他们一听说有个什么病毒,就被吓到了,马上全副武装,把自己保护起来,而"中招"的往往就是他们,那些无所畏惧不怕病毒的人,反而没啥事。在非典(SARS)期间,最多的病人是成年人,甲流也多成年病人,很小的小婴儿得病的不多。当然,你可以用西医的方法来解释,因为成年人接触人多,所以得病的概率就大嘛。这也有道理,我历来认为中医西医各有所长,各有所短,不可以己之所长,攻人之所短,而应该知己之不足,学人之所长,但如果有人别有用心,想把中医说成"伪科学",我们则必须予以反击! 从古传中医的角度看,婴儿才是大丈夫! 他们有"泰山崩于前而色不变"的丈夫本色! 太上在《道德经》里说:"专气致柔,能婴儿乎?"婴儿的真气专而不散,所以无所畏惧。当然,你也可以说,他们不害怕,因为他们不懂。可是天下不懂而害怕的人多了去呢,别说人,连小狗都懂得害怕。其实真正的原因,在于婴儿们还掌握着人体抗病毒、御外邪的开关! ——所以我常常惊叹,古传的中医,说的就是人体自身的学问,简直是人人都可以掌握的东西。

这个开关在哪里呢? 我得先问问大家,你们留意到没有——小宝宝最有耐心做什么动作?

两手握拳! 而且还喜欢把小手握得紧紧的。带过孩子的人都知道,很多小宝宝都会把大拇指掐在掌心里，如果你把他的小手掰开，他的大拇指往往正好掐在无名指的指根下面。小宝宝正是因为这么握拳，才不会"害怕"！这是什么道理呢？我们前面讲过，"心藏神，肝藏魂"，无名指的指根，正是肝魂所藏身之处的"门户"！我接触过一位藏传佛教的高人，他把这个叫作"金刚印"，意思是什么东西都无法破坏它，我哈哈大笑，这不就是我们小小婴儿会的东西嘛！这就是"真传一句话"，很多东西窗户纸一捅破就没啥秘密可言了。

　　小婴儿肝胆之气很足，所以就会握拳握得很紧、很自然，大人消耗大，就要很不自然地用力握了。大家看电影，人死的时候，本来握紧亲人的手就一下子松开了，为什么呢？因为魂魄走了！我们中国人形容一个人去世，会用什么成语呢？"撒手人寰"！就这个道理！

　　中医其实很容易学，把中国文化中的整体、宏观的学道思想掌握好了，中医的道理就可以通了。

　　算了，好人做到底，我把这张窗户纸彻底点破了吧。下次大家遇到什么急难之事，就掐一下这个小 baby 的"金刚印"，经常做，可以恢复处乱不惊、临危不惧的婴儿"本能"。比如当你知道老板要对你开骂的时候，你就掐一下，考托福雅思 GRE 的时候，你就掐一下，你怕老婆的时候，也掐一下，去医院里看望得传染病的朋友时，也掐一下，坐长途飞机前，还是掐一下……更多用法，你就自个儿发明去吧。

金刚印妙用

Q&A

一小：请指教，无名指不是肺金所在吗，其根部难道不是魄的门户吗？我在理解上哪里有错，请指正！谢谢！

胡涂医：先生理解正确！无名指确是肺金所在，但其根部确是藏的肝魂。

scorpion：科学是层窗户纸，一捅就破，读出点意思了。但我的两个女儿生下来后，手都是散着的，我一直在怀疑是不是因为早产的缘故，她俩的手都不像其他孩子样紧握。如此说来，我应该给她们按揉一下藏魂的所在了，即刻实践。

胡涂医：她们生下来不爱握固，脾胃肯定比较虚。

野之秋：临时抱佛脚，又拜读胡涂医《人体有个拒绝病毒的开关》及《秋养肺阴好安眠》，以养正气。试握"金刚印"如果要握紧还挺费劲的呢。

胡涂医：那是因为您的肝肺功能不太好，多练习吧，等"拿捏"自如了，内脏也就调理得差不多了。

yunchuan：我和妻子一直都在看先生的博客,感到受益匪浅！练习金刚印功也已经有近两个月了,最开始整个手掌都疼,现在是大拇指指根位置疼得厉害,不知道是不是正常现象?

胡涂医：金刚印不需要"练习",掐一下就行！成年人不能老紧紧掐着,小宝宝才自然掐的。

新浪网友：胡涂医,您好,我是一名尿毒症患者,2009年10月底开始做的透析。看到您写的金刚印,联想到前年出院后发生的事情,好奇怪。2009年11月初出院后,每次睡醒我都发现自己睡得像个婴儿,两手握拳举在肩膀两侧,握的就是您说的金刚印。那时我以为是肝肾太虚了,所以手指伸不直,因为试图伸直的话觉得很费劲,这样大概过了半年多后,睡觉不再结金刚印了,手指也不那么弯曲了,不过下半年有几天又这样过。看过您这篇文章后,我猜想是不是那时魂魄有点游离,在睡着的时候身体本能反应结金刚印以握住魂魄? 这是我好奇瞎猜的,嘿嘿。

我的左手臂内侧开有内瘘,这是我们尿毒症患者的生命线,您说的几个功法,比如心肾相交法和冬虫夏草法都不太适宜练,因为拍打造成的震动对内瘘有影响,这内瘘可是我们尿毒症患者生命的保障呢,所以能不能请胡涂医帮忙稍稍改动一下手法呢,或者左右两边都用右手拍?

我从记事起就被吸不上来气困扰,所以还请胡涂医能告诉我那个快速养元法……

胡涂医：1. 握金刚印应该是身体本能反应。

2. 您自己改手法吧,用意不用力。

3. 请参考《正身、内省、止息——且说医家如何用功》一文。

另外,平时闲着没事,多念"吹"牛的"吹"字。

小三毛8210：有缘看了先生的博客,受益良多,有一事相求,先生对于尿毒症可有良方?

胡涂医：除了静养内练外,几乎没有"良方"。

人体有个纠正颈椎、腰椎毛病的开关

今天朋友 S 来家里喝茶，因为他快回国工作了，大家天南海北聊了一通，十分痛快，临走时我让他注意一下身体的一些问题，他十分惊讶，问我怎么"什么也不用做"就能说出他的身体情况。我哈哈大笑，因为我是中医呗。好的中医，应该像好的将帅，懂得谈笑用兵，哪用得着那么多的检查仪器或"望闻问切"。圣人常说，"大道至简"，越是高级的东西肯定越简单，好比一张瑞士银行的信用卡，用起来就是要比一叠现金简单方便才对。朋友边穿大衣边问："有没有什么办法呢？"我笑言，我们的时间太短了。他没有继续往下问，我也就不再解释了。这就叫"医亦有道"，仿佛禅者的机锋，要"当机"才好谈，毕竟"病治有缘人"，缘分到了，病才能好在你的手里。所以历代良医都懂得营造针对病人的最佳的医疗良"机"。这听起来有点儿迷信，但我年轻的时候试验过 N 次，常常用一种"以身证道"的治学态度来想法破除这种"迷信"，到现在还没有成功。说不得，这世间的万事万物，或许的确离不开一个"机"字。我们的身体，便有很多这样的"机关"。我今天就公开一个医家秘传的"机关"，这个机关一打通，身体上很多毛病就会得到治疗和改善。

这是一个纠正颈椎、腰椎毛病的开关。

医家在传授这类"秘传"之前，总是非要讲点儿大道理不可。我年轻时颇厌其烦，年龄大些的时候也就渐渐理解这样的教学方法。中医与西医的一个重要不同点，或者说东方文明与西方文明的不同点，就是其赖以立足的方法论的不同，从而导致各自人才的培养方法大相径庭，其"成品"——医生的能力也就不一样。一个是从宏观上去看待人与自然，一个是从微观上去分析，西方科学分门别类越来越多，越来越细，"专家"（只懂自己专长，其他多半不懂的人）越来越多，疾病越分越多种，现在的中医，慢慢也落入西医的"陷阱"，科目一步步细分，这多半会把中医研究引入死胡同。今天西医培养出来的心脏病专家往往不懂治头痛，皮肤病专家不懂治掉头屑，而中医却不同，你身上的大小毛病，他们似乎都敢给你抓点儿草药调理调理。古传中医更神，尽量用糊涂医治糊涂病的方法论看待人体，把不通的机关疏通，把亏损的气给你补上，把"多余的"气给你泄掉，问题就解决了。

我在前面的文章里说过，古传中医是把人体这个小宇宙等同于天体大宇宙的，地球上有大江大河，人体里也有。地球上有高速公路，人体里也有。人体的"海陆空"运输线路，就是大家都听说过的经络。经络，相当于我们身体的基础设施（infrastructure），经络学说是研究人体这部机器的运行活动、机器故障变化以及各个部件、螺丝间相互关系的学说。身体哪个地方出毛病，就是相关的螺丝没拧好，比如说，颈椎、腰椎的问题，便是某个螺丝没被拧得太紧，某个螺丝被拧松了。所以我们只需要知道问题出在哪个螺丝，拧一拧它就好了。——我不知道这样解释是否够"通俗易懂"，要把中医的道理讲得高深莫测太容易，要把高深莫测的中医道理讲得通俗易懂才难。我有个朋友，一直求着我教他点中医，这哥们儿喜欢买各种中医书籍来看，也喜欢听各种养生讲座，有一次我问他："演讲好不好？演讲的人水平如何？"他说："演讲很好，演讲者太牛了。"我问他好在哪里、有多牛，他说："好在哪里我不知道，他讲的东西我都听不懂，太牛了。"我说我的妈呀，听不懂的东西怎么会是好东西？人家讲到你听不懂，你还花那个钱去听啊？

那么什么是经？什么是络呢？明朝皇甫中在《明医指掌》中说："直行者，谓之经，旁行者，谓之络也。"经一般是指十二条直行的高速公路，这十二条高速公路在古代医书里被叫作"正经"，所以中国人骂人"不正经"，就是骂你身体里的这些本来应该直走的高速公路被你走歪了，所以只有"正经"通的人才比较靠谱。这十二条正经首尾相接，人体真气运行期间，如环无端。你看北京城的路，不也是一环一环的吗？那就是中国文化的精华所在呢，大家可以放长线看，北京目前是修到六环，按医理，得修多六环才够"正经"。所以有志买房子投资的读者，大可以在北京郊区买房，现在的郊区过些年就是十二环内的"市中心"了。

除了十二条正经，还有八条奇经。中医术语叫"奇经八脉"，因为奇经共有八条。金庸的武侠小说最喜欢提到的"任督二脉"就是其中两条，还有六条是冲脉、带脉、阴维、阳维、阴跷、阳跷。明朝张介宾在《类经》中说："经即大地之江河，络犹原野之百川也。"也就是说，如果说十二正经是身体上的大江大河，奇经八脉就是身体里的湖泽。它们互相协调，有条不紊地在人体内进行运输工作。如果你顺应它们的运作规律生活，就叫养生，如果你逆着它们，或者冲撞它们，对不起，它们可不好欺负，马上会罢工，让你难受难受，好让你警醒。所以古人才讲，"学医要带三分病"，当医生的最好自己时不时病一病，可以更好地感受病人的痛苦，生起救苦救难的菩萨心肠，也可以警惕生命之易逝，不断做好防护。所以当你身体哪个地方不舒服，千万别病急乱投医，那只是你的身体在提醒你说："喂！哥们儿，别折磨我了。"停下来照顾照顾它，就不会出大问题。不要动不动一有点儿小毛病就到处找些药物来"治"它。——顺便说一下，很多人误以为中药能够治病，其实中药是不能"治"病的，他们最多只是起到调整脏腑的作用而已。比如大家经常听说的一味中药叫"地黄"，北京同仁堂卖得最多的一个药就是"六味地黄丸"，我实地考察过，这个药的包装盒上白纸黑字写着"滋阴补肾"，于是，在全民K歌全民肾虚的年代，很多有钱男人都在吃这个药。事实上，这是一个阴寒的药，地黄一下肚，马上会引发全身的正邪两气奔向体内属于"阴"的经络脏腑，而我们的肾在中医里方位在"北"，属于"极北苦寒"之地，是五脏六腑中的阴中之阴，而现在的人多数是因为纵欲过度，肾精不足，阳虚而引起肾病，吃了地黄，把本来是"表症"的病吃成了"里症"，邪气全部入肾里，偷鸡不成蚀把米。

又快子时了，我得赶紧把话说完——好东西总得留到最后才说，这也是医家风格，要不如何淘汰一些没耐心的学生？

奇经八脉有个鲜为人知的总交汇点，叫作"后溪穴"，它是小肠经上面的一个穴位。这个穴位可是位"能人"，它老兄负责对我们身体这台机器进行降火和壮阳，同时还能调整颈椎和脊椎，古传中医秘籍上记载，它能"泻心火，壮阳气，调颈椎，正脊椎"。它在哪里呢？

握拳，它就在你的"感情线"的末梢，握拳之后，小指头下面是不是有一个小小的尖尖的地方？如果感情线是一条小溪，它在后面，就叫"后溪"，这样总该记住了吧？

中药是通过调整脏腑起作用的

怎么用它呢？把螺丝拧紧呗。用大拇指按摩它,想象着你的大拇指是螺丝刀,你就是在拧这个螺丝钉就行。拧对了的一个表征就是觉得全身仿佛热乎乎的不怎么怕冷,拧不对也没关系,反正就在附近,有些人的经络不敏感,就不一定有热乎乎的感觉。

特别关照一下坐办公室的打工族,当你面对着电脑太长时间时,花三五分钟停下来,双手握拳放在办公桌上摇动,用手腕带动这个拳头摇动,最好是空心拳(以便掌心劳宫穴放松),虎口朝天花板(大拇指在上,小指头在下),让这个"后溪"兄弟与办公桌亲密接触,这个"简单的"动作可以缓解和预防肩膀、颈椎、脊椎的毛病,还能够使眼睛不容易干燥(想想人家可是"后溪的水"哪)。

Q&A

痴迷中医:以前只知道对小孩子眼睛的"麦粒肿"可以艾灸后溪穴治疗,今日方知原理是这样的!按压后溪穴我尝试了一个简便的办法——直接用两只手的后溪处相接触按压,很快就会发热,效果也不错。

胡涂医:您的方法生热容易,但刺激穴位使其产生好的治疗效果恐怕就不易。当然,这也不绝对。

谢谢分享!

凡音:多谢糊涂大哥,分享了这么多宝贝!请教您这个拧螺丝的力道:我照前面一位说的,正108,反108,脚底确实热乎乎,但拧的地方立刻出了个水疱,指甲来回来去掐皮肤的地方——这是正常的么,还是我用力过大了?看到还有一位也和我一样。水疱要不要挑破?谢谢!

胡涂医:您会做饭吗?这个力度就像做某道菜时要求的"加盐少许"。

剩瘟士:您好,拜读了您的文章,感觉很多问题都通透了。但是有个疑问,为什么后溪穴既能泻心火,又能壮阳气?谢谢!

胡涂医:泻心火与壮阳气不冲突啊。

水煮鱼:请问我宝宝要2岁了,晚上老是睡不好,弄得我也很疲惫,同事说找个老太太收魂,我还没去,这两天还有点起口疮,我觉得是不是心火降不下来的原因,昨天按摩了天河水、三关,补脾、肾,清心、肝经,但是孩子闹得更早了,以前是2点以后闹,昨天12点左右就开始闹。以前我一直以为是心经的问题,因为宝宝以前虽然睡不好,但有一次我为了盗汗给她按摩了心经的阴郄穴,汗倒是不出了,可睡得好像更不好了。看了你的这篇文章,那我是不是应该按一按后溪了?

胡涂医:小孩子的气血就那么多,不要一下子整太多。

还是要给孩子补补正气。

咖咖吉吉：先生，爱长口疮的，还有干眼病，是不是按压后溪穴也有作用啊？

胡涂医：效果不如叩齿咽津明显。

一盏灯：老母亲这几天腿痛得行走不便，到医院做了 CT 说是椎间盘膨出所致。让她也试试这个方法，期望有效果为她老人家减轻疼痛。谢谢先生！

胡涂医：椎间盘膨出很好治的，您带老人家去找这方面的中医生看看，别担心！

这个后溪穴有辅助疗效，但不是最对症的对治方法。

找不到好的医生就坚持睡硬板床！

棒棒糖馨园：请问先生，按穴位是越用力越好吗？

胡涂医：不是。

人体有条退烧、止咳通道

　　首先声明一下：发烧最快的治法是到医院打退烧针，尤其是发高烧。但是如果在条件不允许，尤其是缺医少药的情况下，知道如何打通人体的退烧止咳通道，无疑是有益的。有网友给我留言："胡涂医：您好！我儿子今年11周岁了，总是爱嗓子疼，然后就发烧、咳嗽，昨天又开始了，您说这病怎么治呢？恳请指点，不胜感激！"

　　在回答这个问题之前，我必须重申，中医与道相通，要用中医养生祛病，必须要有以身证道的理念才行。什么是以身证道？让自己的行为习惯与大道"吻合"，因天之序，合道而行！

　　在对付孩子的这类小毛病时，就要求家长不用太担心，糊糊涂涂应付就好——我知道很多人会不同意这样的观点。但是人体确实有自动恢复的能力，尤其是小孩子，"长大了就好"，不必过分担心！

　　如果勉强要治疗，把人体的退烧通道打通就好！此外还可以根据天地和人体气血运行的规律来适当"进补"。

☞
清天河水、
退六腑、清
肺经退烧止
咳

　　先讲退烧通道。这条通道的主干线其实就是我们的前臂中线。古传中医有"清天河水、退六腑、清肺经"的退烧和止咳方法。我下面讲具体做法，大家对照着找这条通道及其支流。

　　1.左手握住孩子的右手腕偏上一点点的地方，右手食指和中指的指腹沿着孩子的右前臂内侧正中——自腕横纹推至肘横纹，连推49下或81下。古人管这叫"清天河水"，这个简单的方法能很快退烧。

　　2.再用食指和中指的指面沿着孩子左手前臂尺侧，自腕纹尺侧推向肘关节，连推49下或81下。注意次数与刚才推右手臂的次数最好一样。古人管这叫"退六腑"。

　　3.左手握住孩子的任何一只手，让他的手心向上，您用右手大拇指的螺纹面从孩子的无名指第二指间关节横纹推向指尖。也推49或81下。古人管这叫"清肺经"。力度不要太大,如果孩子皮肤太嫩,可以用鸡蛋清薄薄涂一下孩子的手臂再推。——平时不发烧不咳嗽时也可以如此做一做,但是次数不用太多,以 7 或 9 的倍数为佳。为什么非得是 7 或 9 的倍数呢?《黄帝内经》讲"法于阴阳,和于术数",说明"数"对人体有深刻的影响。7 是转折之数,病了是不是期望有转机啊? 9 是变数,古人有"逢九必变"之说。

Q&A

人虫:读到前面博主有关论述发高烧时说,急性高烧找西医的说法,有点惊诧,好像不应从您的嘴里说出来。因为历来中医对发烧也有自己独到之处,很多中医对西医的治法也是不太感冒的。你应该是中医这派的吧? 却……?

胡涂医:西医退烧的确比中医省力,中医退烧的方法我几乎都试验过,就是不如西医的退烧针! 任何医学都是人类与疾病"斗争"的智慧结晶,哪个效果好就应该用哪一个,学中医不应该排斥西医!

人虫:糊涂医,很奇怪您既然推崇古中医学,道医,可以通过自身的力量去病,为什么时不时地建议人到医院找医生打针呢? 还有中医用药治病的根据是什么呢?毕竟人都是吃药好的。

胡涂医:很多人排斥西医,是因为西医不能彻底解决问题。但是面对很多疾病,普通中医却也没啥更好的办法。在没能遇到"真懂"中医的人之前,还是要走西医治疗这条路的,总不能有病不治吧?

中医最大的特点其实是"治未病"! 等到哪天全民都学会养生了,中医可能才有真正的话语权。那时就可以建议大家尽量别看医生,自己在家调理了!

人虫:呵呵,中医不仅仅是治未病吧? 要这样说的话应该除了绝症外都是未病。因为整部《黄帝内经》中不仅有养生,也确立了整个中医治病的基础,如针灸、用药、立方等,再经后来的医圣张仲景、孙思邈及几千年来的名医实践,他们用他们悲天悯人的胸怀、精湛的医术来治"已病"的,这是事实存在的。所以说中医治病还是大有可为的。我也同意糊涂医说的真正的中医难得,所以建议他们尽快找西医是可以理解的。但不能因为良医难得就否定中医治病的效能。我只是希望糊涂医除了能在"道医"养生传道上努力外,也传一些中医药治病的道,让我们老百姓多掌握一些治病的途径不更好吗?

胡涂医:您说得对! "中医不仅仅是治未病"。——尽管"治未病"的层次远在治"已病"之上。普通人只知道华佗、张仲景、孙思邈、李时珍等古圣前贤均擅长治已病,事实上,他们更擅长治未病! 华佗亲自编创五禽戏,孙真人留下六字诀,李时珍老爷子更有诸多绝学秘传,所有这些,都与"治未病"有关。只有自己懂得治未病,才能更好地治疗已病。一个真正好的中医,如果连自己的身体也搞不好,就是不懂得治未病,防患于未然。如果连自己得病了也还是治不好,无法治自己的已病,叫人们怎么相信他们真能济世活人,叫人们怎么相信中医? 真正的中医是一门要求以身证道的学问,自己没有折腾通,不可能真成良医。换句话说,若要自成良医,其实也有可能,甚至是人人皆有可能! 得医道真传把自己折腾通就可以了。

谁都不应"否定中医治病的效能",但中医治病绝不等同于"中药"治病。一个人若想多掌握一些治病的途径,懂得中药治病无疑是有帮助且应该的。我祝愿您早日多掌握一些这样的知识。

人虫:有个感觉,您所说的"道医"好像都不太愿意出世救人,只喜欢自我修行,应该叫"道人"才对,如何理解"道不轻传",能益众生的道为什么不传? 医者父母心,芸芸众生毕竟开智者少,大众靠的还是中医。

胡涂医:那是您的个人感觉,他们在默默应化万方的时候您未必看得见!

"道不轻传"是因为道不必传,人人本具的东西何须传? 大道至简至易,正因为其太简太易,若不郑重其事,听闻了也难免有人要大笑之!

教你如何少做梦

有网友问我有何方法减少做梦,另一位网友也提有关梦的问题,之前也有人问过类似的问题。我这就一并回答了吧:如何让您少做梦!

在解释这个问题之前,我们得看看人为什么会做各种各样的"梦"。然后"反"着梦的成因来,问题就解决了。

中医关于梦的解释,最早见于《黄帝内经·灵枢·淫邪发梦》,原文如下(这段话有不同版本,我录比较能为大家接受的版本,翻译则一起翻了——古文不好的同志们不用害怕,后面有白话文翻译):

黄帝曰:愿闻淫邪泮衍奈何?岐伯曰:正邪从外袭内,而未有定舍,反淫于藏,不得定处,与营卫俱行,而与魂魄飞扬,使人卧不得安而喜梦。气淫于府,则有余于外,不足于内;气淫于藏,则有余于内,不足于外。黄帝曰:有余不足有形乎?岐伯曰:阴气盛则梦涉大水而恐惧,阳气盛则梦大火而燔焫,阴阳俱盛则梦相杀。上盛则梦飞,下盛则梦堕,甚饥则梦取,甚饱则梦予。肝气盛则梦怒,肺气盛则梦恐惧、哭泣、飞扬,心气盛则梦善笑恐畏,脾气盛则梦歌乐、身体重不举,肾气盛则梦腰脊两解不属。凡此十二盛者,至而泻之,立已。

厥气客于心,则梦见丘山烟火。客于肺,则梦飞扬,见金铁之奇物。客于肝,则梦山林树木。客于脾,则梦见丘陵大泽,坏屋风雨。客于肾,则梦临渊,没居于水中。客于膀胱,则梦游行。客于胃,则梦饮食。客于大肠,则梦田野。客于小肠,则梦聚邑冲密。客于胆,则梦斗讼自刳。客于阴器,则梦接内。客于项,则梦斩首。客于脚,则梦行走而不能前,及居深地窌苑中。客于股肱,则梦礼节拜起。客于胞殖,则梦溲便(有一台湾版本作"客于胞胹,则梦泛使")。凡此十五不足者,至而补之,立已也。

现在写书的人,常常把《黄帝内经》那么漂亮的文言文翻译得丑陋不堪,尤其是上面这段话,常被翻译得惨不忍"读",不得已,我只能来个胡涂医版白话文翻译,欢迎大家拍砖。

黄帝问岐伯:我很想知道淫邪阴阳逆乱之气是如何导致我们在睡觉时梦境纷至沓来的?请先生为我解答。

岐伯回答说:真正的邪气从体外袭击人体的时候,从来不讲套路,没有固定攻击身体某部位的说法。邪气一入身体,反而会藏得更深,它不会那么傻,在身体内部找个固定的地方躲起来。我们知道,身体有营气(即行于脉中之气)和卫气(行于脉外之气),入侵的邪气会很狡猾地与营卫两气一同运行于经脉内外,由于它的入侵,我们的魂魄就会飞扬不稳,这样就会使人睡得不安稳,梦境纷至沓来。比如说,如果邪气攻击我们的六腑(胆、胃、大肠、小肠、三焦、膀胱),就会导致体内阳有余而阴不足,如果邪气攻击的是我们的五脏(心、肝、脾、肺、肾),则会导致我们体内阴有余而阳不足。

黄帝接着问:这跟梦有啥关系呢?请先生明示。

岐伯回答说:关系可大了!简单来说,阴阳二气的盛衰,反映在梦境上就非常有得说了。总结起来呢,有这么十二种情况:

1. 阴气盛,就会梦见跋涉大川,或者梦中有恐惧感。

2. 阳气盛就会梦见大火烧房子、烧屋等事件。

3. 阴阳都很旺盛,就会梦见相互厮杀或争斗事件。

4. 上焦盛则梦见飞跑事件。

5. 下焦盛则梦见跳楼、下坠事件。

6. 食不饱则梦取要东西。

7. 吃太饱就会梦见给别人东西。

8. 肝气太盛就容易梦见自己着急发怒。

9. 肺气太盛就容易梦到恐惧、哭泣和飞扬、奔跑。

10. 心气过盛就会多梦,而且梦里多嬉笑和害怕。

11. 脾脏的气过盛就会梦见唱歌、跳舞或运动,但是感觉身重动不得。

12. 肾气过盛则容易梦见腰和脊梁不适。

我所说的这十二种现象,只要糊糊涂涂疏通宣泄一下就能痊愈。如果您还不太明白,我就再唠叨几句吧。

1. 这个淫邪阴阳逆乱之气啊,如果它进入五脏中的"心",就会梦见山丘有烟火。因为心在五行中属火。

2.如果邪气入"肺"，就会梦到会飞，或者看到很奇特的金属，因为肺在五行中属金。

3.如果邪气入"肝"，则会梦到山林树木。因为肝在五行中属木。

4.如果邪气入"脾"，就会梦到丘陵大泽，刮风下雨，屋子的泥土掉下来，因为脾在五行中属土。

5.如果邪气入"肾"，就会梦到如临深渊般惊恐，或梦见大水，被水所淹，因为肾在五行中属水，且肾主"恐"。

6.如果邪气入"膀胱"，就会梦到去旅行，因为膀胱为州都之官，行太阳之职，主气化和水道，到处旅行。

7.如果邪气入"胃"，很明显，梦见饮食。

8.如果邪气入"大肠"，就会梦见田野。

9.如果邪气入"小肠"，就会梦见都市人群密集。

10.如果邪气入"胆"，就会梦见惹上官司或打官司。

11.如果邪气入"阴部"，则会做春梦。

12.如果邪气入"颈椎脖子"，就会梦到斩首。

13.如果邪气入"脚"，也会梦到需要走路跑步却走不动跑不动，或者梦见身居寺庙、道观、教堂等幽静之地（呵呵，那个年代还没有教堂）。

14.如果邪气入"四肢"，就会梦到礼拜叩头之类的封建迷信活动或亲朋戚友来往。

15.如果邪气入"膀胱、直肠"，则会梦到大小便。如果邪气入"大脑"，则容易梦到神仙、天使、外星人。

以上这十五种情况，是上述各部位真气不足的原因引起的，怎么办呢？糊糊涂涂补补气就好！

——事实上，把上面黄帝和岐伯这段对话翻译完，各种梦的成因就很清楚了，如何让您少做梦，答案就在里面了。大家如果还没有明白，我只好编些方法给您去练练了。

古传中医世家，在教任何方法之前，总得把门人弟子忽悠个七荤八素再传法，我可能还得继续忽悠一番——

西方人常常非常骄傲，总认为他们是真正从科学角度上去探究生命现象。弗洛伊德（Sigmund Freud）在 1900 年发表了一本书，叫作 *Interpretation Of Dreams*（中文译作《梦的释义》，张燕云翻译的版本比较接近原著精神），这本书被西方人认为是"人类历史上第一次以科学的方法来分析和研究梦的著作"，这实在太过傲慢和自大，咱们老祖宗早在几千年前就非常科学地解释了梦的成因并提出解决多梦的方法了！依照弗洛伊德的解释，梦的形成和作用主要有象征作用、伪装作用、检查作用，同时梦还是一种心理补偿，他唯一比较正确的推论是，认为经常做梦的人是欲求和顾虑较多的人，除此之外，这本书不读也罢，弗洛伊德所谓"寻求着心理补偿也即平衡"的解释似是而非，比如梦见火灾或掉进深渊，按弗洛伊德的理论，是哪门子"心理补偿"？他就没有说清楚。西方文化、现代科学，妄图通过"外求法"来说明玄妙的人体内在规律，永远也不可能把生命说清楚！

只有通过"内求法"，向内求，才能有解脱的一天。这个内求法，就要求你用以身证道的态度去勤而行之了。

言归正传。少做梦的方法，以下这两个方法都是医家不传之秘，十分稀有难得，今天一并供养大家，请好好珍视！

1. 心肾相交法。

心肾相交法

适应人群：任何人！尤其是心、肾有问题的人，特别是 49 岁以上的女人和 64 岁以上的男人，尤其是欲望比较多的饮食男女和那些元气已经亏损的色男色女！

做法：躺在床上，舌抵上腭（即把舌头放在上门牙后的那个坑坑洼洼的地方），把两手的食指，塞两耳朵（松紧以不透气为度），调匀呼吸之后，用"心"去"听"您的呼气，听着这股气一直被呼到您的两个脚底板，这样"听"两三口"呼"气后，很多人就会感觉输精管、尿管有收缩感，口内有口水。吞下口水，睡觉！——整个过程三五分钟就好。千万别多做！

功效：a.强心补肾，使身体水火既济，从而调整五脏六腑，减少做梦。b.炼精化气。c.其他功效实践的人会知道。

2. 睡仙大法。

睡仙大法

做法：a.右侧卧（就像寺庙里的卧佛那样，左手手心向下自然搭在左胯上，右手放在枕头上或右耳下），躺好后，默念这首诗："真人本无梦，一梦则游仙。至人亦无睡，睡则浮云烟。"b.默念完就全身放松，做体呼吸 20 次。

如何做呢？吸气的时候，想着全身毛细孔都打开，把好的气给吸纳进下丹田(肚脐下小腹那个"区域"，不是一个"点")，呼气的时候，则想着全身的病邪之气从全身毛细孔射出体外，仿佛射箭一样，射透天边。如此一吸一"射"算一次，不要超过 20 次(如果吸纳几次就已经睡着了，那就不用非做到 20 次不可，我本人是一吸一射就睡得一塌糊涂)。做完这 20 次呼吸，就好好睡。

注意事项：a. 这个睡仙功，体呼吸不宜多多做，否则越做越精神，睡不着我可不管。b. 有人(可能万分之一吧)睡着睡着会感觉自己真的"浮云烟"，飘起来了，不要害怕，也不要心中暗喜，顺其自然，"它"(您的身体)会自动飘回您睡觉的地方。如果您真出现这种情况，一定别忘了告诉我哦！

功效：功效太多了，练者自知。

最后与大家分享一副对联(广州光孝寺卧佛联)：

　　　似睡非睡色是空空是色

　　　真醒假醒天连水水连天

祝大家有好觉睡，美梦成真！

Q&A

阿陌：有一事不明想请教一下先生，您文中说练这个心肾相交法的时候，"听"两三口"呼"气后，很多人就会感觉输精管、尿管有收缩感，口内有口水。吞下口水，睡觉。又说整个过程要三五分钟，可是呼吸两三次都用不了一分钟啊，这个时间是怎么算的呢？

胡涂医：整个过程三五分钟不需要都在"听"气，而是"听"那么两三口，就顺其自然。过一小会儿再"听"呼气。

隔岸观花：我的理解，不能超过三五分钟，但是整个过程都"听"气呼到脚底板，只是开始的时候"听"气呼到脚底板，"听"呼两三次，接着自然呼吸，过一会儿再"听"呼两三次，再自然呼吸！不知理解得对不对，请先生答复。

胡涂医：对。

有道：请问胡先生，心肾相交法千万别多做，每天只做一次？还是每次别多做，就做 3—5 分钟？

胡涂医：一天可做多次，一次不可以做太久。

中医迷：胡先生您好，我报告下我练心肾相交法的感受和疑问吧。练此功法有几天了，因为之前有接触过气功，所以练起来感觉上手很快，多个用食指塞住耳朵的步骤,这个步骤应该是重点。我练的时候呼气时意识是那股气由胸部往下一直到脚底,其实没到脚底,个人感觉是我心和肾这条连接线上有淤堵,因为每次练的时候,肚子里有反应,有时会有点类似上厕所的感觉,所以我现在练这功时呼气是在冲击这淤堵?如果长期练习会使心肾相交气传脚底,先生,请问我这种说法对不对?另外我是否随时可以练,练的时间也可加长?

胡涂医:随时习练可以,但加长千万不可!切记!最多不超过 8 分钟。

渴望医理真谛:近一个星期睡觉前一直在练先生的"心肾相交法",每天到早晨 5 点左右就醒了(以前很少),但头脑清醒、人精神(以前睡眠也好,要到 6 点多钟才醒)。今天 3 点 50 分醒来,继续练"心肾相交法",练—睡—醒—练,多次,其间一次右肾部颤抽了五六下。早晨起床后感觉大腿内侧酸胀,第一次,可能练多了。

胡涂医:练多了不好!"大道至简",哪用那么啰嗦。

jfung88:先生,我想请问一下采用腹式呼吸和逆腹式呼吸在做心肾相交法或者其他需要注意呼气的功法时,有没有什么区别?因为我现在习惯用腹式呼吸,然后在注意呼气时,不知道怎么感知那股气。谢过先生。

胡涂医:人家怎么教,您怎么学,"依教奉行"就好,别乱改呼吸方法,以免出问题。

至于"怎么感知那股气",不需要去感知。顺其自然即可。

jfung88:谢谢先生的回复,以后不敢妄自更改,再次谢过。

胡涂医:古法不可妄改,但到一定程度之后,也要"师古而不泥古",才有进步。在没有登堂入室之前,还是"依教奉行"为妙。

长青:糊涂医博主,请教一下,用心听呼吸如何做到?不得要领,请指点,谢谢。

胡涂医:就是"用心听呼吸"——平时我们都不去注意自己的呼吸,现在就注意一下,去"听听"呼吸声。

有道:请问胡先生,练心肾相交法期间可以要宝宝吗,对精子质量有没有影响?

胡涂医:这是哪跟哪呀?心肾相交法没有练成太监的效果呀!只会生更加健康的宝宝!

tpsadv:试问胡医,心肾相交法和睡仙大法可以同时练习吗?抑或一次只能练一种?

胡涂医:可以两个都练。

xiangwangzhongyi:胡先生您好,我想问一下关于这个睡仙大法,"呼气的时候,则想着全身的病邪之气从全身毛细孔射出体外,仿佛射箭一样,射透天边",这样会不会把自己不好的病邪之气传给身边的人?

胡涂医:不会。

微笑:先生,我这几天练习您说的心肾相交法,本人愚钝,没有体会到您说的那种口水充盈、尿管紧迫的感觉。倒是练习睡仙大法,体呼吸几次就不知不觉睡着了,好像每次都数不到 10 就睡着了,只是还是做梦……

360

胡涂医：口水不充盈，尿管没有往里收的感觉，说明肾已经比较虚了。可以先叩齿36下再做。

逆风行者：先生您好。我在"听着这股气一直被呼到两个脚底板"的过程中会感觉到腿很麻，这是什么原因呢？

胡涂医："麻"是气的主要反应之一，正常。

兰州耳鸣：先生好，最近心肾相交时，发现一会儿右食指就麻木了，不知道什么地方出问题了。

胡涂医："右食指就麻木了"——就这个地方出问题。

别担心，慢慢就正常。

希夷微：有心肾相交法的问题请教先生，我练心肾相交法到现在大概200天了，几乎没有间断过……下丹田部分会有"躁动"，像过电一样地跳动。请问先生，是否需要引导这"躁动"，或者继续练，不理不管就好？

胡涂医：千万别去引导！

继续用功，莫问前程。

希夷微：请问先生，如果从古传中医的角度来看，身体的基础和这些性格是否有直接联系？有没有可以增强定性和恒心的方法？是不是经过一段时间的锻炼，气足精满以后性格也会有改观？先谢过！

胡涂医：当然有直接关系啊，万病由心造嘛！

其他自悟吧。

紫莲：我昨天晚上实践了两种方法。第一种心肾相交法没有效果，估计是我肾太虚，又或者是方法不对，尤其是在呼气的时候，我的舌头总不能抵住上腭，因此做了4分钟，也没有唾液生成。于是实践第二种方法，倒是还没有呼吸几次就睡了（不过我平时睡觉也很快），但是被电话吵醒了，不过又很快接着睡着了。晚上还是做梦了，是我白天思考的问题的梦。不过可能少了？

记得读先生的文章，一篇中讲到如果你总是在晚上3—5点醒来，说明你的肺有问题了。前段时间我真的是很准时地在3点醒来，上厕所，不过然后能接着睡。按照先生说的，我应该学习中医养生了。不过这两天好点，因为睡得晚，所以没有起夜。

我总觉得学中医需要一定的慧根。五行的相生与相克，记住容易，然而真的要用到实践中，就很难下手了。先生可否指教如何才能踏入中医的门？

胡涂医：谢谢！您再坚持一段时间，看看是否梦越来越少。

中医入门，传统的方法是从《黄帝内经》《伤寒论》等入手，但那样学只能学到知识，不能学到"能力"，就像时下的庸医们一样。

所以说，真要入门，除了看这两本书，还要"以身证道"，从训练自己的精、气、神开始——可以学学静坐、站桩什么的。遇到明师，就是一两句话的问题了。

迷恋中医：几天来把先生的博文全部看了一遍（囫囵吞枣），里边许多观点可以说闻所未闻！在震撼之余，也有很多感悟，在此多谢先生！先生的"心肾相交法"很有特点，准备从今晚开始练习。有一小小疑问，请教先生：此法为何以双手食指塞耳朵？以前学习的心肾相交都是用中指。

胡涂医：您以前也学过"心肾相交法"？不太可能吧？如果您学过的是我上面介绍的方法，一定是用食指！至于为什么，先不解释。阿弥陀佛。

today：请教一个病历：一个7个月前做了横切剖腹产的美国朋友学了您的心肾相交法，体力心力恢复很快。我们俩都有点惊诧她的恢复程度和速度。她是心胸夜里出汗，腹痛，腰直不起，迈不开步。做心肾法之后，一天一个样，两周后，上述症状全没了。昨天聊天才发现，她后来把心肾法给改良了。她是用心把气呼到刀口，而不是到脚心。她说呼到刀口处的时候，气感明显，于是她就停在刀口处用功了，不往脚心走了。您说应该鼓励她继续这个改良练法，还是建议她回到最初的老祖宗的原本练法？我其实已经告诉她回原法练了，但还是想问一下糊涂医，有些病人知道自己的身体，是不是可以因人制宜，"胡涂"一些？另外，真的就在病灶区多做一会儿功，或直接把气接到病灶，是否有事半功倍的效果？谢谢。

胡涂医：在一个人迹罕至的地方，有一个小茅棚，里面住着一个老太太。她把观音菩萨的六字大明咒"嗡嘛呢叭咪吽"的咒音，念成"嗡嘛呢叭咪牛"，虔诚专一持诵了30多年。有一天，一位修行人经过此地，见小茅棚四周大放光明，料定这茅棚中住着得了道的高人，于是便想参访它的主人。

等到来到茅棚，便问老太婆修的是什么法门。老太婆说："我持诵观音菩萨的六字大明咒'嗡嘛呢叭咪牛'。"修行人哈哈大笑，纠正老太太说："您念错了一个字！不是'牛'，是'吽'！"老太婆一听，心中十分懊悔，说："哎！我30年的功夫白修了，还好现在遇着您告诉了我，不然岂不一路错到底吗？"于是她便如法改念，重新起修。

修行人告辞上路，走了一段时间，回头再看茅棚所在，竟不见先前的赫赫光明，很感惊讶，马上意识到问题所在，赶紧回到茅棚，告诉老太婆说："我刚才教你念嗡嘛呢叭咪'吽'是玩笑话。"老太婆说："哎，您为何要骗我呢？"修行人说："我只是试试您诚不诚心而已，而您真的毫不怀疑，照我的话做，非常可贵。其实您原先所念的才是对的，以后就照原先的念法，念嗡嘛呢叭咪'牛'就好！"老太太听了十分高兴说："还好，谢天谢地，我30年的功夫不是白做了。"于是便继续嗡嘛呢叭咪"牛"念下去。

修行人重新上路，回头一看，原先的赫赫光明又笼罩着破茅棚……

夏月儿：先生好，我是一名中医爱好者，一直关注先生的博客，现受耳鸣困扰月余，耳中之声有如蝉鸣，西医诊断为神经性耳鸣。针灸5天症状没有减轻，现在吃六味地黄丸，只吃两天有上火症状，烦请先生百忙之中能给予指点，拜谢了。我33岁，女性。

胡涂医：您还是先别吃六味地黄丸（如果您不是同仁堂大股东的话）。

建议您练习"心肾相交法"，那玩意儿对耳鸣特别有效。

不懂：春节后，偶入糊涂医博客，大开眼界，至今日方把先生博文和评论浏览一遍,受益匪浅!我母亲去年冬至前后,突然全身水肿,卧床不起半个多月,西医检查说是肾炎。这一个多月以来,住院吃药,中医西医都试了,还是没有办法消肿。我母亲戊戌年腊月十九出生。母亲操劳过度,患糖尿病十多年,这次大病我们都束手无策。恳望先生指点!

胡涂医:阿弥陀佛。祝愿您母亲早日康复!

在古传中医看来,没有"肾炎"一说,别让老人家太操劳,多静养。试试心肾相交和冬虫夏草法吧,应该有帮助的。

不懂:多谢先生!前两天就让母亲开始练习心肾相交法了。但是"冬虫夏草法"有一些细节还没弄懂。

1. "两腿跨开,挺直,弯腰,用两手手心拍打两肾,噼里啪啦打个49下或N下"。这里弯腰多少度为好?还是觉得舒服的角度就行?

2. "身体慢慢直立,注意要先起臀部,后抬头,尤其是有血压病的人更要注意这样"。这里慢慢直立时先起臀部是先直腰的意思吗?直腰后再抬头?因为母亲有高血压,我自己又没办法先尝试,所以想问清楚一点。麻烦先生了。

胡涂医:1. 弯腰以弯到不能弯、舒服为度。

2. 先起臀部,腰部自然跟着起。

不懂:我受伤高位截瘫,卧床多年,"心肾相交法"可以练,但是"冬虫夏草法"没有办法尝试。请问先生,您前面说的这些方法里,后溪穴按摩和养气是不是对脊髓神经损伤恢复有帮助?西医认为的脊髓中枢完全性损伤不能恢复,古传中医认为可以恢复吗?先生前面说过药物很难进入奇经八脉,那督脉的问题,古传中医有没有什么方法呢?向先生攀缘了,阿弥陀佛!

胡涂医:阿弥陀佛。对不起,我之前没想到您受伤了。若无法站着练习"冬虫夏草法",躺着也是可以的——全凭心意用功夫!

对脊髓神经损伤,最好的方法是站桩,当然,若无法站着,躺着"站"也行,还是那句话——全凭心意用功夫!

药物的确难以进入奇经八脉,督脉的问题,最好是习练养气、通督之法。

不懂:站桩没了解过,得去找找资料,站桩需要配合什么心法吗?"全凭心意用功夫"需要把姿势也观想出来吗?还是只用去感受气机?通督之法,是指内功吗?外在的按摩熏炙对通督会有帮助吗?晚生愚钝,问题多,有劳先生了。

胡涂医:躺着体会全身麻、热、胀等感觉就好,不必过度观想。

通督之法,我之前有点到的:养气法、呼气注意心窝,一路练下去就能自然通督。——当然,督脉本来就是通的!关键还是养气聚能!

外在的按摩熏炙对通督不会有大的帮助。

小莫:谢谢先生,一下就指出我是先天不足,气血兼虚。我老爸是个半桶水的"工",给我开的药都是固表的,北芪等补气的不知吃了多少……熟附、细辛这大热的药,十几二十克我吃下去都没问题……练了几晚心肾相交法,塞着耳朵,感受呼气的同时,能感觉到有一道热流从腹部直到脚心,但就是舌头顶着门牙内,闭嘴呼气感觉气不足,呼气困难,练完5分钟后睡觉,身体很暖,到早上起来时发现嘴开着,嘴唇很干,估计是晚上睡觉用嘴呼吸了。

胡涂医:建议别服那些药了,心肾相交法比那些药管用。

小莫:最近细细研读了下《养性延命录》、《修习止观坐禅法要》、《千金要方》、《黄庭内景五脏六府图》、《太上玉轴六字气诀》和《服气经》中所述的六气诀,私以为六气顺序应为呵、呼、呬、嘘、嘻、吹,先以叩齿,舌左右搅动,引清水至腹,先生说我先天不足,气血两虚,可否用此法? 先生建议我使用心肾相交法,已坚持一个月有余,并辅以冬虫夏草法,除左肾和右命门时有热感外,吾身尚无他感,应坚持下去或是应有所改变?

胡涂医:可以用此法。建议坚持下去。

中医迷:胡老师新年快乐。终于等到您冬藏完了。想请您给诊下,先自我介绍下,男,1989年冬月生人,从小感觉自己思维不敏捷,上初中有手淫现象,后交女友,现在感觉身体非常不行,没有一天是正常的,神经衰弱,耳鸣,记忆差,气血不足,时而皮肤很干燥,现在禁欲也没用,长时间不排泄反而不舒服和遗精。

胡涂医:不用诊了,您的问题自己都说了嘛。

练习心肾相交法和泡脚吧,会好的。

荒野大河:感谢糊涂医的指点,想请教一个问题,平时"阳举"的时候是否可以直接堵上耳朵练"心肾相交法"把它"降下去"? 还是呼两三口么?

胡涂医:可以。如人饮水,冷暖自知。

扬海长风:先生,咱问句没出息的事啊,这个平息淫欲,有没有什么简单易行的方法啊? 我知道"精足不思淫",补肾固精才是根本,澄心遣欲才能消灭三毒六欲,可这些毕竟都是个渐进的活,远水不解近渴啊,有没有什么法子可以立马治标啊。不幸养成SY习惯,几天不发泄就感到近淫心日炽,身心煎熬,很影响工作学习啊。

胡涂医:经云:"众生颠倒,以苦为乐。"要认识到这是苦,知苦就离。一时做不到,也不要有压力,慢慢来。可以尝试用那个心肾相交法。

治疗"抑郁症"妙法

一直以来都有人问胡涂医,古传中医有没有治疗"抑郁症"的良方?古传中医的确有治疗抑郁症的妙法,但是因为它太简单,其疗法甚至还有点"搞笑",怕难为高明的现代人所接受,胡涂医迟迟不敢公开这个妙法。最近又有朋友提及此事,不得已,还是写篇文章谈谈这个现代社会的常见病,希望能给抑郁症患者和其家人带去福音。

医家在传授这类"古怪"的妙法之前,往往要先忽悠一番大道理,胡涂医也不能例外,咱们随便忽悠到哪儿算哪儿吧。

我们先来看看抑郁症是怎么一回事。

抑郁症是现代社会常见的"精神科"疾病,其主要表现为:情绪低落、灰心丧气、兴趣缺缺、自责自罪、自暴自弃、思维迟缓、食睡两差、不喜阳光、消极避世,甚至常有自杀念头,以及思虑过多——担心自己患各种疾病甚至感到全身不适等。如果按照古传中医的观点来看,所有这些,都可以归入"情志病",属于古人所说的"郁症"范畴。

关于"郁"的说法,《黄帝内经》及后代医家都有诸多论述。归纳起来,主要有以下两种:

1. 情志及五脏致"郁"。

所谓"情志",是七情(喜、怒、忧、思、悲、恐、惊)和五志(喜、怒、忧、思、恐)的合称。七情看似"包含"了五志,其实七情和五志是不一样的! 七情是表现于"外"的"情绪",五志是隐藏于"内"的"志意"。当然,它们也有共同点——都是五脏功能的"化生"。具体是:心——喜、肝——怒、肺——忧、脾——思、肾——恐。

胡涂医回复大家的评论时说过"人不要去活在情绪中",这句话很少人真正看懂。其实一个人在生活中,如果能做到少去活在情绪中,人缘自然会很好,同时对养生益智也是大有裨益的,所以大家要学会在情绪"来"时,于自己心里要马上有一个"回转"——把不好的情绪"转化"成好的念头。比如,你发现出门堵车,本来该焦躁、着急的,要把这些转化成好的念头其实也不难,告诉自己堵车也很好,正好可以在车上休息休息。再如,出门遇到大雨,发现自己没带雨伞,很多人会很懊恼,甚至骂老天爷,其实你懊恼也好,怨天咒地也罢,雨该下还是要下的,何不在心里来个"回转",告诉自己:"阿弥陀佛,真好啊,下雨了,空气好多了!"世间的广狭,都是自己所造,执着于某个境界,就会在那个境界的当下苦海无边,人间的净土,其实就在每一个当下的觉悟中。"不怕妄念起,但怕觉照迟",说的就是如何在生活中用功。常常能这样转坏为好,便是防治抑郁症的最上乘妙法!

☞
"不怕妄念
起,但怕觉
照迟"

关于"志意",《黄帝内经》说:人的志意,能够统御精神,收摄魂魄,适应气候寒热的变化,调节情绪……志意专注,则人的精神容易集中,思维会很敏捷,魂魄会很安定,不产生懊悔、愤怒等负面情绪,因而五脏也就不会受到邪气的攻击(《黄帝内经·灵枢·本藏》:"志意者,所以御精神,收魂魄,适寒温,和喜怒者也……志意和则精神专直,魂魄不散,悔怒不起,五脏不受邪矣")——这也是胡涂医反复强调要大家平时多多存好心、说好话、做好事的原因。

情志,其实是五脏的正常反应,情志在一定范围内其实都很正常,如果发觉其偏激,那就是反常,这时就要立马行"转化"之功,让自己当下就离苦得乐。很多人爱问古传中医如何学,古传中医就这样学!情志过激,其实也是致病的一大原因,《黄帝内经》有一句千古名言叫"生病起于过用",再精确不过了!

情志致"郁",虽说是"精神层面"的东西,但也有其"物质"因素。五志的生克关系与五脏的生克关系算得上是一体的两面。要善自养护,"防心离过"。

☞
抑郁症的几
种情形及表
现:
1. 心伤(惊
恐伤神)

以上说的是情志致郁。五脏致郁,其实还是与情志有关。古传中医认为,心藏神,惊恐或思虑过度则伤"神",神被伤了,心就会感到恐惧而降低调节自身的能力,时间久了,身上很多地方的肌肉(比如肘、膝、髀部)就会无力,肌肉消瘦,毛发憔悴失去光泽,所以更想整天窝在家里,这是抑郁症患者的一大特征。

脾藏意，如果忧虑过度而又不懂得"转化"，就会伤"意"，意被伤了，就会胸中憋闷，有人甚至会手足都不能或懒得去举动，皮色枯槁没有光泽，使人兴致缺缺，灰心失意，这又是抑郁症的典型症状。

肝藏魂，如果悲伤太重，影响到了内脏，就会伤"魂"，魂被伤了，就容易忘事而不精明，有的男人还会导致阴囊收缩，筋脉拘挛，两边肋骨无力上举，毛发枯槁，给人感觉总是失"魂"落"魄"。

肾藏志，如果大怒不停，就会伤"志"，志被伤了，记忆力就会下降，甚至常常忘记自己从前说过的话，腰椎转动也会有困难，甚至不能俯仰屈伸，进一步也会毛发憔悴，颜色枯槁，干啥也提不起劲，不思进取，消极避世甚至有轻生厌世的念头，这更是严重抑郁症之状。过度恐惧而不懂转化的，就会伤"精"，精被伤了，就会出现骨节酸痛、痿弱、厥冷、遗精等症状。

西医对抑郁症在免疫、生化、分子生物学上做了深入的研究，但对其病因病机仍然不能明确，不客气地说，目前西医对抑郁症的研究还只是停留在现象学描述的初级阶段，而咱们的老祖宗却能够从人的情志及其与精、神、魂、魄的得失存亡关系，到身体各项"功能"的运行情况进行观察，体现了极为高超的系统论思想，而且不仅指出其病因病机，更是具有理中有法，法中寓理的可操作性，作为受过不少现代教育的人，胡涂医常常为我们老祖宗的高超智慧夙夜兴叹，做中国人还真幸运！

顺便说一下，家中若有抑郁症的亲人，要多多开导他们，拉他们出去晒太阳，干体力活或做运动，使其情志变得阳光、开朗，常常与人或物接触，平衡五志，这样有利于康复。

2.体质与外邪致"郁"。

五脏化生的情志虽然可以致"郁"，但也不是每个人都会因情志而得抑郁症。胡涂医在《略说"因果病"》里提到过有一种"因果病"叫"情志病"，但并不是说所有抑郁症都是因果病，这一点得重新强调一下，如是因必有如是果，如是果未必是如是因引起！古传中医认为，抑郁症其实与一个人的体质和先天禀赋有密切的关系。在《黄帝内经》里，岐伯把"先师之秘"的木、火、水、金、土五种类型的人的体质和先天禀赋做了"慎之慎之"的描述——认为"木形之人"、"少阳之人"，用今天的话来说，比较容易得抑郁症，说木形之人，一般容易面色苍白，头部相对于身体其他部位来说较小，

2.脾伤（忧虑过度伤意）

3.肝伤（悲伤过度伤魂）

4.肾伤（大怒不止伤志）

抑郁症既与情志有关，也与体质有关

而且脸比较长,肩膀比较大,背直身小,手足比较好,有才气,但比较劳心、操心,体力一般,这个类型的人,比较容易忧愁,或者说,更容易得抑郁症,尤其是秋冬两季(关于"悲秋"之说,请参见《秋季养生,无外其志》),如果从"体型"和"心性"来说,这就是体质与先天禀赋,比较"无可奈何",所以大家以后面对这类抑郁症患者,千万不要看不起他们或认为他们活该,要学会用一颗父母心对待这类人。(《黄帝内经·灵枢·阴阳二十五人》:"其为人苍色,小头,长面,大肩,背直,身小,手足好。有才,劳心,少力,多忧,劳于事,能春夏不能秋冬,感而病生。")此外,五脏六腑如果生来大小不正常,加上颈椎、腰椎不正常,也容易得抑郁症。前几天给一位远在国内的陌生人做了一下千里诊病,我诊出他的脾脏比正常人的略大,而且其颈椎、腰椎都有不轻的毛病,他果然有颇严重的抑郁症,除了情志方面的因素,"体质"的确是很"客观"的原因。

根据胡涂医的糊涂经验,天生脾脏偏大、心脏偏小的人,比较容易得抑郁症。这个其实也不难从医家经典里找到"理论根据",毕竟"脾藏志",脾脏有问题,情志容易出问题!而心脏为五脏六腑之君主,统帅一个人全身的魂魄和意志[参见《二十四小时如何过——午时(心)》],心脏有问题,这个"藏神"主"神明"的"君主之官"如果偏小或不健康,人也容易如《黄帝内经·素问·藏气法篇》说的"心气始衰,若忧悲"。明代张景岳先生在《类经·疾病类》里说:"忧动于心则肺应,思动于心则脾应,恐动于心则肾应,此所以五志唯心所使也。"此外,少阳型的人也容易得抑郁症。少阳类型的人,比较没有规矩,爱偷懒[参见《且说采阴补阳(成人版)》],这类人虽然容易洋洋得意,但是物极必反,他们也常常容易自责致郁,《黄帝内经·灵枢·通天》说,少阳类型的人,洋洋得意之外,内心容易自责,哪怕只有一点成就当个芝麻官,也爱显摆,觉得自个儿了不起,其实内里空虚,难免自责,日久自然容易得抑郁症了("少阳之人,误谛好自责,有小小官,则高自宜,好为外交,而不内附")。所以奉劝大家,平时要多多"正身",坐有坐相,站有站相,现代得抑郁症的人这么多,恐怕跟现代人不懂正身也有很大的关系,这就留待专家学者们去研究吧!平时要努力做到"阴平阳秘"、阴阳平衡,性格平稳,否则空谈养生修道,断不会有大的成就!

以上说的是"体质"致"郁",而"外邪"致"郁"呢,则是指外部环境、能量对人的影响，也容易使以上体质的人抑郁。比如"虚邪贼风"，在人体正气不足的时候就容易侵犯我们的五脏六腑，影响我们的情志。所以《黄帝内经》有"风者，百病之长"的说法。至于环境，确实跟很多人的住宅风水不无关系，例如我们周围有一对年轻的夫妻，他们三四年前搬进一个房子后，两个人双双都得了抑郁症。他们是高薪白领，身体各方面机能都很好，看上去特别健壮，尤其是男的，肌肉发达，怎么看也不像个病人（别看很多老外看上去牛高马大，其实很多人虚得很），西医对此毫无办法。后来一问，果然他们新搬进去的房子没有一个房间是正正方方的，睡房的屋顶也是尖的，这从"风水"学的角度看，对情志是极为不利的！其他的，这里就不详述了。

　　忽悠完上面一堆大道理之后，得总结一下治疗抑郁症的方法：

　　1.在生活中学会"转念"，把一切事情都往好处去想，时时存好心、说好话、做好事，为人讲道义、讲仁义、讲恩义。这能防治一切情志病！

对治抑郁症
之法：
1.情志调理

　　2.身体的健康，非得五脏六腑都健康不可。五脏六腑的健康之道，最少要全身表皮层、组织肌肉层经络、气路畅通，这就离不开充足的真气、正气！培育、壮大正气的心法，不外乎因天之序、合道而行，食饮有节，起居有常，不妄作劳，其"技术"本书多有论述，大家针对自己的体质，选择适合自己的方法多多实证就好。此外，作为辅助疗法，白天多出去晒太阳，多多在太阳底下干体力活（城里人就锻炼、运动吧），让身体多出汗！

　　3.最后，就是医家秘传的治疗"抑郁症"的妙法了！这个方法简单、有效，但是有点"古怪"，医家称之为"夜行太保"法，今天供养大家——

2.夜行太保
法

　　具体方法：每天睡觉前一小时（最好是晚饭后两三个小时），脱掉鞋袜，赤脚在墙边（背靠着墙就好）蹲9分钟，然后站起来，慢慢走出家门（赤脚!），出家门后，可以加快脚步，漫无目的地走，想往左就往左，想往右就往右，最好能走到田地里——有"泥土"的地方（实在没有，沙子也行，再不济，水泥地也凑合，但没有泥土地效果好，如果践踏草地不会不道德的话，草地上走也行），一路走，最少走45分钟，快回到家时放慢脚步，回到家后不跟任何人打招呼，不可以洗掉脚上的泥土（顶多用布轻轻抹一下），不可以洗澡。总之，一回家啥也不管（可以上厕所）就上床睡觉。一般49天内就好！

　　这个方法主治一切情志病！对高血压、糖尿病、脂肪肝等也有很好的疗效。慢慢走着走着会"上瘾",以后健步如飞,走多久的山路也不累,颇为神奇!下面是注意事项,对于阅读能力不高的人,实在抱歉,胡涂医不够智慧写得更通俗易懂,关于此法的任何问题不回答,自己慢慢阅读、揣摩吧,对不起了!

注意事项:

1.抑郁症严重的人,最好有亲人在旁边跟着。千万注意安全——尤其是生活在大城市的人,要注意交通安全。

2.从出发到回来,不可以和任何人说话(手机就别带了)。记得不可以洗脚(陪走的人可以洗脚),如果出汗多,可以擦干汗,换睡衣。

3.此法适合在天气较好的夏天习练,天冷时不适合。"若要用功正此时"!

祝福大家身心健康,妙心吉祥!

Q&A

谢青葫: 感恩先生的供养。弱弱地问一句,这49天必须是不间断的吗?如果逢下雨天是不是得重新计49天呢?

雁渡寒潭: 楼上的同学,前面的评论里已经有这样的答案:下雨天就打伞或穿雨衣,49天必须连续。

胡涂医: 谢谢。

小杰克: 谢谢胡涂医分享!关于夜行太保法,有个疑问,俗话说寒从脚起,不知赤脚在地上蹲行走那么长时间,对于体质较差寒气较重的现代人来说会不会有加重寒气的可能?是否可以循序渐进,从短时间开始做呢?

胡涂医: 要么练习,要么不练习,不许讨价还价!

木棉花: 太好了。我很喜欢赤脚呀。可是有些医生说寒从脚入,我这些年体质偏寒,所以忍痛割爱很久了,夏天在家都不敢光脚了,很痛苦啊。偏寒体质可以常常赤脚吗?

胡涂医: 夏天普通人也可行这个夜行太保法的,赤脚行就好,夏天多赤脚走走,寒性体质就能调过来。

大头娃娃: 请问先生,用这个方法糖尿病能治愈吗?如果糖尿病本人不相信呢?强迫别人去做恐怕没效果,真是一个难题,有好方法,却无法让病人去做,真是很遗憾的事。阿弥陀佛!

胡涂医: 可以。本人不信也可以,古传中医的东西,信则灵,不信也照样灵,否则岂不是不科学?——关键是不信的人自己要去践行,没有不灵的!

希夷微：先生，我有个问题向您请教：先生分享的古传中医妙法，我试过一些，只有其中一两种在长期坚持。这回有缘实践治疗"抑郁症"的妙法后发现在这些练习中途，都会经历一个"旧病复发"的过程，以前的旧疾包括情绪上的失衡，甚至外界环境，都会被"复制"出来，再折腾一遍。不过就是程度轻些，范围小些。真希望这些毛病折腾完后，就这样一去不复返了。我也知道有些大毛病肯定没那么容易被"降服"。不知道这是特例，还是正常？有好办法快点折腾过"关"么？先谢过先生！

胡涂医：旧病复发是很正常的，正邪两气在斗争，有一个不平衡—平衡—不平衡—再平衡的过程。继续用功就好。

小舟：小舟经历了亲人抑郁……烦闷……焦躁……自虐……自毁……的整个过程。人这一生，该经历的躲不过。随时准备迎接"考试"。早知其法，也未见得能行。因为那时的状态，整个人坐立不安，更别说蹲得住了。对症状轻者，会有很大帮助吧。感恩先生！一曲慈经，妙不可言……

胡涂医：阿弥陀佛。

知其法者，多半可行，不知者则与此法无缘。

xingyan：前一段有个朋友打电话说她姐患上了抑郁症，现在不想活了，想自杀，那个"夜行太保"的方法我告诉她了，可她说她姐没法用，因为她姐晚上根本不敢出门，她姐夫陪着也不行。

胡涂医：那就太阳下山前出门吧。

xingyan：听先生说可以在太阳下山前出门，姐俩高兴极了，准备实践。她们真是有福人，愿患者早日康复!! 感谢先生指点!! 有进步时，我会随时反馈，以增进别的患者的信心。

胡涂医：阿弥陀佛。关键的关键，是要脚心踩到泥土。

xingyan：我朋友的姐姐已坚持完了49天的夜行太保法，今天朋友打电话很高兴地说效果不错，非常感谢先生！就是下午或晚上有时偶尔还会害怕，心里发抖一下，请先生能否再指点一二？谢谢！

胡涂医：很好！正常的，请她别担心。继续训练多一个49天吧。

反诸己身：为一位同事孩子求助，2009年生，重度自闭，从去年10月起在四川成都治疗，费用昂贵，收效甚微。其父家已经提要求希望孩子母亲重新生一个，但孩子母亲不愿意。不知这个可怜的孩子和这个可怜的母亲与先生能否结缘，早得脱离苦海。

胡涂医：孩子还小，不用太着急。您让他父母读诵《药师经》吧。祝好！

梁丽19791016：多日来一直拜读先生的博客，获益很多，谢谢。我是一名护士，1998年参加工作后，一直倒夜班。2003年开始睡眠质量下降，甚至惧怕睡觉。2006年经确诊为双相情感抑郁，断续服用西药。2008年2月复发，从而开始为期3年不间断的西药治疗，在单位照顾下调整到后勤岗位，期间恢复得比较好，所以2011年7月开始停药至今。2011年10月有幸怀孕，无奈身体素质较差，导致自然流产，遂寻求中医,目前每天早晚喝中药和大枣黄芪水调整气血并诵读《心经》,至上个月见先生的博客后,开始坚持泡脚,已持续 20 多天,以往双脚冰凉的情况已经明显改善,但睡眠时好时坏,有时需要借助氯硝西泮,大便近半年多不成形,情绪时高时低,见先生博客诸多方法:心肾相交、睡仙大法、颤抖法、肝胆法、腹泻治疗法、养气法,竟稍许有些盲目,不知哪些方法最为对症。知先生结缘期已过,考虑再三,还是留言于此,望能被先生看到,加以指点。谢谢。

胡涂医:您的问题不严重!坚持泡脚的方法吧。睡觉前可以加练心肾相交法。

此外,本文中提到的夜行太保,等天气暖和,地上没那么凉的时候,可以练习。

有一个大的原则:您宜动不宜静,宜多多晒太阳,干体力活,出汗。

祝早日康复!

保护肝胆的妙法

有好几位乙肝患者多次问胡涂医古传中医有没有对治乙肝的妙法，妙法的确有，但这个方法不能太轻易公开。以前医家教徒弟，总会讲"宁给一寸金，不给一句话"，你要问师父或老爹要一点金子银子花花可以，要那一句话真传，可就不容易了。可见明师们不是真的吝啬，而是有很深的"理"在里面，最浅显的一层道理就是，这些妙法太神妙，轻轻易易给出去，人们得来太容易，反而不珍惜。最近有一位网友一家三口都病倒了，"主犯"是乙肝，而且这些天有朋友在山东做生意，在孔孟之乡天天被热情好客的山东人灌倒，追问我保护肝胆的方法，我就想着把这个秘法公开出来，在观音菩萨成道日拿出来供养大家。希望那些经常来我博客不告而取转载或剽窃我的文章的朋友们高抬贵手，这次实在要转载，请经得胡涂医书面同意，千万别掐头去尾，胡改乱编，以免害人，须知古传中医的真传，差之毫厘，失之千里！

过去古传中医世家，总会教门人弟子们一个挺有趣的"睡"法，专门用来保护肝胆。这个方法我教过几位乙肝患者，以及我念大学时的一位犯胆囊炎的同学，都在 100 天内痊愈。平时喝酒应酬多的人，也可练，用它来保肝护胆。当然，这个方法是给你指出一条康复的高速公路，能不能到终点，看你自己能不能开好车了。

方法如下：

1. **准备**：一堆被子枕头什么的，或者其他可以用来靠背的东西，不能太硬，也不能太软。

2. **动作**：基本没有动作，但要使腰背呈大约 52 度角斜斜靠在上面"准备"的被子枕头等东西上，右手抱左手背，轻轻"放"在右肋肝胆部位。

3. **练法**：两眼平视片刻，渐渐缩小视觉范围，眼观鼻，鼻观心，慢慢目光下移至肝胆部位，"想象"肝胆的形状（不懂的人先找解剖图看看），想象出

养肝护胆功

来肝胆形状后,闭目养神。开始做呼吸。

4. **呼吸**:用鼻子吸气,吸气的时候,仿佛全身的皮肤都在往肝胆区域吸气,呼气用嘴巴,呼气的时候,嘴形像念"嘘"字般张开,把气"呼"出来,同时想着肝胆的病浊之气从两脚排出去。如此一呼一吸 24 次,然后静静斜躺着,想象肝胆回复晶莹透亮,如此静养大约一刻钟。然后重复以上"动作",但是要用左手抱右手,放在左肋上(与肝"对面"的区域),做同样的呼吸 24 次,同样静养 15 分钟。

做完就睡着,能斜躺着睡着也好,不能就正常姿势睡觉。

坚持不间断练习 100 天后再去查查肝胆功能,若彻底好转,记得来分享一下"战果"。

练习期间若有问题,请在胡涂医博客里提问,方便大家交流。

P. S. 有人不理解 52 度究竟怎样躺,那就这样理解:您平躺了是 180 度,现在用被子枕头把头背"撑"起 52 度——实际上您躺成了 128 度。

Q&A

中意还是中医:今天练习这个方法时,遇到一个问题,当第二次 24 次呼吸时,此时双手在左边,那意念是仍然想着右边肝区啊? 还是想象左边也有肝啊? 另外做时头部在呼吸和静养过程中是随身体 52 度躺着? 还是直着啊? 还请胡涂医指点! 感谢了!

胡涂医:还是右边肝区,左边有肝气,没肝脏。

一直 52 度躺着。

疯狂大花神:昨天我就在琢磨着,怎么能够整准那 52 度呢? 没有量角器。不知大致的度数能行不?

胡涂医:这个,以前医家都有专门一个东西用来"睡这个觉"的,实在不行就专门做一个吧。若真的自己做这么一张"床",尽可能精确到 52 度 55 分。如果没功夫造床,大致度数就好。

翠竹:再请教先生,是向左侧位躺着还是右侧位?

胡涂医:平躺(仰卧的 52 度版)。

莫非:先生你好,我已开始照你这个方法练习,但有几个问题想跟你请教,望能答复:

1. 这个 52 度不太容易掌握,很难精确到这个度数,是否大致上是 52 度就行了呢?

2. 是否一定要躺在床上做,背靠着椅子呈 52 度是否可行?

3. 闭眼静养的阶段,头脑很容易昏沉,此时念头就开始涣散,难以集中想象肝胆回复晶莹透亮,该怎么办呢?

4. 静养阶段,一刻钟的时间不太好把握,对于这个时间,若是不到一刻钟(例如 10 分钟),是否可以在知道不足一刻钟之后接着闭目静养呢?

5. 若每天有打坐的功课,那么可以在打坐之后再进行这一练习吗? 这两者有没有冲突或有没有先后次序的影响呢?

感激不尽!

胡涂医:1. 最好精确些。

2. 躺哪儿都行,只要是 52 度就好。

3. 这个很重要,练习练习就会了。

4. 不要讨价还价,这个时间是有些说法的,但是实在相差几分钟也没多大问题。

5. 可以。没有冲突。您读完《西游记》再读《水浒传》也行嘛。

枚暖:我又有问题了,那个保肝功做完要静坐 15 分钟,我可以就在那儿默想那个"咒语"么?"正气内存,邪不可干"。还有哦,要是想教外国人念这个"咒语",是不是要翻译成他们的母语呀? 还有哦,你教几个功法,可以在同一个时间段一起做了么? 应该不会有啥不良反应吧? 我早上敲完胃经就直接敲带脉了⋯⋯好像别人有说过练不同部位的功法,时间要分开。

胡涂医:习练保肝护胆的方法时,按照原来讲的做就好,别"加料"。

教老外,还是教六字诀吧(吹、嘘、呵、呼、嘻、呬),保险些。哎,"中土难生"啊。

关于最后一个问题,这样去找答案吧:如果您同时学几种不同的外语,在同一时间能一起练习么?

敲胃经、带脉,应该有点像学西班牙语和葡萄牙语,一个通了,另一个就跟着通。

枚暖:先生,我练保肝功差不多一个月了,效果不错。脾气变好了,嘿嘿,不好意思,我是坏脾气的主⋯⋯还有,好像视力也变好了,这个,有这功效吗? 某天我看黑板,突然发现,没戴眼镜也看得到字了⋯⋯

还有你教的叩齿咽津,我也有坚持做哦,现在是春天了,喉咙没有痰了也不难受了,哈哈,真是太幸福了! 谢谢先生,非常感谢!

之前练的功法也一直坚持着,每天坐公车上偶尔也念念"咒语",感觉自己变强大了,哈哈!

对了,我还有个问题,我眼睛长年都有血丝,所以眼睛看上去不清澈。嗯,可能有十多年了,以前没在意过⋯⋯这个,是肺气不足吗? 练那个你在秋季养生里介绍的功法有帮助吗? 会不会跟我是早产儿有关哦?

胡涂医:中医认为肝开窍于目,肺开窍于鼻,眼睛的问题,一般都认为是肝脏、肝气的问题。

笑红尘：既是腰背和床板之间成 52 度夹角，那又怎么才能眼观鼻、鼻观心，最后目光移至肝的部位呢？先生要是能画个示意图，那就最好了！

胡涂医：全凭心意用功夫。

新浪网友："嘘"字是发音 xū，还是按南怀瑾的读成"河威"的发音呀？

胡涂医：哈哈，这可难倒我了！我学的是发音"xū"——不过反正我普通话说不好，发音也不准，做一做这个"嘘"字发音的"嘴形"就行了。其实，这类东西，谁教您的，就按他/她教的念就行。

tao0328：请问先生是深呼吸，还是正常呼吸？

胡涂医：吸气微微，呼气绵绵。

谢谢糊涂医：请问，一呼一吸 24 次是呼＋吸＝24 次（一呼一吸作为 1 次），还是呼＋吸＝48 次（一呼一吸作为 2 次）？

胡涂医：呼＋吸＝24 次（一呼一吸作为 1 次）。

向日葵：先生好，请教这个一天做几次比较合适呢？

胡涂医：您一天睡几次就做几次好了。实在没空，一次就好。

伯昱轩：又要打扰先生了，请教先生，护肝胆法除过晚上睡前其他时间能练吗？如早上睡来时、午休时等，先谢过先生。

胡涂医：可以可以，随时随地可练，只要不怕被老板炒鱿鱼，在办公室都可以练习。

以后提这类问题，要学会点儿"取象类比"，问问自己：早上能读报纸吗？晚上能读报纸吗？中午能读报纸吗？等等等等，就能自己找到答案。

且随风吟：胡涂医，我想请问：

1. 如果肝功能不好，正在接受西医治疗，再练此法可有冲突？

2. 右手握左手手背？再放到肝区？

3. 肝脏的位置是在右肋下缘靠右边包裹的大部分吧？那左边是对应的位置么？

胡涂医：1. 无冲突。2 和 3 理解正确。

林海雪原：如果旁边有小儿入睡，练习此功会不会对他产生负面影响？

胡涂医：不会有负面影响，只会有正面影响。一个人正气足了，对全家都有好处。

相对冷门：胡先生好，向您请教下，我做卧阳功的时间一长屁股就容易发麻，能中途停下来揉揉，然后继续？还有静卧的时间我都没 15 分钟的，不知道行不行的？麻烦您了，谢谢！

胡涂医：您多半没有做到"52"度。

依教奉行就好，其他都不好。

三千：请问先生，如果我再加练真气运行法会不会有冲突，因为我觉得它们的呼吸方法有区别，我也想能早日康复。

胡涂医：要分开来。

在长白云之乡:请问先生,甲状腺的问题与哪条经络或哪个脏腑有关呢?

胡涂医:甲状腺多因为肝郁火伏,激动肝火,或内伤情志,郁结肝气所引发。所以粗略地说,与肝胆关系较大,与肝经、胆经有关。

相对冷门:先生,向您请教下,像我这种头发出油出得特厉害,以及身上很多痘痘的有啥好方法么? 谢谢啊!

胡涂医:其实做做"保肝护胆"的方法对这些问题有帮助,您多半是肝旺脾虚。此外,可以尝试用茶水洗头。

新浪网友:先生好,前几日才发现先生的博客。练这个刚刚3天,每晚睡觉前练一次。我有小三阳多年,肝内多发囊肿,练时脚底有点发麻。我半夜三四点钟会醒,隔很久才能睡着。我的手长年脱皮,估计与肝不好有很大关系。希望自己通过坚持练功能把这些老毛病练好了。对了,前列腺有钙化能通过练什么功练好呢,先生能否介绍一下? 谢谢。补充一下:我在练功的这3天中,不想吃肉,只想吃些清淡的。这是好事吗?

胡涂医:"练时脚底有点发麻"是好现象! 请继续用功。

前列腺有问题,先好好检点一下自己吧。

"练功的这3天中,不想吃肉,只想吃些清淡的",也许是好事。

晓龙:现在按照先生的"保肝胆方法"练习……第一次练习发现在呼和出气1分钟左右全身发热(我个人认为是背后的棉被造成的),在静想过程中出现心闷、恶心、烦躁等现象,当时就停止,第二天练习还是这样,请先生指导! 急迫等待中!

胡涂医:这是正常反应,别担心! 您看着办,如果反应太激烈,就暂停。

fung:今天体检,B超医生说我肝部有个小肿瘤,明天找另外一家医院复查。后悔没按胡涂先生的养生方法练习,养生之道贵在坚持啊。

胡涂医:是在右侧肝叶上吧,约0.47厘米,不是肿瘤,练习保肝护胆法,100天内应可恢复,别担心。

fung:是的,跟检查结果一致:B超复检结果约7×6毫米,血管瘤。感谢,我会坚持练习并注意饮食。

胡涂医:阿弥陀佛。祝您早日康复!

不要自己吓唬自己,让肝气得到舒展,多锻炼吧,会好的。

好长时间没给陌生人做千里诊病了,看来咱们有缘,您好好用功吧,有问题随时提出来。祝好!

whf9065:糊涂先生好! 练保护肝胆方法近30天(每天中午和晚上各练1次),效果:

1. 入睡快,睡眠质量明显好转。

2. 大便成形。

3. 右脸部原来有一小块斑,现在明显变淡。

4. 我原来性子非常急,现在变得沉得住气了。

5. 明白了一些如何做人的道理。

感谢先生的无私奉献。

小红枣:今天练肝胆功时,胆区发出"咔咔"巨响,这种情况有好几次了……(我基本每天做3次,有胆结石息肉)。

胡涂医:好事! 祝好!

八正道:先生,我乙肝小三阳已经有20个年头了,在练这个保肝胆的功法时,能感到肝区有声响,脚底发凉。这几天突然在左耳的肝脾反应区上肿起个硬包,捏着有点痛,请问这现象正常吗? 祝您安好!

胡涂医:正常!

桂林:练护肝法,右脚掌长了类似脚气的小红点,正常吗? 谢谢。

胡涂医:正常得很,这是排毒,有些人会有这个反应。

台阶:先生你好! 从3月初我一直坚持早饭前拍打胃经、心肾相交和保护肝胆法,从3月底开始,手和手臂上陆续起小疙瘩,现在是左手合谷穴朝上边一点有一小片,偶尔痒,右手小臂孔最穴的位置有一大片,向手的方向延伸,又红又痒,有时候控制不住会挠破,而且范围越来越大,已经将近一个月,不见好转,不知何故,恳请先生指点! 多谢先生!

胡涂医:这可能是排毒。

jfung:先生,您好。做了"保护肝胆的妙法"半个多月,发现了一个很奇怪的现象,每次做完,右脚经常很冷,很冰,左脚就有点暖,不知我做得不对,还是有什么问题。然后还想请问先生,胃口不好和消化不好能怎么调理吗? 谢谢先生。

胡涂医:1.没问题。其实我这个博客里讲的东西都不会出问题的。

2.胃口不好和消化不好很好办:叩齿、搅舌头,吞口水。

光明音:俺练了3天,第三天练完后突然发现嘴巴不吃东西时没感觉,一吃东西嘴巴就很苦很苦,这是啥子情况呢,是不是在调节胆呢?

胡涂医:是在调节肝胆。

人淡如菊:有缘来到先生博客。虽每年体检按照西医指标肝脏没有问题,但感觉自己似乎肝经不通,且脸上多斑。看到这篇博文试做了两天,因为上床较晚,每次都不能坚持做完,只右侧做不过几次就睡着了,而且次数也数着就忘记了。其他的没感觉什么,只是两眼流泪,两天都是右眼流三滴热泪,左眼流一滴不热的泪,流泪是在排毒? 为什么两眼还不一样呢? 特来反馈,并希望得到先生解疑。

胡涂医:肝开窍于目,流泪正常,可理解为排毒。

新浪网友:先生好,有个问题想向您请教下,就是关于保养肝胆的,我按您的方法开始练习后的第二天吧,感觉右边肝区开始有疼痛感,以至于从第三天的白天开始不间断地疼,就是那种有点疼,又不是非常疼的感觉,有点迷惑所以没敢继续练习下去,自间断练习后那个部位就不疼了,很奇怪,请先生看看这是为何呢? 另外,我练习时手抚的地方就是最下面的肋骨区,练习时意想肝区有时会分神想了别的,实在难以完全集中啊。先谢谢您了！

胡涂医：这多半说明练习"有效"，真气在冲击病气，打起架来了。

大头娃娃：开始坚持练保护肝胆妙法已经快两个月了，现在向先生汇报一下，自己明显感觉精气神好很多，每天都没有累的感觉。开始还不知道，前两天出去植树，跑了一天也没有感觉累。昨天又到公园转了一圈，回到家开始写毛笔字，别人都累得不行了，我跟没事一样。当然，我除了练这个方法，每天都按先生写的"因天之序，合道而行"地去生活，我觉得坚持最重要。

想请问先生，夏天马上就要到了，这个功法是不是一年四季都可以练，上次好像在哪看到先生说，女人最好多练这个功法，是不是因为女人心眼小？爱生气？还爱生闷气？所以要多练这个功法，免得得病，我理解的对吗？哈哈！

胡涂医：谢谢分享，继续用功！

女同胞练习这个有利于保肝护胆，疏通任、冲两脉，防治妇科病。

today：从接触胡涂医网站的第一天就开始练肝胆法，天天坚持，至少一次，已近俩月了吧？现在有两个问题请教胡涂医：

1. 左肋下闷闷的感觉已好大半儿，双肋下有柔软、通透的感觉，于是呼吸的时候就可以深，周围肌肉/骨架（rib cage）会跟着动。以前的时候只是静静地呼吸。我的问题是，是应该继续不动地静呼吸，还是随其自然，身体想怎么呼吸就怎么呼吸？

2. 现在晚上做完肝胆功反而睡不着了。一般是 11 点多开始打坐半小时左右，然后开始做肝胆功，开始的时候，没数完 24 下就睡着了，半夜醒来继续做。练一周后可以做完又做一遍。睡眠之深沉是从来没有的。近来打坐有睡意了，做完肝胆功反而又清醒了，到 3 点左右才能入睡。是因为呼吸深造成的呢，还是……？

谢糊涂医。非常感恩您供养的这些简单有效的古法。

胡涂医：1. 继续原来的呼吸。

2. 不问，傻练就行。

3. 不用谢。

sophie：练习了这个方法有一个月了，最明显的感觉是双脚发烫。但有个现象一直没有改善，就是每当把手挪到左边开始同样的练习时，左肋下总有胀痛的感觉，感觉有气堵在那儿，有时会打嗝或是排气，但是这种酸胀气堵的感觉还是存在。而右边则没有这种感觉。请教胡医，应如何做才能改善这种感觉呢？阿弥陀佛！

胡涂医：顺其自然就好，哈感觉都别去追求。

默默无闻：最近眼睛看东西双影，练了先生的肝胆功一周后视力好些了，谢谢先生的好文章，阿弥陀佛。另外我本人有血小板增多症，很想用先生的功法根治，真心希望先生给提个建议，谢谢。

胡涂医：继续练习保肝护胆的睡法就好。

小愚悟道：先生，我的肝脏血管瘤已经从前年的 6 厘米长到现在的 8.5 厘米了，好怕怕啊。结缘先生博客已年余，按照先生的教诲，经常练练养气法和保肝护胆功，平时没事就念药师灌顶真言,也注意行走坐卧的姿势,精力明显比以前充沛了,性格明显比以前柔和了,受益匪浅。只是不知,这肝脏血管瘤怎么反而越长越大?是练得不够标准勤奋,还是血管瘤吸收了真气后疯长?

胡涂医:这个问题不能拖,要听听医生的意见,同时找个老中医看看。这个保肝护胆的方法可以作为辅助(当然,也可能通过这个方法治好肝胆的毛病)。

张量量:先生,您以前教的几个人,是"两对半"转阴了?还是只是肝功能正常了?

胡涂医:转阴了。

xyn0099:您好,常来看您博客,看到这么多朋友的留言都有回复,对您一片赤诚非常感动,也忍不住冒昧地留个言,不知是否有缘得您只言片语点拨?

第一要谢谢您。上次看了您奉献的肝胆保护法之后我就记在心里了。我一直有腹脘胀痛的问题,说起来可能是一年多前服用了半年的中药所致。今夏特别厉害,一到下午五六点钟出门散步的时候就隐隐作痛,可过半个小时就会好一些。可前几天晚上,吃饭后腹脘部就不太舒服,一直到半夜还是如此。我就想起来您说的这个肝胆保护法了。我心想既然可以治肝,那可不可以治我的毛病呢?于是我半卧着,深呼吸,吸气时意想天地精气进入体内,附着于痛处,张嘴呼气时意想病气从全身毛孔射出。因为不知道该用什么字音,所以随意呼出。可没想到呼吸十来次,竟然不疼了,感觉腹部轻松很多。这就是您说的"精神内守,真气从之"吧!非常感谢您的指教。

第二,是想问问您,我这么瞎琢磨出来的办法终究是野狐禅,不知道您有没有更"专业"的办法呢?

第三,是想谈谈感受。我自己也练八段锦,颇有收获。也知道您说的肝胆保护法其实就是六字诀。平时也好读书,自认聪明,也想学学道。可那天看您的博客,谈到"一片赤诚肝胆相照",顿时背生冷汗。虽然我为人不错,可也不敢自认"一片赤诚肝胆相照"。顿时明白,还是先做好人,再谈其他吧!

话多了,勿怪!

胡涂医:第一,您不用谢我,我啥也没有做,是您自己弄好了的。

第二,您琢磨出来的东西不见得就是"野狐禅",我没有更加专业的办法,您自己悟道的方法才是您自己的。用禅宗的语言来说,就要当下承担了它!

第三,的确是六字诀的"嘘"字诀,但却远不只六字诀。

看得出您是个好人,好好做人吧,只要别当上大师就比啥都强。

designer:感谢先生,不知该说什么……从今年立春到春分(没到100天),只是每天晚上睡前坚持练习。今天下午拿到的体检报告,晚上拆开看后,激动得哭了。好了,真的彻底好了,心里几乎10年多的石头,终于扔掉了。今后唯有坚持实证实修,做个有正能量来影响别人的人,来感谢先生和先生提供的妙法。拜谢先生!

胡涂医:很为您高兴!恭喜您。

"玄关"VS"先天一气"

有位网友怯怯地问:有位"画"《道德经》的女士撰文大谈"玄关"和"先天一气",希望我讲讲。这个话题让我哭笑不得。先别说"先天一气",就"玄关"这东西,宋朝的大家薛道光老前辈说它是"思之不得,议之则非,不可言象,不可画图"的东西啊,怎么画师们有这么多话说! 玄关一窍,是医家、道家千古不传的东西,怎么可能在网上、纸上传人! 既然有人问到了,我也就简单说几句,免得大家走弯路。

玄关是什么?

玄关就是"欲进玄门,先过此关"的那一关。此关一过,"革命的面目焕然一新"! 所以玄关就是,只有此关过了,才有资格弃舟登岸的一关。所以圣人说,"玄牝之门,是谓天地根"。

玄关就是"名师"们喜欢拿出来唬人,"明师"们宁可失传也决不误传的一关。所以玄关就是知道的人打死也不公开说,公开说的人死活都不可能知道的那一关。

玄关就是即使有人知道了,但没有明师教你怎么去采炼怎么运用,知道了也等于不知道的一关。所以玄关就是你"以为"你知道了,其实你最该"不遇真师莫强猜"的一关。

玄关就是被"师氏藏之",不经过多年严格考察,不经过足够的磨性训练,就一定不会得到"传承"的一关。所以玄关就是大师们不管是写出来画出来还是讲出来,都一定"不是"的一关。

玄关就是区别一个人是否得医道真传,还是只学到医道皮毛的一关。

玄关就是区别一个人是真懂《道德经》、《阴符经》、《参同契》三经,还是只一知半解的一关。

玄关为啥叫玄关? 元初李道纯老先生说:难以用笔墨形容,难以用言语描述,就算能表述得出,他老人家也不敢公开说的一关(见李道纯老先

《中和集》："难行笔舌,亦说不得,故曰玄关")。

所以此关正好如成语说的,"一夫当关,万夫莫开"。

大家都不用瞎猜! 也不用去听任何大师名人瞎忽悠,更不用好高骛远想去学。这东西绝对是师父找徒弟(尽管教你之前得经过长期的、严苛的考验和磨性训练,当然也少不了三跪九叩行拜师大礼),你去找师父是找不到的。

胡涂医写这篇文章,实在只是因为不忍心看大家被那些不断卖书或开班的大师们的歪理邪说忽悠了! 连吕祖也只是很隐讳地说:"玄牝玄牝真玄牝,不在心兮不在肾,穷取生身受气初,莫怪天机都泄尽。"

先天一气是什么?

这个"气"字原来的写法是"炁"! 这个先天一气也不好说,如果非要说它是什么,只能说它是一股生命最原始的能量,这股能量是赋予万物生机与活力的生命真元,万物得之者生,哪怕是再严重的病人,也能起死回生! 万物失之者死,哪怕再强壮的人,也能立即致死!

——这么厉害的东西,哪有人随便传的? 也怪不得王冰先生在注释《黄帝内经》时有如此宣示:"虽复年移代革,而授学犹存;惧非其人,而时有所隐"!

正身、内省、止息

——且说医家如何用功

胡涂医在初秋的时候说过要"秋收冬藏"的，秋天是"收"敛了一个秋天，冬天到了，这篇本来是写信给一位朋友的文字干脆拿出来，给懂行的有缘人珍"藏"去，冬天的时候更好地用功。在此顺祝大家冬安！

自从我在《阴虚 VS 阳虚（续）》里介绍"养气法"时提到医家秘传的补元大法以来，很多网友问我这个方法，我说过会"因材施教"，所以对于不同的人的提问，我就给不同的答案，尤其是那些一点礼貌也不讲的人，胡涂医更是"因材施教"了一把。这些天有一位朋友再次问起打坐、用功的问题，我想还是把这个医家秘传的补元大法的理法给讲讲。所谓"大法"，一定是简单的、有效的、理中寓法法中寓理的！说其简单有效，是因为大道至简，越是高级的东西一定越简单，越是真理一定越明了，不会有那么多复杂的东西，而这类东西，把道理搞清楚了，方法自然也就悟开了。

那么医家秘传的补元大法是什么呢？就是医家如何用功的方法，如何内证的方法，如何训练出医道"能力"而不只是"知识"的方法。其理法就是这六个字：正身、内省、止息。如此，则浩然正气自然养成，先天之气自然从虚空中来！所以对大多数人，我基本上只是轻描淡写地告诉他们，医家秘传的补元大法就是那个养气法，好好练就是，这也没有错。

先说"正身"。在医家来说，有两层含义。在医道上的含义是堂堂正正做人，在医术修习上就是调整人体的体态形式——用功时的姿势要"正"。"堂堂正正做人"本来是非常简单的事，在现代社会里却变得如此稀有难得，堂堂正正用功，于是就不容易了。古圣先贤总结出"正身"的诀窍多达三十个，这些秘诀就是三十句话，每一句话都可以使人如接天梯，所以知道这一句半句话的人，绝不轻易传人，"惧非其人，而时有所隐"，说的就是这类话。我今天也不敢将这些话在网上传人，只能透露三个纲要，让有缘人

补元大法：
正身、内省、
止息

383

知道努力的方向,知道该在身体上的哪些地方去用功。

正身的第一个纲要是正脚心。这句话不告诉你,你想破头皮也不会想到居然第一纲要是脚心。

人体的精气神,绝不单单是从一日三餐中获得!圣人说,"人法地,地法天"。人体还在时时刻刻接受"地气"、"天气"和"人气"! ——脚心"正",则可以"开"人身上的三大"窍",这三窍一开,人体就能自然地接通"地气"并排除身上的病气。这三大窍是哪三个地方呢?我不便公开讲,但是如果把脚心正了,这三个窍会慢慢自动展开!

那么如何"正"脚心呢?

回答这个问题之前,先想想你有多长时间没有"脚踏实地"过日子了?你是不是常常喜欢跷二郎腿?是不是总喜欢交叉着腿或脚而坐?站着的时候是不是常常重心只放在某只脚?走路的时候是否总是深一脚浅一脚?……凡此种种,都可归到"道"上来,就是因为你做人已经不够正派!所以自然无法"人法地",地气采不上,病气排不出!

所以正脚心,就是"脚踏实地"!比如坐着吃饭、开会、上学、上班等等,总是让自己双脚脚心充分舒展,亲密地与大地接触。

古传中医秘传的"正脚心法"只有三个字:"脚平吸"。真是大道至简!修习医道,要常常让两脚心像吸盘一样吸住地,这样既可通过脚心把病气排入地下,又能从脚心把地气吸上来。古人说"百炼不如一站",是有道理的。

有网友问及现在大家一般都是住在高楼上,这样是否对地气的吸收有影响。其实也没多大影响,只要还在这个地球上混,地球的引力还是避不开的。

正身的第二个纲要是正腰部。腰部,尤其是命门往下的部位要"直",这个地方一直,生命能量便会得到加强!经常有意识训练自己"挺直腰杆做人",天地不会亏待你!

腰部挺直,直而不僵,走起路来便会如有一股力量在拉着你往前奔,古人叫"走如风",长期练习的人,总能健步如飞,上了年纪之后,爬楼梯登山,都不会比年轻人差。

第三个纲要是正鼻子。又没想到吧?鼻子正了,脊椎、头部、颈部都会正!鼻子怎么样才叫"正"呢?不翘鼻子就叫"正",鼻子不前伸就叫"正",

鼻子正就叫正——这个不大好理解。不知大家留意到没有？任何佛菩萨像，鼻子都是正的。——我们如果头往前伸，鼻子就会往外翘，鼻子一翘，躯干和头部就不太协调。平时要养成鼻子不前伸而微微往里收的习惯，最好收到与肚脐垂直，仿佛鼻子与肚脐之间有一条垂直线，如此用功，还会练出一个好脾气。医家秘传有一个不生气的法门，可以立马把肝火降下来，方法很简单，就是"收下颌，鼻拉脐"，想发脾气时，就把下颌轻轻往里收（如此后脑自然就往上"顶"），想着鼻子有一根线拉下肚脐，火气就没了！这个秘法的道理挺深的，有兴趣探理求真的人自个儿悟去吧。

不生气的法门

再说"内省"。内省也有两层含义。其一是大家耳熟能详的"日三省吾身"的内省，其二是胡涂医在前面的文章里反复提到的"返观内照"和"收视返听"。

在技术上，内省与正身密不可分！那一句话真传是：内省必正身，正身必内省。

正身要认认真真去"正"，"正"的时候就要不断"内省"，收视返听，去"看看"自己做得正不正。而内省的时候，也要修正自己的体态形式。

最后说说"止息"。止息就是"止六根，息妄念"。止歇眼、耳、鼻、舌、身、意，息灭心中的妄念，慢慢"知止而后能定"，终至呼吸微微甚至停止，进入胎息，后天返先天……这就是为什么我在《道医的铁指标》里补充说了这句话：真正意义上的道医……在修证上不会是无性光、无胎息、无结丹的"三无人员"。

止息就是止六根、息妄念

"止息"了，学古传中医才刚刚"上路"（注意这句话，如果不能做到"止息"，你永远在门外徘徊，还是老老实实做回庸医吧），所以那些公开"表演"胎息的，肯定无法做到"止息"——真正的胎息！下次若还有人出来表演胎息，你就绕道吧，真懂行的人都明白，这个时候用功才刚刚开始，有啥好炫耀的？

止息的训练，要遇到明白人心传口授才行，这实在要看各人的因缘，这里就不赘述了。

以上谈的，是医家如何用功的基本理法。这些都是过去医家秘不外传的内容，懂行的人自然懂，看不懂的也没关系，"惠及来生正此时"。

阿弥陀佛！

Q&A

新浪网友:为什么有人会喜欢跷二郎腿?又为什么总喜欢交叉着腿或脚而坐?为什么站着的时候常常重心只放在某只脚?为什么走路的时候总是深一脚浅一脚?那些并不是本能,随着年龄的增长,为什么会变成这样呢?

胡涂医:精气神不足。与天地人的沟通"堵"了。

云淡风轻:请问先生,脚平吸是要脚趾用力抓地吗?

胡涂医:上厕所的时候,要用脚趾抓地,咬牙!

其他时候"有意识"地让脚与地板"吸"在一起即可,至于如何吸,只可意会不可言传。

敦敏:先生,腰部挺直,直而不僵,这个还是摸不着边,我一挺直,就觉得不容易松下来。收下颌,鼻拉脐,想发脾气时,就把下颌轻轻往里收(如此后脑自然就往上"顶"),这个后脑勺这个地方是不是就是您"山寨版午睡法"中的双手抱的玉枕呢?做到背部挺直,收下颌后,我感觉整个背部,尤其是肩胛骨中央块感觉很热,很紧绷,松不下来!也体会不到脖子的松!

胡涂医:直而不僵,体会不到松,都要花点儿时间慢慢体会。

后脑勺是双手抱的玉枕部位。

jfung:先生,现在大家一般都是住在高楼上,这样是否对地气的吸收有所影响?还有想请教先生,最近胃部在呼吸时,总是发出"咕噜咕噜"的响声,感觉有股气在里面,不知这是什么问题?

胡涂医:看来我得加一句:这个"地"是指地球上的任何一个地方。

胃部咕噜响很正常,不是问题。

xingyan:我把先生这篇文章实践为俩字:放松。从头到脚也就是从鼻子到腰到脚心都放松,在放松中脚自然微微吸地,下颌自然内收,而腰会渐渐挺直,也许我做得不对,见笑了,请指正,谢谢胡涂医先生!

胡涂医:您归纳得很对,的确就是放松。

天堂女:"正身内省止息"——个人体会就是打坐的次第,前四个字可以自己做到,而"止息"好像需要老师点拨。

另外,请教先生:"正身"有个人感觉与旁人观感未必一致的情况,自学者可以只管"糊涂去坐"吗?

胡涂医:1. 正身不仅仅是"坐",而是"行走坐卧,不离这个"。

2. 您静坐的时候还去理会旁人观感干啥?

hrq162:胡涂医您好,我的后背发麻,差不多半年了,我记得读高一时出现过,2005年捐血过后也出现过后背发麻,不过就是一两个星期就无事,这次实在太久,是不是我的血气不足,肝有问题呢?望先生结缘帮我看一看。阿弥陀佛。

胡涂医:多半是平时没注意做到坐有坐相,脊椎骨尤其是颈椎有问题。当然,气血不足也说得通,您不妨参考谈正身、内省的文章。

根治前列腺炎秘法

前阵子跟深圳的一位哥们儿吹牛,他戏说大会小会上都不发"言",只有前列腺才发"炎",身高事业都不"突出",只有"腰椎间盘突出"。对疾病如此乐观,还真是不容易! 这篇文章胡涂医就谈谈古传中医防治前列腺炎的简单方法,希望大家在大会小会上都踊跃发"言",在前列腺上别发"炎"!

关于前列腺炎,胡涂医曾经在前面的文章《"肾"VS"精"》里说了这样一句话:"国内很多男人都有前列腺的问题,几乎可以肯定,他们在外面'不老实',老实本分的人,不容易得这方面的病,原因就是邪淫的果报在肾和耳,前列腺是'肾'的一部分,这个地方比较容易显现出来,老天爷公平得很。"这句话恐怕让不少有前列腺炎的先生们"百口莫辩",我只是根据学理就事论事,如果哪位先生实在没有在行为上"不老实",那多半还是在心理上不老实了,总之,因果昭彰,冤枉不了的。

当然,酗酒、长期纵欲、嗜食辛辣酸冷等刺激性食物,或经常受寒冷潮湿等的刺激,也容易诱发前列腺充血,慢慢引发慢性前列腺病——所以广大女同胞们也不要拧着丈夫们的耳朵责问他们这个病哪儿来的。

前列腺炎,如果是急性的,西医治疗效果比较明显,所以如果是急性的前列腺炎,还是赶紧找西医治疗去。中西医都是人类与疾病斗争中总结出来的智慧,不要因为学习了中医养生就不相信西医,更不要变得讳疾忌医。

慢性前列腺炎绝大多数不是从急性前列腺炎转变而来("冤有头债有主"嘛)。下面就介绍古传中医里对治前列腺炎的简单方法:

其一是简单的"和于术数"的"九九还阳术"。

口诀:一兜二兜,左右换手。九九之数,真元不走。

具体方法:右手放于肚脐顺时针揉圈,左手托起阴囊并摩、揉会阴81次。换手再做81次(同样顺时针)。

此法对前列腺的一切毛病都有帮助,没前列腺毛病的男士也可练习。功效卓著,练者自知。

九九还阳术

（关于此法的任何问题,胡涂医不作回复,见谅!）

其二是稍微复杂点的"呼吸导引术"。

呼吸导引术

具体做法:站坐卧均可,全身放松,安神,左手贴着肚脐,右手贴在左手背上,自然呼吸,想着肚脐内有一温热的"气",这股气在手掌带动下顺时针转 24 圈,再逆时针转 24 圈,这样顺、逆各 24 圈后,引气入会阴穴,等到会阴有温热、跳动等气感时,再把气收回肚脐。

最后还是要忠告广大男同胞,"出来混,迟早是要还的"! 心地清净,老实点,这个病才能彻底好!

阿弥陀佛。

Q&A

小子受教:先生,第二种方法中我把热气想象成一团火,不知可否?

胡涂医:可以。

快乐大根:另外想请教先生,我原来每次洗澡都习惯按摩会阴 200 次,但只是单纯地按会阴,没按肚,现在学先生这方法,只按 81 下,总感觉没按过瘾,想请问先生,这方法多按一会儿行不行? 然后我打算每次小便完,冲凉的时候,起床睡觉的时候都练这方法,不知道这样行不行呢?

胡涂医:如果是我介绍的这个九九还阳术,多做就不行!

禅舞者:我的理解是下腹的器官松弛了。这里当然包括人的精神作用使之长期兴奋,过于扩张。用药就是收敛它。根据这个思路疗效还是很好的。

胡涂医:正解!

野医西爱西:不排除个别遗传性的?

胡涂医:几乎与遗传无关。

事实上,很多的"遗传",只是由于子女的生活方式、思维模式与父母的相同,往往带来相同的健康问题……

新浪网友:"引气入会阴穴"——先生,怎样引气啊? 网上查意念引气,还是不会。还望明示! 有时我晚上躺在床上,逆腹式呼吸,过一会儿就感觉腰部发热,就像有一个暖水袋放在腰上。这是"气"吗? 如果要把它引入会阴,可以吗?

胡涂医:已经明示了,无法再明示! 就近请教中学语文老师吧。

可能是气,不要乱引气。

smzcg:我按照先生的第一种方法,即简单的"和于术数"的"九九还阳术",坚持了两个月,每天早晚各一次,得到了意外的效果,其一是把我困扰多年的痔疮给治好了,其二对男人有绝对的好处。

胡涂医:谢谢分享! 嘘——小声点儿,免得教坏很多男人。

且说采阴补阳(成人版)

有位朋友有点儿不好意思地问胡涂医,医家秘传有没有"采阴补阳"的内容? 我大大方方回答说:"有啊,不仅有采阴补阳,还有采阳补阴呢,想学吗?"——当然,我是最没有资格做老师的,但是答应过这位朋友要写写"采阴补阳"的文章,也不能食言,就唠唠这个话题。

"采阴补阳",听起来似乎十分 sexy,但这真是一个被人们以讹传讹上千年的话题。这个话题的"始作俑者"还是一位大神仙——晋代的葛洪同志。因为从这位葛神仙开始,人们便误以为中国从古代开始,便已经有了"采阴补阳"的房中术,真是冤哉枉也! 自古至今,还真有不少人以此为"理念",为自己的胡作非为找"理论根据",其实千古以来的男人们,都有意无意误解了葛神仙的意思,甚至有些以此为诱饵的"传道者"到处宣扬这等歪理邪说,为历代正道人士所不齿。在这篇文章里,胡涂医要说一说医家真传的"采阴补阳"之法,请喜欢来胡涂医博客"不告而取"转载的人别胡乱转载——更不要在转载时"加料"、断章取义、胡改乱撰! 阿弥陀佛!

我们且来看看葛神仙怎么说的。在《抱朴子》中,葛神仙说过这样一段话:房中术有十来种,有的用来补救伤损,有的用来攻治疾病,有的用来采阴益阳,有的用来延年益寿(《抱朴子·内篇·卷八·释滞》:"房中之法十余家,或以补救伤损,或以攻治众病,或以采阴益阳,或以增年延寿")。这段话似乎"坐实"了人们对"采阴补阳"作为房中术的"神仙级"认可,加上西藏喇嘛教有所谓"欢喜佛"的说法,更是让人觉得仿佛真能"便宜行事"。其实人们不知是有意还是无意,总把葛真人在这番话后面的一段总结性的话给"忽略"了;那些搞养生修道的人,有些竟去专门搞这个房中术,以为这样就可以成神仙,却不去修正统的金丹大道,这也未免太蠢了("一涂之道士,或欲专守交接之术,以规神仙,而不作金丹之大药,此愚之甚矣")——从这些话看,葛真人只是指出房中术的十余家中,的确有一家是以"采阴益阳"

为目的的(至于能否真达到"目的"尚且没说),但他也批评说这些都是"愚之甚矣"的。后世的所谓"采阴补阳",多是望文生义,搞出了很多缺德的事情。

那么,有没有"采阴补阳"这回事呢?医家的确秘传着"采阴补阳"的方法!

其理法就是这四个字:"法于阴阳"!

很多人处处求秘法,其实《黄帝内经》处处有秘法,它们一点都不神秘,几乎每一句话都是一个秘法呢,你"依教奉行"了,久久行之,这就是最大的秘法!

那么什么是"采阴补阳"呢?

所谓的"采阴补阳",便是"采"阴凉之气机来"纠正"、"修补"自己身体的阳气过于亢盛。

所以"采阴补阳"并不适合所有的人!也并不只是"男士专用"。

真要这样去"采补",就得明白自己究竟是何种类型的人,这样才能更好"法于阴阳"。——当然,胡涂医相信,真正的"法于阴阳",就是培养浩然正气,正气足,则阴阳自然平衡!

那么如何判断自己是哪个"阴阳类型"呢?古传中医不主张去很"下作"地分阴阳,毕竟说到底,"罪魁祸首"都是这四个字:"正气不足"!胡涂医在前面有关经络的系列文章《经络走势和类型》里提到人体的经络有四种不同的类型。事实上,普通人的"阴阳类型"也有四种。下面我就简单介绍各类型的基本特征:

1.太阳型:

性格特征:阳刚、骄强、好胜、夸张。

身体特征:身长、腿短,往往臀部下坠。

2.少阳型:

性格特征:容易洋洋得意、喜动厌静、没有规矩、坐无坐相(总爱左倚右靠或喜摇腿)、比较会偷懒(能坐不站,能躺不坐)。

身体特征:阳多阴少——容易皮下出血,微血管组织比较突出、脆弱。

3.太阴型:

性格特征:"冷冷的",常给人一种压抑感。

身体特征：身体"段感"明显（腿长身短），且往往皮肤偏黑、偏厚而不细腻。古传中医说这类人"血慢气浊"，用今天的话来说就是血液循环较慢、血液浓度偏高、阳气不顺，手和脚的血管特别浮起。

4. **少阴型**：

性格特征：哎，多数是经络极敏感型（所以之前胡涂医常"暗示"经络迟钝些也有好处）。这类人小动作比较多，有时给人手足无措的感觉，走路容易弯腰弓背，急躁而不容易入静。不过常给人"干净"、整洁之感。

身体特征：一般胃小、肠大。这类人容易有肠胃病，小时候容易被惊吓、流鼻血、长口疮，长大容易耳鸣、眼睛发黄发痒。

明白了这四种类型，对我们的"采阴补阳"大业有啥指导作用呢？很明显，只有太阳型和少阳型两种人能进行采阴补阳。胡涂医《"法于阴阳，和于术数"》里只谈了具体的"理"，没有点明可操作的"法"——当然，对于悟性好的人，"理通法自明"，但大量的朋友们还是要知道点具体如何"法于阴阳"的"技术"、招式。今天借这个本来有点"暧昧"的话题，把医家秘传的"法于阴阳"的内容给简单讲讲。

先说如何"采阴补阳"。——那些看到"成人版"便迫不及待点击的朋友们听好了：只有太阳、少阳型的人才可以这样做。

医家秘传的具体理法就是这一句话："太阳采子月，少阳采辰光。"

怎么讲呢？太阳型的人，应该多于子时采月亮的精华，少阳型的人呢，则应该多采上半夜的星辰和月亮的光华。

现在就把医家秘传的"采阴补阳"大法——"采星精月华大法"供养大家。大家别忘了，凡是大法，都是简单的，绝不会是法轮邪教宣传的一套一套宇宙啊地球啊外星人啊的鬼话，因为越是真理越简明了，越是高级的东西一定越简单！

方法：

体态：站着为好，实在不能站，坐着也好，然后面对明月，眼睛看着明月。

呼吸：1. 鼻吸——闭气——鼻呼。2. 自然呼吸。

心法：1. 吸气时，张开口，想着把整个明月从鼻子里吸进去，吸到头顶，然后闭气（能闭多久闭多久），闭气的时候可以想着"吸"到了头顶，皎洁的月亮光华把脑海照得通明透亮,然后呼气,想着把月亮呼下下丹田(肚脐附近)。2.不配合呼吸,轻松地想着皎洁的月华(星精)如雨水渗地,从头顶穿过大脑,把脑海照得通明透亮,慢慢沉入下丹田。

时间:因天之序,于每月农历十五、十六,月亮最圆的时候,太阳型的人,要在子时,采足最少一个小时。

地点:古人一般在"房中"练(哎,房中术),在自家院子内练习,以免被人影响。现代人在自家阳台,可以看到星月的窗前、阳台都可以。

功效:1.采阴补阳!——"采"宇宙间的阴能,修"补"自己的阳气过盛。2.功效非凡,练者自知。

备忘:1.可以先做半小时"鼻吸—闭气—鼻呼"配合呼吸,再做半小时自然呼吸,也可以任选一个。2.关于此法的任何提问,不作回答。不懂的人请反复看、揣摩以上文字。

那么,太阴、少阴型的人呢,就要"采阳补阴"了。

方法同上,把月亮星辰改成"太阳"就好!瞪着太阳采的话,时间上,一般只在旭日初升的时候,如果不瞪着太阳采阳的话,最晚不能迟过中午12点,即在中午12点前,太阳光才可以采。

写完以上文字,我还是得跟因为"成人版"三个字点击进来的朋友们道个歉,真正的"采阴补阳"其实也是个"成人"问题,小孩子最好别做!

祝福大家做第五种类型的人——"阴阳平衡"!

阿弥陀佛。

中意还是中医:老胡啊,如果采阳的话,眼睛看着太阳?呵呵,这个有点厉害。

胡涂医:哈哈,所以我出门总戴着眼镜。

一般只盯着早上刚"出来"的太阳看,日久功深,就真的能看正午的太阳了(但不要硬来、强试),以目光精光四射,到后来就悠远幽深,最后看上去与常人无异。

希夷微:原来眼睛也能透露用功的阶段信息!以前觉得如果看人修行如何,看眼睛至少可以看出70%以上。眼睛至少要目光清澈明亮,眸黑如漆。修出"精光四射"和"悠远幽深"的阶段的人暂时还没见过。看来真正的"高"人,真可以做到"和其光,同其尘",表面与常人无异。咱现在目光清澈都还算不上,只有努力用功了,呵呵。

胡涂医：真人不露相嘛。

fishermanwy：今早试了下采阳，早上八九点的太阳已经晃得人不敢直视略，看来是得从初升的太阳练起。只是一周只有三四天早上七八点钟得空，希望这三四天每天有太阳让我望！出门戴眼镜采阳……嗯……眼镜还有这功能，明天我也把眼镜找出来戴着去打望太阳……嘿嘿，多谢先生又传授一个方法。

胡涂医：我的眼镜是"特制"的，您可别模仿！

北窗伏龙：胡先生，那近视眼是戴眼镜采还是脱了眼镜采？度数有点大呢，500度。

胡涂医：摘下眼镜采。

我醉欲眠：胡先生，您好！请问采阳时是用顺式呼吸还是逆式呼吸好，先前练国家健身气功时可能习惯了起吸落呼、开吸合呼，而且一般气是往腹部吸，往鼻子里呼，现在反过来，总是有点不顺畅，似乎有气紧的感觉。您能赐教吗？

胡涂医：自然呼吸。

有道：《且说采阴补阳（成人版）》里，"吸气时，张开口，想着把整个明月从鼻子里吸进去"，确认一下鼻子里吸进去是否正确。

胡涂医：正确。

倒提壶：这是一片神奇的净土，要想寻得真谛而不被邪见执蔽，不来这里还真不行！请问先生：云乱月昏之夜是不是不宜采呢？

胡涂医：一般来说，是不主张在风雨、雷电之夜用功，没明师指点，"云乱月昏之夜"就别采了吧。

希夷微：另外请问先生，关于采阳时间的问题。采阳的时候是采太阳从早到午不断上升的"阳"而不完全是"光"？

胡涂医：采光的确没有时间限制，但是如果是基于"采阳补阴"为目的，还是12点前为好。

初一：练那个"采阳"的方法，意外的收获是我的视力明显变好了……

胡涂医：这是对的，"慧日破诸暗"嘛，采阳肯定能提高视力的。

荷叶露珠：先生好。今天犯了个错误。中午11点半的时候，在单位院子里闲着没事就看了太阳了，结果眼睛就麻烦了。回到屋里看东西的时候老有个大大的黄色圆点。看蓝色就会有一块拇指大的圆的绿色，看黄色就有块粉红色，看大红色就有块红玫瑰色，看白色有时有黄色，有时有粉红色。看同事的脸都变成桃红色的了……是眼睛受伤了吗？很害怕。先生，该怎么解决呢？

胡涂医：是伤到眼睛了，不用怕，若有问题，去看眼科医生。

大郭：当我在早晨6点半左右开始看太阳的时候，经过三四次呼吸之后，太阳在我眼里就像一枚白色的五子棋棋子挂在天上，边缘有一点红色在泛动，没有任何光芒，我的周围也非常暗淡。大约半小时后，我闭上眼睛稍微等待了一会儿，当我睁开眼睛的时候，太阳依旧光芒四射，耀得我不敢睁眼。我在想，差别怎么会这么大呢？

谢谢先生,阿弥陀佛!

胡涂医:别想了,差别让它差别,相同让它相同。

紫烟:仔细对照了一下,真是不看不知道,一看吓一跳。自己真的是纯太阴型的,我的妈呀。怪不得泡了脚后不到一个小时,脚就会慢慢变得冰凉冰凉的,以前没泡那个泡脚配方之前,冬天对我来说真是极其痛苦的……除了采阳以外,饮食上有什么可以借助的吗,胡涂医?三七粉是否可以吃一点?对自己是否适用?敬请胡涂医指点。谢谢。

胡涂医:可以多食用含丰富食物纤维的食品。三七其实是中药,不知是谁"发明"了要"吃"三七粉的,它是血症患者用药,古人说它"和营止血,通脉行瘀……一切瘀血皆破……一切新血皆止"(黄元御《玉楸药解》)。

没事别乱服药!

大象:胡涂医,家族遗传性高血压、糖尿病除了坚持泡脚外,当然还注意饮食等,还有什么古中医方法可以预防啊?

胡涂医:预防是吧?下辈子投胎到别人家去。

说到底,还是自己正气要足,好好检讨家族里、长辈们的生活、行为、思维等方式有没有问题,自己尽量别有那些"习惯",那么"被遗传"的可能性就低。

小红炉:请问先生,站桩以及养肝法、心肾相交法等等功法,女性生理期是否不能练?如果能练,需要做些小调整么?看某派形意传的站桩,说是生理期不能练,容易充血。

胡涂医:凡是这个博客(本书)里讲的方法,除非特别说明,否则都可以在任何生理期练习。别人讲的方法,就应按他们的要求做。

重感冒九针疗法

有网友要我谈谈如何治疗感冒的问题，其实对于感冒，我历来不主张去治，这与国外不少西医的意见还真不谋而合。比如我原来有一位做医生的邻居M，他是德国人，他的女朋友R是西班牙人，有一次R得了重感冒问他开点药，M死活不肯，两人因此还吵了一架。我把他们请到家里吃饭，席间M医生告诉R女友，感冒吃药的话，七天能好，不吃药，一个星期就好，我对M兄此论大为赞叹。普通的感冒，的确是这样，多多喝水，注意休息，几天就好。事实上，古传中医的确有一个治疗重感冒的秘法——"九针疗法"。这个听起来很难的东西，其实也很简单，毕竟越是真理越明了，越是高级的方法肯定越简单，是为"大道至简"。

下面胡涂医就讲具体的方法。

预备：一次性的针灸用针。消毒棉花。

方法：

第一、第二针：在两手少商穴上各扎一针，扎出少许血来。

第三、第四针：在两手商阳穴上各扎一针，同样要出少许血。

第五、第六针：扎在左右手的合谷穴，不出血。要同时留针9分钟，男的先扎左合谷，扎进去后留针，接着扎右合谷，同样要留针，女的则先扎右合谷，其他同。

第七、第八针：扎两手中商穴，同样要出少许血。

第九针：扎人中，留针3分钟。

注意事项：

1.若重感冒发生在月亏之时，不能够出血太多。若在月圆之时（如农历十五、十六）则可以多出点血。

2.经络极敏感的人，留针时间可以缩短，经络迟钝型的，可以适当延长留针时间。

3.若非重感冒不要去用这个九针法。

备忘：

1.少商穴：在大拇指端桡侧，去爪甲一韭叶许。

2.商阳穴：位于食指尖端桡侧指甲旁。

3.合谷穴：拇指、食指张开，以另一手的拇指关节横纹放在虎口上，拇指下压处就是合谷穴。

4."人中"不用说了，这个"中商穴"其实是个将错就错的穴位，是医家在实践中"编"出来的穴位，它居于少商穴和老商穴下方中间，找法：拇指甲正中根部下一分许处。

祝福大家少得感冒，健康吉祥！

Q&A

金正钰："意针"可以么？

胡涂医：意针不容易出血呢！

疏影残梧：我有个问题啊，这法子平常人能自己弄么，怎么掌握出血与不出血啊？

胡涂医：扎到血管就出血，扎不到血管就不出血。

以乐为乐："重感冒的症状是浑身酸疼、四肢无力、吃东西无味。重感冒和感冒的区别：1.重感冒一般持续时间长，有的甚至长达两个月之久，而普通感冒持续时间很短，一般几天就可以康复；2.重感冒除了发烧咳嗽之外还伴有头痛、肌肉疼痛等症状，而普通感冒没有此症状；3.重感冒严重的可以危及生命，例如流行性感冒，普通感冒不会危及生命"，百度的，可以参考。

胡涂医：糊糊涂涂知道是"重感冒"就好，别去理会那么多"症状"。

hq123：这么简单的办法，就能助己助人，太感谢先生了！可惜那么多年竟无从知晓（未读经典之过吧）。有个小疑问，西医把感冒分为流感和病毒感冒，而且前些天有朋友病毒感冒闹腾了三个星期才好，那么中医是否就不细分感冒的名堂了呢？只要感冒即九针？当然真正中医会号脉，可那不是我等一时半会儿能学会的了。

胡涂医：古传中医其实没有"感冒"的说法，用"糊涂医治糊涂病"的思路，大概知道是重感冒就扎针，别管是啥重感冒——不重的普通感冒用不着扎九针。

相对冷门：看来还得去学习针灸才行……

胡涂医：这个九针法没学过针灸的人也能做。

wybpopo999：请教博主针灸我一点不会，要扎出血倒好办，可是这留针该怎么办就没招了。

胡涂医：您这么理解好了，留针就是针扎下去暂不拔出来。

紫烟：先生，我针刺少商穴几乎不出血，以前针的也是一样，大概有三分之一芝麻的出血量，以前商阳穴也出的少，但是昨天针的出的血量还可以，是不是我的肺有问题呢？能不能每天刺激一下？

胡涂医：与肺无关，没事别乱刺嘛。

清澈小溪：还说感冒，一周前我儿高热39.6度，我给他耳尖放血，10分钟后体温稍降，过后又升上去了，最后吃了退烧药体温降了下来。但是第二天出现了血尿、蛋白尿，这几天尽跑医院了。西医说像肾炎，但要确诊就要做肾穿，因怕肾穿对肾的损害没同意做。现在家观察，就要高考了挺闹心的。烦请先生看看他到底哪儿出了问题，用什么方法调理。

胡涂医：尽量别做肾穿，那玩意儿伤害太大！

他是急性的炎症，就近找医生把炎症消下来就行。若能找到新鲜的鱼腥草、车前草，抓一把来煲水当茶喝。

foenix：请教，像春天天气变化无常的时候，我经常会感到头痛，特别是傍晚的时候，以为要感冒了，但是又没有感冒起来，第二天又会好起来。而且，今年春天的症状是，早上开始是喝米粥，中午还不到的时候，就会很饿，甚至脚软心慌，快速吃点饭进去，又会感觉好点。不知道是哪里出了问题，有没有针灸方又或者是别的中药呢？我现在还是哺乳期，因为考虑母乳喂养好处多，小孩18个月还没有断奶。一直在犹豫是不是该断，感觉自己有点吃不消，睡眠和精力很不好。烦劳先生了。

胡涂医：这是典型的气血虚弱，建议先给孩子断奶，平时多揉按耳尖，饮食上多吃些补中益气的东西。祝好！

贵子：少商穴的确很有用，平时喉咙一有点不舒服我就掐那里，百试百用。……但体寒长痘的毛病一直都未调理好，恳请先生建议，谢谢！阿弥陀佛！

胡涂医：若懂针灸，可以自己扎驷马穴，左右腿上各扎3针，留针18分钟，同时在照溪穴上也扎上一针。

隔天扎一两次，一段时间就能好。

still.cl：请问先生我头皮多怎么办呢？困扰我很多年了，用过去屑的彩乐、海飞丝、硫黄皂，反正各种去屑的产品差不多都用过，但头皮还是很多。我属于脂溢性头皮，头皮多时用手指甲都能抠下来，头部很痒，头屑有时是很大一块，头皮困扰我多年，十分顽固，请先生赐良方！！本人性别男，23岁，万分感谢！！

胡涂医：看来是歪打正着了。针刺少商、中商、老商三穴对多头皮有特效！

小玄子：请教先生，"针刺少商、中商、老商"对头皮多的人，多久扎一次合适呢？每次也要出血么？

胡涂医：一天扎一次可也。不必出血。

善心一生：儿子最近一次感冒，症状是开始流鼻涕加咳嗽，然后不流鼻涕，开始发烧加咳嗽。我找了中医，中医给开的羚羊角粉，让一天吃两次，一次一克。给孩子吃了一天，不见好转。正好网购的老蜂巢到货，据说蜂巢可以治鼻炎，有消炎杀菌功效。试着给儿子吃了一小块蜂巢。一个多小时后，儿子就退烧了。还给他喝了一起买来的枇杷蜜。第二天感冒就好了，只剩下偶尔的咳嗽了。先生了解羚羊角粉和蜂巢吗？这些给孩子吃不会有副作用吧？

胡涂医：生病固然应该吃药，但也不能乱服药，尤其是孩子！

古传中医有专门的方法训练人了解、辨识一切中草药药性，您说我是否了解羚羊粉和蜂巢？任何药物对男女老少都多少有些副作用。比如羚羊角，古人用它来息风止痉，清解肝热的，如果一个热没有肝风、肝热，乱用羚羊角就难免会有副作用。

元觉：学习，我对针灸感兴趣，也在自己身上试针，有些粗浅的认识。请问先生，重感冒可否在大椎穴刺血拔罐治疗呢？前些日子给妻子治感冒用的这个方法，拔了半小时后，她身上出些汗，感觉不适症状缓解了。

胡涂医：治感冒各家有各家的治法，大椎穴刺血拔罐不太好，一般来说，风寒最容易从大椎处攻入人体，感冒初期，用手心搓热大椎会有帮助，平时注意把大椎的汗擦干、搓热，可以防治感冒。

2125501433：胡博，非常认同你的九针疗法，现在的儿童医院就会给孩子打吊针，感冒好了，体质更差了。我现在带孩子看老中医，也是用你说的那种方法，在穴位扎两针，放两滴血，再拔下火罐就好了！

胡涂医：刮痧可以，拔火罐要谨慎，尤其是小孩子，有些部位不能拔。

上善若水的水：天！请教先生，小孩的哪些部位不能拔？拔了以后会怎么样？有补救的办法吗？孩子三四岁时候，有点不舒服就给她拔了后背，是气罐，后来枪坏了，这两年才免遭"茶毒"。还请先生明示，谢谢！

胡涂医：如果是正规的中医，一般都知道哪里不能拔。如果是去什么养生馆按摩院之类的，那就不好说。所以还是去找老中医拔罐靠谱些。

如果是自己给孩子拔火罐，最好别拔肩胛骨及其以上地方。

你也有"过目不忘"的记忆力

第一次在维也纳金色音乐大厅（Der Musikverein）听莫扎特交响乐，我对身边的人笑称，莫扎特的音乐，在艺术家们的完美演绎下，彻底地清洗了一遍我肮脏的灵魂，我要把每一个音符都带走。这听起来可能有点儿夸张，但是这么美的音乐，"过耳不忘"才不至于暴殄天物。事实上，"把每一个音符都带走"是有可能的，人类不仅有"过耳不忘"的能力，还有"过目不忘"的能力，乃至"过"鼻、舌、身、意等都"不忘"也是人人本有的能力！前些天在回复一位博友的评论时，胡涂医开玩笑问这位朋友要不要学学这个过目不忘的能力，结果引来好几位凑热闹的。为了满足一下大家的好奇心，干脆专门写篇文章谈谈。当然，对"记忆力"的深入了解，是修习古传中医的必经之路，不可不察。

要弄明白"记忆力"是怎么回事，就得搞懂烦恼是如何来的。——所以说，深入认识记忆力的作用，可以帮助我们减少烦恼，而减少烦恼，正是修习古传中医的必经之路！古传中医与世传中医的一大不同之处，就是古传中医越学越少烦恼，"学而时习之，不亦乐乎"——这才是正统中国文化的学法！世传中医则像其他医学，往往让人越学问题越多。

那么烦恼是如何来的呢？相信大家每天都或多或少有些烦恼，想过这个问题吗？烦恼是谁给你的？或许每个人都会有自己的答案，专家们也有许许多多的说法。熟读我前面的文章，尤其是那篇《全凭心意用功夫》的读者，应该悟到了，烦恼与快乐，均来自我们的心念！所以胡涂医在《治疗"抑郁症"妙法》一文中才郑重其事地提醒大家要学会"转念"，把一切事情往好处去想——其实这是提高记忆力的好方法呢！

问题是，很多人虽然也想着要"不起烦恼"，可就是"烦恼不断"！比如常常有朋友问我，平时还好，一到了要用功静坐或站桩的时候，越不想去想事情，越是念头纷飞，各种念头纷至沓来，烦恼不堪。考试前越是想去记住一些公式或单词,越是记不住,这是怎么回事呢?

还是"心意"!我们时时刻刻均跟我们的"心意"厮混在一起,却对他老人家所知不多,这就好比我们口袋里揣满瑞士银行的各种信用卡,却天天发愁没钱吃饭。

心意,或者说念头,都是依靠眼、耳、鼻、舌、身、意这"六根"的作用,才能对色、声、香、味、触、法这"六尘"加以分别。对于我们喜欢的,起"贪爱",对我们厌恶的,起"嗔恨"、"厌恶"、"排斥"。这些贪爱或嗔恨,一天到晚,随着六根门头死缠烂打,摄取外面的六尘的境界,不断起分别、染着、爱嗔……比如,这个东西好吃,这个味道不好,这首歌好听,那首歌难听,张三美丽,李四丑陋,等等。我们的心意就像孙猴子,一蹦十万八千里,就是没有办法静止下来。除了六根对六尘的境界所生起的分别、染着、爱嗔之外,我们常常会"自然"地生起对于六尘中的某一尘的爱恨情仇,比如,有人"天生"爱喝茶,有人打死不喝茶,有人喜欢粉红色,有人最怕粉红色,有人爱小动物,有人怕小动物……凡此种种,都是我们心意的"种子"或者叫"习气"使然!——不用我多说大家想必也已明白,这一切,都障碍着我们去把心安下来!心若安不下来,怎能"过目不忘"呢?

以上说的,是一番道理,悟性好的人,可以领悟出增强记忆力的方法了。不过光明白这一点,还难以弄明白记忆力是怎么回事儿。其实我们所经历过的每一件事,不论好坏,凡是眼、耳、鼻、舌、身、意六根"经历"过的任何事,都会成为我们"记忆力"的一部分。从佛家的唯识学角度来看,心念的这些行为、动作、言语,就是我们的"有表业"。现行的"有表业"回熏到我们记忆的"大硬盘"——第八意识(即"阿赖耶识"),成为这个有无量无边"存量"的大硬盘、大仓库的一部分,储存起来后"永不消失"!——换句话说,我们所作所为,所思所想,所听所说……一切的一切"经历",其实都是"过目不忘"的!不仅"过目不忘",过"耳"也"不忘",过"鼻"也"不忘",过六根中的任何一根都不忘!所以我才在之前给一些博友的回复里说,"过目不忘"的能力人人都有,无人无之!

我们的这个"大硬盘"中,记下哪一类的东西最多,哪一类的东西就会经常显现出来!比如我们平时常说的哪一类话、常做的哪一类事比较多,在"大硬盘"里的记忆力就比较强,就比较"印象深刻"(藏传佛教叫"铭印")。这类"印象深刻"，如果是针对某个人，我们就喜欢常常去找这个人或想起这个人(情情爱爱都是这样)，如果是针对某件事，就喜欢常常做某件事(比如打电脑游戏)，如果是针对食物，就常常喜欢吃某种食物(比如毛主席对红烧肉)，如果是针对衣服，就喜欢常常穿那类衣服……总之，过去的"印象深刻"会"不由自主"地驱使着我们去做各种各样的事，许多人有时明明知道是颠倒梦想，还是一条路走到黑，所以佛陀不无感慨地说"众生颠倒，以苦为乐"。

　　说到这里，就不能不扫盲一下传统文化里的一个名词——"相应"。这个词对一般读者可能还很陌生，在古传中医里，弟子如果要从明师们那里得到那句"真传一句话"，就必须与师父"相应"，才能完成理、法、能力等的"传承"，否则就算得了任何一句秘诀也没啥大用，也还得辛辛苦苦去熏习、去训练！"相应"，用现代语言来说，就是师徒之间的"发射与接收装置"微调到拥有完全一致的波长、波段、频谱、频率，"传"和"承"才能完成！当然，这个"微调"的过程，在以前的医家是很考验人的，师父会狠狠地磨你很多年，磨性多年，传承完成之后，才"苦尽甘来"。这说的是医家的"相应"，多年前我在郑州拜会上巨下赞老和尚的再传弟子(前面的文章里提到的可以"单衣过冬"的那位)，他就透露过其师门真传的方法就叫"上师相应法"，可见医道与佛道之理是相通的。顺便提一下，常有朋友问，为什么中医和道家说的是经络，佛家说的却是脉轮？理解了"相应"，您是否也理解了为什么古中国的医道两家"看到"的是"经络"，古印度和西藏看到的却是"脉轮"？——"传承"不同，"相应"就不同！人身无处不气路！

　　"相应"这个词有助于我们理解记忆力。我们的"大硬盘"阿赖耶识里储存了我们曾经做过的一切事，当我们见到(遇到)现前的外境时就自动地把这些外境(即色、声、香、味、触、法)吸收进来，并飞速地在大硬盘里"扫描"，如果我们过去曾经经历过相同的、类似的东西，那就"相应"！遇到"相应"，心理就起"波澜"。好比贾宝玉遇到林黛玉，一眼望去就觉得"这个妹妹很面善"，似曾相识，觉得投缘。顺便说一下，缘分，说到底，还是与过去(比如说前世——假如你相信有前世的话)留下"深刻印象"的人事相关！所以大家要多多广结善缘，结善缘，不攀缘，往后的路才多些助缘少些障碍。

我们不断地透过眼、耳、鼻、舌、身、意去吸收色、声、香、味、触、法的"境界"回来,再跟原来储存在大硬盘阿赖耶识里的记忆作比对,"相应"的就欢喜、染着、贪爱,不"相应"的就排斥、打压、讨厌甚至破坏,从而不断地制造各种各样的"烦恼"——身、口、意的贪、嗔、痴行为,这些行为又马上被大硬盘储存变成"记忆力",成为阿赖耶识的又一部分,一直到这辈子结束了,我们平时做得最多、最强大的那部分"记忆力",那个巨大的力量,再牵引我们去开始下一回生命……没有休止地轮转下去——想想都觉得人生如火宅,得赶紧积累功德出离苦海,所以"没文化,真可怕"也不全是说着玩儿的。

忽悠了这么多,不知大家对哪些东西"印象深刻"? 还要不要学"过目不忘"的能力?

"频呼小玉原无事,只要檀郎认得声"。

Q&A

sjy.w20298:看来我记性不好是好事,减少牵引力。

胡涂医:错了! 记性好不好,大硬盘照记不误。

不言:感谢先生点拨。恍恍惚惚似乎又明白了一些东西。斗胆问先生,我们的"大硬盘"能"快速格式化"吗? 如果能的话,有那"真传一句话"吗? 如果有的话,先生能点解一二,给个方向吗? 再行谢过。

胡涂医:我不知道您的硬盘是哪个牌子、什么配置的,无法回答您。也许上上根器牌,有慈悲喜舍、正知正见等配置的硬盘都能够快速格式化的。

对治紧张、压力的方法

在古代，人们生活比较简单，各种紧张压力相对较少，古人总体上"洪福"少，"清福"多，日子比较清净。我们现代人正好相反，物质文明高度发达，"洪福"是多了，享"清福"的日子反而不多。当然，只要是"人"，无论在哪个年代，都有各种各样的"苦"，各种各样的烦恼、紧张、压力。如何对治紧张压力，世界各国都有各种学说、方法，目前似乎都被归到西方的心理学范畴。每每翻阅一些现代心理学、心灵学的著作，胡涂医常深以自己是中国人而自豪，西方心理学的那套东西，咱们的老祖宗在几千年前就有过深入细致的论述了！我们的老祖宗不仅明其理，而且知其法，不能不让人赞叹古圣前贤的无边智慧！

紧张压力，在古代医家被归入"情志失调"。老祖宗认为"情志失调"会导致五脏六腑的各种疾病，我在《治疗"抑郁症"妙法》里对这一点已谈过，不再重复。而五脏六腑的各种疾病，同样也会导致一个人的"情志失调"。比如肝胆气虚的人，容易胆怯、恐惧，肝气过实，则容易发脾气、动怒。又如，心气虚了，人就会产生悲哀之感，心气旺盛，人就会笑而不止。（《黄帝内经·灵枢·本神》："肝藏血，血舍魂，肝气虚则恐，实则怒……心气虚则悲，实则笑不休。"）五脏六腑，全身气血的不调和，都会导致一个人情志上出问题。所以一个人如果要真正获得健康，必须从身、心两方面同时着手，而身心并治，正是古传中医的"强项"！

在具体介绍对治紧张压力的方法之前，我们必须重温一下"烦恼是如何来的"。我在《你也有"过目不忘"的记忆力》里提到"烦恼与快乐，均来自我们的心念"，这句话不知道大家听进去了没有？我们知道，六根（眼、耳、鼻、舌、身、意）对着六尘（色、声、香、味、触、法）产生了六识的分别作用，就会一刻不停地"制造"各种烦恼、紧张、压力。比如"触"，有"可意触"和"不可意触"，即"合自己心意"和"不合自己心意"两种（当六根接触六尘境界，就产生"触"),这些"触"都是与无明"相应"的。怎么理解呢？——就是我们的内心"大硬盘"里潜伏、储存着一种自我的思想、念头、执着,一接触之后,合自己心意的,就产生一种"乐受"(快乐的感受),不合自己心意的,就产生一种"苦受"。毋庸讳言,快乐的感受,我们就想占有、延长拥有、染着它(不管它是"人"还是"物"还是"情"),苦受则自然想排除、打击、破坏乃至消灭它,总之,"触"之后产生"受",感"受"以后由于念头加深、"铭印"加深,情志随着加强,自然而然就会产生身体上、言语上的各种行为。情志、心意的不断加强,必然对"乐受"念念不忘(专业名词叫"可爱境"),想了再想,这个"阶段"就是"爱",内心就对"可爱境"产生染着心,黏住了放不下,整天一有空就想个不停,"才下眉头却上心头",在这个状态里,有了"爱"的力量来不断加强这个意念,就容易产生更加强烈的染着,自然就会产生各种各样的身体、言语的"业"——行为(佛学叫"现行"),这个"现行"出现,人就会采取进一步的行动(所以佛学叫"取"),采取行动之后,就会留下更深的"铭印",留下一股大到可以带去下一轮生命的"记忆力"(习气)！各种记忆力的不同,会带我们去投在不同的"方向"。——所以说,我们要时时刻刻记住多说好话,多做好事,多存好心,以后的生命历程里才能拥有多一些善美！未来"命运"的好坏,其实取决于我们此时此刻的"运命"是否得当！"爱"和"取",一定要本着"不侵犯"的恭敬心、慈悲心为原则。所以佛道医儒武各家各派均有各自的戒律、规矩要受持。现在许多高明的现代人在批评孔夫子,其实他们哪里懂得圣人的胸襟与情怀！夫子"己所不欲,勿施于人"、"克己复礼"等教导,不就是持戒、不侵犯、慈悲心吗？

☞
不要让欲望
变成行为

　　要想降伏紧张压力,就得从"规范"上面所说的"爱"和"取"上来下功夫！因为"爱"跟"取"如果形成动作,在心意上,就是"意业",在身体上,就是"身业",在言语上,就是"口业"。一旦身、口、意的"动作"、行为完成,变成了过去式,就如成语"覆水难收",无明、烦恼、紧张、压力等等就迟早要来！好比高铁建设的徇私舞弊,铁道部的厚颜无耻,必定导致灾祸不断,真相不明,躲不掉的。因此,持戒、遵纪守法、克己复礼等等,可以在行为方面不让"爱"起"现行"——变成行为！因为行为要产生作用之前,都会在心中酝酿一段时间,所以我们要在这个过程中抓紧时机控制它,当六根接触六尘的时候,如果能在"当下"有一种力量来让自己心里保持明明白白,在"当下"就能克制自己的冲动，那么我们就能从烦恼、紧张、压力中解脱出来，终得大自在！

那么这一种力量是什么呢？

定力！

定力，可以通过生活阅历"被动"获得，经过很多苦痛悲欢的人，容易比没阅历的人更有定力。定力主动获得，则可通过特定的训练而来。

一般人，遇到烦恼紧张压力的时候，会找亲友谈谈心，或者去 KTV 唱唱歌，跟朋友喝喝酒，这些虽然能短暂缓解烦恼压力，但是只能治标，不能治本。医家秘传的降伏紧张压力的方法，则是训练我们这颗杂乱心，让它恢复原来的定力，在接触到外界种种人事物的时候，不要迷糊，心里明明白白清清楚楚，功夫深时，对于任何一个行动，不管是吃饭、喝茶、穿衣、走路乃至炒股票等等的时候，心里都有朗朗乾坤，没有杂乱，清楚明白。这一切，都有赖于平时对自己进行"定力训练"！可以这么说，"定力训练"是降伏烦恼、紧张、压力的不二法门，除此别无圣法！

您可能会觉得，自己似乎也没啥特别的烦恼、紧张和压力，不须训练自己的定力。事实上，除了开悟了的圣者，我们普通人，人人都有或多或少的紧张压力。尤其是活在高房价、高通胀、低福利和安全系数如此低的社会里，随便出去街上转转，少见有眉心舒展面带微笑的成年人，这真是时代的悲哀！如果下面几个问题，你的答案有一个以上是肯定的，那么紧张压力就已经在损害到你的身心健康了：

1. 最近您是不是发现自己食欲不振，或者变得十分贪吃？

2. 您是不是已经容易失眠，或失眠很久了？

3. 您是不是血压不稳，或者血压已经容易升高了？

4. 您是不是觉得做任何事情都提不起劲，甚至对自己越来越没有信心？

5. 您是不是觉得自己的自尊心也在慢慢丧失？

6. 您是不是常常担忧未来？甚至怀有不知名的恐惧？

7. 您是不是发现记忆力和注意力正在减弱？常常忘记事情？

8. 您是不是常常一件事情还没有做完，就急着要做下面一件事情？

9. 您是不是变得很容易烦躁、生气？

定力训练是降服烦恼、紧张、压力的不二法门

405

10.您是不是常常觉得自己很孤独？或者做事变得优柔寡断,难以做出决定？

11.您是不是发现自己已经不太容易集中精神做事或思考？

12.您随便用一只手捏一把另一侧的肩膀(肩井穴),是不是有一条硬硬的筋？

13.您随便捏一捏大椎及颈部,是不是觉得酸酸的,蛮受用？

14.您沿着大腿外侧随便敲敲,是不是觉得有两条硬硬的"筋"？

15.您的肩胛骨下,脊椎骨两侧肌肉是不是硬硬的,仿佛有两条筋？

16.您单腿站,闭上眼睛,是不是立马要倒下？

有以上问题不可怕,现在开始训练定力,可以标本兼治,身心并治。怎么训练呢？

训练前的准备:

☞
定力训练法
注意事项

1.时间:不要在刚下班、很疲惫的时候训练,最好选择自己精神还好的时候做,可以早上早点起床,抽出 5 分钟、10 分钟以上时间来练习。

2.衣服:以宽松舒适为宜,同时解除手表、戒指、耳环等"身外物"。

3.环境:刚开始的时候以安静、空气清新、无人打扰为宜。

4.器具:a.如果采用坐式,要准备一条大毛巾或毯子,用来盖在膝盖上。同时准备一个坐垫,以便坐下时臀部稍高。b.如果采用其他姿势(站或卧),准备干毛巾,练习结束时擦汗用。

5.其他:练习前排清大小便。

训练后的注意事项:

1.练习结束后,要擦干泪水和汗水,尤其是大椎处的汗要擦干,夏天不能立即去洗澡(最少要等半小时)。

2.尽量避免在电风扇下和空调房里练习这个方法,易感风寒。

3.练习结束后最少半小时内不可以接触冷水,尤其是在夏天,要尽量避免在此期间喝水和洗澡等,而且最好不要在练习结束后半小时内大小便——所以最好是在正式练习前喝水,排便!

4.练习期间最好减少或者避免房事,切忌练习结束后立即房事!

5.初学者应尽量避开刮风、下雨、雷鸣时练习。

训练得法的初步效果:

1.全身舒舒松松,肌肉仿佛弹棉花般弹开。皮肤变得有光泽。

2.觉得走路两腿有力,更能够脚踏实地做事情。

3.不容易发脾气,情绪容易在自己掌控之下,克己复礼。

4.身心健康在100天内就有明显改善,整个精神面貌焕然一新。

下面介绍训练方法。先讲**大原则**:

1.体态形式:站、坐、卧均可。但以坐式为最佳。如果是坐式,可以正襟危坐于椅子上(参考《阴虚 VS 阳虚(续)》里的"养气法"),也可以采用盘坐的方法——盘坐效果最好。如果是盘坐,可以双盘、单盘或散盘,总之,体态形式,必须做到"正身"(参考前面的文章《正身、内省、止息——且说医家如何用功》)。

2.呼吸方式:自然呼吸,而且只管"呼"气,不管"吸"气!

3.意念活动:随着呼气,把意念集中在身体内。

再讲具体训练方法。以坐式为例,共分两个部分:

第一部分,古人叫"加行":摇山晃海身体好。

方法、步骤:1.盘腿坐好之后(尽量把腰坐直),两手臂"尽量"向后伸直(仿佛小时候很多人玩过的"飞机")。2.由腰部带动上身,从左到右"划圈"——记住臀部尽量别离开坐垫,再从右往左划圈。划圈要放慢,从左到右算一圈,从右到左也算一圈,刚开始练习,可以各划36圈。如果转着太舒服,想继续转下去也可以(刚开始摇晃,很多人会觉得特"受罪")。

备忘:1.这一部分的"热身"练习,古人叫"摇山晃海"(简称"晃海"),可以强壮五脏六腑和腰腿,也是明师们用来对徒弟进行"磨性"的方法。长年习练,双腿会变得柔软,慢慢就可以双盘了。2.不要自作聪明,"改编"这个方法。另外,此法与其他人传授的可能也不一样,不要练混了,要么按此法练,要么按别人传授的练。若按此法练,有问题参阅前面的文章《正身、内省、止息——且说医家如何用功》即可。3.此法可单独作为一个养生方法来习练。

第二部分,古人叫"正行":收视返听正气足。

方法、步骤:

1.做完以上"晃海"之后,很多人都会气喘吁吁满头大汗了,如果出汗

定力训练法
1.摇山晃海
(加行)

定力训练法
2.收视返听
(正行)

407

了,可以先用干毛巾擦干,接着做下面的"正行"部分。继续盘腿做好,右手在下,左手在上,手心向上,叠放于小腹前,两拇指轻轻挨着。舌头轻轻抵在上齿龈内,如读英文字母"L"般,若口水太多,可慢慢咽下。

2.正行内容:a.把远处的声音收入耳底,两眼垂帘或轻闭双眼,开始"听"自己的"呼"气。b.呼气时,可以"算"呼气的次数,从一数到十,再从一数到十,周而复始(不要自作聪明从一数到超过十)。c.数"呼"气时,可以让意念微微集中在小腹处或心窝处。女同胞在例假期间则只可以把意念微微集中在心窝处。d.当发现自己心念不能集中,训练枯燥无味的时候,可以从头到脚,观想自己全身的肌肉、骨头全部放松下来,慢慢心情平稳下来后,继续数呼吸。e.练习时间长短因人而异,随着功夫加深,会自然延长时间,急不来。

备忘:a.这个方法太简单了,但是却不容易坚持到底。希望大家都能大智若愚去傻练!久久用功,将练出非凡的定力,紧张、烦恼、压力将越来越少,轻安、喜乐、幸福感将越来越多。若得明师指点,根器好的人还能得"定"而出智慧……b.正行结束,下座动作要轻柔,因为身心从静态恢复到动态,有个过程,不可鲁莽行事!宜轻搓热双掌,干洗脸并轻抚膝盖,轻敲打大腿,轻敲双脚,然后再慢慢起身。c.家族有精神病史的,不可以自学,必须在明师指导下修习。其他事项请参阅上面的"训练后的注意事项"。

阿弥陀佛。

苍狼:请问胡医,晃海部分伏身吸气还是呼气?

胡涂医:自然呼吸就好,就算要管呼吸,也只管"呼"气。

大火焰2525:胡涂医好!有个问题一直想请教;练习晃海的时候,您讲到"两手臂'尽量'向后伸直",那么,是手心朝上还是手背朝上呢?效果是否有不同?我记得您在刚开博客时讲到给一位外籍女士治疗肠炎的时候,手向下翻和向上翻效果是不一样的。练习晃海时,手的朝向是否与此相同呢?谢谢,阿弥陀佛!

胡涂医:晃海是手心朝上,其实手心相对也好。

一呼有道:晃海时候我是手心相对握拳。

胡涂医:最好别握拳。

心缘蝶梦:"从左到右算一圈,从右到左也算一圈,刚开始练习,可以各划36

圈。"在背后只能划半圈，这就算一圈是吧？

胡涂医:算吧！

*netjnn:*关于划圈的方法还是没弄明白,"从左到右算一圈,从右到左也算一圈",我是顺时针从左到右,逆时针从右到左,这样只是在向前划了半圈。不知是不是做错了,恳请先生指教。

胡涂医:怎么划都行,没错的。

雁渡寒潭:请教胡涂医,划圈的幅度是不是不能太大？否则好像无法保证"腰坐直"。谢谢！

胡涂医:那就坐直了"压"低了划呀！

雁渡寒潭:这个,这个,我理解为整个脊柱和水平面必须垂直。明天好好体会一下您指导的意思。谢谢胡涂医！

胡涂医:可以尝试保持脊柱是"直"的不要弯,身体前倾来划圈。

*lisasali:*请问胡涂医先生,我常年低血压 90/60 左右,且经常头晕,静坐的时候也是只注意呼气吗？谢谢！

胡涂医:别静坐了,做摇山晃海就好。以后类似的问题都是这个答案。

*绿漠 2011:*这个方法我原来用过,不过不一样,站着上身做摇山晃海,好像和瑜伽的风吹树一样,后面就是打坐了。这个好像把两个结合了。晚上打坐前试试。不知这样理解对否？

胡涂医:最好还是坐着练,否则就不能叫晃海。

琴韵:请教先生,摇山晃海是必须盘腿做还是坐在椅子上也可以？

胡涂医:最好盘腿。

圆明道童:如果故意拉长吸气和呼气时间以及中间停顿的时间,可以吗？

胡涂医:不可以！吸气微微,呼气绵绵,这才是正确的呼吸方法。

闫伦:请问胡涂医,我打坐时总是关注呼吸,然后呼吸不畅、胸闷,您能给我点建议吗？

胡涂医:建议:别再关注呼吸。

*sophie:*俺也是这样,只要是观息或数息,呼吸就会不畅,有点上气不接下气的感觉,是不是和自身的身体状况有关？

胡涂医:其实初学者注意呼气就好,每次呼 10 次应该不难,不要刻意去管它多少。太上曰:"事无事"。

*titi99666:*先生,有几个问题想请教一下您的:

1.在练正行呼气的过程中满口的口水是要等到数完呼气到十的时候才能吞下吗？

2.左脚脚趾从泡脚一个多月的时候开始长水疱,现在到右脚都开始长了,反反复复痒得很难受啊,请问这是在排毒吗？

3.肝血管瘤 3 厘米左右可以通过练肝胆保护法恢复起来吗？有点担心它会继

续生长。

　　谢谢先生!

胡涂医:1.不用。有口水就慢慢吞下。

　　2.可能是皮肤有问题,请就近看看皮肤医生。

　　3.您相信可以,就可以! 别担心。祝好!

后 记

古圣云:"言多必有数短之处。"如此白纸黑字成书一卷,则其"短"必数矣。吾于书中屡言"真传一句话,假传万卷书",而今洋洋洒洒数十万言,则其"假传"之名亦难去也。然则未合至道者,必不能窈窈冥冥、昏昏默默。言愈多,则离道愈远,此太上所谓"多言数穷"者也。言词者,索月之指尔,冀读者诸君见月忘指也。吾本愚痴,文不足以载道,言不足以立信,今假新浪博客为文,就医家之道大书特书,此所谓无知者无畏也。及今编辑成书,尤觉多此一举,然读者诸君屡请付梓,而法律界友人亦复多次告诫,深恐有人断章取义,或竟改头换面,窃为己有,吾则反成侵权方矣,思及此,顿觉惶恐,为免他日有争讼之事,且便于不上网读者诸君,乃允出此书。

书名曰《问道中医》,盖因吾之所传,惟医道而已。医道者,实乃"师氏藏之"而历代"授学犹存"之中华绝学,非世人所知之"中医"也。昔黄帝闻广成子窈窈冥冥之旨,叹广成子之若天也。帝退,尚有惑未解,乃问道于岐伯等诸圣贤,终有医家之经典遗世。今世之人,若欲重获身心健康,乃至体悟医家之至道,须先知古传中医之道至简至易,毫无"深远广博"可言。故宜博观而约取,应厚积而薄发。若能身体力行,知行合一,则至道无艰矣!

盖闻善医道者,脏腑之气血阴阳、经络之内景隧道,均可返观内察而洞见。返观内察之道,本书多有披露。读者诸君苟能细细玩味,当可明其理而知其法,勤而行之,必有所得。老子曰:"吾言甚易知,甚易行。天下莫能知,莫能行。"信焉。

本书因由博文编辑而成,非中医学术专著,未免见笑于中医界之专家学者,还请各位多多包涵为是!同时感谢为本书之付梓辛勤劳作的邹湘侨、刘会乔二兄!感谢原瑞银同事傅小姐,感谢吾友振翁、曾麟、广生、乐斌、文燕、王靖诸君,吾回国期间,常与诸君煮茶论道,受益良多。至于家师上人,非言语所能感谢也。

祝福天下人皆健康、平安、吉祥!

目录

《问道中医》养生方法索引

养气法：通督、补正气。(《阴虚 VS 阳虚(续)》)

双盘法：生精、化气、养神。(《略说"双盘"》)

补气法：下丹田补气，平喘强身。(《胡涂医治糊涂气管炎——应季而治》)

仙鹤点水：理椎、通督、调气。(《胡涂医治糊涂气管炎——应季而治》)

独立守神桩法：呼吸精气，健身磨性。(《独立守神》)

午时养心功：山寨版午睡法，养肝，养心神。(《二十四小时如何过——午时(心)》)

甩烦恼心经密法：排心肺毒气，心情愉悦。(《二十四小时如何过——戌时(心包)》)

踩太冲穴养肝法：平肝气，治女子乳腺增生、月经不调。(《二十四小时如何过——丑时(肝)》)

泡脚法：冬季温养之妙法，老少咸宜，四季可用。(《冬季养生，无扰乎阳》)

养肺功法：有站功与卧功。养肺安神，可治皮肤枯燥、毛发憔悴。(《秋养肺阴好安眠》)

清天河水、退六腑、清肺经：退烧止咳。(《人体有条退烧、止咳通道》)

心肾相交法：强心补肾，炼精化气，少梦安眠。(《教你如何少做梦》)

睡仙大法：快速入睡，功效多多。(《教你如何少做梦》)

夜行太保法：治疗抑郁症、神经衰弱、糖尿病、高血压、脂肪肝等等。(《治疗"抑郁症"妙法》)

养肝护胆功：治疗一切肝胆疾病。(《保护肝胆的妙法》)

九九还阳术：治前列腺炎、阳痿早泄。(《根治前列腺炎秘法》)

掐"金刚印"：处乱不惊、临危不惧，抗病毒，御外邪。(《人体有个拒绝

2

病毒的开关》）

采阴补阳大法（采阳补阴大法）：采天地之气，平衡人体之阴阳。（《且说采阴补阳（成人版）》）

九针法：治重感冒。（《重感冒九针疗法》）

摇山晃海法、收视返听法（加行、正行）：舒缓身心压力，健体美容。（《对治紧张、压力的方法》）

止泻法、通便法：疏通肺经大肠经，治腹泻、便秘。（《从糊涂医治糊涂肠炎说起》）

揉后溪：泻心火，壮阳气，调颈椎，正脊椎。（《人体有个纠正颈椎、腰椎毛病的开关》）

呼气注意心窝（通督法、通经活络法）（《二十四小时如何过——寅时（肺）》）

玉液还丹：叩齿咽津，可治疗牙病、口腔病、便秘、脾胃病及诸多现代病。（《二十四小时如何过——未时（小肠）》）

颤抖功（通经活络法）：通膀胱经，排毒，温养肾精。治神经衰弱、腰腿痛、头痛，美容。（《二十四小时如何过——申时（膀胱）》）

冬虫夏草法：治肾气虚，功同冬虫夏草。（《二十四小时如何过——酉时（肾）》）

推腹法：治小儿睡觉多汗、口臭口苦。（《二十四小时如何过——亥时（三焦）》）

嘻字诀：理三焦。（《二十四小时如何过——亥时（三焦）》）

仰托一度理三焦：理三焦。（《二十四小时如何过——亥时（三焦）》）

敲胆经：治胆火上逆，身黄、口苦等。（《二十四小时如何过——子时（胆）》）

敲带脉：调经止带，疏肝化瘀。（《经络运行的规律》）

治子宫脂瘤、乳腺增生、卵巢癌、脚气的数字（《如何用"数"来治病》）

差额呼吸法：降阴升阳，治高血压、低血压等。（《呼吸定息》）

医家正椎法：治亚健康，对腰椎间盘突出、脊椎相关疾病有显著疗效。（《一法通全身气路》）

晕倒急救秘法（《经络运行的规律》）

千里诊病案例

四爪白：胡涂医先生您好，一直在关注您的博客，知道您已不在网上为陌生人诊病，但是家父病情十分严重，做女儿的很是心焦，恳请先生帮助，指点一二。父亲自春节开始就拉肚子，开始没太当回事，没想到越来越严重，几乎每隔1—2小时就要腹泻一次，大便里有血脓和黏液，西医诊断为"溃疡性结肠炎"，在医院里连着4天来，每天高烧不退，所有药物都看似没有任何效果。恳请您的帮助，如何才能止住腹泻，或是退烧呢？代家父先在这里谢谢您了。父亲68岁。感恩！

胡涂医：西医诊断正确。不过他老人家真正的问题在肝和肺。您家在三个月内是否有过火灾呢？要不就是一年半前他老人家在广西一带被人绑架过，从此吓到了肝胆。

四爪白：先感谢您的回复，让我有了方向。您说的都太对了，从心底里特别钦佩您，您是不是有千里眼啊？父亲在2010年9月被以前单位同事骗到广西南宁附近的一个小县城，强迫他加入黑直销老鼠会，不交钱买产品不放人，父亲被扣了几天后，找个机会才逃回来。这件事的确是受到了惊吓和非常生气。没想到却埋下了病根。今天医院打来电话，说看这情况要上激素了，激素副作用太大，我们从心里是真不想上啊，但是现在止不住便血，也只能如此了。

再次请教先生，我为父亲做"清天河水"去退烧和做"盖酱油瓶盖"来止泻对他这种重型暴发型结肠炎来说能起作用吗？或有什么别的方法吗？恳请先生示之。合十感恩！

胡涂医：我没有千里眼，但是把原因给彻底查出来正是古传中医的拿手好戏。

您给他编个故事，告诉他那伙骗他传销的人已经被绳之以法。

同时让他泡脚、拍打脚心等。当然，要结合西医治疗，不能大意。祝好！

云饭三宝：有一事向先生求教，犬子 11 岁，从五六岁时开始常常夜间腿疼，自称是骨头疼，拍片、检查都没什么异常，不知是什么问题及如何应对？若显得有点贪心和冒失，还请先生谅解！

胡涂医：您家祖坟左上侧是不是曾经有一棵树给砍了？

云饭三宝：祖坟左上侧是不是曾经有一棵树被砍了，这的确搞不清楚了。但背对我父母合葬之坟的左上侧确有一棵大柏树几年前自己倒掉了。

胡涂医：那就对了！我说的就是您父母坟上的左上侧那棵树。你们想办法重新种一棵，孩子就会好！

云饭三宝：非常感谢！已安排办理中……那棵倒掉的大柏树据说是成百上千年了，几年前倒掉后一直没人敢动它，不知先生以为应当如何处理呢？

胡涂医：我不便说，见谅！

梁春98：谢谢先生的回复，只要有机会上网，我总是先报到这里。虽只留言一次，先生不忘回复，感谢的同时也鞭策自己做事得严谨。年前看了先生洗脚一记，动员公司员工过年回家给父母洗脚，公司员工 63 人，37 人洗了，13 人购了泡脚盆给父母。我大年初一在家也给父母洗了一次脚，感叹颇多，父母真的老了。在这之前我从未想过他们老了，总想年轻着呢，能自个照顾自个。在这儿我特想得到您的指教，我父亲 1939 年生，一生清贫教书，正义豁达朴素节俭。小时就知他有下肢瘙痒，严重时用辣椒敷。现在仍下肢瘙痒，大便急而稀不成形，小便急而次数多数量少，每日下午四至六七点头如铁箍，血压 150/80，长年咳嗽。叩谢！

胡涂医：谢谢分享，您做得很好，赞叹！

问问令尊大人 43 岁时是否打死过一条大蛇或别的什么有灵性的动物？

梁春98：叩谢先生的回复，我们家是江西赣南农村的，在我有记忆时，一是父亲为我们小孩四个增加营养，二是父亲听说蛇胆能治怪病（瘙痒），父亲经常打蛇自己生水吞吃蛇胆，蛇肉炖汤我们吃，我们知道后不肯吃，他便用蛇肉喂鸡让鸡多产蛋。但有一蛇"大"到我们全族人都有记忆（刚电问了，妈、姐都记得），确定是我父亲拿带尖刀长竹竿戳我爷爷屋檐上的大蟒蛇，但我们也记得很清晰，没弄死，只是不知不觉中便不见了，那时正是爷爷病危的时候。中午时我电话父亲问一下回复先生。

胡涂医:阿弥陀佛。

梁春98:先生好,问过家父了,我们是山区里的,蛇特多,六七十年代家境贫寒,他也像大伙一样打蛇、野鸡、小鸟之类给家小孩补充营养,其他有没有打过有灵性的生命,没有特别记忆。……希望得到先生指点,叩谢先生。

胡涂医:没关系的,我只是随口问问而已。祝愿令尊大人健康长寿!

您可以去帮他放生一些蛇、龟什么的。

小丫:先生,那像我经前的那些症状,除了练功外,是否还应该食疗,如多吃些黑豆和枸杞呢?

胡涂医:您这是逼我给您诊病嘛!不知道您的身体情况,乱给建议岂不是庸医?

好吧,我简单给您看看,因为没有您的具体信息,这个网名诊病有点费劲,我简单说说:笼统地说,您是典型的气血两虚,而且体内湿气太重。往细里说,您腹部似有两条半刀痕(若只动过一次手术,就还要多挨一刀,跑不掉的),右边的卵巢似乎还有一个约1.15×2.21毫米的囊肿/阴影。左膝盖寒凉,若不是受过外伤,就是平时常在有辐射的环境生活。右边的脚板皮肤特干燥。脾脏上有4个小米大小的白色的斑点,这是湿气重的主要原因了,脾脏运化不了水谷精微。右肾略小、略向上,有一个小小的囊肿,小到我无法"目测"出来。冲脉、任脉都伤到了。好好综合治理一下吧。

顺便提一下:下次谁要想"侥幸"找我做千里诊病,最好学乖点,把姓名给写上,免得我万一来了兴致想诊一下也信息太少——当然,除非兴之所至,我是不再网上给陌生人诊病了的,别再跟我要小聪明。

小丫:忘了说了,我是做了一次手术,但挨了两刀,因为主任医师太"爱"我了,所以给了我两刀。哈!

一小:先生好!我想为我公公问一下病,右肩膀一阵一阵地麻,右手发麻,且尾骨有些疼痛,右腿有浮肿现象(很多年了)。我公公1941年出生,谢谢!

胡涂医:很有孝心,赞叹!

除了您说的症状,他似乎消化系统比较差,十二指肠有些溃疡,小肠疑似有一个半厘米大的瘤子或硬块,脾脏挺虚的。头顶左侧若没有受过外伤,该处的血管有点儿硬化。

一小:先生,真的谢谢您!你说得非常的准,只是我公公伤到过头,每天中午必须睡觉到 2 点!我虽在自学中医,但才接触,自己没有信心给他老人家治疗,请您给指点一下,如何才能把他的病治好,他是个好人应该长寿的,谢谢您!另外,我给他泡了周公百岁酒,常喝可否?

胡涂医:谢谢反馈!

要把他的病治好,可以找您当地的明白人,或者到医院去看专业的医生,也可以自己锻炼。

好人也不见得就长寿,要不雷锋、焦裕禄他们不都得活到100岁?长寿有长寿的因果。多多慈爱生命(比如爱护生物、放生等),学会养生,才是长寿的“因”。

我不懂什么是周公百岁酒,无法回答您。印象中清代梁章钜先生在《归田琐记》里提到过一个周公酒,不知是否这个?

一小:先生,谢谢!我查了一下资料,周公酒真如您所说是清代梁章钜先生在《归田琐记》里记载的,我看了一下内容,感觉能够调理一下我公公的身体!另外“好人应该长寿”只是我对他老人家的一种愿望,我知道人命天定,不是一个愿望就可化解得了的,先生教训得极是,谢谢!

胡涂医:谢谢您!我不敢“教训”人的。

我后来也查阅了一下,有一位姓武的老师公开过这个方子,我看了其配方,君臣佐使都合理,少量服用应无坏处。

云淡风轻:您好,想请教您,因我气血双亏,大夫说我是肾阳虚,长年手脚冰凉,近一年一直在每晚用热水泡脚,并且从今年年初开始站桩、静坐等自然法。感觉好多了,但是还是怕冷,尤其是手脚。近一年一直吃补肾阳的保健品,感觉好多了,最近一个月我开始于每顿饭后吃一小勺当归粉,并伴着喝黄芪大枣水,刚开始感觉很明显,吃过没多一会儿手脚就很温热,很舒服,一点没有上火感觉。但是近一周左右,吃过后温热感觉不明显了,我想问您这是补进去了,还是没补进去。我这样补行吗?是否还继续吃?请您诊断一下,谢谢!无量寿福!

胡涂医:没补进。这样补不行。要请我诊断,请给出您的姓名、职业之类的。我不太喜欢用网名来诊断了。

云淡风轻：先生您好,我的职业是教师,做过财务出纳,于2008年因身体辞职在家调养。

胡涂医：您好! 您身上的气机似乎比较乱,是不是经常拉筋啊? 您的确是肾不太好。是不是1998年(或前后)生过孩子? 当时可能自己没有调养好,伤了肾。此外,您的颈椎、小肠、膀胱都不是很好(但不能说有啥大病)。

建议:1. 停止拉筋,您不适合拉筋。硬去拉它,津液不足以濡养它,反而伤脾、伤肾。拍打倒是可以。2. 停止进补。不要乱用药。3. 尽量避免喝酒。(过年是不是放开喝了?)4. 每天早晚做几分钟的心肾相交法。每天专门静坐养气。5. 热水泡脚可以加些生姜、花椒、桂枝、细辛之类的东西。

祝好!

云淡风轻：阿弥陀佛! 感谢先生! 你说的的确一点没错,比坐在眼前切脉的大夫看得还准呢,真灵啊! 崇拜! 这里除了感谢外,还有两个请求:

一是,心肾相交法如何做,您的博客里有吗?

二是,先生能把邮箱告诉我吗? 我想详细跟你说下我的身体状况及近两年来的调养情况。请先生指教! 非常感谢,阿弥陀佛!!

胡涂医：我也是胡乱说说,误打误撞而已。怎么用"灵"来形容中医啊?

心肾相交法我在前面文章里提到过。请见《教你如何少做梦》一文。

您的身体状况我若想知道多半会清楚,不劳您发邮件了。

建议您把我前面的文章通读一遍,看看有没有帮助吧。阿弥陀佛。

新浪网友：我没有注册,就用的"微笑"这个名字,想请您帮我诊断一下:我42岁,最近月经不太正常,一直后延,看过中医,说我脾虚、痰湿重,吃了一个月的中药,不太见效。您能给我支支招吗? 还需要我什么信息?

胡涂医："微笑"您好! 有"微笑"就够了,不需要什么信息。您的胃是有点儿问题,疑似胃酸过多,在"拐弯"的地方有点儿轻微的炎症。最近是否头顶有种紧、胀感? 左腿似乎受过伤或小时候被开水烫过。右边的卵巢有疑似污血的东西。眼睛似乎也不太好,颈椎很紧。女性月经的问题,说到底都是任冲二脉不调。调理应该从这两条经脉下手。您可以参考我前面文章里提到的"养气"方法。

新浪网友：糊涂医你太神了！我前段时间刚发过急性胃炎，就因为这个才去看的中医，小时候和20多岁的时候两次烫伤了左腿！近视眼，颈椎不好，都让您说对了，您说的右边卵巢有疑似污血的东西，就在刚才给您发评论前，右边卵巢隐隐地刺痛！是不是有什么问题啊？还是跟月经有关？我的体质真是属于敏感型的，以前听说女人在排卵期间，卵巢会有异样的感觉，但因为轻微，一般人都感觉不到，我是每个月都有感觉，而且是这个月左边，下个月就是右边，微微地胀痛。我这就去再仔细看看您前面的文章。（微笑）

胡涂医：这不是什么了不起的东西。得古传中医诊法真传的人都可以做到。

您得告诉我您的真实姓名、职业等，卵巢的问题才告诉您。

中道 chs：胡先生，希望您在百忙中为我岳母的身体给查一下吧，年龄：70岁，您给看一下现在的身体状况，她打电话说腰疼，腹胀。

胡涂医：您好！对不起，这些天比较忙，让您久等了！

您岳母还算健康，若勉强要说，她似乎盲肠有一段不太好，是否做过盲肠手术呢（该处似乎有个伤疤），胃的浊气无法下降（腹胀的原因在这儿）。您可以给她拍拍胃经，老人家血压似乎有点不稳定（现在偏低），她左胸（左肺）处疑似有个1.75平方厘米的阴影，右膝盖、右小腿处若无外伤，就是阴寒、湿气盛。

我罗列这么多，听起来"可怕"，事实上不严重，因为知道您自己学医，我就往细里说。未必对，请批评指正！祝好！

您真是位孝顺的女婿，了不起，赞叹！

缠小虾：先生好，打搅了。我也想请先生帮忙看一下我母亲，她每天起早贪黑，凌晨3点多就要起床了，辛辛苦苦了20多年，休息时间很少，病痛很多，老说腰腿痛，上厕所时间很久。最近这么热的天气她的颈椎和四肢都很冰冷，苦不堪言。我准备叫她退休了，休养身体。现在我们三姐弟都长大了，可以自力更生了，看到母亲这么痛苦，心痛，求先生帮忙诊断一下。

胡涂医：本来说过不再网上为陌生人诊病的，今天破例诊一下吧。

您母亲的健康状况的确欠佳。她的肠胃都不太好，大肠上有一节积热严重,疑似有个 1.5×1.2 厘米的肿块,腰肢劳损,右边的肾在右上侧有一个小小的囊肿,淋巴上有 6 个白色的斑点。建议就近看看中医。

作为辅助治疗和调养,最好能够坚持每天做泡脚法(参见《冬季养生,无扰乎阳》一文)。

另外,若有可能,可以在家做"医家正椎法"。

祝老人家早日重获健康!

kaka021106:胡涂医,您好!……我从小是个体弱多病的人,大病没有,小病不断,身体也很瘦弱,我一直希望自己能胖起来,但因为体质原因一直都很瘦。不知道是天生的体质原因,还是业力所致。我今年 30 岁,小孩 5 岁,生孩子在冬天,腰部受寒了,现在腰部经常觉得酸疼,主要是晚上睡觉时候,还有大腿根关节也疼,严重时走路都受影响。从小还有尿频的毛病,10 多岁时比较严重,现在好多了,但有时晚上睡前也会上个五六次厕所,尿不多,但总有尿感。心脏小时候也有些问题,现在好多了,不过现在偶尔会在临睡着前有心悸的现象。还麻烦胡涂医帮我看看! 感谢!

胡涂医:好吧,给您看看。

您的胃不好,在贲门稍微往下的地方有轻微的炎症,胃酸也过多。小肠积热,左边的卵巢有一小块 2.2×1.13 毫米的肿块或瘀血块。心脏的确有点儿问题,左心房稍稍有点儿偏大,此外嗓子不太好,有轻微炎症。

您可以从泡脚的方法开始(具体方法请参阅《冬季养生,无扰乎阳》),可以调理好的,别担心! 祝好! 阿弥陀佛。

kaka021106:阿弥陀佛! 胡涂医,您好! 我简直太佩服您了,说得太准确了。您说我的胃不好,这两年来确实感觉胃不适,主要是消化不好,但我不知道是胃酸过多;您说我小肠积热,所以我感觉大便不顺畅,不过最近我吃了资生丸后消化和大便的情况好多了,看来今后我的饮食还是要素主荤辅,这样应该会有缓解的。嗓子也是这两年确实有点炎症。我会慢慢根据您写的文章调理的,但是您说我卵巢有肿块或瘀血块,这个我该怎么去消除呢,另外左心室稍偏大的话,这个可能无法纠正了吧?

胡涂医,其实我一直很佩服您,还说想让我儿子跟您学习医术呢,但我知道这是我的一厢情愿,哈哈! 因为您说过您不收徒弟。其实我儿子除了调皮得有点过头外我个人认为他还是蛮聪明的。呵呵,扯远了。不过我相信缘分!

胡涂医:我不可能教您儿子医术的,让他上中医学院去吧,那里有的是医术。

关于名字

jyk_sfbs:久读先生文章,受益匪浅。今有小女尚在月中,发现有先天性心脏病,偶有面部发青,名字叫金涵玥,请教有何强心妙方,请先生观小女先天和后天有何亏欠,做父亲给孩子带来这样的身体深感愧疚。急求补救之方,待糊涂先生指导。

胡涂医:我结缘期满,不再给陌生人在网上诊病,见谅。

请就近找懂《周易》的人给小孩改个名字吧,这个名字对心脏没好处。(是出生前就起好的吧?)

可以搓暖手掌,在小孩的后背心俞穴处轻轻爱抚,越轻越好。

此外,念念"药师灌顶真言"吧。

jyk_sfbs:先生说的对,孩子的名字是在出生前一个月就起好了,原来对起名字比较忽视,不知道还有这么大的影响。准备明天找一个研究《周易》的朋友给孩子重新起个名字,能得到先生的指导真是非常高兴。至于按摩心俞穴和念药师灌顶真言会用心做的。真心感谢能如此迅速得到先生的指引,祝先生一切安好吉祥如意。另外我对《周易》起名不了解,一般的研究《周易》的能达到先生说的水平吗?这一点还请先生赐教。

胡涂医:姓名的确对很多人有影响,但是也没那么严重。

"一般的研究《周易》的",要看其真实水平啊,不过《周易》这东西,就像经济学,可深可浅,全看各人悟性和用功程度。

心领神会:先生好!看到先生评一学友的孩子的名字取得不好,我也想把心底久已有的困惑说出来。不知先生可否解疑?女儿初中前可以说称我心满我意非常!心灵小小,善解人意!比如:她一岁两个月入幼儿园,

11

我跟她商量,她说:好的!就这么简单。我亲眼见到很多刚入园的孩子会哭天喊地,我的女儿没有。我弟弟的孩子被父母要求入园的时候,甚至哭喊着发狠说要把父母用钉子挂到墙上去……

还有一次:她被姐姐的朋友带出去玩,我找了几个地方才找到她。那时她三四岁。当时我一下没忍住哭啦(因为还是忍着,怎么说也并不是哭得多么厉害)。她问我:怎么啦?我解释:妈妈找你找急了。她却说:但是,我看你这个样子不像是单为这一件事?(当时我心里起码还有另外两件事!)

但是初中之后,她居然变得心很粗,脾气还硬……有时候是醉死不认这壶酒钱,有时候,即使心悦诚服了,但是,毛病还是屡犯……而且不生惭愧。其成长的变化,我真是百思不得其解!

女儿叫"张小奕",初中转学时,迁户口被户籍管理人员把名字误填成"张晓奕"。虽然她对此很生气,但是因为改户口麻烦,还牵扯到学籍用名,就一直没更正过来。

最后的纠结成了:女儿年龄在长,情智居然会不如前,不会是与此有关吧?望先生百忙中回复一二。感恩万分!

胡涂医:可能还真有点影响。"张"是南方朱雀七宿之一,"晓"字按《说文解字》的说法:"俗云天晓是也",应在东方好些。当然,咱不是专业干算命起名的,可能说得不对,若有可能,还是改回"小"好些。若改不了,就让她以后签名一直用"小"不用"晓"。当然,小孩性格、情智等的养成,关键还在父母、师长和周围朋友的影响。

心领神会:多谢糊涂医先生的回复!!

我们也都比较喜欢用"小奕"。我也告过她非档案用名或考试都用"小奕"。(但是,我发现她并没有严守。这也是她的性情!真无奈何!)

我不喜那个"晓",望文生义,里面有个偏旁"日"。因为她的性情本来就很容易急,脾气甚或火爆。小的时候,她跟别人火,我只消看她一眼,她马上觉悟,依顺讨好我。初中后,敢跟我火,"又急啦?""我哪急啦?!"还配着副急躁的表情。奈何!

胡涂医:那倒不会。很多人不懂,望文生义,以为汉字带有某个偏旁就是五行属什么。其实老祖宗在造字的时候,每个字都有其自身的五行属性。比如"洋",看上去属"水",却属"火"。"晓"也是。

林林：不知道小儿晚上睡觉睡不踏实，有时还哼哼唧唧，是胃不和吗？因为书上说"胃不和则卧不安"。也不对呀，很长时间我都控制小儿的饮食，没有晚上吃太多，何况他也不爱鱼肉。只是每年三四月份小儿都睡不好，不知道先生能不能给些建议？小儿李星朔，2006 年 3 月 30 日生，月底满 6 岁了。

胡涂医：这个名字起得太一般，找位算命先生，趁孩子小，赶紧改名吧。

林林：先生一句"趁孩子小赶紧改名"，这些天一直在找算命先生，真的好难找呀。同事给介绍一个，十五那天去，满屋子的人算命的，求解表的，等到很晚。先生给起了一名儿"李官麒"，糊涂医帮忙看看，这个名儿怎么样？

胡涂医：这个名字不错，就是中年有点儿辛苦，不过晚年隆昌，也好。

zichadoudou：胡先生，您好。一直在静心读您的文章，受益颇多，知道结缘期已过，本不该打扰，但是实在内心焦急，想听听先生的意见。

小女赵心瑜，2007 年 4 月 24 日生，体质一直不太好，特别容易发烧，快 5 岁了，基本每次感冒没有任何别的症状，就是发烧。2 岁半有过一次高热惊厥了，所以每逢她发烧就特别担心害怕。今年元旦开始，到现在不到两个月时间，发烧三次，过年大年初一发烧到 39.6 度，又第二次高热惊厥了。前天又发热了，我真是内心焦虑无比，自己推拿了下也不管用，用退热药也不见效，无法只好用的激素。平时都有摩腹、捏脊，但是体质一直不见长进。感觉她内热比较大，睡觉经常磨牙、翻身，大便干结，虽然每天都有。不知道先生有什么平日保健的好建议？叩谢先生。

胡涂医：她这个名字起得不好。改个名字可能就好些。

无忧：先生，您好，我怀孕了，但身体有一些疾病，可以练习您教的方法吗？知道结缘期已过，如果您有空的话，能否帮我来个"千里诊病"，我叫蒋运梅，现住广州。谢谢！我有个提议：有些方法望先生标明是给大人练的或大人小孩都能练的。

胡涂医：可以的。但要注意动作轻柔，同时注意别太累。

我不再网上给陌生人诊病，见谅。不过您的名字实在起得不好，找人把"梅"字改掉好些。

谢谢建议！祝好。

关于拍打、拉筋、牵引

大头娃娃：谢谢先生给了那么多忠告，我一定勤而行之，一定去体证，现在还有一事想请教先生，想听听先生的看法，先生对医行天下的拍打拉筋法有何看法？我原来一直很相信这种方法，因为对大多数人来说方法简单有效(很多老人都有腰酸腿痛的毛病，还有慢性病，常年吃药，他们没有或者说无缘接触真正的古传中医，长年生活在痛苦地问医求药之中，看着他们把药当饭吃，我常常感到很难过，想帮他们又无能为力，看到医行天下的方法，觉得对他们应该有用，就尽力去宣传)，但有几个学中医的朋友说，这种方法不好，后面还会出问题，搞得我不知该相信谁的，有点晕，我害怕误导别人，给别人带来伤害，想听听先生的见解，可以吗？谢谢了。无量寿福！

胡涂医：我之前回答过这个问题的。

人体的气血总共就那么多，"津"是滋润"筋"的东西，"津"不足的人，拼命拉筋，恐怕会如汽车没多少油却要跑长途，如果途中有加油站，那就好办，如果没有，还是要加足油再启程的。

当然，一般亚健康的人，拉拉筋是有好处的，但如果是气血两虚的人，最好还是别去拉筋，或者别常拉筋。

您所说的老人们，体质稍好的，可以尝试拉筋，体质实在差的，就不该常拉。当然，能够动一动，总是好的。——您有一颗菩提心，用这颗心去帮助别人，总是好的。

我说的不一定对，仅供参考。阿弥陀佛。

大头娃娃：谢谢先生那么及时的答复，让我心里暖洋洋的，这两天看先生的文章就感觉后腰暖暖的，真的很开心。过两天要去参加医行天下的培训班，还是有一个问题想求教一下先生，先生已经说过拉筋的事，我也理解了，在培训班有三天所谓的"辟谷"，每天只喝姜枣水，什么都不吃，还要进行大力的拍打和拉筋,我现在的理解是:身体很好的人,气血也充足的人,应该没啥问题,但身体气血不足,这样会对身体造成伤害,我昨天给上次一起参加培训班的一个姐姐打电话,她上次就是拍打得很厉害,浑身都拍出很多黑痧,当时感觉还不错,可整个冬天身体都感觉不舒服(11月份的培训班,冬天),整个人很瘦,气色也不好,这让我突然心里没底。

我心里很担心,倒不是为自己,我能把握自己,是为这次一起参加的朋友,也是一个大姐,手抖了很多年,颈椎的问题也很严重,一直看不好,是我介绍她们来参加培训班的,我真担心"聋子"治成"哑巴",伤到她们,那就是我的罪过了,先生都帮我,我该咋办? 谢谢了,无量寿福!

胡涂医:胡涂医对"医行天下的培训班"不了解,不便过多去评论。但就您提出的具体问题,我愿意从学理上提供一点看法供您参考。

任何培训班的辟谷,我都会慎重——因为那是假辟谷! 如此"辟谷",其前、后、中三个阶段,若没有明白的过来人带着,辟的时候还算好玩,过后往往会不好收拾。也就是说,如此这般辟谷"中",如果还要"大力地拍打和拉筋",会打破身体原有的阴阳"常态"(且不说"平衡"),毕竟人体原有的气血、津液等就那么多,一下子"进"的少,"耗"的多,会调动太多"元气",一时的感觉会很清爽,但过后往往容易落下后遗症。所以过去医家在教门人弟子体验辟谷时有一句专门的口诀叫"辟谷前后中,凡事要慎重"。

至于您所说的那位大姐,如果单单是颈椎的问题倒无妨,但您得问问她是否头部的血管(且别说气路)都不通畅,心脏功能也弱(似乎有冠心病?),而且血糖偏高,若是,她就不太适合假辟谷,更不应该"进行大力的拍打和拉筋"。如果那位大姐已经报了名交了费,那还是去吧,出去走走散散心也挺应春天的气机的,但就未必要真去参加三天的假辟谷了。若真去了,颈椎部位可以拉拉筋,大力拍打就尽量避免吧。

当然,这只是胡涂医的一家之说,未必对。也许开班的大师们总有超人的能耐,可以大面积地(不管学员是何底子是何经络类型是何体质)创造生命奇迹。

doriswang2007:先生您好,从2010年接触博客以来,一直时常来读一读,读您的话真的可以让受世事烦扰的心清净下来! 另外,不知是否合理,想请教先生一下,我是2010年因膝盖半月板受伤接触您博客的,后来手术了,至今近2年过去了腿恢复得仍不好,更糟糕的是另一个腿也是同样的问题,现在症状越来越明显了。所有医生都会宣判手术。很绝望。借您的博客也得到过其他热心网友的帮助和交流,但自己的情况还是没有好转。且周围听说的也有好多朋友受着这个病的痛苦折磨。

我怀有一份奢侈的愿望,不知古医中是否有专门针对膝盖疾病尤其是半月板位置(医生都讲这是与身体各处都不同的结构)的功法。因为见肝胆病及近视眼这些西医同样施以手术方能治疗的病竟能幸运地有自然疗法,所以一直心存这个奢望。望先生明示!我们诸多受此病困扰多年的学生必能重拾信心。谢谢先生!

胡涂医:抱歉!这个没有那么神效的方法。

doriswang2007:糊涂医好!我是前次向您提问的半月板病友,非常谢谢您的指点,可是我真的是很愚钝,虽然对中医很推崇,但却一无所知,请问您如何才能做到在体内培育真气呢?(您的建议是培育真气以促其自愈)我的周围也没有人能给我类似帮助和提点,也不敢去医院,去了就是听到说我迟早都是要动手术的,越迟对我的腿损伤越大类似的话,让我更加丧失信心。我现在所能做的就是每天做几次萧宏慈先生推出的拉筋和拍打法,也不知道何时能见效!谢谢!

胡涂医:拉筋并不适合每一个人!国内目前似乎拉筋之风甚盛,这种一阵热的东西,还是谨慎些好。

按古传中医的观点看,筋为人体津液所主,涉及脾、肾的功能协调。硬去拉它,有短期效果,但是长期拉它容易出问题!

如果把人体比喻为汽车,您不给它汽油,把它拉伸拉伸修理修理,自然有点短期的"崭新",长期看,汽车没油还是没用!您不"修理"它可能还好,偶尔修理可能也好,但是"长期"修理,搞不好把好的零件弄丢了,就得不偿失了。经常拉筋的人,很容易脾胃不好,很多人误以为是在排毒,问题就出在这里!

当然,这只是一家之说,未必对!

紫莲:先生的点评很重要也很有帮助。其实愚人也不是不想知道真理,只是不知道如何去判断真理。我也不知道是应该还是不应该相信拉筋对自己有没有帮助,但是先生说了,以身证道,所以经"痴迷中医"提醒,我最近就去尝试了,现在脚踝骨附近肿了,一按还有坑,附近肌肉完全没有弹性了。不管自己的行为是对还是错,希望并多谢先生指教。

胡涂医:"痴迷中医"网友让您去尝试拉筋,我可没有让您去尝试拉筋啊。

我说的"以身证道",是要人返观内察,身体力行去实践。不是去听东听西盲修瞎炼。——关于拉筋,我想我已经讲清楚了!您再琢磨琢磨我上面的话就明白。

中医、养生界的"芙蓉姐姐"太多,"宋祖德"太少。

似是而非的邪说太多了!还是实实在在做人吧,记住这类话,就会少上当受骗:"恬淡虚无","真气从之","精神内守","人法地,地法天,天法道,道法自然"……

krjzz:看到关于拉筋讨论了很多,本人愚钝,迷惑,望先生指点下。那通常练武之人压腿、劈叉等等,和拉筋有本质区别吗?(因为老妈在我的带动下,在拉筋,拍打)

胡涂医:必须澄清一点:偶尔拉拉筋还是有帮助的,长期拉筋只适合一部分人(比如练武的人)。

新浪手机网友:热盼老胡能讲得再多一点,我们也可以更透一点。另外您前文讲过拉筋有人适合有人不适合,能不能再给来个标准?我亲身感觉拉筋还是有效的,但我母亲患腰椎间盘突出多年,年前恶化,经本地中医院治疗(说是中医也就剩手法复位有那点中吧!),现在家静养吃中药,但还是腰腿疼痛,不能蹲起久站!让做儿子的很心疼,所以我想让母亲试试拉筋缓解疼痛,又怕起反作用,真成莫大罪孽了!盼胡医指点一下,还有没有其他妙法,母亲年龄59岁,盼复,再谢!

胡涂医:我是讲过拉筋有人适合有人不适合。标准:1. 真气充足的人可以拉一拉,尽管他们用不着去拉。2. 懒惰的人可以拉一拉,因为他们反正无法"坚持"。3. 短期可以拉一拉,舒展一下筋骨并无不可(所以很多人有短期效果)。4. 请教那位发明拉筋的老师吧。

您母亲可以稍微拉一拉,看看有没有办法缓解疼痛,但要适可而止。您母亲似乎肝气郁积得厉害,心里有很多东西没有宣泄出来,您多点陪她说说话吧,她睡眠质量较差,也与肝有关。此外,她似乎右小腿受过伤?

祝好！您是个孝顺母亲的孩子,向您致敬!

网友:前面讨论到拉筋,本人望文生义地联想到华佗五禽戏的拉伸动作,那么,练五禽戏其实也是在"拉筋"了? 因为每次练完五禽戏,都能感觉筋肉得到了拉伸锻炼。但若练多了,又会觉得很疲劳,会引发咳嗽,那么是不是真气不足的人不适合练五禽戏?

胡涂医:古人强调要"三分练,七分养"。可见练养要三七开。

所以如果您每天练 30 分钟动作,最好能练 70 分钟静养。很多运动员其实比较短命,就是因为动得太多,养得太少。从这个意义上讲,"生命在于运动"应该理解为 30% 的动态运动和 70% 的静态运动。

没名儿:感觉五禽戏的拉筋和现在流行的拉筋还是有区别的,现在流行的拉筋是实实在在的"干拉"。阿弥陀佛!

胡涂医:很有见地! 阿弥陀佛。

舉杯向月:先生好! 很庆幸自己有缘能看到你的博客,并开始"以身证道"。本不敢麻烦先生的,可女儿的身体一直困扰着我,希望先生能指点一二。我女儿自 2009 年开始来月经,一直以来都不规律。2010 年带她去看医生,说是青春期月经不调属正常,可两年了还没改善。后看到"医行天下"说拍打拉筋能调理好月经不调,并有许多案例为证,因此去年暑假我带着她去了深圳的训练营,可女儿不能亦不愿忍受拍打的痛苦,所以我们就只参加了两天的班,回来后她在我苦口婆心的劝说下总算答应每天拉筋 10 分钟。后来看到胡涂医您的博客说不宜拉筋就让她停了。我怀疑女儿的病是因为我在怀孕的时候吃太多的水果、牛奶及很多寒性食物造成的,且在她的成长过程中一直让她多吃水果、牛奶,多喝水等等,我恐怕因我的无知而害得她身体不健康……恳请先生能帮帮忙,叩谢!

胡涂医:不用担心,您女儿压根儿没啥大问题。别治疗别拉筋,免得真给整出毛病来。

zixingche370:先生,您好! 由于上学期间看书加经常趴着睡觉,导致我的颈椎拉直,自然曲度消失,现在经常脖子肩膀处酸,牵引、推拿都试过了,但还是没有恢复原来的自然曲度,不知先生有什么方法没有? 在此拜谢先生了。

胡涂医:牵引不知道是谁发明的,真是害人不浅!

您找个正骨医生看看吧,不是很难的。

实在找不到,就学习仙鹤喝水的样子:颈部竖直,用下巴前后划圈7次。有空就做,尤其是伏案工作久了之后。坚持100天再来这里问我方法。

关于针灸、拔罐、放血

新浪网友:有件事一直困扰我,跟您说说:我父亲现在一直经受后背凉的折磨,有背冰的感觉,夏天热时,后背也凉,冬天就更凉了,坐立不安,尤其睡不好觉,已经有十余载,一直是我做女儿的一块心病。父亲开始生病时没有这么严重,就是胳膊感觉发凉,后来就找所谓的中医治疗,使用了针灸和拔罐治疗,越来越严重了,都串到整个后背了,西医检查没有风湿,有时贴膏药,搽药酒暂时缓解,也不管用。我父亲1945年生,恳请胡先生诊治,在这里先叩谢胡先生!

胡涂医:千万别再做针灸和拔罐治疗,尤其是拔罐不要轻易去做!很多人不懂,把针灸、拔罐当"万金油"了,并不是每个人、每种病都适合针灸、拔罐的。

后背寒凉,多半是总督全身阳气的督脉不通,最有效的方法就是练习通督脉的方法,另外要多多晒太阳。祝好!

上善若水:春节前因为闪腰,复位后做了一个疗程针刺,倒是活动恢复了,而且把颈椎、胸椎、腰椎小关节错位的都复位后,感觉后背肌肉没有那么酸痛了,脊柱是自己的了,腿的一些筋好像也得到放松了。但是因为针刺几乎在命门和双肾位置,大针刺入的时候感觉像扎出水来了,汩汩的,不知道传导的路线是神经还是经络,针刺后命门的位置感觉持续跳动很长时间,像往外冒气。想请教先生:针刺是否为人为地集中制造创伤,引发肌体或者调动先天能量来自我修复?如是,很有些后怕,此种方式是否不适宜常做?我已恢复,年后还有两个疗程,是否有必要继续做?谢谢先生!

胡涂医:针刺的主要作用是传导、疏通经络、气路,的确不适合常做。

恢复了就别再做了。或者请教给您针刺的人。

上善若水：谢先生回复！关于针刺，大夫说根据我的需要吧。针刺过程有一个意外收获，就是左腿的经络比以前疏通多了，以前盘腿时间到40分钟有个点开始酸疼麻木得闹心，现在增加到1个小时，有些麻了的腿过血后恢复感觉了，如果心能坐，腿还能坐得时间长一点。阿弥陀佛！

胡涂医：很好。腿麻的真正原因在于腰部气不通，与腿本身经络通不通没关系呢。好比信用卡刷不了经常与卡本身没关系，关键在账号里有没有足够的钱。

xiangwangzhongyi：胡先生您好，我刚才在《且说采阴补阳》一篇的评论里看到说血不能随便乱放，想问问，这个有什么后果啊？因为我家小孩儿从大约一年半以前开始，生病不去医院吃药打针了，因为当时觉得打那些抗生素的结果是体质越来越差，就改为找一个推拿的给处理，这派推拿的不让吃药，轻来轻去地就推推，发烧高了就会扎针放血，咳嗽重了也会放血，都扎过手指、耳尖、手臂弯位等。刚过去的这次发烧咳嗽很严重，还在后背的肝俞、心俞，再就是两个肾俞吧，六个地方刺血拔罐，再加一个上面的、大椎吧，只拔了罐。接下来一天，又在腿弯处放血，放血说是退热。先生，请问，放血治疗有什么后果啊？我小孩现在5岁。盼复！谢谢！

胡涂医：放血治疗有什么后果？如果对症，后果就是治好病。如果不对症，后果就是气血更虚。

关于肠胃病

wenyandyx825：我2005年毕业，经常在外吃凉粉、麻辣粉之类，那是第一次得急性肠胃炎。后来在2008年一个冬天因为被褥单薄，晚上睡觉肚子受了凉气，加之心情也不好，之后每年换季的时候就容易复发肠胃炎。大便时干时稀，也不规律，总感觉拉不净。秋冬天手掌和脚跟干燥皲裂，怕冷，人也瘦，头发也少，睡眠不好，容易做梦，经常感觉浑身无力、疲倦，喜欢打嗝,只要一受凉或者吃得不干净,病情就会加重,这样反复了四五年了。看过好多医生,有说脾胃虚寒,有说肠胃功能不好,但是都没有根治,不知道我这病该怎么治疗或者调养呢? 望先生百忙之中赐教,不胜感激。

zcszvs:我介绍你一个按摩方法试试,我是自己亲自验证过的,根治了我的胃肠疾病,方法如下:1.仰卧床上,全身平躺,放松。

2.将手掌放置肚脐之上,然后以顺时针方向从中心开始揉搓,即从右向左转动,先从小圈开始,慢慢扩大,直至扩至整个腹部为止。

3.以反时针方向从大圈至小圈再转动到中心肚脐处。转动手掌时无需用力,只需轻轻缓慢摩擦即可。

4.重复进行顺时针和反时针摩擦运动,次数不限。

胡涂医:谢谢分享!

qzb17385:先生您好! 我是一中年男子,由于工作原因,一日三餐不能按时,因此肠胃不好。近年来总是上边火气大,下边寒气大,表现为时常口舌生疮,但胃寒,饭菜都要热一点的。每天早上六七点钟胃肠"咕噜咕噜"作响,老觉着肚子凉,总想用双手捂住肚脐,屁多。冬天尤其重。听老年人说每天早上早饭前喝一碗水能调理,坚持做也无济于事。若先生看到此帖,恳请先生指点调理方法。万分感恩!

胡涂医:注意节怒、寡欲。

新浪网友:……1981年生,亚健康状态,入睡困难多梦易醒,右腿后侧一根筋走一会儿路就痛,冬天低温时腿几乎快瘸了,最近开始静坐,可是每次坐胃和头都会很难受,不知为何。经常觉得气不足,耳朵里内压比外压大,很不舒服,盼望先生怜悯开示,告知症结,不胜感激!

胡涂医:您这哪里是"亚健康"啊! 去医院检查了吗? 如果没有,去做个胃镜吧,您胃里有炎症,在靠右侧处还有一个约0.17厘米的息肉,肝脏似乎也有点问题。去查查看吧,祝好!

台阶:先生您好! 我之前不知道胃里问题这么大,现在每天早晨空腹在喝醋蛋液,喝了不到一个月,白天在喝黄芪泡水,刚喝了一周,这两样我还能继续喝吗? 请先生开示! 多谢先生!

胡涂医:也别自己吓自己,胃镜未必照得出来。

我不主张"每天早晨空腹在喝醋蛋液",您既然在海南,喝喝大米粥就好。黄芪也别老喝,是药三分毒嘛。

新浪网友:请教胡涂医,本人面部皮肤很油腻而小腿皮肤却很干燥(尤其冬天),是什么原因?有什么方法可以调理一下吗?先谢了!

胡涂医:原因:脾胃功能失常,水谷精微运化障碍,以致湿浊留滞,冬天痰湿容易泛于面部,面部皮肤便变得很油腻。感觉您肤色偏暗黄,有眼泡?

方法:就近找中医看看。

小石头:糊涂医,您好!我的妻子有一些身体上的问题,我想请您给些建议,真的打扰您了!她有如下症状:

1. 经常打饱嗝,而且出来的气量很大,估计是一般人的3倍以上。

2. 脚底特别是脚后跟皮肤都裂了,脚底有严重的脱皮现象。

3. 四肢的皮肤比较干燥,这些地方的皮肤几乎不排汗,胸前和后背的皮肤排汗功能尚可。

4. 她人一着凉就容易呕吐而不是像别人那样感冒。

5. 嘴唇上的汗毛较一般女性重一点。

胡涂医:您让她尽量不吃任何面食三个月看看。

关于癌症、肿瘤

303060460:先生,您好,我想向您请教一个问题,我的爷爷不幸查出患有食道癌,现在正在第三次化疗,但是他现在人精神很好,也可以吃得下饭,请问这样的病症有什么比较好的治疗方法么,可以给我们一些建议么?(另,网上所说的那种治疗癌症的秘方,可信么?)非常感谢您的帮助!

胡涂医:坦白说,没有啥好办法。化疗期间,建议老人家多喝用下列东西煮的水:枸杞20粒、红枣5粒、红豆20粒、红皮花生米20粒、红糖2汤勺。用一个两杯水大的陶罐,加盖,放入水中煮,开后小火20分钟即可。可以当茶喝。

小虫:先生,请问您说的这个小方子健康人可以经常喝吗?

胡涂医：缺血的人可以。

正义之神：*感恩先生，已经把您当成了我的良师益友，请教先生脑出血后遗症、喉癌患者吃"走马芹"泡水可否？*

胡涂医：这是有剧毒的植物，不应该长期服用。

关于腰腿、脊椎病

一滴水_聪妈：先生的文章很好，我长了很多见识。令我惊讶的是您教的一些方法（如叩齿、身体抖动、按揉后腰等）是我大学体育老师每天早锻炼必做的，大学期间我跟那位老师学练太极剑。请教先生我经常腰酸胀，晚上睡觉时很严重，更换体位、平卧、侧卧都不行，倒是起床后就减轻了。这些症状是我生过孩子后才有的。自己一直怀疑是怀孕的时候睡了一张极软的席梦思床垫造成的。您说是那个原因造成的腰椎损伤吗？

胡涂医：这不奇怪！为了折腾"通"身体的经络，各家各派都有些类似的方法。

您的腰椎损伤多半跟生育孩子有关。尝试：1. 揉按后溪穴。2. 每天晚上睡觉前，让您爱人搓热双手"捂"在您的腰部。祝好！

清风：心肾相交法我做了一段时间了，每次做完有口水，但是尿管没有收缩的感觉。做申时的颤抖功，抖完后，我也体会不出气的流动。我是经络超级迟钝型的，不知是这个原因呢，还是我没有做对？望请先生指点，谢谢先生。

胡涂医：您多半是气滞血瘀吧，慢慢来。

清风：多谢先生解惑。我应该是气滞血瘀，才得了腰椎间盘突出，已经10个月了，症状只减轻了些。先生的回复总是很鼓舞人呀，这次一定一定要坚持练下去，把气滞血瘀练掉。又要烦下先生了，我腰突可以练酉时的冬虫夏草法吗？

胡涂医：啥突出都行，别腰椎间盘突出。

千万别去做手术。您不是腰椎间盘突出,只是第二节有点脱位。

小意达 hana:有个问题请教您,我有一个毛病是只要把腿蜷起来,脚心的地方就会抽筋,而且抽筋一直不会停,到后面甚至会抽到小腿,这个问题挺久了,倒也不是很困扰,就是一直不知道是什么问题,挺好奇的。希望您看到这里的话顺手给个回复指导吧!感恩!

胡涂医:您这是典型的"肝旺脾虚"、"膀胱经气虚"。建议去看看前面的系列养生文章,有针对性地锻炼一下。此外,平时可多吃吃山药薏米粥之类的东西来健脾养血。

我心光明:先生,还是想请教问题,我的爸爸,今年70岁,双腿膝盖退行性病变,走路非常痛苦,有些医生建议换人工膝关节,但是我们很犹豫,您能给我些建议吗?

胡涂医:看看能不能找找懂针灸的人整一下,这个病用不着换膝关节的。当然,还是要听令尊本人以及医生的意见。

渝渝:胡先生,又得来麻烦您了。我的左侧腿,疼痛两周多了,目前还找不出具体的病因。站立和走路,扯到大腿内侧和外侧的筋,很痛。弯腰就不会痛。拍 X 光,腰椎没问题,排除腰椎间盘突出引起的,也不是坐骨神经的症状,医生说有可能是梨状肌综合征,治疗手段有推拿、按摩、针灸、放血,但没效果。现在不知道该怎么办,麻烦先生帮我看看,谢谢您!

胡涂医:X 光恐怕不准,您腰椎第二、第三节的确有问题,再就近找正骨的医生看看吧。祝好!

渝渝:谢谢您,胡先生。我再跟医生说腰椎的问题。尤其晚上疼痛加剧,可能晚上阴气重,又接近肝经运行时间。我猜测的不知道有没道理?

胡涂医:跟医生说也没用啊,他如果只是普通医生,也看不到您的腰椎第二节稍微往里头"歪",第三节稍稍往右靠。核磁共振可能才能看到。

宁静以致远:糊涂医,你好,我是广西的一位乡村老师,看了你的文章受益匪浅,在此向你道个谢。我有个堂弟虚岁17,患类似于前面的网友提到的"肌肉萎缩症",从12岁开始右脚逐渐用不上力,拐着走路,现在左脚也没什么力了,不能自己走路了,要人用力扶或者背,下肢比同龄人的小些,肌肉现在还没萎缩。几年来,多方医治无效,家庭经济也困难。类似这种病很难治愈。虽然糊涂医在前面说过不再诊病了,但我希望您能给点建议。但愿我堂弟能有福分结上这个缘。不胜感激!!

胡涂医:建议:学习站桩。

关于肾病、牙病、脱发

网友:报告胡涂医,这几天咳嗽厉害,也不知道是吃错了什么东西,零食和饮料都没沾过,饭菜和家里人吃的一样,10点睡,6点半起,也坚持打太极,也做心肾相交法,静坐。就是莫名其妙地早起时咳嗽,饱饭后咳嗽,吃了枇杷也咳嗽,桑葚水喝了也无用,饭倒是照常能吃。手心烫得能把石头捂热。晚上老是梦见卧室里有坟墓,昨晚恐惧得半夜不敢睡了,亮起台灯才又睡着。唉,不知道是哪根经乱了,是肾虚的原因吗? 在饮食的方面该如何养生? 本人愚鲁,盼望得到您的指点!

胡涂医:肾虚,阴不恋阳,所以手心烫,同时肺气虚。

老实念佛:您好,请问肾虚该怎么治疗?

胡涂医:老实念佛!

12345 猜猜后面:您好,我今年21岁,总是左边扁桃体有点肿,会带着会阴部比较胀,而且还有频繁遗精的现象,看了好几个中医都治不好,而且精液是黄色的! 这是什么原因啊?

胡涂医:原因:伤着肾了,肾精不固。

xyzjl:请问先生,恐惧害怕和焦虑不安是什么原因引起的? 练了补肾的功法挺长时间了,效果不好啊!!

胡涂医:原因多种。

效果不好就练到好为止!

新浪网友:博主您好,请问龋齿这种病是否也可按中医调理? 我只知道齿为骨之余,肾主骨,那是不是肾调整好了,龋齿就会自己康复呢? 不过我脾胃也不好,吃得多饿得快。估计要先补脾胃,肾才可以好吧。土克水? 胡思乱想,希望不要见笑。

胡涂医:牙齿的任何问题基本上都可以归根到肾上来,龋齿自然可以按中医来调理。要不还学中医来干吗?

肾的确必须通过脾胃来调。大家互通有无,多多交流吧。

新浪网友:那您的意思我要先调理脾胃然后配合补肾,牙齿就会自然好了吧? 具体该如何做呢? 自己从 20 多岁(现在 30 岁出头)开始有容易疲劳的症状,比如下班之后就很累想睡觉,出门逛街走不上半小时就累了想回家,另外饿得很快,吃了午饭有时不到三四点又饿。那时看过中医说是肾气虚弱。最近牙也开始不好,两边龋齿。您如果有空给点建议,多谢啦。

胡涂医:谢谢提问! 若我的诊断没错,您应该在身体右下侧(右小腹?)有个伤疤/刀痕,小时候得过盲肠炎,最近有点惊风,左边的鼻孔内侧有点不通。(本人或家里有人膀胱结石。)

你的真正问题是肠过热,肾阳亏损,还年轻,可以通过饮食和锻炼来调理。至于牙齿,最快的方法是看牙医。日常保养请多叩齿吞津,此外可以锻炼锻炼,实在没地方运动,可以站桩、做大礼拜等等。

llpemily:先生,那拔智齿会对肾有影响么??

胡涂医:这是哪跟哪啊!

llpemily:哦,不是说肾主骨嘛,牙齿也是骨头啊。我听别人说拔智齿会把牙床弄松,但是就不知道对肾什么的有没有影响。医生一直叫我把智齿拔了,我怕死,没敢去……汗。

胡涂医:智齿如果不痛、不影响"市容",还是别拔了。肾的确主骨、牙齿,无故拔它不好。

习之:斗胆请教先生,是否有落齿重生的妙法?

胡涂医:省力、高效的方法:找家牙科医院植牙。

费力且可能不成功的方法:自己锻炼至小还丹水平时,可以有落牙重生的妙用。

完颜:先生,一直想向您请教,青少年白发问题,不知是否能得到您的提示。

胡涂医:提示:青少年白发问题,应尽早补肾养肝。

艾草儿黄了:很喜欢先生的风格和才识。我自小就体弱,偏头疼,消化

26

不良,头发几乎全白了,现在通过中医养生有点好转,请问先生,我的白发还能变黑吗? 我 1968 年生,请先生指教。

胡涂医:我去年在江西见到一位老先生,七十来岁了,白发转黑,落牙重生。说明人的身体,没有什么不可能。别灰心!

您可以就近找找明白人,学学如何固本培元,增强肾气。

okokjay:糊涂医先生,您好! 我是一名脂溢性脱发的患者,1988 年生,患了脂溢性脱发多年了,未见好转,生活甚是无奈,经常抑郁,而且手脚在夏天也会发冷,而且头发的油脂特别多。今日遇到先生的博客,得知先生是一位乐于助人的大善人,请先生在百忙中抽时间搭救我一下。阿弥陀佛。

胡涂医:请问,您可有如下症状:头发干枯,略有焦黄,均匀而稀疏脱落,搔之有白屑迭迭飞起,落之又生,自觉头部烘热,头皮瘙痒,口干咽燥?

okokjay:回先生,我的头发确实是干枯,而且焦黄,均匀地脱落,落之又生,自觉头部烘热,头皮瘙痒这些症状都有,但是白屑却不是很多,头皮油得惊人,而且每每长出一些小小的头发,过了一段时间却又不见了,老是不长! 还有我不觉得口干,反而不喜欢喝水,而且在空调房久了就会手脚发冷。

胡涂医:从您说的情况看,应该是很好治疗的,别担心。请您就近找位老中医开些凉血消风、润燥护发的中药来调理。

另,您的脾胃似乎较多湿热,循经上壅,请把前面养生系列文章好好看看,找些方法调理调理。此外,感情上的事情,要看开些。

祝好! 阿弥陀佛。

okokjay:非常感谢糊涂医先生的点拨,不知道糊涂医能否指导一下有什么食疗方是适合血热风燥的呢?

胡涂医:"食补不如药补,药补不如气补"。古传中医侧重气补。食疗的东西,您就近请教营养学家或中医大夫好吗? 其实您的问题,一般的稍微入流点的中医都能治的。请他们开点儿药并不难。

平时有空就常常"干梳头"——用十指尖当"梳子"来梳头。

祝好!

蓝色:胡涂医你好,想请问您个问题:我一直有脂溢性掉头发的毛病,

27

就是头发油很多,同时身上也很多油,虽然不是很严重,但是每年头发都越来越少和细。我估计病源是跟几年的自慰史有关。不过已经戒了将近两年了,但是情况还是没有见缓解。之前看过一篇对这个解释是说血气中污浊成分过多,由于我个人对中国拳术有兴趣,练的跟气有关的,大概能够做到清气到脑袋,跟清泉洗脑那种感觉。但是对油发没什么效果,不知道您对这个有什么见解,估计这个问题很难回答,如果麻烦到您不好意思了,谢谢。

胡涂医:这个问题之前回答过了的,您可能没有通读博客的评论回复。

您的胃肠功能紊乱,肝胆湿热郁积,熏蒸到头面皮肤,皮肤功能紊乱,导致了脂溢性掉头发。建议就近找中医调理。此外,要注意早睡早起,吃饭不要狼吞虎咽。

关于眼病、耳病、鼻病

常在:先生,请教一个小问题,为什么我总是掉眼睫毛呢?我也没有睫毛倒睫,头发也不掉,因为睫毛掉完就不长了,着急呀!谢谢先生!

胡涂医:您试试揉揉行间穴并经常用手指肚轻轻敲敲眉骨,过段时间就好。

常在:先生,使用了敲眉骨、按行间的方法,两天下来眼毛一根没掉,用我们北方话讲俩字:贼好!

胡涂医:好就好。

常在:先生好,好东西和大家分享一下吧。2月23日在这里请教先生一个掉眼毛的问题(呵呵,这个问题真"小"),先生回"敲眉骨,按行间",坚持两天睫毛就不掉了,行间没有继续按。眉骨一路敲下来,现在已有4个月,奇迹出现了,上下睫毛全部长长了,眼角周围小细纹全部消失了,爱美人一试就知道了。

注意:我早晨起床前敲15分钟(顺便把0011999一起念了),晚上泡脚时敲 20 分钟（也念 0011999）。再一次谢谢先生。

胡涂医：谢谢分享，很好！

我想学中医：你好，我想问下有没有可以除皱的方法，特别是眼部皱纹明显，30 岁，拜谢。

胡涂医：经常搓热双手，干洗脸。

xiangwangzhongyi：胡先生您好，我在前面留过言，我儿子 4 岁 3 个月，老搓眼，看点儿东西就流眼泪，包括电视（看得很少）、看书（原来还经常给他看书讲故事，现在书也不大敢看了，看没几页纸就看他眼睛欲流泪，搓眼）。先生建议让他多到公园、树林等地看绿色的东西，因平时大家都得上班，他也得上幼儿园，只能周末带他出去，毕竟时间少，见效慢，所以恳切地盼望胡先生能布施一个给小孩子调理眼睛的方法。万分感谢。

胡涂医：那就常常搓热双手，用手心去罩住双眼"烤"吧。

萌娜：请教一个问题，小女最近眼皮总是跳，有什么办法？请您百忙中给我回复和指教啊，再次谢谢您！

胡涂医：可以搓热双手捂眼睛。

kingwa56：有个问题望先生能指点下，女儿眼皮上长了霰粒肿，就是眼皮里面长小包，去儿科医院看过，医生给开了眼药水和眼药膏，让用完了再去复查，说这东西很难好，实在不行就得做个小手术刮掉。现在眼药水眼药膏都用完了也没见好，没去复查，因为医院的办法也就是做手术。我自己从网上搜索了这个毛病，手术不能解决根本问题，刮掉后还会复发的，网上有介绍说饮食清淡，同时热敷，让这个囊肿自行破掉就好了，可还有说不能弄破，否则会感染。还有说这个不用治疗，可以自愈。我不知道该怎么办，也很着急，毕竟这东西是长在孩子的眼睛上，马虎不得，盼望先生能帮忙指点一下，多谢了！

胡涂医：很多小孩子都有这个问题，别太担心。有不少小孩子的霰粒肿会慢慢化去的。明代眼科名医傅仁宇先生说："此症乃睥外皮内，生颗如豆，坚而不疼。火重于痰者，其色红紫，乃痰因火滞而结。此生于上睥者多，屡有不治自愈。"（见傅先生《审视瑶函·睥生痰核症》）

梵阿玲之恋：糊涂医您好！我有一位朋友的孩子今年两岁，近日发现一只眼睛里长了肿瘤，核磁共振检查的结果是恶性，医院说要保住性命很有可能要摘除那只眼球。我想请问一下这种病中医能有办法吗？这么小的孩子如果失去了一只眼睛那他的一生就完了，而且即使摘除了也不能保证就能完全康复。急切期待您的指点，谢谢！

胡涂医：古传中医的确有办法。建议你们寻访真正明白的医道高人吧，这类疾病往往没有西医描述的那么"可怕"。祝幸运！阿弥陀佛。

青青：请教先生，女儿天生视力不好，想尽一切办法，四年的西医矫正，吃了一年多的中药，右眼的视力也只有0.5，左眼0.8，现在上小学一年级，我仔仔细细地读了很多遍先生的博文，知道这可能就是因果病，恳请先生想个医治女儿的法子好吗？跪谢了！可怜的妈妈

胡涂医：对治这个病，最好的方法是全家念诵"药师灌顶真言"满100万遍。

青青：感恩先生的回复。请问念时有回向吗？有什么其他要求呢？

胡涂医：也可回向给小孩。其他要求还真没有，当然，不要一边诵经持咒一边干坏事。

青青：感恩先生，不敢干坏事，我这样肯定是干坏事干多了，受惩罚了。不过我非常感恩和珍惜自己拥有的一切，也感恩上天赐给我的这个坏脾气的女儿！

胡涂医：很好！您也别这么想，现在要想的是，尽可能光做功德。阿弥陀佛。

道法自然：自有幸应缘得见胡涂医博客后，已将博客内今年春节前所有博文包括博主回复整理成册，认真学习。

现练习甩手功、冬虫夏草功、心肾相交法每日早晚各一次，每日晚打脚心（泡脚没加那四种东西）、晃海、打坐（一般前20多分钟诵经、咒，后20多分钟修数息观），再加睡仙功。如此已有一月半，身体状况明显大有改善。感恩胡涂医！

不过让我很困惑的是听力基本没怎么改善（我2004年开始听力下降，前年已到50分贝）。两年多时间内，基本处于节、禁欲状态——最长间隔时间是11个月，最短的也有一个多月，一半都在三四个月左右。恭敬请教胡涂医：

1．像我这样的听力通过古传中医疗法能不能恢复正常？（敬请胡涂医

告知,我目前因耳病辞职在家,未来生活一片迷茫,无从规划。)

2.除我上面按胡涂医所提供的方法练外,还有什么更有针对性的疗法吗?

胡涂医:"一月半,身体状况明显大有改善",那就再坚持一年半载看看吧。

千江月:请教先生一个问题,身边好多人耳鸣,年轻人,中年人,老年人,而且多是左耳为多,为什么是左耳多呢?我会时不时给卧床的母亲做做心肾相交法,昨天给她做点按涌泉穴,她的耳朵有反应,出现短暂的耳鸣,一会儿就消失了。今天早上,她老人家向我报告,说是昨晚睡了一个很好的觉,10点多一直到早6点。中途4点多大便了一次,然后又能接着睡了。今后多给她做做。

昨天下午给她灌输您的时辰养生法,讲了三个时辰的,三个功法。现学现卖了。呵呵!多谢胡涂医的美妙功法,让我们受益。我还打印了一份给农村的亲戚了,让他们也学习学习。对农村的人来说,不生病就是发财啊。

胡涂医:耳鸣一般是肾气不足(尤其是那种蝉鸣)和胆经堵塞,再追究下去,就是男女欲望过多导致肾气虚弱,精神压力大使人变得优柔寡断,加上高蛋白吃多了,弄堵了胆经。

耳鸣不可怕,坚持做强肾、通胆经的功课就好。具体请参阅我前面的文章,差不多都谈到了。

兰州耳鸣:先生,有没有专门针对耳鸣耳聋方面的方法练习,耳鸣困扰本人20多年了,也希望能被先生"实验"一次,有点贪心,阿弥陀佛。

以前吃中药的大夫也针灸过,但没效果,现在是24小时耳鸣不停,左耳有些听力,右耳基本听不见;耳鸣的变化比天气预报预报的天气还要准确。现在唯有念经和练习先生的方法了。阿弥陀佛!

胡涂医:您在兰州吧?可以去找找百岁老中医李少波老教授,若不便找到他,就找他的女儿李天晓女士。

星火:胡涂医,我请问一下,脑鸣与耳鸣是不是一回事,如果不是一回事的话,可不可以练习"心肾相交法",谢谢。

胡涂医:脑鸣和耳鸣应是一回事,只是您主观感觉的位置不同而已。

长风一啸:依先生之"中医本质探微"系列文章的启发,回想去年秋初,

31

因急于康复加紧锻炼，游泳、骑山地车等，入秋时左耳疼痛，随后左脑侧疼痛，入院治疗诊断为中耳炎打针治疗，而且连续三天，每天下午4时到9时发高烧至40度，因有脑溢血后遗症，后来怀疑大脑存在问题。CT、磁共振检查未见异常，当时我不太相信，因为我的耳朵不出水啊，至十余天，症状未能缓解，我要求出院，遂找中医诊断看，认为是火气太大显在耳部，吃三服中药见轻，再三服症状缓解。花七千多的治疗费没有弄明白病因，六服中药一百多元就解决了。对西医心存怀疑越来越深。只是不明白，为什么上火会显现在耳部，往常上火，我总是嗓子疼，请先生指点迷津。

胡涂医：您这多半是少阳症，医生给您开的药是不是有很多柴胡、黄芩？

您的问题应该是肝胆气郁不开，您看看肝胆的经络图就会明白为啥会在耳部显现。

futianru123：胡涂医，您好！我想问下，我睡觉入睡也快，但是就是打呼噜，我知道这是身体病态的表现，能改善吗？打呼噜到底是什么出了毛病？希望您能解答！

胡涂医：打呼噜也不见得都是坏事呢！医家、丹家用功到一定时候有专门的打呼噜训练方法，有时极度疲劳，几声呼噜一打就恢复体力。不过如果不是练功的人，打呼噜就不是好事。改善的唯一方法，恐怕是调息练呼吸了。呼吸调到细、柔、慢、匀、长，呼噜就销声匿迹了。

新浪网友：有缘看了先生的博客，我和老公就成了先生的"粉丝"，受益良多。谢谢先生！最近不知道哪里出了问题，早晨起床后总爱流鼻血，盼先生回复！

胡涂医：您似乎还有口干、头疼吧？多半是风热犯肺，经络受损。还有，不要打老师的坏主意！

关于妇科疾病、怀孕

hoverinsky:紧急求助胡涂医！胡涂医您好！我母乳喂养第29天不小心得了乳腺炎，右侧乳房下半部红肿疼痛，发烧39.2℃，当天外敷"如意金黄散"；第30天早上起发烧降至38.2℃，依然红肿、按压时疼痛，继续外敷"如意金黄散"，间杂热敷、按摩，晚上吃了3克鹿角粉，两碗黄花菜汤；第31天早6点（也就是现在）体温降至36.7℃，但依然红、按压时痛。一直没有明显感觉到有硬结或肿块。期间一直继续母乳喂养。

我看资料上说急性乳腺炎不快点治好的话，4—5天会引起化脓，然后需要手术。我在美国，这边的医生治这个的办法就是吃抗生素。我比较抗拒抗生素，更不想小宝宝这么早就接触抗生素（我还想坚持母乳喂养下去）。请问您可以用古传中医的办法来帮助我吗？非常感谢您！祝您吉祥如意、喜乐常在！

胡涂医：建议您赶紧治疗，先把炎症消了再说。同时注意休息，暂停右侧乳房哺乳。

另，您家附近是不是能够找到新鲜的蒲公英？若能找到，就出去摘36片蒲公英叶子，清洗干净后加入适量白米醋（或者茅台酒）捣烂外敷。这个功效不亚于抗生素。祝好！

hoverinsky:这就去找蒲公英！开花与否不要紧吧？家里正好有10多年没开过瓶的茅台。另外，台湾工研的糯米醋或者75.5度的Rum酒可以吗？我之前看书上说没化脓时可以继续喂宝宝，而且要尽量让宝宝多吸，所以前两天还尽量让宝宝吸右侧，现在开始右边就用吸奶器泵出来扔掉。

胡涂医：用其嫩叶即可，我住的地方很少有亚洲青菜，我一般是拿来当青菜吃。

hoverinsky:昨天白天敷了一次，晚上11点多敷了一次，半夜4点半又敷了一次。至今，按压时的疼痛感还在，但是感觉有所好转，没再发烧，关键是心里笃定了许多。

另外,胡涂医先生,我还想请教您一下,下面哪样我应该继续下去:1.排空奶;2.热敷;3.按摩;4.吃鹿角粉(一天3—5克);5.吃黄花菜汤。

衷心感谢胡涂医和蒲公英花魂的慈悲加持! 南无阿弥陀佛!

胡涂医:您就近请教自己的医生吧。我不太建议用鹿角粉。

五角星:先生如此忙碌,本不该打扰,可被疼痛折磨数日,还是忍不住向先生诉苦。症状:每月经期都会头痛难忍(右侧较为厉害,包括前额),短则一两天,长则三四天,有试用过头痛散止痛,当次有效,但几乎每次还是会让我难受一番。另:前两天晚间左小腿又开始抽筋,已经很久没试了,不知是不是因为空调的原因。比所有人怕冷,同事一出去,就马上关掉空调,跟这个现代社会格格不入。

胡涂医:阿弥陀佛。多拍打全身(震痛任脉、冲脉、带脉、肝经)。

五角星:先生,我需要敲打带脉吗?

胡涂医:您可以敲敲。谁都可以敲敲的。

五角星:反馈一下,经过两月实修,经期头痛等诸多症状已基本消失,办公室也不再像"冰窖",更能随遇而安,我相信,只要坚持先生的任何一个方法,身体都会得到改善,向健康迈进。

胡涂医:谢谢分享!

ay-yang:三年前流产后发现卵巢囊肿,在国内做的手术,现在澳洲居住。术后恢复一直不好,到现在肚子也总是鼓的,手术部位还很敏感,怕冷怕风。很想恢复到正常,然后要小孩(快40岁了)。不知先生是否可以点拨一二? 万分感谢!

胡涂医:您可能得多做运动,比如游泳或慢跑,此外,有空常用右手掌从胸口推摩到腹部,每次推,最少49次。

小苏州:先生好,我右侧卵巢囊肿,刚做完手术两个月,也可以做运动,比如游泳或慢跑,此外有空常用右手掌从胸口推摩到腹部,每次推最少49次吗? 感恩!

胡涂医:是。

艾米:胡涂医你好! 我又来追问我的病了,实在不好意思。因为中午去了个社区卫生所,医生说我六脉都很实。给我开了药,说还可以调理我的囊肿,有效的话,再每次月经前吃 10 服,可以防止囊肿复发,我的药方如下:当归 10,柴胡 12,川芎 6,炒桃仁 10,红花 5,白芍 30,桔梗 10,麸炒枳实 6,牛膝 10,酒大黄 6,沙苑子 30,甘草 6。全是小袋子的粉末那种。

可是我正在打西医的调理月经的针,好像会停经半年。不知道是不是两个药相抵触了呢? 为什么痛经和便秘一起治呢?

胡涂医:从方子看,开药的大夫的思路是要"活血调经,补肝益肾,逐瘀通经"。但他似乎少开了"熟地"、"益母草"和"荆芥穗"等几味药。当然,作为桃红四物的加减方,少这几味药也说得通。

建议您用中医调理,或单用西药调理,不要一起来。

一期一会:没想到可以在这里找到病友呢,那啥,病友见病友,两眼泪汪汪啊。我也做过卵巢囊肿的手术,在 2007 年,手术后吃的是一种叫孕三烯酮胶囊的药,也是停经半年,说明书上还有一堆副作用,看起来好吓人。不过去年夏天复查,又有复发迹象,还是左右两侧的,医生都说得等囊肿长大了再做手术。当时那个伤心啊! 不过后来想通了,还是心态比较重要啊,也有缘得到了胡涂先生的"诊断"。从那时起就一直在做养肝法,虽然有些马马虎虎,先生勿骂。这个病有一个典型症状就是痛经,疼起来那叫一个要命啊! 不知道从什么时候起我这个症状基本消失了……现在主要是经期还比较长,偶尔有瘀血。虽然没去医院复查,但现在的状况已经让我很知足啦! 很少写这么长的留言,真的很感谢胡涂医分享的方法。

PS:手术后我也会有小腹胀气,有时候大便不净的感觉,有时候一天要上两三次厕所,果然还是手术伤了元气,身体虚弱的缘故吧。

另外,我这半年一直坚持在上午敲敲脾经,按三阴交,不知道这个穴位可否长期按呢? 请先生和各位赐教,如果可以,艾米也可以试试,这个病要从肝肾脾三方面调理呢。

胡涂医:可长期按。

小玄子:先生,这次是烦请先生遥诊一下,我嫂子和哥哥结婚 6 年一直未孕,这次嫂子好容易怀上了却是宫外孕,清明节当天做的手术,被切掉了半边输卵管。这样该如何调理呢? 是否有机会再次怀孕呢?

胡涂医:西医动不动就切人家的身体,真是阿弥陀佛!

半边输卵管切掉了还真不是好主意,就近找找高明的中医开些中药调调吧,应该还可以怀孕的,别担心!

新浪网友:先生好,前两天8个月的儿子咳嗽,从网上搜到您的博客,如获至宝,照您的清肺经手法已经治好了儿子的咳嗽,谢谢您。我很喜欢中医,希望多学点能把家人的身体弄明白、保护好。这两天儿子睡了我就在这块宝地学习(自己带孩子呢)。请教先生,小儿捏脊能天天进行吗?有的说冬天冬藏,尽量不要按摩,泄气呢。还有,呵呵,我是打算等国家政策允许了生二胎的,请教先生,孕育新生命前需要做哪些准备把身体调养到最佳,毕竟人的先天是父母给的,望赐教。

胡涂医:谢谢分享清肺经的效果!

捏脊能天天进行。

孕育新生命前最好寡欲、节怒、乐善、好施。

香香渔:请问先生,怀孕了这一系列的功法还有泡脚法都可以继续练吗?再问一句先生,过年前哥哥从新疆带了一张狐狸皮过来送我说是请朋友特别制作的,我放在家里还没拆包装,我对这些东西本来就不感兴趣,但哥哥一片好心我还是收下了,据说狐狸也是很有灵性的动物,这下我更不知怎么处理了,望先生能指点,感谢了!

胡涂医:怀孕了暂停吧,改念四书五经或佛经当胎教最好。

既然是哥哥的心意,就收下吧。阿弥陀佛。

以身证道:研习胡涂先生博客数日,受教非浅。我妻怀孕50日,现在妊娠反应很大,不知先生有什么可以调理之术没?或者用前面的哪些方法可以调理?主要反应是呕吐,乳房胀痛,有时小腹两侧有痛感等。先拜谢了!

胡涂医:您尝试连续7天念念《道德经》或《论语》、《金刚经》等给孩子做胎教试试?

清风醉:糊涂医好!我想问你个问题啊。我生完小孩半年了,为什么我的左脚后跟有点酸痛呢(是骨头酸痛,而不是肉痛)?就是被风吹到脚跟处就会很不舒服,尤其睡觉刚起床,或坐久了,起来的时间,脚会很酸痛,走一会儿又没事了。我现在每天晚上睡觉前用纯热水就泡脚,不过才泡几天。我想知道我的脚是什么问题呢?要注意点什么又或者要吃点什么东西呢?糊涂医谢谢你了……(右脚也有点,但不明显。自己觉得正常。)

胡涂医:您好!脚跟为肾的经脉所主,您生孩子时伤了点儿元气,产后天气寒凉没保护好,肾的元气不足又要从脚跟处往上抽调,这样脚跟就更加容易为寒气所侵。您是剖腹产吧? 感觉您似乎伤着任脉了。

要注意吃点什么? 什么东西便宜吃什么! 尽量避免寒凉的东西和反季节的蔬果。

要注意点什么? 注意保持开朗、开心,别老指责您先生。

既然您有热水泡脚的经验,下次泡的时候可用生姜、花椒、绿茶各适量放水里煎开,等水温差不多时拿来泡。

祝好!

新浪网友:请教先生,脚后跟痛是什么问题呢? 有什么方法治疗吗?谢谢先生!

胡涂医:多半是肾经不通。补补肾气吧。

医家有一个秘法,如果实在痛得厉害,可以找一个腌制过的白萝卜放炭炉里烤热后把后脚跟"踩"上这个热萝卜,忍着点,几次就好。

荷叶露珠:先生您好,我很爱感冒,从深秋开始一直到春天末。嘴唇就干燥爆皮。有时被我挣得出血,不知您有什么好方法吗? 我的脚后跟经常疼,看了您给网友的回复,也决定试一下,谢谢您。

先生,我练习"心肾相交法"快两个月了,有效果,明显的腰疼变轻。还有意守心窝。但是这几天,身上的许多旧病都出来了,好多地方疼。其中胃疼难受,一阵好,一阵疼。请问先生,这是正常反应吗? 还是旧病复发?

胡涂医:春天了,百草回芽的时节容易旧病重发,不要担心,加强用功锻炼,正气强时邪气就弱。多养养正气就好!

祝健康、吉祥、平安!

美丽心情:看了小丫和糊涂医的互动,我也终于鼓起勇气(写到此处,莫名哭泣两次),备孕,是困扰我多年的问题了。诚心附上我和老公的个人信息:

妻(本人):1979 年生,有主动堕胎、自然流产、空胚刮宫(最后一次2010 年阳历 6 月做的手术)的经历。阿弥陀佛! 每次怀孕都不到两个月的时间。最后一次手术到现在 1 年 8 个月了,仍然未怀孕。

夫:1975 年生,精子质量不太好。

希望先生有兴致时,有缘的话,能得到指点! 我们的问题(身体、精神上的)到底出在哪里?

胡涂医:问题多半在您身上,若要怀上小孩,先要好好忏悔之前堕胎、流产的事情! 祝吉祥!

林涧空地:惭愧至极! 同样的问题一直没勇气向先生提出。不管与先生有无这个机缘,我今天都要把自己的伤痛坦承出来,直面不堪与不幸! 我堕过胎,有过宫外孕,至今不孕。尝试过中药、点穴、试管婴儿技术,近两年学了重庆缙云山的桩功,身心已有明显好转。但随着年龄增长,我感到希望愈来愈渺茫……最近家人又介绍了广州一位"金针何",准备再做最后一次尝试。若有缘能得到先生的点拨,真是三生有幸! 大恩不言谢! 若无缘亦无憾了。

胡涂医:阿弥陀佛。您这种情况很难再怀孕,除非您将功补过,多做些功德。您不妨深入佛法了解一下。

祝早生贵子!

丰雪心:先生您好! 我去年1月份流产(怀孕4个多月),从去年5月份开始,小腹隔三差五的有时跳痛,有时隐痛,看过西医,也看过中医,中医大夫讲我肾虚,气血不活,喝中药调理半年多,也没见好转。看到先生博文中的养生健体的方法,颤抖法、冬虫夏草法、心肾相交法、养气法、晃海法、养肝护胆法、泡脚法,依教奉行,感觉身体有明显改善,左手及脊柱左侧有气感(窸窣窣的)。我和我爱人年龄都有点大了,父母也有点着急,希望能尽快调理好身体,准备怀孕。像我这样,少腹时不时地痛一下,也不知是什么原因,什么方法针对性强些呢? 望先生指点一下。多谢了!

胡涂医:您干脆念"观音菩萨"圣号吧。

小儿问诊、老人问诊

翠竹:多对小孩子赞美,先生说得太好了。前段时间儿子睡不醒,最近又睡不着,总是头疼头晕的,因为医院检查没问题,说生长快、学习紧张造成的。所以我给他食疗、按摩加上教他练您说的治失眠法。可是他总是不配合，很反感，于是我常发脾气。也许机缘不到，他该受点苦，我该费心吧。"赏而勿罚"，学着多赞美、鼓励他吧，最起码我们心情都好些。

胡涂医：小孩是要多给鼓励赞美的。

心如止水：尊敬的翠竹网友，不知你的孩子多大？先生供养的呼气时意念集中在胃部以及睡仙大法对治失眠很有效，孩子如果自己做不来，指顶腋窝也是一个很好的办法，陪孩子一起睡，用你的大拇指顶住孩子的腋窝，意念集中在此处，孩子很快就能入睡，我是屡试不爽啊。按摩的话，如果孩子不配合，可以等孩子入睡后操作。这些都是经验之谈。希望对你的孩子有用，家长对孩子耐心耐心再耐心，孩子会给你一个意想不到的回报的，要在你"崩溃"前他先"崩溃"。呵呵！

胡涂医：这个指顶腋窝的方法是谁教的呀？

心如止水：翠竹网友啊，我对不住你呀，希望其他人也不要上我的当了。那个"指顶腋窝"，你就不要用了，我有缘得到先生的指点："……顶住腋窝的确容易让孩子睡着，可是却容易伤到心、肝、胆。内家拳里有专门打这个部位的……"原来我在无意中已经伤到了孩子的心、肝、胆。我已经用了很长时间了，惶恐啊……真是无知啊无知……我真是个罪人，严重忏悔中……看来一个小小的动作也要得到明师的指点方才能使用。谢谢先生的用心了，谢谢！

胡涂医："宝塔毕竟化为尘，一念净心成正觉。"

苏苏：先生，您好，"指顶腋窝"对身体有伤害，是否身体其他重要穴位，也不可以随意地按压呢？我最近在按周尔晋老先生推荐的指压肚脐和按摩百会穴，不知道对身体有无害处？

胡涂医：那要看按压的力度了，没有内力，一般按不伤的，别担心。

周老先生有推荐指压百会穴？百会穴是不能轻易按的……

苏苏：感谢先生的回复，能得到先生的回复，真是荣幸之至啊。周尔晋老先生把百会穴作为日常保险按摩穴位之一，治疗阳气不足，及头部诸症。不过，现在可不敢随便按摩了。

胡涂医：医家教徒弟，有三个穴位是明师们千叮万嘱不能轻易碰病人的，其中一个就是百会穴——当然，没有内证功夫的人不懂个中奥妙，没有内力的人按按百会也无大碍。

爱宝宝:先生好！孩子昨天出去玩时身上出了很多大疙瘩,很痒,可能是风疙瘩吧,麻烦先生出出主意吧。

胡涂医:找些鱼腥草煲水给孩子喝喝。

爱宝宝:还有一件事情麻烦先生。今天和老师交流才知道儿子在学校中午都是躺几个小时不睡觉的,感觉孩子晚上睡得也很不踏实,时而会磨牙,有时感觉睡觉动动他后会打哈欠,就好像没有完全睡着一样。麻烦先生了,谢谢!

胡涂医:他一天总共睡眠时间有几个小时?

爱宝宝:谢谢先生回复!他一般是晚上10点来钟睡觉,早上7点左右起床。就是以前我给他吃过附子理中丸的药后孩子入睡很困难的,现在比以前还是好了一点。这几天孩子拉肚子,也没有腹痛等情况,我就糊里糊涂的,也没有怎么管他,希望是把肚子里的病拉出来吧。

胡涂医:附子是走而不守的药,服用多了,自然气不归元,怎能睡得安稳!

多给孩子补补气,捏捏脊,真气足了就好。

爱宝宝:先生辛苦了,万分感谢!我一定好好用心学习,多读经典,修炼心性,把孩子身体调养得棒棒的,也希望有一天能有缘得见先生,阿弥陀佛,再次真心地感谢先生!

胡涂医:阿弥陀佛。还有,如果夫妻关系不好,对小孩子成长也非好事。

爱宝宝:先生好!孩子这一段经常说肚子疼,说是肚脐眼和肚脐周围都疼,这几天有些流鼻涕,可能是感冒了。前一时拉肚子,不过没说过肚子疼,我想孩子如果是自然排毒也好,所以也没怎么管。想请教先生可用补气法治肚子疼吗?

胡涂医:可以给孩子艾灸一下足三里,别乱服药,补气可以。

mango:博主您好!虽然我知道我要的答案都在您的文章里,可我还是忍不住要请您给我一些建议,是这样的,我的女儿今年8岁,她一直都在身上挠啊挠的,都挠破了,主要是腹股沟处,两侧髂脊和后腰处,都有色素沉着了,全身皮肤很粗,不像小孩子的皮肤,我给她搽一些尿素软膏时会好一

些。还有她的睡眠好像没有深睡眠,夜里会翻来覆去的,还蹬被子,早上起来还是很累的样子。最近从立春以来也一直断断续续地咳嗽,也吃了不少中药了,可是还这样。我真的很急,请您一定理解我!怎样才能让她好好睡一觉,身上不那么痒了?看在孩子的面上,您给我指一条路吧!谢谢您。

胡涂医:您可以试试找些葛根的"根"部(从泥土里挖出来的那部分)洗干净,放水里煲开后,等温度适合时给孩子擦洗全身,坚持7天看看效果如何。

中轴线:胡涂医你好,我女儿到今天刚好是两周岁,2月27日凌晨无故发烧39.5℃,第一次服用美赞臣的退烧药水,两小时后烧退,出现皮疹伴瘙痒,给予扑尔敏片半粒服用,效果不理想,皮疹增多,胃口不佳。28号凌晨皮疹继续增多,瘙痒难受,验了血常规和C反应蛋白,白细胞稍增多,血沉正常,C反应蛋白正常,建议转皮肤科,初诊急性荨麻疹,给予甲强龙静滴,酮替芬;氯雷他定糖浆。皮疹稍隐退,但精神不好。29日晚再次烧39.7℃,急诊儿科,考虑川崎病待查,给予退热栓、甲强龙、头孢呋辛、VB6、VC、利巴韦林,烧退,皮疹稍退,瘙痒稍轻。3月1日复诊高度怀疑川崎病,复查血常规提示白细胞比原先增高,C反应蛋白明显增高,给予更改头孢曲松(罗氏芬),余同上继续滴注。皮疹仍无消退,手脚仍感瘙痒,口唇干裂,口咽部很红,精神差。不知是否有缘得胡涂医诊断一下,万分期盼先生能从中医角度对病因和治疗方法给予一些意见。

胡涂医:无缘!

西医的诊断已经如此清楚,不需要找我再诊断。

若从中医的角度看,孩子的问题就是因为你们做家长的太把她当宝贝,动不动就往医院送,服了那么多西药,就算成年人也给吃坏了!

建议:1. 以后别如此折磨孩子。2. 把前面养生系列的文章都认真读几遍。

可乐蛋炒饭:先生您好,看了您的文章,觉得您写的特别好,很想得到您的帮助。我女儿3岁了,今年因为出汗5月份到7月吃了两个多月的中药,身体症状一点也没减轻还加重了,让我做妈妈的好是心疼,可是现如今又找不到好的中医,实在是没辙了啊,我把情况写下来您帮我看看好吗?非常感谢您啊!

孩子今年初因为久咳成肺炎在医院吊水好了之后，因为我的无知，为了预防复发，在医院开了几大盒咳嗽贴（一种有中药能自己发热的贴，贴身柱穴和膻中穴）又贴了半个月，之后就开始中午睡午觉出汗，但夜里睡觉并不出汗。后来找了一个医生看了半个月，无效，甚至加重了。又换了个医生吃了两个多月的药，还是加重了，变成白天出，夜里睡觉也出，而且出汗时孩子喊好难受，说后背像针扎一样，我觉得主要是以身柱穴那里最难受。后来实在没办法，停了药，反倒好一些了，出汗时说没那么难受了，但还是时好时坏。她现在舌头严重时暗红无苔，大便干，小便却清，尿也不频，口渴，胃口大，我平时给她按摩，吃些沙参玉竹水，或者麦冬百合水，还有小儿清火的每伴之类的，还用肉桂吴茱萸粉贴涌泉穴，时好时坏，也不知是我按摩得有问题还是疗不对，因为孩子还伴有身体发育迟缓，囟门未闭的情况，所以第二个医生说我孩子是先天肾阴虚，适合吃六味地黄丸，我自己看了好些资料，给孩子吃了两顿知柏地黄丸，结果症状又加重了，我改成六味地黄丸吃了两顿，还是没减轻，我也不敢再给孩子吃了。后面该怎么办，我也不知道了，寻来寻去，寻不到明医，可怜孩子这么小这么天真无辜却要受病痛的折磨，做妈妈的一点也帮不到她，真的是心如刀绞啊，求您能给我指点一下吗？如果信息太少的话，我可以再写得详细些给您，先在这里谢谢您啊——一个无助的妈妈

胡涂医：那么小的孩子，别折腾她了吧！没事儿的，"贱"点儿养就好，别听庸医们瞎说！

zsmzxzkl：我想请教您，我儿子5岁半，身高体重都低，总是脾胃虚弱，这半年一直在看中医，看后虽没有明显改变，但看到了效果。今天去看医生，说是胃寒，脾胃不好，说扎四缝要扎10次，我一听就有点害怕了，我知道可以扎3次左右，10次有点悬吧。请您帮忙分析一下，是否需要扎四缝，应该扎几次。多谢您。

胡涂医：您可能遇到了一个庸医，扎四缝穴效果最好的是真正得了疳积的孩子，脾胃虚寒扎四缝干啥？少给他吃太多肉，多吃粗菜淡饭，长大了就好。

xrzhuang：请教先生，我妹妹才一岁多，但是脾气很大很暴躁，耐心不够。前几周还上火流鼻血，嘴巴里有异味。喜欢吃肉不喜欢吃菜（阿弥陀

佛),而且饭量有点吓人,今天刚吃了 10 个饺子!不知道怎样让她少吃点肉……

胡涂医:这是肉和食过多,脾胃运化欠佳,多让她"运动"——让她"累"些,每天下午 5 点给她洗澡,试段时间看看。

我兴飞翔:求助,胡先生好,我家刚出生的宝宝,经常胀肚子(三天两头就胀),去医院看了,由于没满 6 个月又不敢用药,每天看到宝宝那个痛苦的表情,心里非常难受,请问先生这样的情况有没有什么办法帮助宝宝缓解和治疗下呢?

胡涂医:找个中医看看吧。这个问题不大。您可以尝试搓热双手给他轻抚肚子看看能否缓解。

新浪网友:请问博主,孩子的肠胃不好,有什么好方法调理?

胡涂医:您好!脾胃乃后天之本,肾为先天之本。一般中医认为这是孩子先天不足导致的。可以多帮孩子抚摸小腹和命门(肚脐眼正对着的腰部)。

敦敏:胡先生,我的小孩 3 岁了,消化不好,吃什么拉出来就是什么。我也晚上尝试用一些按摩的手法按摩,但是效果不佳。可能消化吸收不好,个子偏矮。请先生指点一下,谢谢!

胡涂医:这是典型的命门火衰,脾胃虚弱,不能熏蒸五谷之症。您帮他捏捏脊柱,经常搓热双手给他捂在命门(肚脐正对的后背)、两肾。若有可能,把土豆磨成泥煮给他吃。祝好。

敦敏:晚上就做,勤而行之!可是,先生,有个疑问,土豆磨成泥煮给他吃,这个是先把生土豆打磨成泥,然后再煮吗?如果是,这个怎么煮,加水还是隔水,还是炒?要不要放盐?啰嗦了,望先生见谅!

胡涂医:这儿有厨师吗?有的话教教大家。

若没有就用糊涂方法:将土豆削皮切块,水煮。煮好用漏勺捞出,浸冷水,凉透了搅成泥。要吃的时候就热来吃,可以加不同的口味。

悠然渡舟:一直关注博主的文章,博主劳动节辛苦了,无量寿福!希望博主能指导小女严重流口水的疾患。小女 2009 年出生,出生后吸奶能力差,引发肺炎,被西医折腾了数月。之后身体虽渐渐恢复,但口水非常多,一年以来不见改善。另小女两颊偏红,嗓子容易呼噜。望博主指导。

胡涂医:您好!不必紧张,长大就不流了。

若勉强要说她的身体情况,她似是脾胃虚寒,所以不能收摄津液,加上肺的金气力量不足,所以不够力量肃降肺金所生之水入肾。此外,她小肠有点积热,建议不要吃太多肉,平日的饮食要温热,忌寒凉,食物要细烂,这样才容易消化,不增加脾胃的负担。左耳似有堵塞(看看是否耳屎过多?),要多注意帮她清洁,以防止发炎。此外,您家里是否有人患有乙肝之类的病?多注意些。

zhanyu2008:先生好,我女儿今年12岁,每次吃完东西后总是叫肚子痛不舒服,可是到医院去检查又看不出问题。记得还是女儿五六岁时,一年的夏天她吃了好多冰棒突然叫肚子痛,我们马上带她去医院检查,当时也没查出什么问题,医生就给开了一些"四磨汤口服液",吃后肚子不痛了。可是自从那以后每次吃完东西后总是叫肚子痛不舒服,现在每天早晨起床也会肚子不舒服,不知道是什么原因,向先生请教,谢谢!祝先生好人一生平安!

胡涂医:这多半是让寒凉给伤了,以后任何冷的东西都别给她吃,任何庸医开的药都别给她服用,找有经验的老中医看看,开些暖胃补脾的草药调调吧。

浪漫:胡涂医你好,有缘看了你的文章后勤加练习,感觉好,就是有个问题想问问先生,我女儿10岁,特别怕热,喜欢吃凉的东西,吹空调,我都不知道怎么办,但又没法制止,感觉她身上寒又重,鼻子又老是不通,恳请先生指点,我该怎么办,阿弥陀佛。

胡涂医:小孩子多是纯阳体质,怕热不怕冷,但不应该老给孩子凉的东西吃,也应该少吹空调,"没法制止"是不对的,家长总该想想办法嘛。此外,可以让她喝一段时间淮山薏米粥。

上善若水:小女凌晨呕吐的时间一般在3—5点,往往是食物没有消化完,每次吐完接着睡,几分钟后好似"胃动力"攒够了又接着吐,一般折腾到早上7点以后太阳出来了就不吐了。最近两次是接近凌晨5点时间。我有胃寒的毛病,怀疑她遗传了我的体质,往往感同身受。昨天给她用艾条灸了一会儿,明显听到胃里的水声咕噜,吐完睡到9点多,起来喝点小米粥,因为不发烧给她加了一个鸡蛋,中午有胃口吃西红柿面,说没有力气,观察除了脸色黄其他表现正常，下午睡了4个小时，今天已经上幼儿园去了。

另有一参考信息，孩子催产顺产出生，第一天检查心脏有杂音，第二天又没有了，在幼儿园体检也是听到心脏有杂音，平时小手经常是凉的，唇色也不红，小脸黄白的，请先生指点，我该为她做些什么？怎么做？阿弥陀佛！深谢！

胡涂医：看来她是脾虚弱，肺亢奋，多给她喝喝山药薏米粥，把脾胃调好了就好办。

方圆：糊涂医，您好，小女今年3岁半，鼻梁有紫色的筋，手脚经常是冰凉的，大便虽然每天一次但是比较粗，每天早晨起来可以闻到嘴里有一股无法形容的气味，胆子小，比较爱生气，说话声音也很小，舌苔中间是白厚的苔，有时是黄厚的苔，腺样体肥大，扁桃体肥大，有好的调理方法吗？

胡涂医：令爱的问题多半是脾虚弱，肺亢奋，气血两虚。这要慢慢调。建议您就近找个好的老中医，弄些中草药制成膏调理一年半载看看。这个在老中医那里不是啥大毛病。祝好！

方圆：看到您的回复，心里激动不已，真的感谢您的回复。作为父母我们何尝不想找个好的中医，可是您口中的好的中医，作为普通工薪阶级我们所知道的只有中医院，也就是盲信中医院我女儿会越来越严重，恳请您能告知我们一些好的中医的寻找方法吗？阿弥陀佛，明知有点强人所难，为了女儿只要有一点希望也豁出去了，请您体谅一位母亲的心。在中医院的那些中医们，除了会开出西药外，就是开出一大堆的中药让我女儿当实验品，我真的怕了。

胡涂医：谢谢信任！的确，好的中医有时就像好的钻石，可遇不可求。如果当地看中医不行，那是否考虑找西医治疗呢？治病不要有中西医的"门户之见"，以免错过治疗的最佳时机。

您平时不妨多带孩子去运动，增强一下体质。自己先别慌，其实也不是什么不治之症，慢慢调理，长大了就好。

莲池顽童：先生好。我儿子最近半年经常咳嗽，每次都是没好利索又开始更严重的咳嗽，春节前看过中医，大夫说是阴阳俱虚，脾胃不好。吃她开的前几服药效果明显，再吃第二次开的药就没有太大效果。后来每天早晚给孩子吃些香砂六君丸和止咳糖浆，也没太大效果，到现在也没彻底好，平时偶尔咳嗽一两声。这孩子晚上睡觉晚(一般9点半到10点睡着),而且睡着后还不踏实,乱踢乱蹬。请问先生:目前这种情况怎么办比较好呢?要不要继续找那位中医大夫呢?感恩先生!

胡涂医:您小孩的确是脾虚弱,肺亢奋。找好的中医调理调理就好。可以继续找那位大夫看看。

莲池顽童:多谢先生。孩子这些病一定是由于我们俩身体不好引起的。请问先生:除了找中医调理外,还能给孩子吃香砂六君丸吗?给孩子捏脊、摩腹、教他念念0011999或药师咒,这些对孩子身体的恢复也有帮助吧?感恩先生。阿弥陀佛。

胡涂医:不建议多服这个药。香砂六君丸中的半夏,虽说制过,但恐怕现代工厂的制法不会真的按照古法来制,对容易患阴虚燥咳的小孩子并不适合。

善心一生:博主还记得我吗?上次问过,孩子咳嗽了2周不发烧,开了中药吃了没好。后来发烧了,到医院打了3天青霉素,仍不退烧,胸片检查,已经肺炎了。住院一周,检查结果是支原体肺炎。用了头孢后来改用阿奇霉素点滴5天,现在已经不发烧了,偶尔咳嗽一声。想问下康复以后,吃些什么可以增强抵抗力,预防复发。

胡涂医:吃些便宜的当季的蔬果,多给他清肺经,捏脊椎,少服西药,多半可以增强抵抗力。

林间空地:很幸运看到了先生的博文,准备学而时习之。尤其难得的是先生的菩萨心肠!在此我想冒昧地请教先生一事:我的小外甥1岁半时被诊断为婴儿痉挛症(小儿癫痫一种),现在西医治疗无非是吃些药,控制发作,据说很难彻底治愈,现在他的智力发育明显落后。还有让人伤心的是他的妈妈于同年10月因乳癌去世。先生能为这不幸的孩子给我们指点下什么吗?叩谢了!

胡涂医:阿弥陀佛!可怜的孩子!若有可能,帮他诵诵《地藏经》吧。

婴儿痉挛症,多数是古传中医说的"心肾不经",可能要慢慢调,如果他能平安无事活过5岁的话,慢慢可以调养好。大人们平时可多帮孩子揉按"灵道穴"(在掌横纹下面一寸半的地方可以摸到一根筋,灵道穴在这条筋的外侧,可以贴着这条筋向里面揉)和"少海穴"(在肘横纹边,小指内侧那条"线路"上）。这两个穴位可以舒心志、降心火、止抽搐。

祝好！阿弥陀佛。

1824337130：先生你好！请教一下，我女儿经常翻白眼，而且晚上睡觉有时抽搐，常有大腿抽筋、酸疼的症状。女儿今年 16 岁，她常常感觉没劲儿。请问先生，她这是不是癫痫，有什么好办法？盼复！

胡涂医：是癫痫，赶紧就医。

1824337130：先生你好！我请教一下，癫痫病是看中医好，还是看西医好？我在网上咨询过在线专家，对方说这种病不能去根，是这样吗？

胡涂医：中医对癫痫病的防治有悠久的历史。《黄帝内经》对其病因、病机，临床表现，治疗及预后各方面都有全面的论述。比如《黄帝内经·素问·大奇论》说："心脉满大，痫瘛筋挛，肝脉小急，癫瘛筋挛。"这说的就是癫痫病的病因病机。这个病，在遥远的古代已经不是没药可医，而是可以治疗的。当然，在现代社会要遇到好的中医，懂得正确辨证，而且不会为了奖金提成乱开抗癫痫药，癫痫病是可以治愈的，别担心！

所以建议：尽量找好的中医来看看，实在找不到，西医也行，别耽搁了。

shiluo7281：先生您好！小女 2003 年霜降出生。5 岁时曾有过一次高烧惊厥。3 年前确诊为失神癫痫，已服西药德巴金 3 年，2010 年 8 月份复检正常，上周复查打算减药或停药的，但显示异常。诚恳请教先生该病是否与季节有关，继续服用西药能否痊愈。虽然很惶恐，但可怜天下父母心，故恳请先生能否指示一下。感激涕零！南无阿弥陀佛！

胡涂医：与季节多少有点儿关系。我不太赞成长期服用西药，建议找找好的老中医调理。祝令爱早日康复！阿弥陀佛。

balake911：真是个勤快的博主，我没看过哪位博主会一一回复的。打扰博主了，我家宝宝 22 个月，可是身上脸上都长了很多癣，吃饭大便正常的，这该如何调理呢？期待博主回复。

胡涂医：多半不是癣，你们是不是老是去亲、蹭、摸宝宝的脸呢？少这些亲昵举动，少吃刺激性的东西，不用劣质油，过段时间看看。若不行，就找中医开些蝉衣、知母、苦参、胡麻等中草药调理一下，问题不大。

baobei20030926：先生好！小儿 2003 年生，瘦弱，从小指甲就很多白点，常年不断，近两年每入秋至春季嘴唇老裂，而且烂嘴角，看着心疼，不知可否请先生指点指点？先谢谢啦！

胡涂医：多半是怀他的时候没怀好。他明显是肝肾两虚，上中下焦全不清。你们可以多带他运动，晚上给他补气、捏脊，坚持半年看看再来问我。

拾贝：问先生好，小儿8个来月，正是爬的时候，都说多爬爬有好处，我是鼓励儿子多爬的，但家里是瓷砖地面，也不是地暖，他也不可能规规矩矩只在爬行毯上面爬，我趴在瓷砖上都感觉好凉啊，老人跟我说不能在瓷砖上爬，太凉了，凉到骨头，以后得关节炎，请问先生这说法有道理吗？儿子能在瓷砖地面爬吗？直接在户外的地上草坪上爬行可以吗？沾沾地气有好处吗？

胡涂医：有道理。尽量别让那么小的宝宝在瓷砖上爬。户外草坪，若不冰冷，倒是可以（如果草坪可以用来"爬"的话）。

越妈：请教先生，我儿子4岁，可能是受到我的影响，经常需要舒一口长长的气，这种情况是不是说明他很有压力？该怎么办呢？

胡涂医：不是。不须怎么办，您别再在小孩面前"舒一口长长的气"就好。

初一：请问先生，我女儿近7岁，似乎对节气交接比较敏感，比如小寒、春分夜里醒来说"堵"得难受（平常睡眠还好），白天就说小腿后面酸。我一般给她按摩一下就好了。但往往过几天她就会清嗓子，很频繁地清嗓子，要很多天才好，这是饮食不当引起的问题还是身体里气的问题？我平常给她摩腹补气和数脊椎，周六日上午都带她去户外玩，她每天跳绳一会儿，晚上9点前睡觉。我也在自我"修理"中。除此之外，这里的练习方法，有没有适合教她自己练的？谢谢。

胡涂医：小孩子在5岁以前，很多人的先天功能都还保留着，只是父母不懂，不少小女孩在7岁之前也还保留着这些能力。孩子对节气敏感也是好事，别去担心她。7岁的孩子，多些锻炼就好，不用特别训练啥方法。

初一：忘记说了，女儿在清嗓子的同时还会很烦躁，做事情很容易走神。看她一个小小人儿那么烦躁的样子，总是很想帮帮她（最早学习一些简单的"中医知识"就是因为孩子，后来对朋友的孩子、邻居的孩子都总是想"帮"……真希望小孩子们都能健健康康，开开心心）。授之以鱼不如授之以渔,要是有一些方法能让孩子们自己练练就好了,像我女儿这么大的、上了小学的,自己就比较懂事了。希望有缘得到先生的回复。谢谢。

胡涂医:孩子的烦躁都是跟大人学的,要先从改变自己开始。

心如止水:孩子日常保健是不是还有什么好的秘法呢?呵呵,请原谅我的贪心哈,孩子小,感觉心法做不大来,多谢先生!

胡涂医:好的秘法有啊,最好的秘法就是家庭和睦,对孩子"赏而勿罚",把孩子"贱"点儿养。

边城散月:小儿出生后就因黄疸住院一月余,自幼体弱多病,各种各样的病,4岁以前基本每月都至少跑一次医院,现在5岁了,严重偏食,胃口也差,长得又瘦又小,为此当妈的我可没少操心,但愿有缘得到您在百忙中的指点,谢谢!

胡涂医:小孩子多锻炼,多晒太阳,多吃大米饭,多吃青菜,睡够觉就好。

jiangwayway:请教先生,小儿3岁,最近鼻塞得厉害,打呼噜特别响,到医院检查,拍了X片,说是鼻上腺肿大,需要动手术,请问先生有什么好办法吗?不到万不得已,我们不想让孩子动手术。谢谢先生的慈悲之心。

胡涂医:找个老中医针灸针灸,尽量别做手术。祝好!

一清:请问先生,刚出生的孩子在头顶漩涡右边3厘米处有一个像和尚戒疤大小的红痣,很圆很红润。此痣从健康角度来说应该没问题吧?

谢谢先生!

胡涂医:如果是胎记,应该没问题啊。

水中莲:请教博主,孩子脸上痣该不该去掉?

胡涂医:孩子脸上的痣该不该去掉,我没有答案。建议就近咨询当地医生。古传中医确有去除斑、痣的方法,因其为秘传内容,我不敢擅自在网上公开出来,不是怕被人学去,而是因为里面有些弄法不好掌握,怕适得其反——目前西医有激光去痣,我不懂这个技术,但按常理,还是小心为上,据说如果痣有癌变可能的话,激光去除反而容易促使其扩散。事实上,自己锻炼,让真气在相应部位运行加快,是可以慢慢把痣"气化还原"的。祝好!

K线美如画:胡涂医先生,您好!我女儿8个月14天,在她右腋下三寸左右的皮肤上有一块红色的血管瘤,略高于表皮,有她半个手大小的面积,而且比刚出生的时候长大了一些。看了西医说是要用激光治疗,但很痛。请问一下先生,中医应该有更好的办法治疗这个病吧?我主要是担心激光会对小孩有不好的影响,先谢谢先生!

胡涂医:如果遇到明白人,可以很快弄掉它,但是这种缘分可遇不可求。还请尊重当地医生的意见——当然,如果可以暂不激光就别激光!

落花成泥:宝宝1岁10个多月,隐匿性阴茎,真是不好意思。医生说3岁做手术,我真不想让做手术,要全麻。一直在找非手术方法,未果。恳请糊涂医指点一下。

胡涂医:这个还是得手术治疗。放在神医华佗那里多半也是要做这个手术的。别拖延时间。

飞龙在天:小儿胃部发热已久(自去年8月开始,刚开始时是肚脐眼下部,后有时是胃部,有时是两处一起发热甚至发烫)。拜读先生文章后,自己也用过剑指、捏脊等方法,但收效不大。看过中医说是气阴两虚,要吃很长时间的中药。因为对现在的中医不是太相信所以就没接着看。请先生指点一二,让我有个努力的方向好吗?现小儿也在练习金刚印,补气法(但因学习紧张,断断续续,罪过呀)。还有什么方法,先生能帮忙看看吗?知道先生结缘期满,所以只是希望先生能略说一下,行吗?谢谢先生了!感恩!谢谢!谢谢!

胡涂医:最好能就近找明白中医给捋捋气,很好"治"的。

若找不到就到大点儿的医院去看看吧。祝好!

飞龙在天:谢谢先生的回复!我们是去大的中医院看的,说得吃三个月的中药。能不能每天睡前捏脊呢?只要正气养好了,邪气不就慢慢消了吗?我是这样想的,不知对不对。还有父母体弱,经常感冒,能否也经常捏脊?发烧能捏脊吗?养气法和金刚印小儿还需要练吗?是不是有点"贪多"了呢?这个不算什么病,没什么问题吧?心静不了,心急啊!请先生谅解。

胡涂医:1. 可以每天睡前捏脊。

2. 正气足,邪气就不来。

3. 父母还是让他们泡脚吧。

4. 发烧请参考我前面的文章。

5. 要不要练看自己。

gao9p：年老气不足时，经脉拍打可否做？

胡涂医：适可而止。人的总体气血就那么多，别太折腾。年老气不足，应该以养气为主。

揽雀尾：我妈妈更年期，请问先生怎么能缓解一下呢？

胡涂医：我无法缓解女同胞们的"更年期"，人体与大自然的规律，没人能缓解的。

浪漫：胡涂医您好，麻烦可否给我姨妈看看，1962年生，现有症状：左手无名指、小指发麻，后脑有两根血管粘连，白细胞减少，耳鸣，头经常不由自主晃动，要用什么方法调理，阿弥陀佛，不胜感激。

胡涂医：不需看，她的症状您都描述了。建议就近找医生，别拖延错过医疗良机。

自己调理可以做做颤抖功、泡脚法。

盖浇粥：胡先生您好，我妈2004年秋天因为劳累过度诱发轻微脑出血，康复后一直吃降压药至今，而且左半边身子怕凉，很容易累。这两年门牙开始松动了，您说是不是吃药伤肾了？前年冬天地滑，下台阶单膝跪地摔了，拍片说积水了，抽出后还会长，现在膝关节都变形了，还有治吗？想请教我妈的身体如何调理？谢谢。

胡涂医：还有治。

您把前面养生系列的文章都好好看看，找些方法好吗？

布达李：先生，您好，今天是否有好心情帮忙看下？我婆婆1960年出生，去年以来左手老是感觉麻痹，尤其是大拇指，碰冷水会更麻；心律不齐，而且会耳鸣，问这边中医说是上火引起的。请问是什么原因，有何方法好调理？

胡涂医：这不用看，是肾气严重不足，心肾不交。让老人家泡脚，练心肾相交就有望改善。

烛影摇红：胡涂医您好，我母亲今年81岁，2月底因黄疸去医院查出胆囊癌伴肝浸润，可能只能活半年，医生不建议手术。3月1日放置了胆管支架，现黄疸有所好转，今天复查AFP又上升了100多微克。去南京军区总

51

院和中医院看过，都说没什么好办法，开了中药服用(只是两地的中医用药差别很大)。我们兄妹尽力服侍，每天都母亲按摩太冲、阳陵泉等穴。最近有幸看到您的博客，赶紧将保护肝胆的方法教与母亲日日练习。从得知母亲患病之日起，我没睡过一夜好觉，感觉甚是绝望无助。知道您是大慈大悲之人，希望能得到您的帮助，不胜感激。

胡涂医：我谈不上大慈大悲。81岁的老人了，少点上医院折腾吧，能不能让她泡泡脚呢？请参阅前面的相关文章尤其是《冬季养生，无扰乎阳》。

still.cl：先生您好，关注您的博客很久了，先生可否在百忙之中为我姥姥和父亲看看病，在下感激不尽！我姥姥今年70多岁了，患有严重的失眠症，我姥姥现在牙都掉光了，头发花白，牙齿是肾之余，我推测可能是由于肾功能衰弱导致心肾不交，所以失眠，请教先生有什么办法能治疗我姥姥的失眠呢？

我父亲今年52岁，有过肾结石，40多岁时患上了过敏性鼻炎，每年5月份到6月份发作，10月份左右又发作，症状是打喷嚏、流鼻涕，眼角发痒，十分严重，吃过所有抗过敏的药都不好使，也喝过玉屏风散冲剂，但也不起作用，每次看父亲被此病折磨心里十分难受，希望先生慈悲，指点怎样能治愈此病！南无阿弥陀佛！

胡涂医：1. 就教老人家练练心肾相交法试试看。

2. 过敏性鼻炎很好治的，找个中医针灸针灸，开点药什么就好。

豆子：冒昧请问胡先生，网上传的偏方可信吗？父亲常年下地劳作，静脉曲张很严重，在网上看到一个偏方，旧麻袋一两，黑芝麻半两，熬水。恳请胡先生指点一二，谢谢！

胡涂医：有些偏方可信，有些偏方不可信。

治疗静脉曲张，旧麻袋黑芝麻啥的恐怕不灵光。要从调脾胃开始，不如让老人家每天泡脚，练习颤抖功什么的吧。

祝好！

以身证道：请教胡涂医一个问题，是不是心脏不好，会造成手不由自主地抖动？记得先生遥诊一位网友的母亲，提到心脏不好，并且右手会不由自主地抖动。我的母亲也是这种情况。出现这种情况是不是因为"心藏神"的原因？那帕金森症患者是不是也是因为心脏有问题才会那样？请胡涂医不吝赐教。

胡涂医：手抖动，多半是头部经络堵塞气血不通导致的。不过，您母亲心脏的确不太好，似有冠心病之类的毛病。

中医没有帕金森症这个词！如果从西医的定义来看，属于中医讲的"肝风"、"震掉"、"痉病"等疾病范畴，其病因病机多是肝肾不足，风、火、痰、瘀所犯。其病机乃筋脉失养，风气内动所致。因此要以滋补肝肾、镇肝息风、滋阴降火、养血活络、清热化痰、活血化瘀等落手。

苏苏：我母亲体弱多病，常感觉体内有股气，气在头时，头晕，在胸时，胸闷，在胃时，胃痛。她年轻时，受过很多冤枉气，是不是这股气没有消散掉，在体内作怪的缘故？近年来，一直发湿症，背部、腹部尤其多，一直靠涂西药，但是没什么效果。

另外，有一个问题比较冒昧，我母亲信佛，念经，但是，出现过被附体现象，我看到过一次，很痛苦，她整个人好像被控制住了，请问先生，会出现这种现象是因为身体阳气不足吗？多晒太阳有用否？请先生帮助下我母亲，万分感谢您。

胡涂医：邪气强，正气弱之故。

肯定是阳气不足的。晒太阳有用。

古传中医有"千里治邪"的方法，可惜我当时不肯学……

苏苏：感谢先生答复，求医治病真的讲究缘分呢，看来我母亲还没具备这个缘，也许是平常种的善因还不够，还需继续积累。先让母亲多晒太阳。这次回家，看到母亲的湿疹又加重了，靠打针压制，但是停针的话又会发作，涂的都是激素药膏，对身体伤害太大了。请问先生，古传中医中有没有什么汤药可以洗洗的，先解决下燃眉之急？

胡涂医：1. 您母亲在哪个地方呢？我刚好有一位老师最近从山里出来，他治疗附体蛮厉害的，如果碰巧在同一个地方，我来请老师给您母亲看看。

2. 您母亲的主要问题是后天太虚弱，脾胃不和，影响水谷精微运化，您可以教她每天用右手掌心从心窝处沿着任脉推到小腹处108下。此外，饮食方面一定要注意慎味，以清淡为主。此外，既然她拜佛，那就让她找《梁皇宝忏》来拜吧。

祝好!

法喜:先生慈悲,感恩不尽!我度过了数十载病痛缠身的心路,7月27日幸遇先生博客,方知何谓真传一句话,信心倍增。我偕老伴依先生教诲,练功至今逾百日。对于每种功法,老伴首次练习即显奇效。我也日日长进,感觉病灶松动,感谢先生!

我们感到养肺气功非常有益,所以虽然秋季过后继续每天早上练30分钟,我老伴还"自创"了练30分后继续站30分钟,享受真气在五脏六腑流淌,有时感到整个身体都没有了。虽然立冬了,我们晚上也还在练"抓手抓足"养肺气功。这样行吗?

胡涂医:圣人说"上士闻道,勤而行之",您两位真是"上士",让人钦佩!养肺气可以继续练。

冬天到了,要注意不伤真阳,多养气。

法喜:从2010年7月至今,先生慈悲供养的秘法成了我和老伴每日必修的功课。第一次练习护肝胆妙法,老伴多年沉疴顿时消失,第二次做虽复现不适(气冲旧灶),第三次做即痊愈。这是多年求助于"正宗"的西医和最"先进"的医疗仪器都未能解决的。感谢先生!

请问先生:1. 每次做心肾相交,刚进入"接近胜利"阶段,5分钟时限到了,真想"宜将剩勇追穷寇"。能不能反复多次做?比如每次做5分钟,中间只休息2分钟?

2. 做"呼吸导引术"时,感到双手抚肚脐时,也在协助"追穷寇",双手能一直放在肚子上而没有时间限制吗?

胡涂医:1. 千万不可多做!

2. 这个没有时间限制。

关于肛瘘、皮肤病、痘痕、湿疹

那份希望：糊涂医先生，一直追随你的文章，每次看完总是意犹未尽，因为自己也是有病痛的，马上第二次开刀了，高位复杂肛瘘，得这个毛病不是大事，但是很痛苦。希望给指点一二。不胜感谢。

胡涂医：作为辅助治疗方法，您可以做这个练习：吸气时，有意识地提肛缩肾，意念想着把肛门和肾脏"提"到肚脐里，呼气的时候自由落体。如此一吸一呼算1次。每次练习，不要超过24次。一天可以练习多次。站、坐、卧均可。

祝好！

丰雪心：先生您好！这个辅助治疗方法，能否用于混合痔、内痔脱垂呢？

胡涂医：能。

rui：请教先生：1. 孕6个月的孕妇可以这样练习吗？我孕前就有痔疮（每次大便时会掉出，方便完用完纸巾后需用水冲洗干净再塞回肛门内，自己摸到大概有2厘米那样直径大小，当然是不规则的。真不好意思，说得比较恶心！），怀孕后似乎更严重了，经常觉得痔疮有些痛。看到您赐的该方法，试练习，可是提肛时小腹也要用力收缩，考虑到在孕中，不敢大意，特上来请教先生。烦请先生指教！

2. 如果孕妇不可以练习该法，厚着脸皮请先生赐教孕妇可以练习以防治痔疮的方法，如果有的话。先谢谢先生了！阿弥陀佛。

胡涂医：没问题的。如果心理还是有障碍怕影响胎儿，那就只把意念做到就行，别用力。

不妨多念诵您所信仰的宗教的经典（不管是佛教还是道教还是基督教甚至共产主义理论）给胎儿听。

抉明：我从去年9月份开始，皮肤出现过敏症状，一旦挠抓，就出现大面积的水疱一样的突起。我原来练瑜伽、气功的，试图通过打坐减轻，但是总是反复。后来听来德的朋友说，好像都有这种症状，似乎是免疫系统紊乱的一种表现。我不太喜欢吃药，就这么忍着，痒了就放松。但是又怕，好像扁鹊见蔡桓公的时候，就是先是病在腠理，不治将恐深，现在可不就是病在腠理吗？我想问问，有什么对症的方法吗？

胡涂医：您的皮肤问题就是古传中医所说的"禀赋不耐"。一般有风热型、风寒型、胃肠湿热型等几种，但是说到底，还是气血不足。您可能所在的地方花粉过多，皮肤不耐受。建议就地采（用当地产的，别的地方不行）车前草烧水洗澡，平时多注意别熬夜，养好肺阴。

兵马俑：先生您好！本人男，35 岁，起荨麻疹近 4 月，恳请先生给些建议。谢谢先生！

胡涂医：这么长时间了？建议：赶紧上医院看医生去。

兵马俑：感谢先生回复！我去过几次医院，西医开的西替利嗪等，停药后还起，不治本。喝过几个方子中药，不见效，有的还加重。也不敢上医院了，自己按压耳穴，现在不太厉害，但局部晚上总起，早晨有时起。感觉劳累，睡眠不好时会厉害些。一直实践先生的心肾相交法、九九还阳术等，感觉很好。想请教先生，有什么方法可以解决荨麻疹吗？感恩先生！

胡涂医：《黄帝内经》上说："少阴有余，病皮痹隐疹"，《金匮要略》则说"邪气中经，则身痒而隐疹"。肺主气，外合皮毛，为水之上源，脾主肌肉，主运化水湿。建议就近找个老中医开点清肺健脾的药，实在不行，可以自己找中药店开个"麻黄连翘赤小豆汤"来服用。

祝好！

兵马俑：先生您好！十分感谢您的帮助！并向您汇报一下我按先生方法治荨麻疹情况，看了先生回复，我理解我是脾湿肺气弱，湿热（邪气）郁于表，先生开经方意在发汗祛湿治疗。买药费了点周折，让人感叹经方的没落！我买了五服，方子如下：麻黄 6 克，生姜 6 克，生梓白皮 15 克，连翘 6 克，炙甘草 6 克，大枣 30 克，赤小豆 30 克，杏仁 6 克。也不知道药量是否对，书上查的，找的医院中医科老中医于经方不熟。我是晚上服，发汗，吃了 9 天，服药中见轻，有时也起。吃完所有药后隔一两天左右会在手腕、肘、膝盖后等地方起一两个疙瘩，早晨居多，不严重也未吃药。一直践行先生所传方法，尤其是默念 0011999 有感觉后，不知不觉已有三四天不起了。

56

应该是好了吧。感恩先生！希望大家多践行先生所传秘法，以身证道，不负先生辛苦写博的慈悲用心！共勉，阿弥陀佛！再次感谢先生，祝先生一切顺利，安好！

胡涂医：啥？"先生开经方"？我不开经方的，事实上，我非常不认同今天的经方大师。

兵马俑：先生建议的"麻黄连翘赤小豆汤"出自《伤寒论·阳明病篇》，我理解是经方，才有"先生开经方"之言。吃药及践行先生方法后，身心改变很多！十分感激先生！知道先生博客中很少开方，先生的层次，"全凭心意用功夫"，而且授人以渔，而非授人以鱼。在道的层面，来教导大家学习古传中医。功莫大焉！现在世传中医疗效堪忧，一些名老中医都开大方（20—30味药），而疗效一般。能做到方简、药专、效宏的，真要看个人机缘，可遇而不可求了。过去经方有"一剂知，二剂已"的疗效，先生说"事实上，我非常不认同今天的经方"，个中原因、道理，能否教导我们一下？阿弥陀佛！谢谢先生！

胡涂医：我当时想说的是我非常不认同今天的经方（大）师。

一清：先生您好，我的白癜风渐渐重了，内心的痛苦似乎与抑郁症没什么区别了，巨大的压力真的让我快崩溃了！我要养家，但真的怕自己现在的危险心态。求先生指条明路！相信先生一定有办法！求先生教我一个自治的方法吧！救先生大慈大悲赐个医治法门！

胡涂医：阿弥陀佛。建议您找个清静的地方，好好静下心来，每天站桩4小时以上。把内气炼足，慢慢就好。

云中子：先生能不能讲讲牛皮癣、白癜风？今年28，正是找女朋友的年龄，苦恼中，3年了，身上有18个白的，前两年还有多几个，用药都没用，很多都是激素类的药，用了很多，有用过的都说以后复发更多。

去年下半年到现在自己好了几个，好了的地方我用了萧宏慈先生的拍打法，不过我只是拍打患处，去年试了几个地方，好了一个，今年继续中，不过按要求越大力时间越长越好，我只是按自己能承受的力度来拍打，时间也不是很长。另外今年开始每天都练养气法，时间大概每次20分钟的样子，每天一两次，睡觉前后早上醒来的时候躺着练的，不过拍打法今年用得少了很多，今年有好几个白白中都长出了数个黑点，正常皮肤的那种。现在开始拍打和养气法,还有保护肝胆法一起用,每天一次。

要是能有专门的方法就好了。希望先生能帮忙解答,不胜感激。

胡涂医:这个要坚持站桩才行,其他效果不明显。祝好!

散儿:请问先生,小腿上的湿疹怎么治?我的已经治了好久了都不好,反复发作,很烦人。谢谢!

胡涂医:找个中医调调肠胃和脾脏。

洛神赋001:脸上起痘后留了很多坑,怎么祛除呢?劳先生给个方法,不胜感激!

胡涂医:每天搓热双手擦面。

summermond:不知是否有缘,请先生指点下。我本人,从小就很容易得皮肤方面的疾病。出生的时候就带有湿疹。很多时候,特别是冬天会在脖子上出几块红疹子,也不怎么样,春天来了就消失了。可是,右脚大拇指上的皮肤病,却从我7岁开始就持续到现在。所以,夏天都不敢穿凉鞋。小时候治疗了很多次,都会又复发。后来,觉得西医也没法根治,怕有副作用就干脆不管了。结果,也没有好转,也没有很恶化。

我自己从3年前开始练习内家拳。觉得有好转的状况。仿佛觉得,这个病和我自己本身的阳气有关。又有猜想,会不会是因果病。

如果能得到先生的指点,真是非常感谢,了却心头的一桩事情。

胡涂医:您问问您妈妈看她怀您的时候是否特爱吃贝类?如果是,您的这个湿疹很好治。

练习内家拳肯定有帮助的。好好用功吧!

summermond:我妈妈很爱吃黄泥螺、螃蟹、黄鳝、虾子海鲜之类的东西。怀我的时候肯定吃了不少。不知道是不是这个原因。先生知道怎么能根除吗?

内家拳的确有很好的效果。以前头发掉得厉害,自从练习之后就不掉了,长得很茂盛。一定会好好练习的。其他各种好处,就只有练的人自己体会了,对每个人估计都不一样。感恩先生的帮助。

胡涂医:知道。

新浪网友:我有神经性皮炎很多年了,在胸口和背心上,天气一干就奇痒,久治不愈,有啥好办法吗?谢谢!

胡涂医：谢谢提问！没留意到，迟复为歉！您的毛病还真不少啊：1. 牙齿不好；2. 有结石的症状；3. 脾虚弱，肺亢奋。

关于心理病

kungfunan：请教胡医生有关用经络调节心理的方法，如何去除胆小怕事、急燥、做事求快、粗心大意、说话快（不能完整表达自己的想法）？

胡涂医：那就要调理情志了。少吃肉、多看书，或者练练书法等等。

1234：这么多年我总觉得身体左半边是没有的，感觉就像被砍去了，请问先生这能治吗？

胡涂医：这是虚妄心，可以不断告诉自己左边的"存在"。

谁教迷途不知返：这段时间情绪低落、悲观丧气，总是被悲伤萦绕着，随时随地可以流下泪来，之前努力撑起来的坚强乐观，溃不成军，不知道活着为了什么，出路在哪里，这样的痛苦，不知何时是个头。

胡涂医：多干点体力活吧，没活干就去运动。出出汗就好。

追寻：先生您好，我是一名大二在校学生，一个月前在网上找自治近视法门时无意间搜到了您的博客，先生的大智慧令我敬佩不已。我相信，这是缘分，并且这份缘会一直保持下去。

我自小对"平衡"这个词有着特殊的感情，对自然、生命、玄学有着特殊的敬畏之感；就在前些日子，在收集了些资料、经历了一些事后，我的世界观发生了很大的变化，与此同时身体也有了"奇异"的变化：两腿骨有强烈的收缩感，膝盖下方出现骨节，筋肉也有强烈的销蚀感等等，自那天起两腿似乎像羽毛那样轻盈，但却不虚浮，心态也特别平和。和家人说家人都以为我在说胡话，但自己的身体有什么变化自己最清楚，但因是自己瞎练，没有高人指点，也不知道自己什么对方对，什么地方错。还有不少细节在此一时也说不清，在看过先生博客后我坚信先生对"道"一定有深刻的认识，希望先生能为我指点迷津。—— 一位虔诚的学生致（如果您认为这个留言的

59

存在有所不妥可以将其删掉)

胡涂医:您多打打篮球踢踢足球啥的吧,少去纠结这些问题。祝好!

半碗茶:先生你好,有个问题想请教您。我的身体有的地方老是跳,眉心上面有时也跳并感觉很紧,太阳穴附近有时有种东西往里钻的感觉,脸上有时感觉有气动,弄得脸都痒,感觉气多的时候晚上就会梦魇,头顶有时就像被浇了凉水一样发麻,从头顶麻到周围,请问这是什么病?我应该有轻微的精神病,这是精神病的身体症状么?会严重么?希望你可以解答,真的谢谢了。

胡涂医:这都很正常啊,怎么会怀疑到是精神疾病呢?别瞎想了,没事!

您多去运动多晒太阳多做好事吧,别疑神疑鬼的。

多多8668:胡先生,您好,我算过命,说我是女人身,男人心,您说我还有什么办法变回女人心吗?

胡涂医:您问这么婆婆妈妈的问题还有啥男人心可言?别自找烦恼了!

多多8668:先生,谢谢您的答复。您真的很会安慰人,可是如果我不是男人心的话,为什么我总和我先生吵架呢?自从和他谈话的第一天起,我们总是小吵大吵吵个没停。现在有了小孩了,对她的成长很不好,已经当着她的面吵了很多次了,还打了几次,不是我先动手。我想从《论语》、《易经》中找答案。我发现自己有很多缺点,做事很慢、没计划、不会搞饭菜、容易上当。最大的缺点是不孝顺。谢谢您帮我。

胡涂医:阿弥陀佛。只要想改变,就一定能改变。世上很多事,没有多少是你能不能够,更多的只是你愿不愿意。

skyfly886:我老是容易焦虑,脚上有个痣就怕是严重的病,路上怕有人跟踪,单位有异性和我走得近,我就排斥他,其实我也知道这样不好,心理的病应该是身体出了问题,请问我应该怎样调整,谢谢。

胡涂医:您拼命去运动、晒太阳吧!祝好!

xingyan:skyfiy886博友,你这种情况叫"情志病",属于古人所说的"郁症"范畴。胡涂医先生在他的一篇博文里专门有讲述,你去看看吧:《治疗抑郁症妙法》。

胡涂医:谁让您多嘴!庸医,哈哈!

skyfly886：谢谢先生，我能不能再贪心地问一个问题，我这是什么毛病呢？去年看了中医，说我是气血两亏，还让我检查甲状腺减退，结果不是，还有刚才看到嘴唇干裂的情况，想起了我自己，一年有半年以上的时间都是嘴唇干裂，尤其是冬天，不知什么时候就裂得出血，即使是夏天的时候也不敢笑，一笑就感到嘴唇要裂开了。我知道有点过分了，请先生原谅。

胡涂医：还是玩命似的运动、晒太阳去吧，别动不动看医生。

关于佛家、道家

xingyan：胡涂医先生您好，我能否就《六祖坛经》中惠明大师向六祖求法的那段提个小小问题，可能我没看懂您的意思，有冒昧之处敬请原谅，只是在南师的书上经常提到这段："不思善，不思恶，正与么时那个是明上座本来面目？""那（哪）个是明上座的本来面目？"这句话是问号。唐宋人说的"那个"，就是说"你这样，你的本来面目在（哪里）？"这个"哪个"是疑情，是问号。

以为六祖说，你不思善，不思恶，正这个时候，"那个"就是你本来面目，这是错的，这是第六意识分别妄想不起了，可这个清净也只是心的一面啊，以为不思善不思恶，没有妄想就是悟道了，完全错误，那是无记，无想。《圆觉经》曰："居一切时，不起妄念；于诸妄心亦不息灭；住妄想境，不加了知；于无了知，不辨真实。"

阿弥陀佛！

胡涂医：这里面是一步一验证的功夫了，三言两语讲不完，若不是师徒之间"心心相印"，一下子"灌"过去，还真要长篇大论才行。您要我从何说起呢？

我们凡夫俗子总把自己与诸佛菩萨硬生生"对立"起来，无法直下承担"当下"那个就是我们的本来面目，与诸佛菩萨等无差别，好比我们硬是认为诊病就得把脉看舌头望闻问切，针灸就得用银针，服药就得跑药店抓。

您所说的"居一切时,不起妄念",这是真正菩萨道的功夫,在日常生活中的一切时一切事,心地清净,"不打闲岔"。如本焕老和尚8年没打过闲岔,星云老和尚一辈子没断过观音菩萨圣号。

所谓善恶两不思量,不是息心除妄想,而是无事可思量,不是什么"无记"!

而"于诸妄心,亦不息灭",就是它来由它来,妄心起,觉照在,您能够知道妄心的那个"知"那个"觉",它老人家没有动过("居一切时不起妄念"嘛)。

至于"住妄想境,不加了知",说的也是一个道理,不去了知,住而无住,如《金刚经》所说的"应无所住而生其心"。

佛陀怕我们听不懂,补了这句"于无了知,不辨真实",这与"道可道,非常道"之理相同!大道自然,随方就圆,何必执着?何必瞎忙活?

胡涂医不懂佛学,乱讲一气,希望不会误导您。——以后有关佛学的东西,这里不便讨论。胡涂医讲中医已经是很对不起专业的中医界人士了,再讲佛学,那要笑掉行家们的大牙的,罪过啊,阿弥陀佛。

痴迷中医:今天借到两本书:《长阿含经》和宣化上人所著述《金刚般若波罗蜜经浅释》。同时还非常幸运地请到了《六祖坛经》和《大佛顶首楞严经》。随手翻阅便看到"握手成拳"的内容,合十赞叹!

胡涂医:佛经不能"随手翻阅",要恭恭敬敬!

xrzhuang:谢谢先生指点,以前念过药师灌顶真言,后来犯懒,没坚持下来,看来现在有必要踏踏实实地念了。

胡涂医:念吧,念到大地沉沦人我皆无的时候看看还有啥毛病!

痴迷中医:哈哈,先生还是说出来了! 在下虽初习佛法,不过对先生所说的"奉劝有志于了生脱死,修习佛法的人,要去深入经藏,拜读佛教原典,落实在生活中,用心转境,利乐有情,应世自在,方是正途"亦略有肤浅的感悟。在下正在学习背诵佛经中的真言和咒语,寻求多方之门。合十感恩!

胡涂医:哈哈,"法门无量",您慢慢学吧。

苏苏:最近看了《灵性的真相》,觉得人的灵魂就是那宇宙意识,对宇宙能量感兴趣起来。今天看了先生的文章,犹如棒喝,"老老实实读圣贤书,老老实实过好每一个当下"这才是正道啊! 感谢先生! 今天看完先生的文章,突然在脑海冒出这句话来:为利有情故愿大觉成。

胡涂医:不想去批评《灵性的真相》,这类东西参考参考就拉倒,还是读古圣前贤的经典保险些。

您能在那个当下发起"为利有情故愿大觉成",那就是菩提心。功德无量!

一清:糊涂医,我父亲十分崇拜你,他每天都看你的文章,颇有感受,每天除了看南怀瑾先生的文章,就是你的博客了。他今晚出差了,我便来看看,我的年龄还很小,是初二生,我每天总是觉得有点说不出来的压抑,请问这是为什么呢?谢谢!

胡涂医:可能您要多做些运动,多晒太阳,少对着电脑,自然就会好的。别担心!

一清:谢谢先生对小儿的教诲,其实不只孩子压抑,我这做父亲的也是身心俱病未曾安顿。热腿觅心却总在门外徘徊,今斗胆乞请先生教诲:这不生不灭无内无外的灵妙觉性当是念头与色身的根本,相信念头与色身是回家的途径,却总在途中纠结,妄想,执着,疑惑,诸梦无常,一觉即醒,无梦无想睡眠时它在哪里?俯首乞请。

胡涂医:先生客气了!胡涂医啥也不懂。要找到它,须净其意如虚空。

另,不知道先生对省庵大师的《劝发菩提心文》有何体悟?

一清:先生辛苦了,省庵大师的《劝发菩提心文》未曾得闻,稍后便去查阅。今晨,将醒时分,感觉一片清明不见物象,与梦不一样,这时念起想看清身边物象,清明顿失。这种情景之前也发生过几次。乞请先生慈悲教诲。

胡涂医:建议先生从发心开始。

至于先生猛醒之间的那一刻清明,不必去追逐。

袁克文(袁世凯的二公子)先生有两句诗供先生参考:"波飞太液心无住,云起魔崖梦欲腾。"

一清:谢谢博主,我深得教诲。今天我得到爸爸同意,来看看您的博客,很开心,我的一些生活习惯跟您说的也大致相同,呵呵。以后一定会去掉这些毛病,以后还得请您多多指教啦!还有我这个粗心的毛病一直困扰我,请问有什么方法呢?麻烦您了。

胡涂医：学习专注地做一件事情,比如帮妈妈洗菜,帮爸爸洗脚。此外,可以每天礼拜观世音菩萨。

大象:"学习专注地做一件事情,比如帮妈妈洗菜,帮爸爸洗脚。此外,可以每天礼拜观世音菩萨。"

这个答复真是非常适合年轻人啊。肯定能够培养年轻人的专注和耐心。就像当年苏格拉底对柏拉图说坚持甩手的故事。又能感受父母恩情,一家人多好啊。感觉正是印证了佛家的一句话:"道从平常心来,不可起心求道。"真是经典的话啊。做好当下的每件事情,就是在求道了。要是每个人每天心中都拜一下观世音,这个社会估计要正气得多啊。胡涂医的回复都这么值得思考啊。

胡涂医:很对!太上说"大道自然"。我年轻时见过不少功夫做得很好的大师,生活却不能任运自然,一个个还是风尘仆仆,慷慨"就义"——依旧在生死中流转……

一清:先生明鉴,日前按先生指引拜读了省庵大师的《劝发菩提心文》,深知"真发心"之重要。但心却纠结于宿疾病相,难化难解,今时当春,万物生发,此病亦重,念念肃杀,闷闷不乐,人身难得,明医难求。深信先生有好生之德,故寄托先生审察此身心之业患。能否化解此病患?请先生明言!好坏皆断我上下求索之苦,若天怜我之病苦即赐我良药,我即增发宏愿报此恩:千生百劫生慈悲医心,救病扶伤!若我妄言,先生弃之,复遭天谴!(生辰八字略)

胡涂医:谢谢王先生信任!胡涂医诊病不需要生辰八字。顺便说一下,生辰八字不要轻易公开为好。

本来我想把这个博客停了的,被您这么一问,看来还得写写如何治疗身心不治之症的文章。

《圆觉经》云:"发清净心,远离诸病。"——说到底,还在发心啊!请连续7天把省庵大师的《劝发菩提心文》好好诵读108遍。之后再找我。等我腾出时间再写写这类文章吧,阿弥陀佛。

一清:先生,师资贵在有缘才能生信,信故而诚。我今以诚待之!目前我按网上传的准提法持咒静坐(南师版),每坐一小时(金刚坐),有时会便秘,疑似不如法?拜请先生指导。

胡涂医:经云:"信为道源功德母,长养一切诸善根。"我们要信的是佛法僧,不是某一个人,不要执着于找一个"有缘"的"师资"。

我不知道网上传的准提法是咋回事儿,按理,学密一定得有上师灌顶、传法等才可,不能盲修瞎炼。

空云:嘿嘿,向您请教个问题好吗? 自己总不知不觉升起傲慢心,怎么办? 阿弥陀佛。

胡涂医:去除傲慢心呀!

别人的慢是佛慢,自己的慢是我慢。

实在降伏不了傲慢心,就要常生惭愧心,常礼佛。

细针密缝:我父亲身患重病,多方治疗攻下后还会肿回来,真是无法理解。我现在很明白是因果的业力病,非要他自己悔过才能好。自己的业力谁也替不得。可是我是晚辈,我不能劝他悔过,而父亲又没有他信服的人,真是为难啊。先生可有好办法?

胡涂医:"有佛法,就有办法",怎么能没方法?

您可以自己先发愿,好好做些功德给他,看看过些时日有没有变化。

王莽:请胡老先生指点一下,人生到底什么最重要呢? 怎么才能让父母家人得到最大的幸福? 望先生指点下,感激不尽,阿弥陀佛。

胡涂医:阿弥陀佛。您的这些问题太大了。其实每个人都有自己"最重要"的东西。如果从佛教的角度说,人生最重要的可能就是众生(当然包括自己)的法身慧命。

至于让父母家人得到最大的幸福的方法也因人而异,无固定公式,但基本的要素,诸如惭愧感恩,惜福结缘,尊重包容,同体共生等等大乘佛教的内容,无疑是不能缺少的。

阿弥陀佛。

老色鬼:震撼! 读到一半就肃然起跪了! 因果之说几千年,从来没有人说得这样明白,这样透彻,这样细致,真是鞭辟入里,细致入微啊! 我也是进庙不烧香,见佛不磕头的,但不是不敬,而是觉得佛是不受贿赂的,佛在心中,做好事就是佛了。今后不敢了,心敬,身也得敬! 对以前的身不敬忏悔,罪过,罪过! 佛祖慈悲,宽大为怀! 阿弥陀佛!

曾有算命高人说我是⋯⋯

胡涂医: 阿弥陀佛，千万别跪，受不起！

古人说"善易者不卜"，佛陀也明令禁止弟子给人算命（所以正信的佛教道场是不会有解签、算命之事的）。人的命不用算，自己好好积功累德，自然会往好的方向"发展"，《了凡四训》讲得很透。

已不再: 替朋友问个问题，如未尽人道，马阴藏相后是否还能传代？因为想传代尽人道再修真道，让父母放心，又想早入真道如释迦如来放下一切，这问题他困惑了几年。他是照网上守丹田的方法活子时采药，现在已炼出洁白的内丹，已经马阴藏相，不知怎样才能重新恢复生育。

胡涂医: 马阴藏相只是表象。若要生孩子可以生更加聪明智慧的孩子。

炼出"洁白的内丹"是疯话，快进精神病院了。

谈禅论道

雁渡寒潭: "调息"很难长时间进行，因为念头很难"止"，心很难降伏，神也就有大半时间没守住的。站桩多半成了只完成"时间长度"指标，质量很差。离"守神"的要求差很远。路漫漫。

胡涂医: "瓶添涧底休拈月，钵洗池中罢弄花。"

林涧空地: 先生回复雁渡寒潭同学的诗好美，可惜没怎么明白。

胡涂医: 那是地藏王菩萨在九华山修行时写给他的小徒弟的。当年地藏王菩萨在崇山峻岭之间修行，人烟稀薄，只有一两个童子跟他一起居住。有一天，幼小的童子住不惯深山想要下山去。地藏王送这童子下山，赠他一首诗曰：

空门寂寂汝思家，礼别云房下九华。

爱向竹栏骑竹马，懒于金地聚金沙。

瓶添涧底休拈月，钵洗池中罢弄花。

好去不须频下泪，老僧相伴有烟霞。

"空门寂寂汝思家,礼别云房下九华。"意思是说:佛门里面太寂寞了,所以让你想念家乡。现在你告别了像云一样高的我们的居处,你要下九华山了。

"爱向竹栏骑竹马,懒于金地聚金沙。"意思是说:你这个小孩子啊,喜欢回去像其他孩子一样地骑竹马游戏,不愿在这里黄金宝地聚沙成塔地修行做功德。

"瓶添涧底休拈月,钵洗池中罢弄花。"意思是,你回去之后,拿着花瓶到有水的溪涧边去换水的时候,不要去空捞那涧水上的明月。人间是虚幻不实的,你洗钵的时候,看到花花树树的倒影,也不要以为池塘里面有一个真实的花花世界。

"好去不须频下泪,老僧相伴有烟霞。"你好好去吧,不必频频掉眼泪,我住在九华山上自有陪伴我的人,你看天上的云、天上的霞,那轻飞的烟,大自然不都是可以陪伴我的吗?

从这些美丽的诗句间,我们看到了千年金地藏一颗菩萨心,他老人家多么体谅人情,爱护幼小的少年,给予他安慰,所说的话,字字句句都满含一颗菩萨心……

南无地藏王菩萨!

雁渡寒潭:胡涂医居然用一首师父送徒弟下山的诗回复我,冤枉啊,俺可没闹着要下山。您老人家换首诗回复我吧,否则俺会哭死。

胡涂医:好啊!古圣有诗曰:

不求大道出迷途,纵负贤才岂丈夫!

百岁光阴石火烁,一生身世水泡浮。

唯贪名利求荣显,不顾形容暗悴枯。

试问堆金等山岳,无常买得不来无。

月曦:心沉下来确实能够坐的时间长一点!谢谢先生!知道鬼逼禅师名字由来的话,估计实施"痛滚床底法"的信心要足一点。前段时间,倒也对佛像双盘的脚离胯骨较远产生过疑问。因为我觉得离胯骨越近,脚背越不痛。是不是人家已经够柔软了,所以才那么松的呢?

胡涂医:鬼逼禅师,本来是个专门赶经忏的和尚,每每忙到三更半夜,才踩着月光归去。有一晚,他刚赶完一堂经忏,回程中路过一户人家,院子

67

里的狗不断地向他咆哮着,他听到屋子里传来女人的声音:"快出去看看,是不是贼?"接着听到屋子里的男人说:"就是那个赶经忏鬼嘛!"

他听了羞赧地想着:"怎么给我这么一个不好听的名字呢?我为亡者念经祈福,他们却把我叫作鬼!"这时候,正巧下着雨,他便跑到桥下避雨,顺道也打打坐养养神,就双盘而坐。这时真正来了两个鬼,一个鬼说:"这里怎会有一座金塔?"另一鬼说:"金塔内有佛舍利,我们快顶礼膜拜,以求超生善道!"于是二鬼便不停地顶礼。

这个出家人坐了一会儿,觉得腿痛,于是放下一条腿来,改成单盘。一个鬼就说:"怎么金塔忽然变成银塔呢?"另一鬼说:"不管是金塔、银塔,皆有佛舍利在内,礼拜功德一样是不可思议!"于是继续膜拜。

过了一段时间,这位和尚感到腿痛难忍,于是把另一条腿也放下来,随便散盘而坐。这时两个鬼齐声大叫:"怎么银塔变成土堆呢?竟敢戏弄我们,真是可恶!"

和尚听到二鬼生气了,立刻又把双腿收起来,双盘而坐。两个鬼又叫:"土堆又变成了金塔,一定是佛在考验我们的诚心,赶紧继续叩头啊!"

这时雨停了,这位和尚自忖:我结双盘,就是金塔;结单盘,就是银塔;随便散盘坐,就变成了泥巴。这结跏趺禅坐修行的功德真是不可思议!

从此之后,他再也不赶经忏了,只管专心、精进修行,不久便智能大开,获得神通,自号"鬼逼",因为是鬼逼而成就自己的修行。

理行:顺便摘下来一首:

第一最好是不相见,如此便可不至相恋。

第二最好是不相知,如此便可不用相思。

但曾相见便相知,相见何如不见时。

安得与君相决绝,免教辛苦作相思。

就是仍不明白"神、气、精"在此诗句中分别担任啥角色?

胡涂医:如果这个您能弄明白了,也就不用来这里瞎混了。

古圣有诗曰:

依他坤位生成体,

种向乾家交感宫。

一夫一妇成天地,

三男三女共始终。

药在西南是本乡,

蟾光终日照西川。

雁渡寒潭:大概、也许,您的"神、气、精"和TA的"神、气、精"很吻合,所以产生了喜爱的感情,简称"爱情"。话说怎么判定产生了"爱情"?估计就是"神、气、精"有了某些变化。说完赶紧溜……

胡涂医:"尚采不死药,茫然使心哀。"

雁渡寒潭:弱弱地请教一下胡涂医,道听途说中的"脐下三寸",就是自己的食指到小指的4个指头宽度,那么"脐下一寸三分",大概是自己两个指头宽度少一点?(古时候的人用的长度单位,为什么没有用"绝对"长度来表示呢?不过我倒觉得这样很聪明,因为每个人的身高、体重不一样,用自己的手指作为标准去丈量,应该更"准确"些)先谢谢胡涂医。

胡涂医:古仙有词一首曰:

天不高,地不大。惟有真心,物物俱含载。不用之时全体在。用即拈来,万象周沙界。

虚无中,尘色内。尽是还丹,历历堪收采。这个鼎炉解不解。养就灵乌,飞出光明海。

木棉花:"心息相依,以虚空为藏心之所。神气活现,以恍然为息妄之乡。"先生所言之"虚空",是否口鼻处的那个"虚空窍"?

胡涂医:当然不是!这个"虚空"就是金碧峰禅师的偈里说的那个"虚空"。

明朝五台山碧山寺方丈金碧峰禅师自从证悟以后,能够放下对其他诸缘的贪爱,唯独对一个紫金钵爱不释手,每次要用功之前,一定要先仔细地把紫金钵收好,然后才安心地进入禅定的境界。

有一次,阎罗王因为他的世寿已终,应该把业报还清,便差几个小鬼要来捉拿他。但金碧峰禅师既然是已经证悟的人,自然能够"预知时至",他老人家想和阎罗王开个玩笑,就进入"甚深禅定",想看看阎罗王有啥办法。几个小鬼左等右等就是等不到他(找不到他),无法捉拿调皮的金碧峰禅师。眼看没有办法向阎罗王交差,只好去请教当地的土地公,请他帮忙想个计谋,使金碧峰禅师出定。土地公告诉他们:"这位金碧峰禅师最喜欢他的紫金钵,假如你们能够想办法拿到他的钵,他心里挂念,就会出定了。"小鬼们一听,就赶快找到禅师的紫金钵,大声敲它。禅师一听到他的宝贝紫金钵被敲得砰砰响,心一急,赶快出定来抢救,小鬼见他出定,就拍手笑道:"好啦!现在请你跟我们去见阎罗王吧!"金碧峰禅师一听,了知一时的贪爱几乎毁了他千古慧命,立刻把钵打碎,留下一首偈潇洒而去:

若人欲拿金碧峰,除非铁链锁虚空;

虚空若能锁得住,再来拿我金碧峰。

懂了吗?

有道:《道德经》没有人真正读懂它,但每一个读它的人,都会受到某种影响,都能从中有所收获。即使自己也是每读一遍,都有不一样的理解,每句话从哪个角度理解都有道理。

胡涂医:古往今来,《道德经》还是有很多很多人真正读懂的。

有道:顶礼!是不是得道了就很少说或者不说道了,没得道的却常常论道啊?

胡涂医:哈哈。文益禅师有诗曰:

幽鸟语如簧,柳摇金线长。

烟收山谷静,风送杏花香。

永日萧然坐,澄心万虑忘。

欲言言不及,林下好商量。

中道 chs:看着太阳去生活,让内心也充满阳光。今天我有一个馒头吃,不会饿死,感恩这个世界,给了我一个馒头,使我可以活着,真好。今天没有吃的,饿一天,感恩这个世界,因我没吃到馒头,而有一个人可以吃到这个馒头不必饿死而活着,真好。

法于阴阳,和于数术。取法于对立,要让自己的身心和于对立之间,就是中道了,阳来阴秘,阴来阳平,阴阳消长,我自在玄。妙妙妙。

大医无痕迹,师法在阴阳。

糊涂走中道,自在世间忙。

胡涂医:唐宋末年,吕洞宾三次应试都没有中举,偶然在长安的小旅馆遇到了钟离权,从钟离权处学得阴阳、术数之后,吕洞宾真人归隐山林。有一天他经过黄龙山,见山上紫云覆盖,知道山上有不凡之人,便上山拜访,当时黄龙禅师击鼓升堂准备开讲佛法,吕洞宾混迹于听众中。黄龙禅师自然知道吕洞宾"混"在里面,大声呵斥:"今天不讲佛法了,此处有个盗法贼!"

吕洞宾即从人群中挺身而出,质问黄龙禅师:"一粒米中藏世界,半升锅里煮山川。请说这是什么?"

黄龙禅师指着吕洞宾骂:"你这个守尸鬼!"

吕洞宾反唇相讥:"你怎奈何得了我的不死药!"

黄龙说:"就算你活千岁万岁,终落空亡。"

吕洞宾听了大惊,于是飞剑直刺黄龙,但剑却刺不进去。吕洞宾当下跪倒请求开示。黄龙禅师说:"半升锅里煮山川我就不问了,什么是一粒米中藏世界?"

吕洞宾言下大悟! 当即做了一偈:"扔掉瓢囊摔碎琴,如今不恋水中金。自从一见黄龙后,始觉从前用错心。"

中道 chs 兄还道糊涂走中道么?

履真悟空:空并不是"没有"了之后才"空",而是"有"的时候就"空",换句话说,"空"并不破坏"有"——谢谢先生指点!

胡涂医:"欲明无为理,先从有事看"。

悟之:道医相通,由医入道,先生指明的道路越来越清晰!! 窃以为,名的世界去道甚远,概念符号所指很不可靠,只有把后天的思想观念、思维方式、情感逻辑甚至个人经历和苦痛、浮沉和荣辱都清空了,才有可能接近"无""空"的状态,这又谈何容易?

胡涂医:这样"猜测"似是而非,去道甚远。

"慧能无技俩,不断百思想"(《六祖法宝坛经》)。

客在门:百姓腰包里那么多钱,良家还有那么多美女,让心空了,怎一个空字使得!

胡涂医:经云"宁可起有见如妙高山,不可起空见如芥子许"。谈"空"说"有",最怕的是执着于"空",星云大师说过"宁可不懂佛法、不懂空……也不可以生空见"。

我们宁可以起"有"的见解,有房有车有钱有地,有人有我,有佛法僧天堂地狱,有美女有帅哥,有功名有富贵……"有见"就算如"妙高山"那么高大也不可怕,如果我们只执着于空,偏执于空见,即使如"芥子许",也很糟糕。为什么呢?如果离开了"有"去执"空",那就是"顽空"、"断灭空"!古德"但愿空诸所有,慎勿实诸所无"岂虚言哉!

若敝:这篇文章出得真是时候!在天灾人祸面前,更需要"心安而不惧"。"有之以为利。无之以为用。"现在的人都被"有"套牢了,体会不到"无"的妙用了,真可惜!

胡涂医:给您讲个佛教故事吧。

佛陀十大弟子中,智慧第一的舍利弗和神通第一的目犍连原来都是婆罗门教的领袖,他们各自拥有很多的弟子,有一天舍利弗在路上看到一个出家人,功德巍巍宝相庄严,心想,我们这里怎么会有这样的修行人?于是就过去问他姓甚名谁,师从何人,其师如何调教的他。这个出家人原来就是佛陀最初度化的五个人(史称"初转法轮")之一的阿舍婆耆。他告诉舍利弗:"我叫阿舍婆耆,家师释迦牟尼佛,常常跟我们说,诸法因缘生,诸法因缘灭。"

我们今天听到这句"诸法因缘生,诸法因缘灭"可能没啥感觉,可是当年舍利弗尊者一听,"这可不得了!"他几十年修行所追求、探索、迷惑不解的问题,顿时有了答案,迷妄、执着一下子被炸得粉碎,舍利弗当下就觉悟了(所以胡涂医常常觉得,禅宗真正的起源,恐怕要从这里算起)。

世间的万法森罗是怎么"有"的呢?——因缘而起!

世间的诸法又是怎么"没有"的呢?——因缘而灭!

佛陀的教育是圆通无碍的,佛陀的教育讲究因缘和合。

舍利弗回去后就告诉目犍连:"我们哥俩可以找到真正的明师了!"目犍连哈哈大笑:"世上怎么还会有人有资格当我们两个人的老师?"舍利弗说:"有的,他就是释迦牟尼佛,我还没见到他,不过他的学生告诉我——诸法因缘生,诸法因缘灭。"

目犍连一听这句话,二话不说,拉着舍利弗,并率领所有弟子,跑去找释迦牟尼佛拜师学道。大家看佛经常常有一句话说佛陀"与大比丘众千二百五十人",其中大部分就是舍利弗和目犍连的徒弟们。

我一直非常遗憾,智慧第一的舍利弗尊者和神通第一的目犍连尊者双双先于佛陀入涅槃,要是他们两个等佛陀涅槃了再走,佛教肯定不是今天这个样子……这就是因缘吧，阿弥陀佛。

希夷微：请先生讲讲如何"全凭心意用功夫"吧。何时需要特别用"心"，何时又需要无"心"？或者"有意无意"的状态是最好的？

胡涂医：问题太大了，要我怎么回答呢？

波斯匿王是佛陀的一位"朋友"，这哥们儿曾经因为一些小事要把他的御厨杀了，王后末利夫人当时正在修持八关斋戒（包括不饮酒、不着香花曼、不歌舞倡伎等戒律），听说此事，急忙梳妆打扮，穿戴得花枝招展，请求波斯匿王一起饮酒作乐，并指定由这名御厨亲自料理。波斯匿王感到有点纳闷，王后平时笃信三宝，持戒精严，滴酒不沾，今天又是持八关斋戒的日子，怎么突然要我自己饮酒作乐，而且穿戴如此华丽，彻底破戒了呢？末利王后轻描淡写地说，听说御厨将被大王砍头，如果今天不赶紧请他下厨，以后就没有机会了。波斯匿王立马赦免了御厨。

末利夫人不惜破戒，这是特别用心，还是不用心？这是需要有心，还是需要无心？她挽救了御厨，也挽救了丈夫的一念无明，这是有意还是无意？

我讲"全凭心意用功夫"，并不就是指"功夫"呢！

没囊没气：穷极才能到家呀！古云：不是不归家，家贫归不得，幽谷深远，无人能到。又云：去年穷未是穷，今年穷始是穷。去年穷无卓锥之地，几年穷，锥也无。若能如是，方知无舌人能解语，无手人能行拳。

胡涂医：应是"今"年穷，锥也无。这是智闲禅师悟道后，他的师兄怕他没真悟道，派了仰山禅师去"试法"，检验他时他所说的偈子：

"去年贫，未是贫，今年贫，真是贫；去年贫，犹有立锥之地，今年贫，立锥之地也无。"

没囊没气：谢谢先生！打错了。不给糖吃，下手就没谱了。和尚又说：莫道无心云是道，无心犹隔一重关。且道隔哪一重关？一片白云横谷口，几多归鸟尽迷巢！

胡涂医：确实如此！

石非鱼：龙潭和尚估计是想跟德山禅师说，想要"光明"就自己去点。呵呵。

胡涂医："金鸭香销锦绣帏，笙歌丛里醉扶归。少年一段风流事，只许佳人独自知。"

73

希夷微：搜索出另一首："一段风光画不成，洞房深处恼予情。频呼小玉元无事，只要檀郎认得声。"

胡涂医：这首香艳诗倒有一个著名的典故。我上面引用的那首是宋代临济宗杨岐派圆悟克勤禅师悟道后写给他的师父印证的。圆悟克勤禅师自幼有"神童"之称，更有"过目不忘"的能力（这几天提起这个"能力"，有人想学，其实过目不忘人人都会）。

有一天，他到妙寂寺游玩，看到案上的佛经，再三翻阅，爱不释手，遂出家为僧——古德就是大根器啊！

他参访过许多著名禅师，后来投到湖北黄梅五祖山的法演禅师门下。数年之间，克勤精进不懈，时有所悟，并且将自己所写的诗偈呈给法演禅师印证，但师父却始终认为克勤还没有见性。

后来，有一位在朝廷任职的陈姓提刑官，辞官返家途中，特来黄梅山向法演禅师问法：什么是祖师西来意？

法演禅师回答：提刑大人，你少年时代可曾读过一首艳诗？

提刑：什么艳诗？

法演禅师：一段风光画不成，洞房深处恼予情。频呼小玉原无事，只要檀郎认得声。这四句中，后面两句就和祖师西来意颇为相近。

古时候的男女，遵礼教要讲究授受不亲，一个女子是不能主动对男性表示愉悦之情的，纵然是洞房花烛之夜，新娘子也不能大声呼叫自己的夫婿，只能枯坐洞房等待，自不免愁恼之情。她只能频频呼唤身边丫鬟名字，借以引起丈夫的注意。历代的佛门祖师，就有点像这位用心良苦的新娘子，而众生就是那位感觉迟钝的"檀郎"。

而祖师们的语录公案，佛言经卷，就都是那频呼小玉的弦外之声。法演禅师引用这首艳诗，也是有其深意的，在于唤起这位提刑官的自性觉醒。陈提刑听了，口中频频称是，满意地下山去了。

不想这段对话，也让随侍一边的克勤听到了，就疑惑地问：刚刚听到师父对提刑举一首艳诗，不知提刑会也不会？

法演禅师回答：他识得声音。

克勤又问：他既然识得声音，却为什么不能见道呢？

法演知他开悟的机缘已经成熟，遂迅雷不及掩耳地大喝一声：什么是祖师西来意？庭前柏树子呢！

克勤豁然开解，跑出方丈室外，看见一只公鸡飞上栏杆，正鼓翅引颈高啼，克勤笑道：这不就是"只要檀郎认得声"的"声"啊！于是将自己开悟的心得写成一偈，呈给师父："金鸭香炉锦绣帷，笙歌丛里醉扶归。少年一段风流事，只许佳人独自知。"

诗中意思是说，男女之间的情事，只有情事中的男女自家才能知道。其他外面的人，无论怎么去想象，也是不知其趣其味的。证悟佛理禅道，也是这个道理，是只能"独自知"的。

五祖法演禅师见了这首偈，欣慰道：我侍者参得禅也！

新浪网友：哎，当今世上还有孙思邈吗？没有，都是空耍嘴皮，真有实学就算不传道授课，也可以在世救人啊。黄口小儿，故弄玄虚啊。

痴迷中医：胡涂医先生有没有故弄玄虚，这就靠个人自行判断了！虽然网上言论自由，先生也主张"真理越辩越明"，但是您如何知道胡先生没有在世救人呢？建议您先看完先生全部的博文，这样也许能够帮助您做出更客观和全面的判断。个人愚见，仅供您参考。

胡涂医：昔日寒山问拾得曰："世间谤我、欺我、辱我、笑我、轻我、贱我、恶我、骗我、如何处治乎？"

拾得云："只是忍他、让他、由他、避他、耐他、敬他，不要理他，再待几年你且看他。"

寒山云："还有甚诀可以躲得？"

拾得云："我曾看过弥勒菩萨偈，你且听我念偈曰：

有人骂老拙，老拙只说好；有人打老拙，老拙自睡倒。涕唾在面上，随它自干了，我也省气力，他也无烦恼。这样波罗蜜，便是妙中宝。若知这消息，何愁道不了？人弱心不弱，人贫道不贫，一心要修行，常在道中办。世人爱荣华，我不争场面；名利总成空，贪心无足厌。金银积如山，难买无常限；古今多少人，那个活几千。这个逞英雄，那个做好汉，看看两发白，年年容颜变，日月像抛梭，光阴如射箭，不久病来侵，低头暗嗟叹，自想年少时，不把修行办，得病想回头，阎王无转限。马上放下手，回头未为晚；也不论是非，也不把家办，也不争人我，也不做好汉，骂着也不觉，问着如哑汉，打着也不理，推着浑身转，也不怕人笑，也不做脸面，几年儿女债，抛开不再见。好个争名利,转眼荒郊伴。我看世上人,都是精扯淡。劝君即回头,单把修行干。做个大丈夫,一刀截两段;跳出红火坑,做个清凉汉。悟得真常理,日月为邻伴。"

三宝弟子:糊涂医,您好,那我信佛后,吃素,放生,只是脑子的杂念和想法还是太多,一个杂念一个因,这个因也算吗? 那信佛前的因什么时候能化没呢?

胡涂医:给您讲个故事吧。

很久以前,有一位念佛婆婆,死后来到阎罗王面前,阎罗王看了老婆婆一眼就宣告:"到地狱去。"

老婆婆抗议说:"我在世时被人称为念佛婆婆,我一生念佛,您居然叫我去地狱? 您大概弄错了吧? 请您再查查看。"

阎罗王说:"我的判断没有错,这样,为了让您心服口服,我让小鬼们去查查。"

小鬼们将念佛婆婆累积的八大车佛号倒进畚箕上摇动,只听见啪啪啪的碎裂声,念佛婆婆的那八车佛号变成了渣滓。

阎罗王说:"看见了吗? 你生前念的佛号,没啥坚固的果实嘛!"

就在这时,有个小鬼喊道:"大王,还有一粒佛号。"

原来,仅存的一粒果实,是这位婆婆生前有一次到庙里参拜时,遇到大雷雨,雷打中了念佛婆婆眼前的一棵杉树,在那一刹那,婆婆心无杂念,心无所住,在那一刹那的那声"南无阿弥陀佛",成了果实,才免了婆婆地狱之苦。

懂了吗?

翠竹:一下看到先生的三篇文章,真是过瘾啊! 有点疑问,先生讲的好多都是 7 或 9 的倍数,为什么这里却是 24 和 52 度呢? 有什么讲究吗?

胡涂医:如果真好奇,建议好好学学《周易》、术数。若没那个时间,就听我讲个故事:

有位在家居士问智藏禅师(百丈怀海大禅师的师弟):"有没有天堂地狱?"

智藏禅师答:"有!"

他接着问:"有没有佛法僧三宝?"

智藏禅师答:"有!"

他继续问:"那么有没有善恶因果报应和六道轮回呢?"

智藏禅师答:"有!"

不管问什么,智藏禅师都答:"有!"

这位在家居士开始怀疑起来,就说:"智藏禅师,您说错了。"

智藏禅师问:"我哪里说错了呢?"

居士答:"我问径山禅师,他都说'无'。"

智藏禅师追问:"径山禅师怎么说的'无'?"

居士说:"我问他有没有因果报应,他说没有;再问他有没有佛菩萨,他说没有;我问他有没有天堂地狱,他说没有。可是你怎么却都说有呢?"

智藏禅师哈哈大笑,问他说:"你有老婆吗?"

"有。"

"你有儿女吗?"

"有。"

"径山禅师有老婆吗?"

"没有。"

"径山禅师有儿女吗?"

"也没有。"

"所以径山禅师对你说没有,我跟你说有,谁叫我知道你有老婆和儿女呢!"

人体经络图示

手太阴肺经

到"大椎穴"

同时分岔
一条上行
一条下行

手阳明大肠经

79

分岔(同时下行)
实线下行
虚线下行

分岔
一条上行(本图)
一条下行(左图)

足阳明胃经

80

分岔(同时上、下行)
实线下行
虚线上行

分岔
同时上行

起点
上行

足太阴脾经

81

分岔
同时左行、上行

起点
同时上、下行

手少阴心经

82

起点
上面所有分岔的地方
都同时上下左右行

手太阳小肠经

83

分岔
同时下行

起点
向上，然后向后
（向后的图见左图）

足太阳膀胱经

順时针绕圈

脚心

起点

足少阴肾经

起点
同时左行、上行、下行

手厥阴心包经

86

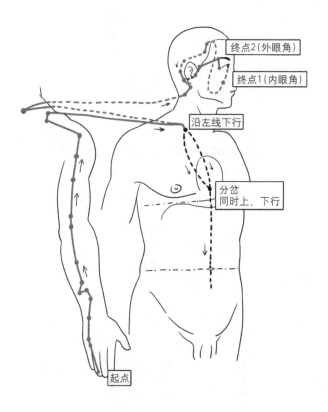

終点2(外眼角)

終点1(内眼角)

沿左线下行

分岔
同时上、下行

起点

手少阳三焦经

87

起点
分岔同时下行

↓ 下入缺盆

足少阳胆经

88

足厥阴肝经

问道中医

作　　者 / 胡涂医（Kevin Hu）

出版者 / 美商 EHGBooks 微出版公司

发行者 / 汉世纪数位文化（股）公司

台湾学人出版网：http://www.TaiwanFellowship.org

地　　址 / 106 台北市大安区敦化南路 2 段 1 号 4 楼

电　　话 / 02-2707-9001 转 616-617

印　　刷 / 汉世纪古腾堡®数位出版 POD 云端科技

出版日期 / 2014 年 6 月（亚马逊 Kindle 电子书同步出版）

总经销 / Amazon.com

台湾销售网 / 三民网络书店：http://www.sanmin.com.tw

　　　　　　三民书局复北店

　　　　　　地址 / 104 台北市复兴北路 386 号

　　　　　　电话 / 02-2500-6600

　　　　　　三民书局重南店

　　　　　　地址 / 100 台北市重庆南路一段 61 号

　　　　　　电话 / 02-2361-7511

全省金石网络书店：http://www.kingstone.com.tw

定　　价 / 新台币 750 元（美金 25 元 / 人民币 150 元）

CPSIA information can be obtained
at www.ICGtesting.com
Printed in the USA
BVHW070453221221
624594BV00006B/201